W0255418

Salben · Puder · Externa

Die äußeren Heilmittel der Medizin

Erster Band

Salben und Salbengrundlagen

Zweite
umgearbeitete und ergänzte Auflage

Von

Dr. rer. nat. habil. Hermann v. Czetsch-Lindenwald

Apotheker · Ammoniaklaboratorium Oppau der I. G. Farbenindustrie A. G.
Ludwigshafen a. Rh.

und

Dr. med. habil. Friedrich Schmidt-La Baume

a. o. Professor · Chefarzt der Hautabteilung der Städtischen
Krankenanstalten Mannheim

Mit 41 Abbildungen

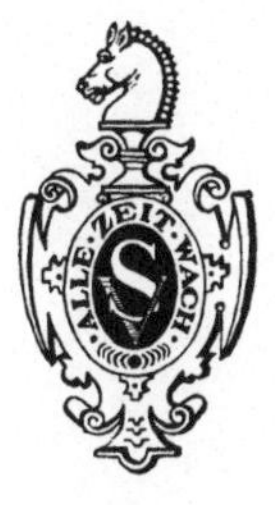

Springer-Verlag Berlin Heidelberg GmbH 1944

ISBN 978-3-662-42824-5   ISBN 978-3-662-43106-1 (eBook)
DOI 10.1007/978-3-662-43106-1

Vorwort zur zweiten Auflage.

Im Jahre 1939 erschien unser Buch über „Salben und Salbengrundlagen". Es hat im allgemeinen, wie dem Absatz und den Kritiken zu entnehmen war, recht gute Aufnahme gefunden, so daß heute eine zweite Auflage nötig war. Wir haben uns im Einvernehmen mit dem Verlag entschlossen, diese Neuauflage zusammen mit einer gleichartigen Arbeit über Puder, Schüttelmixturen Öle, und Waschmittel in Form eines zweibändigen Werkes herauszubringen. Grund hierfür war vor allem die innige Verflechtung der einzelnen dermatologisch gebrauchten Arzneimittel. In der Therapie folgt die Anwendung von Pudern, Schüttelmixturen und Salben aufeinander, medikamentöse Seifen werden zur Ergänzung der Behandlung herangezogen. Man kann Salben durch Puder und Schüttelmixturen in vielen Fällen ersetzen, ein Umstand, der gerade in der Kriegszeit Bedeutung besitzt. Ein Buch über Salben kann diese Ausweichmöglichkeiten naturgemäß nicht voll berücksichtigen.

Seit Erscheinen der ersten Auflage ist außerdem sehr viel über Salben gearbeitet worden. Die Ersatzstoffe wurden eingehend behandelt, die Gewerbehygiene brachte neue Gesichtspunkte. Es war daher nötig, auch den Text der vorliegenden Arbeit grundlegend abzuändern und zu ergänzen. Die Anregungen der Kritiker des Buches über „Salben und Salbengrundlagen" wurden soweit wie möglich berücksichtigt. Allerdings war dies nicht in allen Fällen möglich, denn der eine Kritiker z. B. bedauerte, daß die Spezialpräparate nicht alle erwähnt sind, so daß das Buch als Nachschlagewerk nicht brauchbar ist, der andere wieder war der Ansicht, es seien deren zu viele erwähnt, so daß die Übersichtlichkeit leide. Der eine fand, daß manche Produkte zu streng kritisiert seien, der andere beanstandete zu milde Beurteilung. Eine Besprechung wünschte unsere Stellungnahme in Zweifelsfällen, diesem Wunsche wurde nach Möglichkeit Rechnung getragen.

Die im Vorwort der ersten Auflage angedeuteten Richtlinien wurden auch in dem neuen Werk in beiden Bänden berücksichtigt. Es wurde auch hier durch enge Zusammenarbeit von chemischer und medizinischer Seite aus versucht, auf Grund aller Literaturangaben und eigener Ergebnisse die vorhandenen Lücken zu schließen. Auch hier wurde die Simultanbehandlung an gleichartig erkrankten symmetrischen Körperstellen zur Prüfung herangezogen. Die klinischen Prüfungen führte wieder F. SCHMIDT-LA BAUME durch, alle anderen Arbeiten H. v. CZETSCH-LINDENWALD.

Ludwigshafen a. Rh., Mannheim und Frankfurt a. M.,
im Oktober 1944.

Die Verfasser.

Vorwort der ersten Auflage.

Die vorliegende Arbeit über Salben soll für den Arzt, der Hauttherapie treiben will oder auf percutanem Weg Heilmittel anzuwenden pflegt, sowie für.den Apotheker unter Berücksichtigung der neueren Forschungsergebnisse ein Leitfaden sein. Es wurde durch enge Zusammenarbeit von chemischer und medizinischer Seite aus versucht, Lücken zu schließen, die bisher in den Lehrbüchern über Hauttherapie bestanden, und es sollen neue therapeutische Möglichkeiten gezeigt werden. Dabei soll in übersichtlicher Form das Wissenswerte über die wichtigsten Salbengrundlagen und gebräuchlichsten Salbenwirkstoffe übermittelt und an klinischen Beispielen erörtert werden. Doch muß eingangs schon betont werden, daß die klinische Beurteilung von Salbengrundlagen gewissen Schwierigkeiten unterliegt. Es war absolut notwendig, die sog. Simultanbehandlung an gleichartig erkrankten und symmetrischen Körperstellen heranzuziehen, um lokale Verschiedenheiten, Spontanheilungen, die Capillar- und Hautdrüsenbeschaffenheit nicht außer acht zu lassen. Es ist verständlich, daß die im Modellversuch gefundenen Ergebnisse oft mit den klinischen Ergebnissen unerwartete Differenzen zeigen. Die verschiedene Reizempfindlichkeit nichtsymmetrischer Körperstellen, ferner Unterschiede in der Salbenverträglichkeit der verschiedenen Lebensalter, fehlerhafte Verbandtechnik, unzweckmäßiges Verhalten der Kranken, Außerachtlassung des Schmelzpunktes der Salben und der dadurch bedingten „Schicht- oder Dochtwirkung" sind Faktoren, die den klinischen Erfolg bei Reihenversuchen im voraus in Frage stellen und daher zu berücksichtigen waren.

Aus diesen vielen Fehlerquellen, die eine kritische klinische Prüfung erschweren, ist es wohl verständlich, daß die richtungweisenden Arbeiten von MONCORPS und PERUTZ bisher in der Praxis nicht den verdienten Widerhall gefunden haben.

Es kann im Hinblick auf die Fortschritte und Erkenntnisse der Dermatologie im letzten Jahrzehnt nicht geleugnet werden, daß die Salbengrundlagen, ihre Beziehung zur Resorption oder Diffusion von Wirkstoffen, um nur einiges hier zu nennen, ein Problem darstellen, mit dem sich fast alle Disziplinen der Medizin neben der Dermatologie und Kosmetik befassen sollten.

Die Anwendung fertiger Salben mit oft unübersehbaren Kompositionen oder Parfümierung kann nicht als Lösung bezeichnet werden. Um so mehr muß aber die Herstellung einwandfreier Salbengrundlagen, wie haltbarer Fette oder Kohlenwasserstoffe, von besonderer Reinheit mit bestimmtem Schmelzpunkt gefordert werden. Dann wird es sich auch bewerkstelligen lassen, daß durch Zusammenarbeit zwischen Arzt und Apotheker unter Verwendung von Salbenmaschinen die feststehenden Salben des DAB überall in gleicher Güte und mit gleicher Wirkung geliefert werden.

Dem Apotheker soll die Schrift die Auswahl der einzelnen Salbengrundlagen erleichtern und verständlich machen. Sie soll ihm all die Grenzgebiete näherbringen, in denen sich Pharmakognosie und Pharmakologie, Kolloidwissenschaft und Pharmazie begegnen, soll Themen besprechen, die überall gestreift, aber nirgends bearbeitet worden sind. Sie soll vor allem eine Brücke zwischen Arzt und Apotheker schlagen und jedem der beiden den Standpunkt und das Trachten des anderen verständlich machen. Sie soll dem Apotheker zeigen, warum der Dermatologe diese oder jene Forderung stellt und umgekehrt. Sie soll aber das altbekannte Wissen nicht wiederholen, wohl aber die Lehren der Kosmetik insoweit berücksichtigen, als nötig ist.

Das Buch soll und kann naturgemäß kein Spezialitätenlexikon sein und darf daher auch nicht als vollständige Liste für alle Neuigkeiten der Industrie gelten. Es greift vielmehr nur Typen aus dem Angebotenen heraus und will dem Leser an ihrem Beispiel das Verhalten der Wirkstoffe in verschiedenen Medien vor Augen führen.

Die Literatur der Dermatologen, Apotheker und Kosmetiker der letzten Jahre bis zum Beginn des Jahres 1939 (nunmehr bis 1944 ergänzt) sowie die älteren Arbeiten wurden berücksichtigt, ferner interessante Patente und Patentanmeldungen des In- und Auslandes. Es soll dadurch dem Leser die Möglichkeit gegeben werden, mit dem Erfinder in Verbindung zu treten. Die großen Fett- und Vaselinmengen, die wir zu den Versuchen benötigten, wurden uns von der I. G. Farbenindustrie A.G. Werk Oppau zur Verfügung gestellt. Ein Teil der Salben, die klinisch verwendet wurden, ist in der Apotheke des Städt. Krankenhauses Mannheim hergestellt worden; wir danken Herrn Oberapotheker VÖLLM und seinen Mitarbeitern für diese Unterstützung.

Ludwigshafen a. Rh., Mannheim und Frankfurt a. M.,
im Juni 1939.

Die Verfasser.

Inhaltsverzeichnis.

Inhaltsverzeichnis.   VII

I. Salbenbehandlung.

Allgemeiner Teil.

a) Historischer Überblick.

So alt wie die höheren Lebewesen sind die Hautkrankheiten, und ihre Bekämpfung ist so alt wie die Menschheit. Die ältesten Literaturstellen, die Dermatologica behandeln, sind ägyptische Papyri. Auch die Hellenen wußten schon, daß ein Bad die Haut verändert und empfindlicher macht; man schützte sie durch Ersatz des beim Waschen emulgierten und abgelösten Hautfettes und begann so mit der kosmetischen Verwendung von Salben und Ölen. Der priesterliche Arzt des Orients wußte die Salben aus Ölen, Fetten, Harzen und Wachsen zu bereiten; sie fanden höchste Anerkennung in der Medizin, bei symbolischen und kultischen Handlungen wie bei Königskrönungen.

Der Arzt und der Apotheker des Mittelalters, sie alle verwendeten noch dieselben Grundstoffe zur Salbenherstellung. In alten Vorschriftsbüchern und Taxen finden wir das Fett aller Tiere: Bär, Gans, Ente, Huhn, Kapaun, Murmeltier, Dachs, Schlange, Hund und Schwein lieferten Salbengrundlagen. Hieran änderte sich bis ins späte 19. Jahrhundert wenig. Erst dann brachten das Vaselin, das gereinigte Wollfett, die gehärteten Trane und Öle, die überseeischen Pflanzenfette sowie die Kenntnis der Emulsionen eine neue Epoche, und damit setzten die Schwierigkeiten der Wahl ein. Heute steht uns eine große Menge von Salbengrundlagen zur Verfügung, doch wann und wo wir diese oder jene am zweckmäßigsten anwenden, wie wir die verschiedenen Eigenschaften der Salbengrundlagen und des inkorporierten Arzneimittels zur Heilung am besten heranziehen und wie wir Mißerfolge verhindern, das wissen wir bei weitem nicht immer.

Die Dermatologie hat alte empirisch gefundene Rezepte. Sind diese Vorschriften das Optimum? Kann man sie durch Ändern der Grundlage verbessern? Bei der Borsalbe wurde das Schweinefett durch Vaselin ersetzt. Kommt dieser neuen Mischung noch die alte Wirkung zu? Lanolin-Vaselin-Gemische geben manche zugesetzten Medikamente schwerer ab als pflanzliche oder tierische Fette (JÄGER[1]). Berücksichtigen wir dies? Viele solche Fragen lassen sich aufstellen und bearbeiten. Wir müssen uns aber zuerst über die Grundlagen und deren chemisch-physikalische Konstanten ein Bild machen, das Bekannte vorüberziehen lassen und zuletzt die noch fehlenden Punkte zu klären trachten. Dann soll der Versuch gemacht werden, für die wichtigsten

---

[1] JÄGER: Hippokrates 8, 449 (1937).

Arzneimittel die optimal wirksamen Grundlagen für die verschiedenen Indikationen zu finden und ungeeignete in einzelnen Fällen auszuschließen. Wir wußten ja nur in Ausnahmen, wie sich die inkorporierten Medikamente z. B. in der Salbe verhielten. Wir haben keine präzisen Angaben, für welches Medikament die eine, für welches die andere Salbengrundlage die beste ist (BRANDRUP[1]). Wir müssen aber darüber Bescheid wissen, denn es geht nicht an, daß wir die Tatsache, daß Vaselin nur $1/_{40}$ der Salicylsäure gegenüber einer Öl-in-Wasser-Emulsion abgibt, vernachlässigen oder nicht berücksichtigen.

Um über alle diese Fragen Bescheid geben zu können, müssen wir uns zuerst über die Rohstoffe der dermatologischen Heilmittel klarwerden.

b) Die Rohstoffe der dermatologischen Arzneimittel, insbesondere der Salben.

Wir können die uns zur Verfügung stehenden Rohstoffe nach den verschiedensten Gesichtspunkten ordnen. Man kann z. B. in mineralische, pflanzliche, tierische und synthetische Produkte unterteilen und hat bei diesem Verfahren bereits erhebliche Schwierigkeiten zu überwinden, denn die gereinigten oder abgewandelten Naturstoffe können nach Belieben dieser oder jener Gruppe zugezählt werden.

Schweinefett ist sicher ein Naturprodukt; trifft dies auch beim hydrierten Fett noch zu? Welcher Unterschied besteht zwischen natürlichem und künstlichem Adrenalin? Wir kommen mit dieser Einteilung also über gewisse Mängel nicht hinaus. Trotzdem wird sie den Herstellern von „Naturprodukten" erwünscht sein, denn man kann in vielen Fällen meist fern jeder Kritik werbetechnisch operieren und dem, der es hören will, von vitalen Kräften der Naturstoffe und den Giften der Syntheseprodukte vielerlei erzählen.

Eine andere, wenn auch wenig gebräuchliche Einteilung in einfache und zusammengesetzte Rohstoffe, aus denen ihrerseits wieder kombinierte Arzneimittel entstehen, ist vorteilhafter. Einfache, also chemisch ohne tiefgreifende Reaktion verwendbare Arzneimittelrohstoffe sind z. B. das Wasser, der Alkohol, ein Alkaloidsalz. Pflanzliche Totalauszüge hingegen, Fette und Kohlenwasserstoffe sind zusammengesetzte Rohstoffe, denn sie lassen sich durch chemische Reaktionen oder physikalische Maßnahmen, z. B. durch fraktionierte Destillation, in einfache Rohstoffe teilen. Dieser Versuch, in 2 Gruppen zu unterteilen, hat den Nachteil, daß zu große Abteilungen entstehen und daß in vielen Fällen die einfachen Bestandteile sich von den zusammengesetzten nicht wesentlich unterscheiden.

Wir können vom Gesichtspunkt der Medizin aus unterteilen und die Dermatologica in Adstringentia, Reduktionsmittel, Oxydationsmittel usw. einteilen, Desinfizientia und Antiseptica, Lokalanaesthetica voneinander abtrennen. Diese Einteilung ist die bekannteste; die Lehrbücher folgen ihr vielfach, doch auch hier treten Schwierigkeiten auf,

---

[1] BRANDRUP: Pharmaz. Z.halle Dtschld **75**, 589 (1934).

da oft mehrere Mittel in einigen Gruppen gleichzeitig geführt werden müssen.

Die exakteste Unterteilung liefert uns wohl die Chemie. Sie teilt die Produkte wie folgt ein:

Dermatologisch verwendete Arzneimittelrohstoffe.

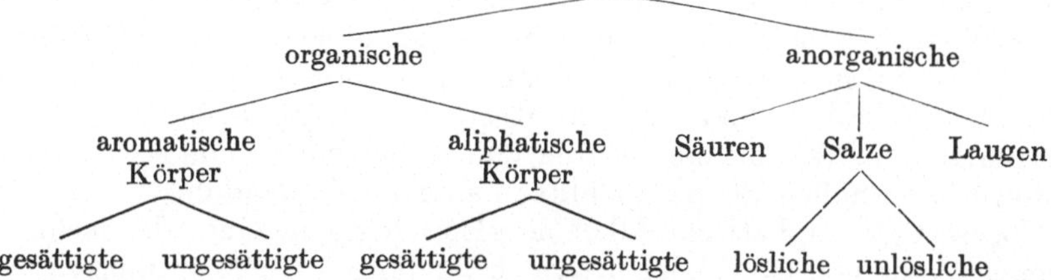

Die Unterteilung der anorganischen Rohstoffe ist so einfach und übersichtlich, daß ihr nichts hinzuzufügen ist. Die wichtigsten organischen Mittel können aber auch in anderer vielleicht besserer Gruppierung gebracht werden.

Organische Arzneimittel.
(Aliphatische und Aromaten.)

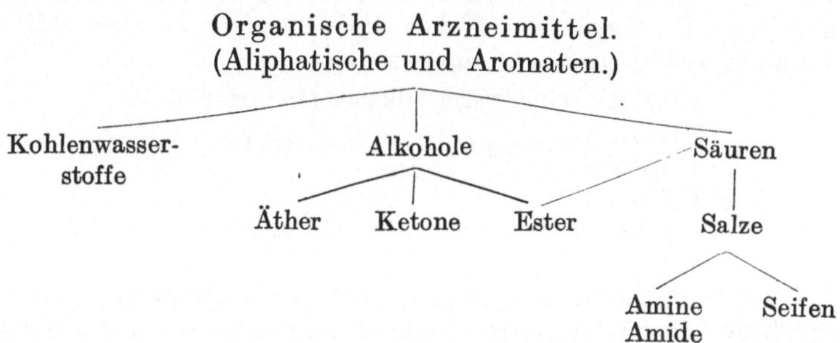

Diese Einteilung nach chemischen Gesichtspunkten bedarf natürlich der Ergänzung. Man muß wissen, daß alle diese Stoffe, sowohl die aliphatischen als auch die aromatischen Substanzen, gesättigt und ungesättigt, viele verzweigt sein können, daß die niederstmolekularen Stoffe oft Gase sind, die nächsthöheren Flüssigkeiten und die weiteren feste Substanzen.

Im Anschluß an diese Einteilung sollen die einzelnen Gruppen, sofern sie Salbenbestandteile darstellen, kurz besprochen werden.

Kohlenwasserstoffe sind Substanzen, die nur aus Wasserstoff und Kohlenstoff bestehen. Die aromatischen Kohlenwasserstoffe, die einen oder mehrere Benzolringe enthalten, und die aliphatischen mit geraden (Paraffine) oder verzweigten Ketten (Isoparaffine, z. B. Vaselin) sind, wie schon oben angedeutet, gasförmig (Menthan CH_4), dünn oder dickflüssig, schmalzig oder fest. Petroläther, Benzin, Paraffinöl, Paraffin sind die wichtigsten therapeutisch verwendeten Kohlenwasserstoffgemische der Paraffinreihe, Vaselin ist chemisch ein Gemisch von verzweigtkettigen Isoparaffinen, Naphtenen und Aromaten.

Alkohole sind kurzkettig Lösungsmittel, langkettig feste Substanzen. Der Methylalkohol mit einem C-Atom CH_3OH zeigt in seiner Formel die für alle Alkohole charakteristische OH-Gruppe. Von den

gesättigten Alkoholen ist der Äthylalkohol C_2H_5OH mit 2 C-Atomen als
Lösungsmittel wichtig. Ihm folgen der Propyl- und Isopropylalkohol.
Der Isopropylalkohol ist mit dem Propylalkohol isomer, das heißt: es
gibt in diesem Fall zwei Alkohole gleicher Summenformel mit verschiedenem Molekülaufbau. Man kennt verschiedene Arten von Isomerie, auf
die einzugehen hier zu weit führen würde. Je komplizierter die Formel,
um so mehr Isomere sind theoretisch denkbar und meist auch praktisch
herstellbar. Alkohole mit größerer Kettenlänge, wie mit 12, 14, 16 und
18 C-Atomen, insbesondere die letzten 3, der Miristyl-, der Cetyl- und
der Stearylalkohol, sind als Salbenbestandteile von Bedeutung. Noch
kettenlängere Alkohole sind schwer rein zu beschaffen und stehen auch
infolge ihres hohen Schmelzpunktes kaum in Verwendung.

Ungesättigte aliphatische Alkohole, also solche, die eine oder mehrere
Doppelbindungen $C=C$ oder dreifache Bindungen $C\equiv C$ aufweisen, besitzen hier geringeres Interesse. Der Allylalkohol ist ein Lösungsmittel,
das gewerbehygienisch interessant ist, und der Oleylalkohol hie und da
Bestandteil von Salben. Durch die Doppelbindungen können sich die
ungesättigten Verbindungen zu Polymeren aneinanderreihen. Derartige
Verbindungen sind gummi- oder schleimartig und Bestandteile von
Pflaster- oder Trockensalben. Neben diesen sog. einwertigen Alkoholen
gibt es auch zwei-, drei- und mehrwertige.

$$CH_3OH \quad \text{einwertiger Alkohol (Methylalkohol),}$$

$$\left.\begin{array}{l} CH_2OH \\ CH_2OH \end{array}\right\} \text{zweiwertiger Alkohol (Glykol),}$$

$$\left.\begin{array}{l} CH_2OH \\ CHOH \\ CH_2OH \end{array}\right\} \text{dreiwertiger Alkohol (Glycerin).}$$

Wie schon die Beispiele zeigen, sind die mehrwertigen Alkohole
von erhöhter Wichtigkeit. Insbesondere dem Glycerin begegnen wir in
Salben und Schüttelpinselungen. Steht es nicht zur Verfügung, so greift
man vielfach zu „Ersatzmitteln", wie den Glykolen, vier-, fünf- und
sechswertigen Alkoholen oder deren Mischungen, wie sie z. B. aus
Zuckern gewonnen werden können.

Aromatische Alkohole sind vielfach Bestandteile von Desinfizienzien, ätherischen Ölen. Die Sterine sind aromatische Alkohole komplizierter Zusammensetzung.

Äther. Zwei Alkylgruppen (wie CH_3), durch Sauerstoff verbunden,
geben einen Äther, eine Substanz, die aus den Alkoholen gewonnen werden kann. Der gewöhnliche Äther $C_2H_5OC_2H_5$ ist Lösungs- und Nar-
kosemittel. Weitere Äther spielen zur Zeit noch keine Rolle; es ist aber
nur eine Frage der Zeit, daß die Äther der C_{12}—C_{16}-Alkohole als Salbenbestandteile (Öl/Wasser-Emulgatoren) in die Therapie eingeführt werden.

Ester. Eine organische Säure ist durch die Gruppe COOH charakterisiert. Bindet man nun chemisch unter Wasseraustritt an diese Gruppe
einen Alkohol, so erhält man einen Ester:

$$-COO_H + {}_{OH}CH_3 = -COOCH_3 .$$

Da wir nun die verschiedensten Alkohole und Säuren zur Verfügung
haben, sind auch eine Unmenge Ester bekannt und in Verwendung. Ge-

sättigte kurzkettige Ester, wie die Lösungsmittel „Essigester" sowie Amylacetat und die Fette sind Ester. Alle Fette enthalten den dreiwertigen Alkohol Glycerin und als Säuren meist gesättigte oder ungesättigte Fettsäuren mit einer Kettenlänge von 8—24 C-Atomen. Da das Glycerin 3 Fettsäuren

$$CH_2OH$$
$$CHOH$$
$$CH_2OH$$

verestern kann, erhält man die verschiedensten Produkte. Bleiben zwei OH-Gruppen unverändert und wird nur eine verestert, so erhält man Monoglyceride, die wie die analog gebauten Diglyceride Emulgatoren darstellen. Verestert man alle drei OH-Gruppen, so entstehen andere Produkte, je nachdem an Stelle der drei OH-Gruppen dieselben oder verschiedene Fettsäuren oder ein Phosphorsäurerest und Fettsäuren treten (Lipoide).

Aromatischen Estern, wie denen der Salicyl- und Benzoesäure, begegnen wir unter den Desinfektionsmitteln. Fettsäureester einwertiger, meist langkettiger Alkohole nennt man Wachse.

Ketone sind Substanzen, die den Äthern äußerlich ähnlich gebaut sind, nur enthalten sie keine —O—, sondern eine —CO-Gruppe. Das einfachste Keton Aceton, CH_3—CO—CH_3, ist als Lösungsmittel bekannt. Weitere Ketone sind vielfach die Träger des Geruchs in ranzigen Fetten oder Duftstoffen. Ihnen und den ähnlich gebauten Aldehyden kommt hier nur beschränkte Bedeutung zu.

Säuren. Bei der Besprechung der Ester mußte schon angedeutet werden, daß organische Säuren durch die Gruppe COOH charakterisiert sind. Die wichtigsten Säuren sind in unserem Falle die Fettsäuren, deren Reihe mit der Ameisensäure beginnt; es folgt die Essigsäure, CH_3COOH, die nächsthöheren Homologen haben geringere Bedeutung, um so wichtiger sind die Fettsäuren mit 10—18 C-Atomen, die sog. Seifenfettsäuren, deren Salze die Seifen, deren Glycerinester die Speisefette bilden. Es gibt gesättigte (Palmitin- und Stearinsäure) und ungesättigte Fettsäuren (Linol- und Ölsäure), cyclische Säuren (Chaulmograsäure). Sie alle besitzen pharmazeutisch und chemisch Bedeutung. Neben den Monocarbonsäuren gibt es auch Dicarbonsäuren, deren Bau analog dem der zweiwertigen Alkohole ist. Dicarbonsäuren sind z. B. die Oxalsäure und die Adipinsäure.

Durch Substitution des Wasserstoffes der COOH-Gruppe, durch ein Metallion erhält man ein Salz, aus Fettsäuren z. B. die Seifen, die chemisch gesehen Salze sind. Die Bedeutung der verschiedenen Salze, die häufig therapeutisch wirksam sind, muß nicht eigens betont werden. An Stelle des Metalls können auch stickstoffhaltige Verbindungen treten. Man erhält dadurch Amine oder Amide, die z. B. Emulgatoren oder Chemotherapeutica sein können.

Wir sind uns bewußt, daß dieser Grundriß der chemischen Zusammenhänge nicht erschöpfend ist. Er kann unmöglich einen Überblick über die gesamte Chemie geben. Sein Zweck ist daher nur, die Zusammenhänge in Erinnerung zurückzuführen. Einzelheiten sollen jeweils unter den entsprechenden Abschnitten besprochen werden.

c) Salben und Salbengrundlagen.

α) Einteilung der Salben nach den Bestandteilen der Grundlagen.

Zunächst sei eine Klassifikation der vorhandenen Salbengrundstoffe gegeben:

1. *Fette (Fettsäureglycerinester)*.

a) *Öle:* Glyceride meist pflanzlichen Ursprungs, und zwar vom nichttrocknenden Olivenöltyp und dem trocknenden, hochungesättigten Leinöltyp, Übergänge zwischen den beiden Arten.

b) *Schmalze*, meist tierischen Ursprungs, aber auch Pflanzenfette. Beispiel: Schweinefett, gehärtetes Erdnußöl.

c) *Talge*, tierischen und pflanzlichen Ursprungs. Beispiel: Hammel- und Rindertalg.

2. *Paraffinkohlenwasserstoffe:*

a) flüssig: Paraffinöl;
b) schmalzartig: Vaselin gebleicht und ungebleicht;
c) fest: Paraffine im engeren Sinne, Ceresin.

3. *Wasser-in-Öl-Emulsionen:* Wassertropfen in Fetten oder Kohlenwasserstoffen als äußere Phase suspendiert. *Typ:* Cholesterinemulsionen, Hautfett.

4. *Öl-in-Wasser-Emulsionen:* Öltropfen in wäßriger äußerer Phase. *Typ:* Sahne, Lecithin, Triäthanolamin-Emulsionen und fetthaltige Pflanzenschleimsalben.

5. *Wasserlösliche Salben:* Trockensalben; fettfreie Salben. Beispiel: Ungt. Glycerini, Gelatinesalben.

6. *Wachse*, tierischen und pflanzlichen Ursprungs: Fettsäureester, aber nicht des Glycerins, sondern mit anderen Alkoholen wie Myricylalkohol, Cholesterin. Beispiel: Wollfett, Bienenwachs.
Alkohole. Beispiel: Cetylalkohol, Cholesterin.

7. *Seifenhaltige Salben.* Beispiel: Naphthalan.

Alle diese Grundsubstanzen werden in größten Mengen verwendet; man schätzt den Verbrauch der pharmazeutischen Industrie und der Apotheken Deutschlands auf 9000 Tonnen jährlich, so daß z. B. die Auffindung von Austauschstoffen wirtschaftlich eine bedeutende Rolle spielen kann.

β) Büchernachweis.

Die nun folgende zusammenfassende Besprechung der einzelnen Gruppen von Salbengrundlagen umfaßt die wichtigsten in der neueren Literatur beschriebenen Präparate und deren Beurteilung. Sie soll nur orientieren, kann aber nicht die durchgearbeiteten Spezialwerke vollinhaltlich referieren und will vor allem keine Indikationstabelle darstellen. Wenn man sich eingehender informieren will, so sind folgende Werke zu empfehlen:

Deutsches Arzneibuch, 6. Ausg., sowie die Arzneibücher des Auslandes.
EICHHOLTZ: Lehrbuch der Pharmakologie. 3. u. 4. Aufl. Berlin: Springer 1944.
FÜRST: Grundriß der Arzneimittellehre für die Behandlung von Hautkrankheiten
  Leipzig: Verlag Thieme.
HAGERS Handbuch der pharmazeutischen Praxis. 4. Aufl. Berlin: Springer.
HEFFTER, SCHÖNFELD: Chemie und Technologie der Fette und Fettprodukte.
  Wien: Springer 1939.

Handbuch der Haut- und Geschlechtskrankheiten. Bd. V. 1. Pharmakologie der Haut, Arzneimittel. Allgemeine Therapie (PERUTZ, SIEBERT, WINTERNITZ). Berlin: Springer 1930.
JANISTYN: Kosmetisches Praktikum II. Augsburg: Ziolkowsky 1937.
KERN: Angewandte Pharmazie. Deutscher Apotheker-Verlag.
LANGE: Die Technik der Emulsionen. Berlin: Springer 1929.
LICHTWITZ, LIESEGANG, SPIRO: Medizinische Kolloidlehre. Dresden-Blasewitz: Steinkopff.
MANN, H.: Die moderne Parfümerie (bearbeitet von WINTER). 4. Aufl. Wien: Springer 1932.
MEYER, GOTTLIEB: Die experimentelle Pharmakologie als Grundlage der Arznei-behandlung. Berlin: Urban & Schwarzenberg.
PASCHKIS: Kosmetik für Ärzte. Wien: Hölder, Pichler, Tempsky 1923.
POUCHER, W.: Perfumes, Cosmetics, Soaps. London: Chapman and Hall 1938.
POULSSON: Lehrbuch der Pharmakologie. Leipzig: Hirzel.
RAPP: Wissenschaftliche Rezeptur und Defektur. 2. Aufl. Berlin: Springer.
SCHÄFFER, ZIELER, SIEBERT: Behandlung der Haut- und Geschlechtskrankheiten. Berlin: Urban & Schwarzenberg 1940.
SCHRAUTH: Die medikamentösen Seifen. Berlin: Springer 1914.
SIDO: Neues Manual für praktische Pharmazie. 2. Aufl. Berlin: Springer.
TRUTTWIN: Handbuch der kosmetischen Chemie. 2. Aufl. Leipzig: J. A. Barth 1924.
TRUTTWIN: Handbuch der Kosmetik. Leipzig: J. A. Barth.
TRUTTWIN: Grundriß der kosmetischen Chemie. Braunschweig: Vieweg.
WAGNER, A.: Die Herstellung von Hautcremen in der Praxis. Verlag für Chemische Industrie 1939.
WEICHHERZ-SCHRÖDER: Fabrikationsmethoden für galenische Arzneimittel und Arzneiformen. Wien: Springer 1930.
WINTER: Handbuch der gesamten Parfümerie und Kosmetik. 2. Aufl. Berlin: Springer 1932.
WINTER, FRED: Handbuch der gesamten Parfümerie und Kosmetik. 8. Aufl. Wien: Springer 1942.
WOJAHN: Kurze Einführung in die galenische Pharmazie. Dresden-Blasewitz: Steinkopff.

1. Fette.

Unter dieser Gruppe wollen wir, dem Chemiker folgend, alle, also feste, flüssige und schmalzige Fettsäureglycerinester verstehen. Die Klassifikation ermöglicht auf den ersten Blick eine Beurteilung der chemischen Eigenschaften und ist klarer als eine Einteilung nach Konsistenz und Unterteilung nach dem Ursprung. Gerade die Hervorhebung des Ursprunges statt der chemischen Eigenschaften hat den minerali-schen Produkten Eingang in die Pharmazie auch dort gewährt, wo sie nicht am Platze sind. Man sprach von Mineralfetten, ließ arglos, der Unterschiebung Vorschub leistend, das den Ursprung anzeigende Wort Mineral weg, und auf einmal war Vaselin ein Fettstoff, ja sogar ein hautaffines Hautnährmittel.

a) Schweineschmalz.

Um auf die Fette zurückzukommen, wollen wir uns vorwiegend mit den wichtigsten, den schmalzigen Produkten beschäftigen, besonders mit ihrem klassischen Vertreter, dem Schweineschmalz, denn andere Fette, wie Medulla bovinum, Rinderknochenmark, haben an Bedeutung schon lange verloren. Murmeltier-, Hunde-, Dachs-, Gänse-, Hasen- und andere „Schmalze" hingegen sind nur mehr in der Volksheilkunde in Verwendung. Sie wurden wie das Hundefett zum Teil per os als Heilmittel gegeben, und zwar vielfach aus Gründen der Signaturlehre. Der Hund hat eine ausdauernde Lunge, also muß sein Fett bei Lungenkrankheiten gut sein. Schweinefett war bis zur Einführung des Vaselins die verbreitetste Salbengrundlage. Infolge seiner begrenzten Haltbarkeit wurde es aber seither immer mehr in den Hintergrund gedrängt. Trotz seiner Nachteile wird es nach ZUMBUSCH (zitiert bei RAPP) immer seinen Platz in der Therapie behalten, da es am besten schmiert, reizlos ist, mit Seife leicht abgewaschen werden kann und von den meisten Ekzemhäuten vertragen wird. Die Medikamentenabgabe aus Adeps suillus ist gut. Man vergleiche nach ATMA[1] nur die Heilwirkung einer Schweineschmalzsalbe mit der einer Stearatcreme.

Um das Schweinefett in der Therapie wieder auf den verdienten Platz zu setzen, sind Versuche gemacht worden, ihm die unerwünschten Eigenschaften zu nehmen. Die älteste Maßnahme ist die Entwässerung und der von E. WILSON vorgeschlagene Zusatz von Benzoeharz, in dem nach HUSA[2] das Koniferylbenzoat wirksam ist und der Neigung zum Ranzigwerden mit einem gewissen Erfolg entgegenwirkt. Wie weit dies zutrifft, sollen einige Zahlen aus unseren Protokollen zeigen.

In einer Apotheke wurde aus einer Portion Schweinefett ein Teil ohne Benzoe aufbewahrt, ein anderer wurde zu Adeps suil. benz. verarbeitet. Wir kauften von beiden Partien und erhielten folgende Daten:

Tabelle 1.

	LEA-Zahl	Kreis-Reaktion	FELLENBERG-Reaktion	TÄUFEL-THALER-Reaktion	STAMM-KORPACZY-Reaktion
Schweinefett	62,6	++	++++++	+	++++
Adeps benzoatus, verschlossen aufbewahrt	1,96	+ gerade erkennbar	++++	—	++

Beide Proben wurden nun 14 Tage lang unter Licht- und Luftzutritt aufbewahrt. Die Reaktionen hatten sich wie folgt verschoben:

Schweinefett	200	+++	++++++	++	+++++++
Adeps benzoatus . . .	12,5	+	++++++	—	++++

Die einzelnen Reaktionen kennzeichnen folgendes:

1. LEA-*Zahl* = Menge Peroxyd (Einleitung zum Ranzigwerden).

2. FELLENBERG-*Reaktion* = Aldehydranzigkeit.

3. *Kreisreaktion* = Vorhandensein von Epihydrinaldehyd (aus der Ölsäurespaltung, daher nur bei ungesättigten Fetten, z. B. Naturfetten).

4. TÄUFEL-THALER-*Reaktion* = Methylketone (Parfümranzigkeit).

5. STAMM-KORPACZY-*Reaktion* = Mechanismus nicht geklärt, vermutlich Oxysäuren.

---

[1] ATMA: Dtsch. med. Wschr. **1926**, 5.
[2] HUSA: Dtsch. Apoth.-Ztg **49**, 1538 (1934).

Kurvenmäßig ergibt die Lea-Zahl folgendes Bild:

Es zeigt sich also eine gewisse Hemmung, aber keineswegs eine Verhinderung der Ranziditätsneigung durch die Benzoinierung. Dazu kommt noch, daß, wie schon Schmatolla[1] festgestellt hat, vom Benzoeharz nur wenige Prozent im Adeps zur Lösung und mithin zur Wirkung gelangen. Die Säure reagiert außerdem mit manchen zugesetzten Wirkstoffen, so mit Alkaloiden, mit denen sie braune Reaktionsprodukte bildet (Ferraris[2]). Man sollte daher, und um eventuell eintretende Idiosynkrasien zu vermeiden, das Benzoeharz durch ein modernes Desinfiziens, etwa vom Nipagintyp,

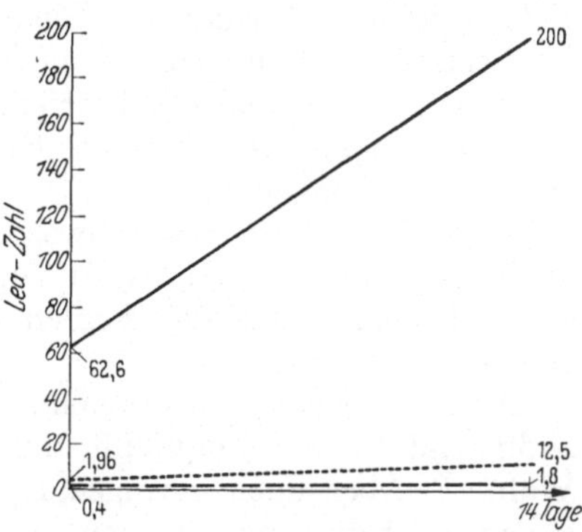

Abb. 1. ——————— Anstieg der Lea-Zahl des Adeps suillus, ... Anstieg der Lea-Zahl des Adeps suillus benzoatus, — — — Anstieg der Lea-Zahl eines hydrierten synthetischen Fettes. Text hierüber S. 3.

ersetzen. Die Kosmetik bedient sich dieser Mittel längst. Alle ihre Öl-in-Wasser-Emulsionen, viele Tragant- und Fettcremes wären sonst nicht haltbar. Andere Produkte, wie Thymol, Vanillin, α-Jonon, bewähren sich, wie Fiedler[3] referiert, neben der Desinfektionswirkung im selben Sinne. Aussichtsreich erscheint ferner der Zusatz von Maleinsäure in der Verdünnung 1:10000, die als indifferent bezeichnet werden kann. Ferner sollen nach Täufel[4] das Vitamin E und nach zahlreichen anderen Autoren differente Substanzen, wie Pyrogallol, antioxydativ wirken. Den Stoffen kommt aber in der Salbentherapie nur beschränkte Bedeutung zu, da sie mit den Wirkstoffen reagieren können.

Einen anderen Weg zur Ausschaltung der Nachteile des Schweinefettes schlägt Brandrup[5] vor, indem er den Zusatz von 5% Cetylalkohol empfiehlt. Durch die Zugabe wird die Ranziditätsneigung herabgesetzt, es entsteht eine Salbengrundlage, die haltbar ist und sich mit Wasser gut emulgiert. Die Vorschläge für die Austriaca IX haben deshalb auch als Ungt. simplex eine Salbe gebracht, die 10% Cetylalkohol in 90% Schweinefett enthalten sollte. Weiter sollte nach Hummer[6] ein durch Zusatz von Walrat härter gemachtes Schweinefett für Kühlsalben und Wundsalben in Betracht gezogen werden. Vaselin sollte nur zur Herstellung von Decksalben zur Anwendung kommen.

Schweinefett wird leicht körnig; um dies zu verhindern, läßt man geschmolzenes Fett auf Eis erstarren.

Um die Neigung zum Ranzigwerden herabzusetzen, kann man das geschmolzene Schweineschmalz durch Einarbeiten von 3% wasserfreiem,

[1] Schmatolla: Pharmaz. Ztg 56, 727 (1932).
[2] Ferraris: Boll. chimic. farmac. 78, 4 (1939).
[3] Fiedler: Klin. Wschr. 19, 10 (1940).
[4] Täufel: Chem. Ind. 65, 10/11, Nr 1 (1942).
[5] Brandrup: Vortrag auf der deutschen Naturforscher- und Ärztetagung 1934.
[6] Hummer: Vortrag, zit. im Parfumeur 40, 726 (1933).

fein gepulvertem Natriumsulfat trocknen, dieses abfiltrieren und das Fett in vollen Flaschen vor Licht geschützt aufbewahren. Nach dieser Vorbehandlung hält es sich nach HORKHEIMER[1] *ohne Zusätze* mindestens 3 Monate. Die Bedeutung der richtigen Lagerung, die das Ranzigwerden verzögert, hebt SIDO[2] hervor. Er wendet sich gegen lichtdurchlässige Öl- und Salbengefäße.

Die Eigenschaft des Schweinefettes, leicht ranzig zu werden, hat auch schon propagandistische Verwertung gefunden. So wird bei einer ausländischen Salbe das Fehlen jeder tierischen Fettkomponente besonders hervorgehoben.

Auch der Geruch des reinen Adeps suil. wird bisweilen beanstandet. Industrial Chem.[3] empfiehlt daher auf eine Anfrage hin hydriertes Wollfett. Aber auch geringes Hydrieren des Schweinefettes führe zu einem haltbaren, geruchlosen und nur wenig gefärbten Produkt.

Soweit die Versuche, die Haltbarkeit des Schweineschmalzes zu verbessern. VESTERLING[4] ging weiter, er hat für das DAB 6 die Streichung des Schweineschmalzes angeregt. Zu seiner Prüfung sei die Beschaffung eines Refraktometers nötig. Da ein solcher Apparat für den Apotheker untragbar sei, soll das Fett durch Adeps lanae, Ungt. adipis lanae und das Ungt. neutrale des ersten Weltkrieges (Wollfett und Paraffinsalbe) ersetzt werden. Ein solcher Vorschlag berücksichtigt die Erfahrungen der Dermatologen zu wenig.

In der Kosmetik spielt das Schweineschmalz ebenfalls eine Rolle. Nach HÜBSCHER[5] bestehen die „Elise Bock"-Präparate im wesentlichen daraus, etwa 13% Unverseifbarem und 15% Zinkoxyd.

Nächst der schlechten Haltbarkeit ist die niedrige Wasserzahl von 7,5 ein Nachteil des Schweinefettes, wobei unter Wasserzahl (abgekürzt WZ.) nach CASPARIS und MEYER[6] die Höchstmenge Wasser in Gramm, die 100 g einer wasserfreien Salbengrundlage bei Zimmertemperatur dauernd festhalten können, zu verstehen ist. Diese Wasserzahl sagt nichts über die Menge aus, die die Salbe an Salzlösungen aufnimmt. Diese Menge muß bei den verschiedenen Konzentrationen jeweils empirisch festgelegt werden (MÜHLEMANN[7]). Der Zusatz von 2% Cetylalkohol läßt die WZ. bereits auf 240 hinaufschnellen (heiß einarbeiten und bis zum Erkalten rühren). Wollfett in Mengen von 15% zugesetzt, erhöht die WZ. auf 70. Wachs läßt die Zahl bei 10% Zusatz nur auf 26 hinaufsteigen (MEYER[8]).

b) Synthetische und andere Fette.

Aussichtsreicher als die Bemühungen, Schweinefett zu konservieren, erscheinen die Versuche, es durch *vollwertige Glyceride* ähnlicher Kon-

[1] HORKHEIMER: Pharmaz. Ztg **5**, 60 (1934).
[2] SIDO: Pharmaz. Ztg **5**, 60 (1934).
[3] Ind. Chem. **16**, Nr 181, 79 (1941).
[4] VESTERLING: Pharmaz. Z.halle Dtschld **12**, 143 (1923).
[5] HÜBSCHER: Parfumeur 1940, Nr 51.
[6] CASPARIS u. MEYER: Pharm. acta helvetica **1936**, 1.
[7] MÜHLEMANN: Pharm. acta helvetica **1940**, 1, 30.
[8] MEYER: Diss. Bern 1936.

sistenz zu ersetzen. Das Schweizer Arzneibuch, 5. Ausgabe, hat partiell hydriertes Erdnußöl mit einer Jodzahl zwischen 63 und 75, dem Schmelzpunkt zwischen 38 und 41° und der Verseifungszahl von etwa 190 eingeführt. Es ging damit als modernstes Arzneibuch als erstes bewußt den Weg, der vom Vaselin weg zu einem vollwertigen Ersatz des Schweinefettes führt. Das in seiner 11. Ausgabe neu herausgekommene Arzneibuch der USA. ging auch vom Schweinefett ab, seine Salbengrundlagen wurden aber unphysiologischer, da als Ungt. simplex ein Gemisch von je 5 Teilen Wachs und Wollfett und 90 Teilen Vaselin angegeben wird.

Das in der Schweiz verwendete Fett wird von den Astra-Öl- und Fettwerken Steffisburg hergestellt und hat ohne Zusatz von fremden Emulgatoren bereits eine WZ. von 75. Seine wasserbindenden Eigenschaften, die durch Wollfettzusatz nicht verbessert werden, beruhen nach Meyer[1] und Schenk[2] auf dem Mono- und Diglyceridgehalt des Produktes. Diese nur teilweise veresterten Glyceride entstehen bei der Hydrierung, werden also nicht zugesetzt und sind nicht in optimaler Konzentration vorhanden (Mühlemann[3]). Ihre emulgierende Wirkung ist bekannt und z. B. im Amer. P. 926369, das Monoglyceridzusatz als Emulgator für Speisezwecke schützt, beschrieben worden. Eingehende Versuche zu diesem Thema hat Mühlemann[4] angestellt. Er zeigte, daß die Partialglyceride, die ja auch im Tegin Träger der Wirkung sind, jedoch — für sich allein zugefügt, Wasser-Öl-Emulsionen ergeben — je nach ihrer Zusammensetzung und dem Fettkörper, den sie emulgieren sollen, gute oder schlechte Emulgatoren darstellen. Am besten schneiden die ungesättigten Monoglyceride ab; die gesättigten Diglyceride wirken kaum mehr emulgierend.

Nach Fedorova[5] haben die Russen ebenfalls gehärtete Fette in die Dermatologie eingeführt. Schamuilow, Batkina und Benjamowitsch[6] empfehlen insbesondere das hydrierte Sonnenblumenöl, ein salbenartiges, auf der Haut schmelzendes Produkt, das indifferent ist und die Haut entspannt. Fiero[7] wiederum empfiehlt hydriertes Ricinusöl vom Fp. 42 bzw. 82° als weiche bzw. harte Salbengrundlage. Das Produkt wird schwer ranzig, nimmt viel Wasser auf und mischt sich mit Alkohol. Derselbe Autor hat nun in Fortsetzung seiner Versuche auch die Sulfonate des Ricinusöls und deren Metallsalze geprüft. Er erhält dadurch keine Salbengrundlagen, sondern vielmehr altbekannte gute Öl-Wasser-Emulgatoren. Eine Mischung von Oxystearinsäure (aus gehärtetem Ricinusöl) und Paraffin oder Glyceriden gibt gallertige Salben, die auf der Haut schmelzen.

---

[1] Meyer: Diss. Bern 1936.
[2] Schenk: Diss. Bern 1938.
[3] Mühlemann: Pharm. acta helvetica 15/1940, 1, 2, 3.
[4] Mühlemann: Pharm. acta helvetica 15/1940, 1.
[5] Fedorova: Vestn. Ven. i Derm. 1938, 19.
[6] Schamuilow, Batkina u. Benjamowitsch: Vestn. Ven. i Derm. 2, 194 (1937).
[7] Fiero: J. amer. pharmaceut. Assoc. 25, 862 (1936); 28, 100 (1939); 29, 502 (1940).

Das Jap. P. 4475/35 schützt ein Verfahren zur Herstellung von Salben aus Sojaöl. Das hydrierte Öl wird als Salbengrundlage im Jap. P. 2077/35 beschrieben. Eine ungarische chemische Fabrik, die Neovasol Vegyipari KFT, hat sich gehärtete Öle wie Kürbiskernöl, Sojaöl, Ricinusöl und Lebertran als Salbengrundlagen schützen lassen. Um die sonst von selbst eintretende Weiterhärtung zu verhindern, setzt man 5—50% Paraffinkohlenwasserstoffe oder ähnliche Substanzen, die das Fortschreiten der Reaktion verhindern, zu. Da die WZ. dieser Produkte kleiner als 2 ist, müssen im Bedarfsfalle Emulgatoren zugesetzt werden. Als Konservierungsmittel werden Benzoate und Salicylsäure empfohlen. Auch gehärtetes Walfett, für sich allein oder mit Emulgatorzusätzen, ist brauchbar und wurde von KAUFMANN, MEMMESHEIMER, MULZER, SCHMALFUSS und LOTTERMOSER in einer Gemeinschaftsarbeit auf seine Brauchbarkeit geprüft[1].

GOLLNICK[2] berichtet als erster über Versuche mit dieser Grundlage am Krankenbett und nennt das Walfett eine gute, medikamentenabgebende Grundlage, die infolge ihrer Lagerfähigkeit empfohlen werden kann. WILDE[3] beanstandet den Geruch des ihm zur Verfügung stehenden Versuchspräparates. Jedenfalls wird das Walfett, sobald die technischen Schwierigkeiten behoben sein werden, eine brauchbare Grundlage vom Typ des Schweinefettes darstellen. BORNHARDT[4], ein Mitarbeiter KAUFMANNS, hat die verschieden stark hydrierten Walöle systematisch untersucht und festgestellt, daß sie das Schweinefett voll ersetzen können. Sie sind haltbarer und nehmen gut Wasser auf, ja die höher hydrierten Partien waren sogar als Suppositoriengrundmasse brauchbar. Ester höherer Fettsäuren mit Polyglycerinen sind nach einem franz. Patent (840761) als Salbengrundlagen bzw. Emulgatoren verwendbar. Nach einer Notiz im Schweizer Industrieblatt vom 25. 7. 1942 kann man auch Sardinenöl zu einer brauchbaren und haltbaren Salbengrundlage verarbeiten. Das Öl wird bei 300° über Nickelkatalysatoren hydriert und weist einen Schmelzpunkt von 48° auf. Die Versuche hat TOMOTARO TSUCHIGA in Japan angestellt.

Auch Glyceride, die besonders schwer ranzig werden, ohne aber hydriert zu sein, hat man zur Salbenherstellung herangezogen; so die Fulwebutter (Fp. 39°). Sie wird in Indien aus dem Samen des Butterbaumes gewonnen, hält sich selbst im tropischen Klima monatelang, ohne sich zu verändern, und soll insbesondere für kosmetische Zwecke sehr geeignet sein[5]. Auch aus dem Lebertran können Glyceride von Fettsäuren, die sich zur Herstellung von Salben eignen, durch Tiefkühlung gewonnen werden[6].

Ein weiteres Produkt ist *Cetiol*, ein nach Angabe des Herstellers (Deutsche Hydrierwerke) aus tierischen Fetten gewonnener ver-

---

[1] KAUFMANN, MEMMESHEIMER, MULZER, SCHMALFUSS u. LOTTERMOSER: Fette u. Seifen **1938**, 1.

[2] GOLLNICK: Dermat. Wschr. **1940**, Nr 35.

[3] WILDE: Dermat. Wschr. **1940**, Nr 35.

[4] BORNHARDT: Diss. Münster 1940.

[5] Notiz in Seifensieder-Ztg **61**, Nr 27.

[6] Madaus D.R.P. 626432.

edelter, flüssiger Wachsester, der sehr beständig ist und nicht ranzig wird. Er besteht aus Ölsäureester des Oleylalkohols, verbessert das Aussehen der Cremes und dringt leicht in die Haut ein, ohne einen fettigen Glanz zu hinterlassen. Näheres über Cetiol und ein ähnliches Produkt derselben Firma, Ocenol K, teilen JANISTYN[1] und BAUMANN[2] mit. Auf die eingehende Broschüre des einen von uns (SCHMIDT-LA BAUME: Die Öl-Wasser-Emulsionen. Hirzel-Verlag 1943) soll nur verwiesen werden.

Artadeps, Chem. Fabrik, Tempelhof, vom Schmelzpunkt 41,5°, der WZ. 32,5, der Jodzahl 13,5 und dem Säuregrad 0,54, soll Schweinefett ersetzen, wird sehr schwer ranzig und besteht aus wenig Fettsäureestern und vielen Kohlenwasserstoffen, hat also nur dem Namen nach Fettcharakter.

Brauchbare Salbengrundlagen sind auch die *synthetischen Fettsäureglyceride*, wie die der I. G. Farbenindustrie A.G., die allerdings noch nicht im Handel sind. Diese gesättigten Produkte mit einer Jodzahl von 0—10, Unverseifbarem um 1%, einer Säurezahl unter 1, einer Verseifungszahl um 240 und einer WZ. von über 120 ähneln chemisch den vollkommen hydrierten Ölen. KAISER und DRÄXL[3] haben eingehend darüber berichtet; da außerdem im Text noch öfter darauf verwiesen wird, soll hier nur das Wichtigste erwähnt werden. Sie sind streichbar wie Schweinefett und werden nur sehr schwer ranzig. Die *Lea*-Zahl, die bei der Kurve auf S. 9 eingezeichnet ist, zeigt ihr Verhalten gegenüber dem konservierten und naturbelassenen Fett eindeutig. Unsere klinischen Versuche, die sich eingehend mit den Produkten beschäftigten, werden von SCHMIDT[4] bestätigt und ergänzt. Er führt das gute Lösungsvermögen für Salicylsäure an und zeigt die gute Wirkung von Blei- und Schwefelsalben, die auf dieser Basis bereitet werden.

Die Fette, die aus oxydierten Braunkohlenparaffinen und Glycerin erzeugt werden, sind in Talg- und Schmalzform herstellbar und enthalten keine Kohlenwasserstoffe.

Hydriertes *Palmkernöl*, das einen Zusatz von 12,5% Paraffinöl enthält, wird von CALDWELL[5] als beständiger, gut brauchbarer Ersatz für Schweinefett in den Tropen empfohlen.

Kokosfett ist trotz seiner guten Haltbarkeit und der schönen Farbe nicht brauchbar, da es Reizungen verursacht. Die Fettsäure mit 12 C-Atomen, der Hauptbestandteil, ist ja bekanntlich stark hautreizend.

Rinderfett findet sich nur selten in Salben. So enthält nach dem Schweizer Patent 203258 ein Lichtschutzmittel dieses Fett und „die Konsistenz verbessernde Stoffe, wie Lanolin oder Pflanzenöl". Zur „Verstärkung" könne man dieser Mischung noch Methylumbelliferon oder dgl. zusetzen.

Hammeltalg wird durch Digerieren mit 2% $NaHCO_3$ und 0,15% Hydrazinsulfat gereinigt und hält sich in Töpfen bei 0,5% Thymolzusatz

---

[1] JANISTYN: Dtsch. Parfümerie-Ztg **1936**, 6.
[2] BAUMANN: Parfumeur **16**, 79 (1942). Dtsch. Apoth. Ztg. **59**, 3/4 (1944).
[3] KAISER u. DRÄXL: Südd. Apoth.-Ztg **79**, 481 (1939).
[4] SCHMIDT: Klin. Wschr. **1940**, 889.
[5] CALDWELL: *Quart. J. pharm.* **12**, 689 (1939).

gut. Um seine Konsistenz herabzusetzen, gibt man Ricinusöl zu
(v. MIKSA[1]).

Humanol (Menschenfett aus Lipomen) soll sich nach BONDAR-
TSCHUCK[2] im Gemisch mit Fischtran und mit oder ohne Jodoformzusatz
gut zur Wundheilung eignen. Der Grund hierfür sei die leichte Resorbierbarkeit.

Butter sollte im letzten Arzneibuch Österreichs, das in Vorbereitung
war, als Salbengrundlage dienen. Butterschmalz ist ebenfalls brauchbar. E. ROSENBERG sucht um ein Patent an, demzufolge hydriertes
Milchfett mit einem Tropfpunkt von 36—50° als Salbenbestandteil geschützt werden soll. Derartige Salben nehmen fast so viel Wasser auf
wie Cholesterinsalben.

Adeps induratus ist von flüssigen Bestandteilen durch Pressen be-
freites Schweinefett, das vor allem in den Tropen Verwendung findet.
Ungt. simplex von UNNA ist eine 2 : 1-Mischung von benzoiniertem Fett
und Öl.

Außer den schmalzartigen Glyceriden besitzen noch die festen, wie
z. B. Kakaobutter, sowie die Öle in der Pharmazie Interesse.

Kakaobutter, ein Gemisch der Glyceride der Palmitin-, Stearin-,
Arachin-, Linol- und Ölsäure, dient in den Salben zur Regelung des
Schmelzpunktes sowie, gleich dem *Hammel-, Rinder-* und *Hirschtalg*,
zur Versteifung. Den gegenteiligen Zweck verfolgt der Zusatz von *fetten
Ölen*, Erdnußöl, von Lein- und Mohnöl, die infolge ihres ungesättigten
Charakters Jod und Schwefel addieren, Olivenöl, Sesamöl, Ricinusöl,
Cottonöl, Buchenkernöl (sehr gut verwendbar). Mandelöl ist dünnflüssig,
hat großes Eindringungsvermögen, wird aber leicht ranzig. Es ist hier
nicht der Ort, alle diese Öle und Fette eingehend zu besprechen, sie
folgen mehr oder minder dem Schweineschmalz in ihrem Verhalten auf
der Haut. Ihre pharmazeutischen Eigenschaften wurden schon oft beschrieben. Die Unterschiede sind zudem nur graduell, nicht generell
wie zwischen Fetten und Paraffinkohlenwasserstoffen. Es sei daher nur
auf die Arzneibücher, auf HAGERS Handbuch und auf TRUTTWIN verwiesen.

In neuester Zeit ist es möglich geworden, glyceridfettartige Salben
herzustellen, die anderseits in ihren Eigenschaften, insbesondere infolge
der Benzinunlöslichkeit, wiederum Parallelen mit Schmierseife besitzen.
Wir selbst haben mit derartigen Präparaten, die in Fettlösungsmitteln
unlöslich, mit Wasser aber emulgierbar sind, Versuche gemacht. Die
Präparate bestehen nach dem Schweiz. P. 225456 des einen von uns
mit WOLFF und SATTLER aus Estern von Dicarbonsäuren mit Glykolen
und dienen in Gewerbeschutzsalben (Arretil L, Blankonin) als lösungs-
mittelresistente Grundlagen. CUILLERET und GATTEFOSSE[3] empfehlen
fettsaures Triäthanolamin und Fettsäureglykolester, da diese Substanzen
mit Wasser vermischt salbenartig bleiben und bei Ekzemen und Scabies
gut „resorbiert" würden.

---

[1] v. MIKSA: Ber. ung. pharmaz. Ges. **17**, 297 (1941).
[2] BONDARTSCHUCK: Kazan. med. Ž. **1937**, 182.
[3] CUILLERET u. GATTEFOSSE: Bull. Soc. franç. Dermat. **46**, 3 (1939).

c) Soll man nun gesättigte oder ungesättigte Fette verwenden?

Die ungesättigten Körper sind, wie wir von den Schlafmitteln her schon wissen, wirksamer und aktiver als gesättigte. Im Granugenol, vielleicht auch in den Harz- und Chlorophyllsalben, sind es die ungesättigten Anteile, die granulierend wirken. Schieferölpräparate verlieren ihren Wert, sobald die Doppelbindungen abgesättigt werden. Die Multivalsalbe ist auf Grund ihrer ungesättigten Fettsäuren wirksam, ebenso teilweise der Lebertran. LÖHR, UNGER und ZACHER[1] haben den Wert der ungesättigten Anteile nachgewiesen. SEIRING[2] befaßte sich damit, so daß wir an den Beobachtungen nicht vorbeigehen dürfen, wenigstens soweit wir chirurgische Indikationen oder Ulcerationen vor uns haben. Es dürfte sich daher empfehlen, bei Salben, deren granulationsanregende Wirkung im Vordergrund steht, auf das Vorhandensein ungesättigter Anteile zu achten. KAUFMANN[3] hat in dieser Richtung die ersten Hinweise gebracht.

Mit Leinöl und Maisöl hat man in Amerika Versuche bei Ekzemen gemacht, da bei diesem Krankheitsbild in der Haut weniger ungesättigte Fettsäuren vorhanden sein sollen als bei Gesunden. Die positiven Ergebnisse, von denen anfangs berichtet wurde, sind aber umstritten und werden von TAUB und ZAKON[4] abgelehnt.

Wir haben dementsprechend bei vielen Salben die vollkommen gesättigten synthetischen Fette nicht ausschließlich verwendet, sondern auch ein Gemisch von 7 Teilen festem Fett, $1^1/_2$ Teilen Erdnußöl und $1^1/_2$ Teilen Lebertran geprüft. Das Produkt, das eine Jodzahl von etwa 30 hatte, war pharmazeutisch als Grundlage befriedigend.

Dermatologisch waren die Vorteile der ungesättigten Anteile aber nicht hervorstechend. Das oben angegebene Gemisch wirkte z. B. in Form einer Borsalbe bei Vergleichsversuchen am Menschen bei einem Pemphigus nicht anders als die Fette allein. Es ist möglich, daß nur gewisse ungesättigte Fettsäuren, z. B. die des Lebertrans, wenn sie einen bestimmten Prozentsatz überschreiten, wirksam sind.

Die Fette und Öle werden für sich allein oder als Bestandteil der Emulsionen beider Typen verabreicht und stellen gut eindringende Medikamententräger dar. Jedes Fett besitzt für sich allein auch ohne Zusatz von Emulgatoren eine gewisse Wasseraufnahmefähigkeit. Diese Eigenschaft der Fette steht nur in scheinbarem Widerspruch zu der Tatsache, daß es ohne Emulgatoren keine Emulsionsbildung gibt. Denn die Fette enthalten eben schon von Natur aus geringe Prozentsätze an Emulgatoren: Naturfette z. B. Sterine, gehärtetes Erdnußöl und die synthetischen Produkte vermutlich Mono- und Diglyceride, oder sie bilden keine echten, sondern nur Pseudoemulsionen, in denen die Verteilung des Wassers nur durch die Zähigkeit der Materie erhalten bleibt.

Die Fette, Öle und Talge sind infolge ihrer guten Verträglichkeit, ihrer „Hautaffinität" und ihrer Eigenschaft, viele eingearbeitete Medi-

---

[1] LÖHR, UNGER u. ZACHER: Münch. med. Wschr. **1937**, 47.
[2] SEIRING: Münch. med. Wschr. **1936**, 40.
[3] KAUFMANN: Arch. Pharmaz. **267**, 232 (1929).
[4] TAUB u. ZAKON: J. Amer. med. Assoc. **1935**, 105.

kamente gut zur lokalen Wirkung und Resorption zu bringen, wichtige
Salbengrundlagen. Die Nachteile, deren Auftreten die Bedeutung der
Fette zurückgedrängt hatte, sind korrigierbar. Es gibt Glyceride, in
denen sie bereits behoben sind. In manchen Fällen müssen wir, um
wirksame Salben zu erzielen, teilweise ungesättigte Fette verwenden
(s. Jodsalben). Auch zur Wundheilung scheinen bestimmte ungesättigte
Anteile besser zu sein, so daß vollkommen hydrierte Fette mit einem
Zusatz von Ölen, die freie Doppelbindungen enthalten, wie Lebertran,
„aktiviert" werden können. Wir wissen allerdings nicht, welchen Ungesättigten besondere Heilwirkung zukommt. In der Literatur wird nur
immer von „bestimmten" oder „gewissen" Körpern gesprochen. Defi-
niert wurden sie noch nicht. Die Ölsäure, die Linol- und Linolensäure
besitzen weder im freien noch im gebundenen Zustand eine sicher bewiesene Epithelisierungskraft.

Parallelen scheint diese äußerliche Therapie auch in der inneren
Medizin aufzuweisen, auch bei der oralen Darreichung scheinen „ge-
wisse" ungesättigte Fettsäuren nötig zu sein. Man kann sie auch hier
Vitamin F nennen und wird damit Gegner auf den Plan ziehen, die die
Vitaminwirkung leugnen.

Wie unsicher wir auf dem ganzen Gebiet noch sind, zeigt eine Arbeit
von SOMEKAVA und SUZUKI, die genau das Gegenteil von den anderen
Autoren behaupten. Ihnen zufolge ist die schädliche, per os beobachtete
Wirkung des Waltrans auf die ungesättigten Anteile zurückzuführen
und kann durch Hydrierung entfernt werden.

Jedenfalls haben die Fette mit manchen ungesättigten Säurekompo-
nenten einen zusätzlichen hautpflegenden Wert (Leinöl, Sojaöl, Weizenkeimöl, Lebertran). Ihr Zusatz hat daher auch schon zu verschiedenen
Patenten, wie des franz. P. 880748, der Vasenolwerke geführt.

Eine gewisse Parallele finden wir hierfür auch in der Arbeit von
BUU HOI und RATSUMANANGA[1], die feststellten, daß Chaulmograöl durch
Hydrierung zwar wirksam bleibt, aber ungiftig wird.

Dis bisher besprochenen Triglyceride besitzen, im großen gesehen,
alle recht ähnliche Eigenschaften, ob sie nun fest oder flüssig oder salbenartig sind. Sie sind in gleicher Weise verseifbar und emulgierbar, aber
selbst keine Emulgatoren. Die Mono- und Diglyceride hingegen sind
selbst Emulgatoren und werden daher an anderer Stelle besprochen.

Die Ester der höheren Fettsäuren mit niederen einwertigen Alkoholen,
etwa Äthyl- oder Isopropylalkohol, wiederum haben mehr Lösungs-
mittelcharakter und sind in der Lage, Wollfett zu lösen und es in angenehmer Form, etwa als „Hautfunktionsöl", zur Wirkung zu bringen.
Butylstearat wiederum, ein alter Bestandteil der Kosmetik, wird in
kleinen Mengen zugefügt, um Salben weicher zu machen.

d) Hautfett.

Immer wieder lesen wir, daß eine Salbe, eine Hautcreme, hautaffine
Bestandteile enthält, daß sie dem Hautfett ähnlich zusammengesetzt

---

[1] BUU HOI u. RATSUMANANGA: Bull. Soc. Chim. biol. Paris 1941, 459.

ist. Der ideale Zustand wäre es ja auch, wenn wir mit einer Hautcreme oder Salbe die Substanzen der Haut zuführen könnten, die ihr fehlen, also das Hautfett, das durch Wasch- und Emulgierungsmittel, Lösungsmittel, durch mechanischen Abrieb der Haut entzogen wird. Zwei Schwierigkeiten stehen dem entgegen. Zunächst kommt das Hautfett von innen heraus und durchdringt also nicht nur die obersten, sondern auch die tieferen Partien der Haut, die ihrerseits in noch tieferen Schichten mit anders zusammengesetzten Depotfetten emulgiert ist. Zum andern ist aber die Zusammensetzung dieses Oberhautfettes eines Gemisches aus Talgdrüsenfett, Hornschichtfett, aus niederen Fettsäuren des Schweißes und dem Niederschlag der Umwelt (Hautcreme-, Seife- und Waschmittelreste) recht unterschiedlich. Es wurde deshalb bisher auch so gut wie nie untersucht, und insbesondere das Fett der Hände, der Arme und des Gesichtes, also der Partien, die gecremt und gesalbt werden müssen, ist uns recht unbekannt. Das Ziel der Analytiker war bisher meist das Lipomfett, Bauchfett, die Fette der subcutanen Gewebe, die, wenn sie auch von der Ernährung in geringfügiger Weise beeinflußt werden, doch im wesentlichen immer weitgehend ähnliche Konstanten aufweisen.

In den älteren Arbeiten finden wir Hinweise auf die Zusammensetzung in der Habilitationsschrift LINSERS[1]. Er zeigt, daß der Hauttalg ein Gemenge von Alkoholestern, Ölsäureverbindungen und Alkoholen darstellt. UNNA[2] unterteilt das Fett in ein Talgfett und ein Hornschichtfett und stellt fest, daß das Epidermisfett 120% Wasser aufnehmen kann. FREUND[3] erwähnt, daß das Zellfett 1,4—2,8% Cholesterin, das Hornschichtfett 16—19% Cholesterin enthalte. Das Hornschichtfett enthält bis 83% Neutralfett (besser ausgedrückt Wachse) und bis 36% Unverseifbares.

Wir haben nun eingehende Versuche durchgeführt, die die Konstanten des Fettes klären sollten, das durch Lösungsmittel von den Händen, den Armen und dem Gesicht herabgelöst werden kann. Zu Versuchspersonen wurden 12 teils männliche, teils weibliche gesunde Personen zwischen 20 und 40 Jahren herangezogen. Ihnen wurde täglich frühmorgens durch Petroläther Hautfett an den erwähnten Stellen entzogen und die gewonnenen Fettmengen, die zwischen 0,1—0,6 g wogen (nach mehrmonatigem Sammeln) analysiert. Die Säurezahl des Fettes lag zwischen 39 und 62, die Verseifungszahl zwischen 158 und 207, der Prozentgehalt an Unverseifbarem zwischen 9 und 35 und die Jodzahl der Rohsäuren (Bestimmung nach KAUFMANN) zwischen 21 und 36. Im Durchschnitt war die Säurezahl 50, die Verseifungszahl 181, das Unverseifbare 19,4 und die Jodzahl 28,7. Die großen Schwankungen sind wahrscheinlich hauptsächlich auf äußere Umstände zurückzuführen. Mehrere der Versuchspersonen wuschen sich mit Seife, eine Person, deren Fett eine große Jodzahl aufwies, wusch sich das Gesicht täglich mit Kölnisch Wasser ab, dessen hochungesättigte ätherische Öle die

---

[1] LINSER: Habil.-Schr. Naumburg 1904; Arch. klin. Med. **80**, 201 (1904).
[2] UNNA: Mschr. f. prakt. Dermat. **1907**, Nr 8.
[3] FREUND: in TRUTTWIN: Handbuch der Kosmetischen Chemie.

Konstanten sehr wohl beeinflussen können, andere wuschen sich mit Satina, Praecutan oder cremten sich. Irgendein besonderer Einfluß war aber nicht festzustellen und in dem gesammelten Hautfett waren weder besondere Waschmittel- noch Creme-Bestandteile wiederzufinden. Es schien vielmehr so zu sein, daß z. B. ein Sulfonat zum Teil auf die Haut aufzieht, anderseits aber wieder leicht emulgierbare Anteile des Hautfettes abemulgiert und entfernt.

Im Anschluß an diese Versuche wurden alle Reste des Hautfettes zu einer Salbe vereinigt und deren Wasserzahl, welche die abnorme Höhe von 548 zeigte, bestimmt.

Daran anschließend wurde ein künstliches Hautfett aus Ölsäure-cholesterinester, Stearylalkohol und Fettsäureglyceriden hergestellt. Dieses Fett hatte eine Wasserzahl von 260, war zum Unterschied vom natürlichen Hautfett etwas fester und ließ sich wie dieses sehr leicht in die Haut einreiben.

Weder das natürliche als Creme aufgestrichene noch das künstliche Hautfett haftete aber fester als eine gute Hautcreme. Dies scheint auch gar nicht notwendig zu sein, denn auch die zahlreichen Hautcremes, die keine oder nur wenige Prozente der Inhaltsstoffe, die im Hautfett vorkommen, enthalten, erfüllen ihren Zweck genau so, so daß der Gedanke naheliegt, daß eine *Hautcreme nicht etwa dem Hautfett äquivalent zusammengesetzt sein, sondern nur mit der Haut eine Emulsion bilden muß.* Diese Emulgierung gestattet das Eindringen in die oberen Zellschichten, die Creme ist auf der Haut eine Fett-in-Haut-Emulsion und hat Tiefenwirkung.

Diese Theorie, daß die Haut eine Emulsion sei, hat viel für sich. GOODMAN[1] baut sie allerdings so weit aus, daß er die gesamte Hauttherapie in seine Ideen einspannt. Ihm zufolge wird die Haut in zwei Haupttypen eingeteilt. Der erste ist der Öl-in-Wasser-Emulsionstyp. Ist nun die Haut eines Individuums von demselben Emulsionstyp wie die Seife, so kann die Haut der Seifenemulsion wiederstehen. Viele Personen, die die Seife vom Öl-in-Wasser-Emulsionstyp vertragen, reagieren auf die unlöslichen fettsauren Salze. Der Reiz kann durch die physikalischen oder chemischen Eigenschaften der unlöslichen Seife verursacht werden.

Als zweiter Hauttyp wird der Wasser-in-Öl-Emulsionstyp angesehen. Er verträgt die Öl-in-Wasser-Seifen-Emulsion nicht. Der Ersatz einer Öl-in-Wasser-Emulsionsseife durch eine andere Öl-in-Wasser-Emulsionsseife hilft der gereizten Haut nichts. Viele Cremes, die als Ersatz für Seife dem Öl-in-Wasser-Emulsionstyp angeboten werden, sind eigentlich nichts anderes als dieselbe Seife in Cremeform. Es ist selbstverständlich, daß in solchen Fällen zur Behandlung der umgekehrte Typ herangezogen werden muß.

Der für den Patienten mit einer Hautkrankheit rezeptierende Arzt soll also die Phase der Haut in Betracht ziehen. GOODMAN behauptet sogar, daß das Vehikel von größerer Wichtigkeit sein kann als der

---

[1] GOODMANN: J. amer. med. Assoc. **1940,** 1005.

verschriebene aktive Bestandteil. Wenn die für die Haut verordnete Applikation zur Zeit der Anwendung von gleicher Phase wie die Haut ist, so kommt es zu keiner Schädigung. Eine Haut in der Öl-in-Wasser-Phase kann z. B. geheilt werden, wenn die Medizinalsalbe in der gleichen Phase liegt. Wenn es sich aber ergibt, daß das verordnete Vehikel in der der Haut im Zeitpunkt der Anwendung entgegengesetzten Phase liegt, so ergeben sich weitere Schwierigkeiten. Lanolinemulsionen stellen den Wasser-in-Öl-Typ vor. Patienten, die Lanolin nicht gut vertragen, sollten für ihre kranke Haut Öl-in-Wasser-Emulsionen anwenden, die auf Stärkegelen oder Schleimen aufgehaut sind. Diese sind mit den Emulsionen der gegenteiligen Phase äquivalent, wenn sie mit dem Fett der angegriffenen Hautoberfläche in Berührung treten.

Diese Theorie verblüfft beim ersten noch unkritischen Lesen und hat in ihrer Plastizität etwas Bestechendes. Bei genauerer Durcharbeit der Idee finden wir aber in ihr einen alten Bekannten wieder, allerdings in neuem Gewande. Der Öl-in-Wasser-Typ ist nichts anderes als der Sebostatiker, der Wasser-Öl-Typ der altbekannte Seborrhoiker.

Wie dem nun auch sein mag, wie die Worte und Definitionen auch gewählt seien, alle Salben- und Cremefabriken möchten eine hautfettartige Masse herstellen und suchen, schon aus werbetechnischen Gründen, den Nachweis zu erbringen, daß gerade ihr Produkt hautaffin, ein künstliches Hautfett sei. Chemisch ist dies nicht der Fall. Physikalisch, und dies scheint das Ausschlaggebende zu sein, mag es sehr wohl gelingen, hautfettartige Produkte zu bereiten. Sie müssen ja nur im Schmelzpunkt und in den Emulgatoreigenschaften dem Hautfett ähnlich sein. Chemisch dem Hautfett nahe zu kommen, wurde im Vasenol versucht, eine Substanz, die allerdings nicht als Salbenkomponente, sondern als Bestandteil von Pudern und fertigen Produkten geliefert wird. Es schmilzt bei 35°, reizt nicht und wird nicht ranzig. Es besteht aus cholesterinreichen Wachsalkoholen, die mit Fettsäureestern und Phosphatiden versetzt sind. Mit Vaselin bildet Vasenol eine Grundlage, deren WZ. 500 beträgt.

2. Paraffinkohlenwasserstoffe.

Unter diesem Kapitel sind ölartige, geschmeidig streichbare und feste, in der unbelebten Natur vorkommende oder aus ihren Rohstoffen gewinnbare Produkte zu verstehen.

1. Ölartige Substanzen:
a) Petroleum, das bekannte Erdöldestillationsprodukt.
b) Paraffinöl, Paraffinum liquidum, aus den über 360° siedenden Anteilen des Erdöls oder der Braunkohlenparaffine durch Destillation und Raffination gewinnbar. Auch aus Steinkohle kann man ähnliche Produkte gewinnen.
c) Vaselinöl wird aus Rohparaffinen ausgepreßt, es wird in den meisten Büchern mit Paraffinöl identifiziert, ist aber davon, da es ausschließlich ein Erdölprodukt darstellt, durch die Herkunft zu unterscheiden.
2. Salbig geschmeidig streichbare Substanzen:
a) Vaselinum flavum wird aus den Rückständen der Petroleumraffination gewonnen.

b) Vaselinum album wird aus dem gelben Vaselin durch Entfärben hergestellt.

c) Ungt. paraffini wird durch Zusammenschmelzen von Paraffinöl und festem Paraffin, gegebenenfalls unter Zusatz von Wollfett, hergestellt; eine Abart stellt das Ungt. durum, das ebenfalls aus festem und flüssigem Paraffin besteht, dar.

d) Künstliches Vaselin kann praktisch mit Ungt. paraffini gleichgesetzt werden.

e) Synthetisches Vaselin wird aus Braunkohlenparaffinen durch Hydrierung erzeugt.

3. Feste Körper:

a) Paraffinum solidum wird aus Erdölrückständen oder bei der Braunkohlen schwelung und Benzinsynthese gewonnen.

b) Ceresin ist besonders gereinigter Ozokerit (Erdwachs).

Petroleum ist ein gutes Mittel gegen tierische Parasiten. VEYRIÈRES[1] empfiehlt es, gegebenenfalls mit Cumarin parfümiert, in einer Salbe, die 2 Teile mit je 1 Teil Adeps Lanae und Wachs enthält.

Paraffinum liquid. ist ein häufiger Bestandteil der Salben. Der Zusatz hat den Zweck, die Präparate geschmeidiger zu machen; außerdem wirkt er sich günstig auf den Preis aus. Als Trägersubstanz für Nasenöl u. dgl. empfiehlt es sich nicht, da es gelegentlich aspiriert werden kann und so bisweilen zu Paraffinpneumonien führt (EICH-HOLTZ)[2].

GROSSMANN und SIMON[3] empfehlen Paraffinum liquid. als Zusatz zu wasserfreien weichen Salben, die z. B. zur Behandlung von Verbrennungen dienen sollen, da es nicht ranzig wird. Außerdem habe es epithelisierende Eigenschaften, wie sie das Granugenol Knoll besitze. Dazu ist jedoch zu sagen, daß Granugenol kein Paraffinöl ist, sondern aus besonderen Chargen bestimmter petroleumartiger Erdölfraktionen ausgewählt wird. Es unterscheidet sich prinzipiell vom Paraffinum liquid. durch den Besitz von Doppelbindungen, die hier Träger der granulationsanregenden Eigenschaften sind. Paraffinum liquid. soll keine Doppelbindungen besitzen, ihm fehlt auch die Heilwirkung. Granugenol ist ein Medikament, aber keine Salbengrundlage. Paraffinöl ist eine Salbengrundlage; es wäre verfehlt, es irrtümlich zum heilenden Medikament machen zu wollen und damit z. B. eine Granugenpaste nachzuahmen.

Vaselinöl steht dem Paraffinum liquid. konsistenzmäßig nahe, ist aber dünnflüssiger und nicht so gereinigt wie dieses. SIEBERT[4] warnt daher, es als Ersatz des Paraff. liquid. zu gebrauchen, zumal es auf der Haut und auch subcutan zu Reizungen führen kann.

Paraffine sind geradkettig, die *schmalzigen Paraffinkohlenwasserstoffe,* die in den letzten 50 Jahren die wichtigsten Salbengrundlagen geworden sind, insbesondere das Vaselin, das sich durch seine große Indifferenz und praktisch unbeschränkte Haltbarkeit auszeichnet, weisen verzweigte Ketten und ringförmige Moleküle auf.

Vaselin wird aus den Erdölen nach dem Abdunsten der leichtflüchtigen Anteile durch Einblasen warmer Luft und Behandlung des schmalz-

---

[1] VEYRIÈRES: Rev. franç. Dermat. **1925**, 1.

[2] EICHHOLTZ: Lehrbuch der Pharmakologie. Berlin: Springer 1944.

[3] GROSSMANN u. SIMON: Med. Welt **1935**, Nr 22.

[4] SIEBERT: Handbuch der Haut- und Geschlechtskrankheiten.

artigen Rückstandes mit Säuren und Bleicherden gewonnen und stellt
eine je nach der Bleichung weiße, gelbe oder bräunliche Masse dar.
Die Arzneibücher geben verschiedene Reaktionen an, die Vaselin er-
süllen muß. Verseifbare Fette, fremde organische Stoffe, oxydable Substanzen und Säuren sollen nicht nachweisbar sein. Der Schmelzpunkt
von 35—45° wurde ohne Zweifel vorgeschrieben, um Vermischungen
mit festen und flüssigen Paraffinen auszuschalten. Mittlerweile kamen
nun synthetische Sorten heraus, die um 60° schmelzen und dem DAB-
Vaselin gleichwertig sind. KERN und CORDES[1] schlagen daher mit Recht
vor, die Limitierung des Schmelzpunktes mit 45° fallen zu lassen.

Die Bestimmung des Flammpunktes ist nur wissenschaftlich von
Wert, ebenso ist die Viscosität bei 50, 60 und 80° für die Praxis nur von
beschränkter Bedeutung. Uns interessiert die Knetfähigkeit bei Zimmer-
(Verarbeitungs-) Temperatur, nicht irgendeine Viscosität bei höheren
Temperaturen. Wertlos sind diese Messungen trotzdem nicht, denn
KERN und CORDES, die die Viscosität bei verschiedenen Temperaturen
verglichen, konnten daraus auf die Zusammensetzung Schlüsse ziehen.

UTZ[2] hat den Brechungsindex verschiedener Vaselinen untersucht;
es gelang ihm nicht, damit Resultate zu erzielen, die auf die Zusammensetzung schließen ließen.

KERN und CORDES maßen auch die Dielektrizitätskonstanten verschiedener Vaselinsorten. Für die Pharmazie ist dieser Wert unwichtig,
um so bedeutender für die Elektroindustrie.

Die Vorschrift, daß Vaselin keine körnigen oder grob kristallinen Anteile enthalten darf, soll ebenfalls Streckungsmittel ausschalten. „Trichite“, feine Kristallnadeln, deren Enden zugespitzt erscheinen, sind
charakteristisch für eine gute zähe Vaselinsorte, denn ihr „Netz“
bedingt erst die Zügigkeit des Vaselins. Die Trichite orientieren sich
in Richtung des Zuges, der durch Streichen oder Reiben entsteht, ein
Grund für die Schmierwirkung des Vaselins; ZIEGENSPECK[3] hat darüber
eine interessante Arbeit veröffentlicht, die die Untersuchungen mit dem
Polarisationsmikroskop zusammenfaßt. Er zeigt darin, daß die Trichite
beim Erstarren des Vaselins parallel zu den Rändern der Oberfläche und
größerer Luftblasen entstehen, so daß sie eine Art Schutzschicht bilden.

Vaselin wurde von CHESEBROUGH im Jahre 1871 entdeckt, von
PIFFARD wurde es im Jahre 1876 in New York und kurz danach von
KAPOSI[4] in Europa in die Dermatologie eingeführt. Vaselin hat immer
mehr Bedeutung erlangt, obgleich sowohl dem Dermatologen, der die
Salben verbraucht, als auch dem Apotheker, der sie herstellt, die Nach-
teile des Präparates wohl bekannt sind, so daß das Suchen nach neuen
und besseren Grundlagen schon verhältnismäßig früh einsetzte. So ist
ZUMBUSCH (zitiert bei RAPP) unter den Dermatologen als Gegner des

---

[1] KERN u. CORDES: Arch. Pharmaz. **281**, 1, 23; ferner CORDES: Diss. Braunschweig 1940.

[2] UTZ: Südd. Apoth.-Ztg **61**, 152 (1921).

[3] ZIEGENSPECK: Blätter f. Untersuchungs- u. Forschungsinstrumente 1. 6. 1
(Emil Busch, Rathenow, Hauszeitung).

[4] KAPOSI: Wien. med. Wschr. **1878**, 17.

Vaselins aufgetreten. Er führt als Beispiel an, daß das Ungt. Diachylon, das nach dem DAB 6 mit Vaselin bereitet wird, dem nach der österreichischen Pharmakopöe Nr. 8 mit Schweinefett hergestellten Präparat unterlegen ist. Vaselin vermag die Krusten bei der Ekzembehandlung nicht zu lösen und sei außerdem überhaupt bei Ekzemhäuten verpönt. Die deutsche Arzneibuchvorschrift gestattet es daher nicht mehr, die genannte Salbe zur Ekzembehandlung heranzuziehen. RAPP glaubt, die große Verbreitung des Vaselins auf die pharmazeutische Industrie zurückführen zu müssen. Deren Salben müssen besonders haltbar sein und würden deshalb mit Vaselin bereitet. Es muß jedoch darauf hingewiesen werden, daß das deutsche Arzneibuch den mit Vaselin hergestellten Salben den größten Raum zubilligt und daß auch die Apotheker Vaselin für die Herstellung von Hausspezialitäten schätzen.

Das Vaselin wurde außerdem auf Antrag von Apothekern in das DAB aufgenommen. LEFELD[1] schreibt: „Ob dieses (Schweinefett) nicht gänzlich in dem neuen Arzneibuch fehlen könnte, und zwar nicht zum Schaden der Pharmazie? Ist es doch ein Fett, das sehr zur Ranzidität neigt und, wie wir gesehen haben, recht gut zu ersetzen ist."

Als Nachteil des Vaselins wird vom Dermatologen angeführt, daß es bisweilen Reizungen verursacht, und zwar wird immer wieder hervorgehoben, daß das weiße Vaselin, also das anscheinend reinere Produkt, mehr reizt als das gelbe. Die Ursache hierfür scheint in den Rückständen aus dem Bleichvorgang zu liegen (s. auch MONCORPS S. 81).

Unerwünscht ist ferner die Eigenschaft, die Poren zu verstopfen, so daß die Perspiratio insensibilis an den mit Vaselin bedeckten Hautstellen, wie ROTHMANN[2] mitteilt, um 40—60% gehemmt wird, wogegen Zinkpaste nur eine 20—33proz. Behinderung verursacht. Diese unerwünschte Eigenschaft muß berücksichtigt werden, wenn eine Salbe auf große Körperpartien aufgetragen werden soll. Man wird hier echte Fette oder Öle oder Emulsionen verwenden, da durch diese Grundlagen der Gasaustausch weniger behindert wird und die Gefahr einer Wärmestauung vermieden werden kann. Auch ist die Hautreinigung ausschließlich mit Vaselin oder ähnlichen Produkten nicht empfehlenswert, da sie nach OPPENHEIM wie auch nach MATRAS zu Schädigungen führen kann[3] (Paraffinwarze).

RUPP[4] meint allerdings, daß alle diese Reizungen nur auf Verunreinigungen beruhen, die reinen Kohlenwasserstoffe reizen nicht. Dies ist bedingt richtig, sie reizen chemisch nicht, wohl aber durch Verstopfung der Haut — physikalisch. Davor schützt uns keine Reinheitsprobe.

MEMMESHEIMER[5] beschreibt ein Vaselinoderma, das die Form einer RIEHLschen Melanose zeigte und auftrat, weil ein nässender Fleck der Wange dauernd mit Vaselin behandelt wurde.

---

[1] LEFELD: Ber. dtsch. pharmaz. Ges. **27**, 191 (1917).
[2] ROTHMANN: Arch. f. Dermat. **131**, 549 (1921).
[3] Zit. im Zbl. Hautkrkh. **54**, 226; ferner Wien. med. Wschr. **1936**, 14, 18.
[4] RUPP: Dtsch. Apoth.-Ztg **1933**, Nr 97.
[5] MEMMESHEIMER: Dermat. Wschr. **1937**, 40.

Schoch[1] verwandte 12 Jahre lang täglich vaselinhaltige Tuben-
brillantine; es traten auf der Kopfhaut blumenkohlähnliche Gewächse
auf, die immer wiederkehrten und erst beim Weglassen der Brillantine
verschwanden. Der Verfasser empfiehlt deshalb, bei der Verwendung von
Vaselin und Brillantine Vorsicht walten zu lassen.

Manche Nachteile des Vaselins sind in der schlechten Beschaffenheit
minderwertiger Sorten, die nicht gereinigt, sondern gebleicht sind, zu
suchen. Je reiner ein Vaselin ist, um so weniger neigt es zum Vergilben
im Licht (Schmatolla[2]).

Auch in der Kosmetik, in der Vaselin in verschiedenen Cremes enthalten ist und als Hautnährstoff u. dgl. bisweilen empfohlen wird,
mehren sich die Stimmen gegen dieses Produkt, nicht zuletzt, weil die
Kosmetiker über Idiosynkrasien gegen Vaselin fast noch mehr zu klagen
haben als die Dermatologen. Simon[3] berichtet, daß Reklamationen
wegen Unverträglichkeit des Vaselins auch dann noch auftreten, wenn
der Forderung von Schwarz[4] entsprechend ausschließlich DAB 6-Ware
verwendet wird. Er führt dies auf den Umstand zurück, daß Cosmetica
nicht wie Medikamente gelegentlich, sondern tagaus, tagein verwendet
werden. Schwarz[5] weist die Hersteller der Cosmetica darauf hin, daß
vaselinhaltige Cremes überall da nicht geeignet sind, wo der Haut
verlorengegangenes Fett zugesetzt werden soll oder wo Vaselin als Fettkörper die Resorption von Arzneimitteln gewährleisten soll. Es werde
wegen seiner leichten Streichbarkeit zwar vom Laien als ideales Fett-
mittel bestaunt, eigne sich aber wohl nur als Abschminkmittel.

Ein weiterer Nachteil des Vaselins, den der Apotheker bei der Ver-
arbeitung spürt, ist die Eigenschaft, nur wenig Wasser aufzunehmen.
Nach Casparis und Meyer[6] zeigen die bekanntesten Sorten folgende
Wasserzahlen:

Vaselinum fl. Wilburine	WZ. 15,6
Vaselinum alb. Wilburine	,, 12,35
Vaselinum fl. Br.	,, 10,5
Vaselinum alb. Br. Wilburine. . .	,, 8,1
Vaselinum fl. Chesebrough	,, 9,3

Die gebräuchlichsten Sorten nehmen danach zwischen 8 und 15%
Wasser auf, eine Eigenschaft, die nicht auf den im Vaselin etwa vor-
handenen Emulgatoren, sondern ausschließlich auf der Viscosität beruht.
Es bilden sich nur Pseudoemulsionen, worauf schon das mikroskopische
Bild der Wasser-Vaselin-Verreibung hinweist, das grobe und ungleich-
mäßige Dispersion zeigt[7] (Meyer). Man sieht dies sofort, wenn man die
Wasserphase färbt.

Wir möchten daher vorschlagen, daß die Wasserzahl nur zur Bewertung von Emulsionen herangezogen wird. Sie soll unseres Erachtens

---

[1] Schoch: Mschr. Krebsbekpfg. 11, 31 (1943).
[2] Schmatolla: Pharmaz. Ztg 1932, Nr 77.
[3] Simon: Parfumeur 1934, 25, 496.
[4] Schwarz: Parfumeur 1914, 25, 459.
[5] Schwarz: Parfumeur 1937, 25, 455.
[6] Casparis u. Meyer: Pharm. acta helvetica 1935, 11—12; 1936, 1.
[7] Meyer: Diss. Bern 1936.

nur mit blau gefärbtem Wasser bestimmt werden. Diese Anfärbung ermöglicht es auf den ersten Blick, echte und Pseudoemulsionen zu unterscheiden; sie zeigt vor allem, daß Vaselin überhaupt kein Wasser bindet, sondern es nur anhaften läßt (Oberflächenspannung und Viscosität sind die Ursache dieser Erscheinung). Die Wasseraufnahmefähigkeit der Salben darf nur dann therapeutisch genützt werden, wenn eine echte oder Pseudoemulsion vorliegt.

Da die verschiedensten Emulgatoren zur Verfügung stehen, fehlt es nicht an Versuchen, mit ihrer Hilfe wasseraufnehmendes Vaselin herzustellen. Altbekannt ist das Ungt. molle, das seine Wasseraufnahme dem Wollfett verdankt. Alle diese Mischungen mit Wollfett und Wasser ergeben echte Emulsionen. So bewirkt bereits ein Zusatz von 5% Adeps lanae eine Zunahme der WZ. auf 78. Weitere Erhöhung des Wollfettanteils steigert die Wasseraufnahme nicht im selben Tempo.

GORIS und LIOT[1] empfehlen den Zusatz von 0,5—1% Cholesterin. Diese Beimischung gestattet die Zuführung von 10—20% Wasser oder Arzneistofflösungen, mit denen es eine homogene Salbe bildet. Der Preis werde durch den Cholesterinzusatz nicht wesentlich erhöht.

Cetylalkoholzusatz verbessert die Wasseraufnahmefähigkeit des Vaselins ebenfalls. Die höchste WZ., die um 50 liegt und je nach der Vaselinmarke schwankt, ergibt 5proz. Zusatz.

Cetylalkohol und Wollfett können auch gleichzeitig verwendet werden. So hat, um die Wasseraufnahmefähigkeit besonders günstig zu gestalten, das Schweizer Arzneibuch das Ungt. cetylicum aufgenommen. Es setzt sich aus 4 Teilen Cetylalkohol, 10 Teilen Wollfett und 86 Teilen Vaselin alb. zusammen und ergibt je nach dem verwendeten Vaselin eine WZ. von 70—118 (MEYER[2] und CASPARIS und MEYER[3]). Auch mit Schleimen, Tragant u. dgl. kann man Vaselin emulgieren.

WRATSCHKO hat auf einem anderen Weg den Versuch gemacht, ein wasserbindendes Vaselin herzustellen[4], indem er Glycerin mit Vaselin erhitzte. Hierdurch soll eine Polymerisation ausgelöst werden, durch die das so behandelte Vaselin die Fähigkeit erhält, Wasser im Verhältnis 2 : 1 aufzunehmen. Das derartig präparierte Vaselin ist etwas dunkler als das Naturprodukt. Es wird durch diese Behandlung nicht wesentlich teurer. Das Präparat war bei seiner pharmakologischen Prüfung als reizlose Salbengrundlage bestätigt worden, hat sich jedoch bisher nicht allgemein durchgesetzt.

Auch durch bloßes Erhitzen ohne Zusätze soll nach dem D.R.P. 193599 die Emulgierfähigkeit verbessert werden. Ein weiterer Weg ist die Behandlung des Vaselins mit Chloraten. Die Produkte leiten zu den Vasogenen über.

Hiermit sind die Eigenschaften des Vaselins bearbeitet und die Versuche, die Nachteile auszumerzen, besprochen. Es seien der Vollständigkeit halber noch 2 Patente angeführt, die gerade Vaselin als Salben-

---

[1] GORIS u. LIOT: Rep. de Pharmac. 81, 323 (1925).
[2] MEYER: Diss. Bern 1936.
[3] CASPARIS u. MEYER: Pharm. acta helvetica 1935, Nr 12.
[4] WRATSCHKO: Pharm. Presse 1932, 229.

grundlage angeben. Das erste, das D.R.P. 487315, nimmt Vaselin, das mit Wasser sich zersetzende Stoffe umhüllt, zur Verarbeitung mit leuchtenden Metallsalzen wie Strontium-Bisulfid oder Phosphor!? (blauleuchtend). Der Erfinder versprach sich von derartigen Leuchtsalben neuartige therapeutische Effekte. Das Amer. P. 1919055 läßt Vaselin mit UV.-Licht bestrahlen; es werde dadurch vom Medikamententräger zum Medikament, werde bactericid, soll strahlende Energien enthalten, Wunden zur Heilung bringen und Brandwunden lindern.

Das Ungt. paraffini, eine Mischung aus festem und flüssigem Paraffin, ist indifferent, in seiner Konsistenz aber nicht so haltbar wie Vaselin, da das Paraffin darin zur Kristallisation neigt. Es ist auch nicht so zügig wie Vaselin. Es wurde in den letzten Jahren von vielen Dermatologen bekämpft und ist, in der Therapie zurückgedrängt, aus dem Arzneibuch verschwunden. Der Arzt stellt bei den mit dieser Grundlage hergestellten Bor- und anderen Salben oft Unverträglichkeitserscheinungen fest. Auch der Apotheker schätzt es auf Grund seiner Neigung zur Entmischung nicht. Im übrigen ist nicht nur das Präparat selbst, sondern es sind auch die Salben, deren Grundlage Ungt. paraffini darstellt, nicht sehr haltbar. So wird die in der englischen Pharmakopöe erwähnte 3% Phenol enthaltende Paraffinsalbe nach FRANKLIN[1] nach längerer Lagerung durch Ausscheidung des Phenols unbrauchbar. Ersetzt man 5% der Paraffinsalbe durch Schweineschmalz, so tritt diese Ausscheidung nicht mehr ein[2].

WINTERNITZ[3] erwähnt, daß nach STRAUB Paraffinsalbe in Prothesen giftig wirken könne. Nicht einwandfreies Paraffin bewirkt in der Salbe Reizungen und Pigmentierung der Haut (JESSNER). Es wird weder durch die Haut hindurch noch im Gewebe z. B. als Prothese resorbiert. RAPP, der seine großen Erfahrungen und die Beobachtungen der Dermatologischen Klinik in München in der schon mehrmals zitierten Schrift niedergelegt hat, betont ausdrücklich, daß nach ZUMBUSCH das Ungt. paraffini mit Abstand die schlechteste aller Salbengrundlagen sei. Als Abschminkmittel, ferner als Massagesalbe wird es seinen Platz behalten und soll ihn auch behaupten. Als Salbe im dermatologischen Sinne bleibt es vollkommen hautfremd und kann der Haut — selbst wenn man es durch einen Emulgator eindringbar macht — höchstens mechanisch durch Entspannung nützen. Ein so emulgierfähig „hydrophil" (wie man früher sagte) gemachtes Ungt. paraffini ist daher in manchen Fällen als Medikamententräger brauchbar. Einen Ersatz des Hautfettes stellt eine derartige Zubereitung aus Paraffinsalbe und 5% Cholesterinen nicht dar. UNNA[4], der die Mischung als „ein dem Hautfett möglichst adäquates sauerstoffhaltiges Fett" als die ideale Salbengrundlage schlechtweg bezeichnet, geht mit dieser Ansicht zu weit.

Eine neue Indikation für Paraffinsalben ist vor einigen Jahren aufgetaucht, nämlich die Erzeugung von Schweiß oder Hyperämie. Nach

---

[1] FRANKLIN: Pharm. J. **113**, 656 (1924).
[2] Pharmaz. Z.halle Dtschld **66**, 374 (1925).
[3] WINTERNITZ: Handbuch der Haut- und Geschlechtskrankheiten 5 (1), 657.
[4] UNNA: TRUTTWIN: Handbuch der kosmetischen Chemie 2. Aufl., S. 159.

der engl. Patentanmeldung der Cutasy Laboratories Inc. überzieht man zur Heilung von Erkältungen die Haut mit einem Gemisch von 45—70% Mineralöl und 30—55% eines Vaselin-Paraffin-Gemisches. Das Gemisch erzeugt auf der Haut einen Film, der infolge geringer Viscosität und niedriger Oberflächenspannung die Schweißtröpfchen durchläßt, sich aber sogleich wieder schließt. Wird nun der mit derartigen Überzügen versehene Körper einer leicht erhöhten Temperatur ausgesetzt, die aber normalerweise die Schweißbildung noch nicht in Gang bringt, so tritt, vermutlich durch einen auf die Schweißdrüsen ausgeübten Reiz, eine erhöhte Schweißabsonderung ein. Das Verfahren vermeide somit den Gebrauch von schweißtreibenden Drogen und mache den Gebrauch von türkischen Bädern unnötig. Erwähnt sei noch, daß derselbe Effekt, wenn er überhaupt angestrebt werden sollte, auch mit einer viscosen hochschmelzenden Vaseline erzielt werden kann.

In der Dtsch. Apoth.-Ztg **1938**, 1541 wird Montanwachs in Mischung mit Ceresin und Vaselinöl 4:3:13 oder mit Glycerin aa 6, calc. Soda 0,6, Wasser 40 und Marseiller Seife 0,25 empfohlen. Die Salben sehen gut aus, werden aber bei genauer Prüfung kaum besser abschneiden als Paraffinsalben, oder sie sind alkalisch, ein Umstand, der nicht immer erwünscht ist.

In manchen Fällen wird Vaselin mit festem Paraffin gestreckt, um die Viscosität und den Schmelzpunkt hinaufzudrücken. Analytisch ist solchen Mischungen schwer beizukommen. Anhaltspunkte gibt nach KEDVESSY[1] die Armani-Rodano-Reaktion, derzufolge 1 g der Prüfsubstanz in einer Mischung von gleichen Mengen absolutem Alkohol und Benzol gelöst wird. Der Bodensatz ist proportional dem Paraffinanteil.

Die sog. **künstlichen Vaselinsorten** werden in Friedenszeiten abgelehnt, da sie immer wieder Reizungen verursachen. Sie sind aber in Kriegszeiten nötig und haben etwa folgende mehr oder weniger abgeänderte Zusammensetzung:

Rp. Ceresin 15—25 Teile
Vaselinöl 75—85 Teile.

Die Mischungen, die dem Ungt. paraffini nahestehen, sind nicht so zügig und viscos wie Vaselin, sondern immer mehr oder weniger kurz. Vaselinartige Salbengrundlagen erhält man nach dem Amer. P. 2133412 aus Wachs oder Paraffin, Mineralöl und 5—10% eines plastischen Isobutylenpolymerisates.

Das **synthetische Vaselin** (D.R.P. 713627), das erstmalig in der ersten Auflage beschrieben und in die Versuche einbezogen wurde, darf nicht mit dem künstlichen Vaselin verwechselt werden. Es unterscheidet sich vom Vaselin DAB 6 durch seinen Ursprung, denn es wird nicht aus Petroleumrückständen, sondern aus Produkten der Braunkohlendestillation hergestellt. Es übertrifft im Erfüllen der Reinheitsforderungen des Arzneibuches das beste weiße Vaselin und ist ihm in bezug auf seine Reizlosigkeit nicht nur gleichwertig, sondern sogar überlegen. Es hat jedoch einen höheren Schmelzpunkt (Fp. 56—62°). Seine Eigenschaften

---

[1] KEDVESSY: Ber. ung. pharmaz. Ges. **18**, 93 (1942).

wurden eingehend von KAISER und DRÄXL[1] beschrieben. Es vergilbt
an Licht und Luft weitaus langsamer als Vaselinum album und erfüllt
so nach SCHMATOLLA[2] ein weiteres Kriterium der Reinheit. Im Augenblick ist das synthetische Vaselin noch kein Handelsprodukt, es kann
aber jederzeit ein solches werden, wenn die Disposition der Rohstoffe
dieses gestattet. Hochschmelzendes Vaselin, wie das eben beschriebene,
darf zur Herstellung *offizineller Salben* nicht verwendet werden, es sei
denn im Einverständnis mit dem Arzt. Auch das Verschneiden mit
Paraffinöl ist unstatthaft. Derartige Produkte sollen sich auf der Haut
teilen und geben zu Beanstandungen Anlaß. BRANDRUP[3] wie auch
FEIST[4] streichen solche Mischungen auf unglasierte Tonteller oder Leder
und schließen aus dem Verhalten dieses Aufstriches auf die Qualität
der Vaselinen. KERN und CORDES (loc. cit) weisen darauf hin, daß auch
allerbeste Sorten sich teilen können, und warnen vor Anlegung eines
überstrengen Maßstabes.

Wir selbst haben bei manchen synthetischen Vaselinsorten, die sich
zum Unterschied von anderen bei diesen Versuchen zum Teil trennten
(das Verhalten ist weitgehend vom Ausgangsmaterial abhängig), im
klinischen Versuch nie eine nachteiligere Wirkung gesehen. Dies ist ja
natürlich, denn nach UNNA soll eine Salbe ja sogar aus hoch und niederschmelzenden Anteilen bestehen!

Epithelan (Orbis-Werk, Braunschweig) ist nach WINTERNITZ[5]
ein mit amorphem Kohlenstoff angereichertes Naturvaselin vom Fp. 42°.
Es dient als Heilmittel bei Verbrennungen.

Paraffinum solidum und **Ceresin** dienen vorwiegend zur Versteifung
allzu flüssiger Salben und zur Erhöhung des Schmelzpunktes, da sie
erst über 50° flüssig werden. Für sich allein hatte das Paraffin vorübergehend eine ziemlich große Verwendung in den sog. Paraffinpackungen
(Ambrine, Parapak u. a.). Man glaubte, damit der Haut hohe Temperaturen zumuten zu können, und versuchte, auch medikamentöse Zusätze aus diesen Packungen in den Körper übergehen zu lassen. Es hat
sich aber durch die Untersuchungen von LAMPERT[6] herausgestellt, daß
das flüssige Paraffin, auf die Haut aufgetragen, auf dieser schnell eine
feste wärmeisolierende Schicht bildet. Das Vertragen von 80° und
mehr ist deshalb nur scheinbar. An der Haut sind diese Temperaturen
nur kurze Zeit anzutreffen, und die Paraffinpackung wirkt nicht anders
als eine Wärmestauung, die man auch auf anderem, oft bequemerem
Weg erreichen kann.

Ceresin und Ozokerit können ebenfalls als Salbengrundlagen verwendet werden. KERN[7] und SCHMATOLLA[8] haben sich dafür schon vor
Jahren eingesetzt. Ceresinfettgemische können allerdings zu großen

---

[1] KAISER u. DRÄXL: Südd. Apoth.-Ztg **1939**, 47; **1939**, 481.
[2] SCHMATOLLA: Pharmaz. Ztg **1932**, 727.
[3] BRANDRUP: Dtsch. Apoth.-Ztg **1930**, 54; **1933**, 993.
[4] FEIST: Dtsch. Apoth.-Ztg **1937**, 303.
[5] WINTERNITZ: in Handbuch der Haut- und Geschlechtskrankheiten.
[6] LAMPERT: Dtsch. med. Wschr. **1930**, 2084.
[7] KERN: Pharmaz. Ztg **82**, 28 (1937).
[8] SCHMATOLLA: Pharmaz. Ztg **82** 35 (1937).

Enttäuschungen führen, so daß Versuche am Platze sind. Die beiden Stoffe sind nämlich ineinander nur im flüssigen Zustand löslich. Unter seinem Schmelzpunkt erstarrt Ceresin und bildet ein Gerüst, in dem das Fett „schwebt". Ein System entsteht, das wie bei Bienenwaben die flüssigere Phase trägt; verarbeitet man es, so zerstört man das Gerüst, und der Bau stürzt ein.

Astrolatum wurde von JANISTYN[1] beschrieben. Es ist eine neue Vaselinsorte, die bei 61° schmilzt und den Arzneibuchforderungen entsprechen soll, eine Feststellung, die beim Fp. nicht zutrifft. Es wird von den Ceresinwerken, Weiskirchen/Taunus, hergestellt und ist äußerlich ein ziemlich festes, etwas kurzes Vaselin, das in der Kosmetik verwendet wird.

Zusammenfassend ist zu sagen, daß die Paraffinkohlenwasserstoffe entweder zur Konsistenzänderung der Salben dienen oder selbst Salbengrundlagen sind. Sie sind, wie die Praxis und Versuche zeigten, in gewissem Grade geeignet, das durch irgendeine therapeutische Maßnahme oder durch Waschen entfernte Hautfett zu ersetzen, haften ohne Zusätze aber schlecht auf der Haut und geben inkorporierte wasserlösliche Medikamente meist nur schwer ab. Öllösliche Präparate werden mittels Vaselin durch die gesunde und kranke Haut in genügender Menge zur Resorption gebracht, doch empfiehlt sich die Verwendung der Paraffinkohlenwasserstoffe in diesen Fällen im allgemeinen nicht immer, da durch sie der Gasaustausch der Haut behindert wird, die Poren verklebt werden und Reizungen entstehen können.

Das Vaselin und das Ungt. paraffini, das als Massagesalbe sehr geschätzt wird, sind billige Salbengrundlagen, insbesondere für wasserhaltige Emulsionssalben, die durch Zusatz des gerade empfehlenswertesten Emulgators jederzeit einfach hergestellt werden können. In manchen Fällen, in denen der Preis den Ausschlag gibt, insbesondere in der billigen Kosmetik, werden sie nicht zu verdrängen sein. In der Dermatologie, wo Kranke behandelt werden, muß das Beste gerade gut genug sein. Wir müssen hier in vielen Fällen auf andere Grundlagen zurückgreifen, seien es hydrierte Öle, synthetische Produkte oder Wachse. Dieser vielleicht etwas strenge Standpunkt muß in Kriegs- und Notzeiten weitgehend gemildert werden, denn in solchen Fällen stehen diese Grundlagen gar nicht zur Verfügung. Da müssen wir uns mit den undefiniertesten Produkten begnügen und lernen die Haut als ungeheuer resistentes Objekt in einem Großversuch kennen. Überblickt man die zahlreichen Paraffine und Ozokerite und Produkte, die Fett- bzw. Wachscharakter haben, evtl. aus dunklen Quellen stammen und von Laien, ohne daß auch nur die chemischen Konstanten bekannt sind, ohne jede klinische Vorprüfung in Cremes — oft noch dazu falsch — eingesetzt werden, so kann man den Hautzellen, die das alles oder doch fast alles vertragen, nur höchste Bewunderung zollen. Da werden doch von dieser oder jener Firma Tausende von Dosen in primitivsten Waschküchen zusammengesotten, anders kann man eine solche Manipulation nicht

---

[1] JANISTYN: Dtsch. Parfümerie-Ztg **1933**, 5.

nennen, verkauft und vom Publikum verwendet. Ja, sie werden sogar, wenn nicht gar zu grobe Schnitzer gemacht werden oder Bakterienkulturen mitverwendet wurden, vertragen und erfüllen ihren Zweck, zu fetten. Ja, darüber hinaus haben ganz primitive Mittel sogar noch Heilwirkung. SAINZ DE AJA[1] hat z. B. Schmieröle der Autoindustrie mit bestem Erfolg als Perubalsam- bzw. Granugenolersatz empfohlen. In solchen Zeiten muß man derartige Produkte wohl zulassen, sofern sie verträglich sind. Der Unfug, derartige Mischungen zum Patent einzureichen, muß aber, als dem Ansehen des D.R.P. abträglich, von der Allgemeinheit aufs schärfste bekämpft werden.

Erwähnt sei noch, daß nach H. HARTWIG[2] Vaselin die Wundheilung hemmt. Lanolin hat diese Eigenschaft in geringerem Grad, noch weniger Ungt. leniens. Am Kranken verwischten sich die Resultate, so daß bei keiner der geprüften Grundlagen von einer Verzögerung der Heilung gesprochen werden kann.

3. Emulsionen.

a) Einteilung.

Reine Fette und Kohlenwasserstoffe nehmen nur wenig Wasser in sich auf. Will man wasserhaltige Salben herstellen — sei es, um wasserlösliche Medikamente einzuführen, sei es, um die wasserhaltigen Salben selbst als Therapeuticum zu verwenden —, so müssen, wie schon mehrfach besprochen, Emulgatoren die Wasseraufnahmefähigkeit erhöhen; man muß Emulsionen von einer der Typen,

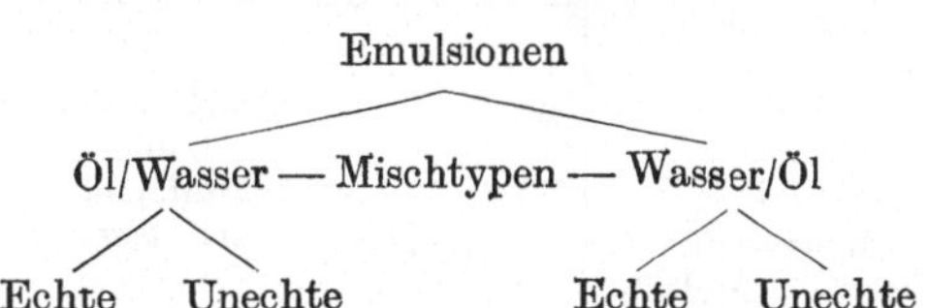

die noch getrennt besprochen werden, herstellen. Alle diese Typen sind sowohl dem Apotheker als auch dem Kosmetiker bekannt. Insbesondere letztere stellen für ihre Cremes fast nur Emulsionen her, da sie oft billiger und höheren Temperaturen gegenüber unempfindlicher sind und leicht in die Haut eindringen. So schmilzt z. B. Vaselin bei etwa 40°; eine gut verarbeitete Vaselinemulsion kann, wie STAHL[3] erwähnt, noch bei 60° cremeartig sein. MONCORPS sowie BERNHARD und STRAUCH, LIESEGANG, CLAYTON, LANGMUIR-HARKINS, RAPP u. a. haben führend zur Klärung des Emulsionsvorganges beigetragen. Ohne deren Arbeiten bestände heute noch keine Klarheit.

Die Einteilung in Wasser-in-Öl- und Öl-in-Wasser-Emulsionen befriedigt den Apotheker und den Arzt, die Trennung in mechanische und chemische Emulsionen, die WINTER in seinem Handbuch vornimmt, ist

---

[1] SAINZ DE AJA: Medicina (Madrid) 9, 205 (1941).
[2] HARTWIG, H.: Diss. Frankfurt a. M.
[3] STAHL: Parfumeur 1934, 31.

unklarer, da mehr Übergänge vorhanden sind. Er versteht unter ersteren meist Wasser-in-Öl-Emulsionen und unter letzteren Öl-in-Wasser-Verarbeitungen, die unter Zuhilfenahme von Seifen der emulgierten Fette zustande gekommen sind.

Die Wasser-in-Öl-Emulsion besteht aus Wassertröpfchen, die in Öl suspendiert sind. Öl ist hier die äußere zusammenhängende Phase, man kann solche Emulsionen mit Öl verdünnen. Die Öl-in-Wasser-Emulsion besteht aus Öltröpfchen im wäßrigen Medium, das Wasser stellt die äußere Phase dar; derartige Emulsionen können mit Wasser verdünnt werden und dicken durch Verdunstung des Wassers bei unsachgemäßer Lagerung ein.

Welche Emulsion entsteht, hängt vom Emulgator und teilweise von der Technik der Herstellung ab. Im allgemeinen kann man als Regel (BANCROFT) anführen, daß fettlösliche Emulgatoren Wasser-in-Öl- und wasserlösliche Emulgatoren Öl-in-Wasser-Emulsionen liefern (siehe folgende Tabelle!).

Öl-in-Wasser-Emulsionen sind abwaschbar. Wasser-in-Öl-Emulsionen verhalten sich beim Waschen so wie die Fette, die ihnen als Grundlage dienen.

Tabelle 2. Emulgatoren, Konzentrate und fertige Emulsionen.

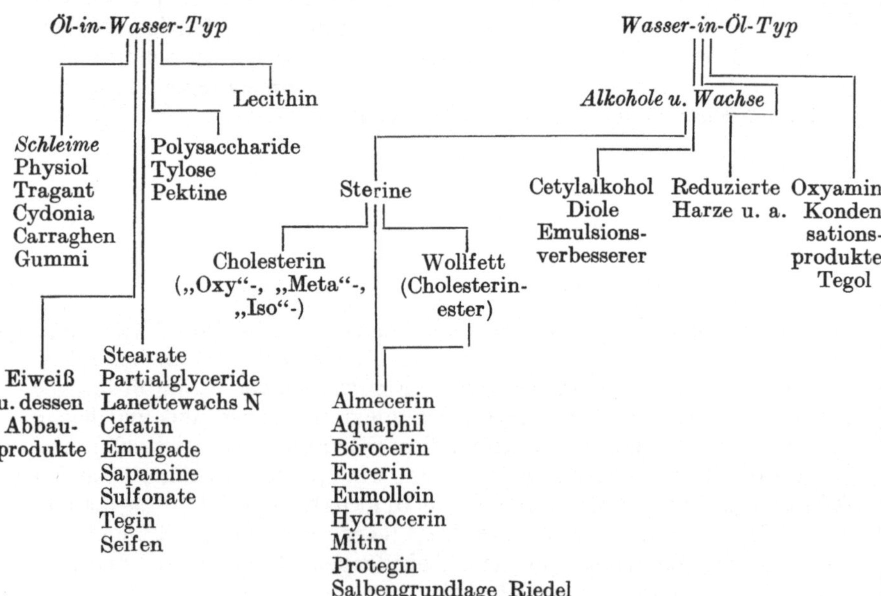

b) Erkennungsmöglichkeiten.

Therapeutisch sind zwischen den einzelnen Emulsionstypen große Unterschiede festzustellen. Ein wasserlösliches Medikament wird, wenn die wäßrige Phase von Fett umschlossen ist, ganz anders wirken, als wenn es in der äußeren Phase enthalten ist, und umgekehrt werden andere Effekte beim öllöslichen Medikament zu erzielen sein. Es ist daher nötig, daß man bei der Herstellung bzw. Verordnung einer Salbe über das Wesen der Emulsionstypen unterrichtet ist. Bei fertigen Emulsionen kann die Frage nach dem vorliegenden Typ auftauchen. Man bestimmt ihn

1. durch die Indicatormethode. Man nimmt einen wasser- oder einen öllöslichen Farbstoff und legt ihn auf die Oberfläche der Emulsion. Handelt es sich um eine Wasser-in-Öl-Emulsion, ist also die Ölphase außen, so dringt der öllösliche Farbstoff (z. B. Sudan) ein; ist dagegen die wäßrige Phase außen, so dringt der wasserlösliche Farbstoff (z. B. Methylenblau) ein.

2. Tropfenverdünnungsmethode. Ein Tropfen der Emulsion, in Wasser gebracht, breitet sich aus, sofern die äußere Phase der Emulsion Wasser war bzw. umgekehrt, er breitet sich in Öl aus, wenn die äußere Phase Öl war. Die Methode ist beschränkt anwendbar, sie eignet sich meist nur für flüssige Präparate. Bei Anwesenheit von Schleimen als Emulgatoren, z. B. von Tragant oder Tylose, verwischen sich die Resultate besonders bei festeren Salben, da diese der Verdünnung mit Wasser einen Widerstand entgegensetzen. Stearat- und sonstige Seifencremes sind seifig; man kann sie sofort erkennen, wenn man sie zum Händewaschen verwendet und damit dieselben Erfolge wie mit einer Seife erzielt.

3. durch die elektrische Leitfähigkeitsmethode. Ist die äußere Phase Wasser, so wird die Leitfähigkeit insbesondere dann erhöht, wenn Elektrolyte zugefügt werden.

4. Filterpapiermethode[1]. Etwa 1 g der zu prüfenden Emulsion wird auf Filtrierpapier locker aufgestrichen. Eine Öl-in-Wasser-Emulsion zeigt nach einigen Stunden einen breiten nassen Rand um die aufgestrichene Stelle herum, eine Wasser-in-Öl-Emulsion entweder überhaupt keinen oder nur einen ganz schmalen feuchten Streifen.

Mischtypen sind nur im Mikroskop nach vorausgegangener Färbung zu erkennen.

c) Wasser-in-Öl-Emulsionen.

Die Wasser-in-Öl-Emulsionen sind in der Therapie und Kosmetik weitverbreitet, da sie bedeutende Vorteile, wie größere Eindringungstiefe, vor den Fetten und Kohlenwasserstoffen besitzen. Sie lassen wasserlösliche Medikamente zwar langsam, aber in sehr feiner Verteilung zur Wirkung kommen und dringen in die Haut gut ein. Geeignete Emulgatoren stehen in großer Auswahl zur Verfügung, ihre Verwendung ist seit langem bekannt, so daß technisch bedeutende Erfahrungen vorliegen. Ferner liegt das Hautfett der unteren Schichten auch in Form von Wasser-in-Öl-Emulsionen vor; diese Form entspricht

---

[1] EHRFELD: Diss. München 1929.

daher den physiologischen Bedingungen, die man an eine Hautpflege-
salbe stellt, nach JÄGER[1] am ehesten.

Die Stabilität der echten Wasser-in-Öl-Emulsionen ist bedeutend.
Lanolin ist gegen Entmischung resistenter als z. B. die in einem eigenen
Kapitel gesondert besprochenen Kühlsalben, die Pseudoemulsionen dar-
stellen.

Die verbreitetsten Emulgatoren der Wasser-in-Öl-Gruppe sind Sterine,
insbesondere Cholesterin und dessen Derivate, also Substanzen, deren
sich die Natur selbst bedient, denn das Hautfett enthält relativ große
Mengen freien und kleinere Mengen veresterten Cholesterins in der
Gesamtmenge von 16—19% (UNNA zit. bei STAHL[2]).

Cholesterin selbst eignet sich als Emulgator zur Herstellung wasser-
reicher Salben, ist aber teuer. Ein Zusatz von 10% genügt, um nach
SIEDLER[3] dem Adeps suillus eine Wasseraufnahmefähigkeit von 218%
zu verleihen. Ungt. cereum nimmt infolge des Zusatzes 214% Wasser
auf, und selbst Ungt. paraffini noch 219%. Die ohnehin schon bedeutende Wasseraufnahmefähigkeit des Adeps lanae wird durch Cholesterinzusatz *nicht* erhöht, die guten sonstigen Eigenschaften jedoch
weiter verbessert. In vielen Fällen wird die Beifügung von 3% genügen;
sie ergibt bei Vaselin eine Salbenbasis, die ihr Gewicht an Wasser aufnimmt, also eine WZ. von 100.

Eingehend haben JOHNSTON und LEE[4] über derartige Salben berichtet. Sie loben besonders eine Salbe aus 5 g Cholesterin, 20 g Wollfett,
45 g Vaselin, 25 g Walrat und 5 g Bienenwachs. Man schmilzt diese
Masse bei 50° und emulgiert sie mit Wasser von gleicher Temperatur. Sie
nimmt mehrere 100% Wasser auf und hält es dank des Wachses und
Walrats auch fest.

In der Literatur finden sich immer noch Angaben, daß diese oder
jene Salbe Meta- oder Oxycholesterin enthalte. Nach MOHS[5] ist das
erstere nur ein unreines Cholesterin, das zweite Produkt kann ebensowenig als ein definierter chemischer Körper erkannt werden. Oxydation
des Cholesterins würde dessen Emulgatoreigenschaften zudem herabsetzen. Isocholesterin ist ein Agnosterin-Lanosterin-Gemisch, das LIF-
SCHÜTZ Oxycholestenol (D.R.P. 485198) nannte. Es ist kein Emulgator!
Andere Sterine, insbesondere Phytosterine, die aus dem Tallöl isoliert
werden können, wirken ähnlich günstig und sind in Mengen von 2—3%
zugesetzt (Schwed. P. 80941) als Salbenemulgatoren (Wasser-Öl)
brauchbar. JANISTYN[6] hat in einer Reihe von Versuchen zahlreiche
Sterine geprüft und festgestellt, daß insbesondere diejenigen, die durch
Digitonin gefällt werden können, Emulgatoren sind. Ihre Wirkung
wird durch Zusatz von Alkoholen, wie etwa Cetylalkohol, und Fett-
bzw. Wachssäureestern verstärkt; sie ist bei ungesättigten Sterinen aus-

[1] JÄGER: Die rauhe Haut. Hippokrates 8, 449 (1937).
[2] UNNA: Zit. bei STAHL: Seifensieder-Ztg 1935, 43.
[3] SIEDLER: Pharmaz. Ztg 77, 1219 (1932).
[4] JOHNSTON u. LEE: Drug Cosmet. Ind. 1940, 2, 199.
[5] MOHS: Angew. Chem. 1939, 2, 64; Fette u. Seifen 1938, 2.
[6] JANISTYN: Fette u. Seifen 1940, 9; Seifensieder-Ztg 68, 173 (1941).

geprägter als bei gesättigten. Durch Zusätze von Cholesterinestern zu freiem Cholesterin wird die WZ. weiter außerordentlich erhöht (POWER, LEUSH und WALKER[1]). (Wie weiter oben angegeben, hat SIEDLER das Gegenteil gefunden.)

Das **ungereinigte,** den Griechen schon bekannte **Wollfett** fand um 1880 neuerdings Verbreitung unter dem alten Namen Oesypus; es war dunkelbraun schmierig und übelriechend, soll aber nach IHLE, TÄNZER, RUGE, BERLINER, ROSENTHAL u. a. therapeutisch ausgezeichnet gewirkt haben, war billig und reizlos. Die daraus bereiteten Salben wurden besser und länger vertragen als andere. Mit Amylum und Zinkoxyd sei es bei Ekzemen geradezu ein Specificum[2] gewesen. Mit Zinkoxyd und fettem Öl vermischt findet es als Pasta Oesypi noch heute hier und da Liebhaber.

Das **gereinigte Wollfett** bzw. dessen wasserhaltige Emulsionsform, das **Lanolin,** wurde von LIEBREICH[3] in die Therapie eingeführt, da es haltbarer als die damals bekannten Glyceride war und im Gegensatz zu Vaselin die zugefügten Medikamente beim Eindringen in die Haut nicht behindert. Wollfett, Adeps lanae, ist heute noch der wichtigste Emulgator und bis zum gewissen Grade ein Inlandsprodukt[4]. Es besteht nach HENK[5] aus einem Gemisch der Ester von Butter-, Isovalerian-, Capron-, Öl-, Palmitin- und Cerotinsäure und möglicherweise aus Karnaubasäureestern des Cholesterins sowie höheren Alkoholen, darunter Cerylalkohol, Karnaubylalkohol (ca. 3—4% unverseifbares freies Cholesterin). Weitere Bestandteile sind die neu entdeckten (KUWATA und KATUNO[6]) Lanooctadecylalkohol mit 18 und Lanylalkohol mit 21 C-Atomen. Man hielt es für außerordentlich haltbar; so betont WINTER, daß es überhaupt nicht ranzig werde. Leider trifft dies nicht in dem erwarteten Ausmaß immer und überall zu. Insbesondere an Licht und Luft verdoppelt sich die Ranzidität im Laufe eines Jahres. Seine leicht spaltbaren niederen Ester bedingen den bald eintretenden Geruch, die hohe Jodzahl zeigt den ungesättigten Charakter mancher Bestandteile, die ihrerseits die Klebrigkeit verursachen, an. Es läßt sich unter Druck mit Laugen verseifen. Aus den Autoklavenrückständen kann man dann die Seifen nach einem neuen von KEUTGEN[7] beschriebenen Verfahren als Kalksalze unter Wasserzusatz ausfällen. Die Alkohole werden mitgerissen und aus dem getrockneten Rückstand mit Aceton ausgezogen. Die Alkohole sind dann ein Salbenzusatz von gut emulgierender Wirkung und die Seifen als K- oder Na-Salze zu Waschzwecken brauchbar. Man gewinnt auf diese Weise oder durch Destillation einerseits alle als Emulgatoren brauchbaren Substanzen und anderseits zusätzlich Waschmittel, so daß die Aufspaltung des Wollfettes rationeller erscheint als die Verwendung des Rohproduktes.

---

[1] POWER, LEUSH u. WALKER: J. amer. pharmaceut. Assoc. **29**, 1 (1940).
[2] RUGE: Mschr. prakt. Dermat. **23**.
[3] LIEBREICH: Berl. klin. Wschr. **1885,** 47.
[4] Pharmaz. Ztg **1936,** 96.
[5] HENK: Fette u. Seifen **1939,** 12, 751.
[6] KUWATA u. KATUNO: J. Soc. chem. Ind. Japan Suppl.-Band **41,** 227 B (1938).
[7] KEUTGEN: Chem. Ztg **64,** 409 (1940).

Nach dem jap. Patent 128431 läßt sich Wollfett zu einem farblosen Produkt hydrieren. Leider steht uns dieses Erzeugnis nicht zur Verfügung, so daß wir damit keine Versuche anstellen konnten. Es ist anzunehmen, daß durch die Absättigung die Emulgierkraft vernichtet wird.

Wollfettsalben verändern beim Lagern Ag-, Al-, Hg- und Pb-Salze teilweise durch Reduktion zu Metallen, die sich wiederum mit dem Fett zu Pflastern (Metallseifen) verbinden. Dasselbe gilt für ZnO. Dieser Nachteil zwingt uns, die genannten Metallsalze mit Wollfett nicht auf Lager zu halten, sondern derartige Salben frisch herzustellen. Hierzu kommt noch, daß gelegentlich Überempfindlichkeit beobachtet wird[1]. Trotzdem ist es einer der wenigen Emulgatoren, die den Wasser-Öl-Typ ergeben und Zusätze aller p_H-Abstimmungen ohne Zersetzung vertragen.

Die Wasseraufnahmefähigkeit des Wollfettes ist eine rein passive, das Wasser muß eingearbeitet werden. Adeps lanae ist kein Schwamm, der etwa Wasser aufsaugt. So selbstverständlich dies ist, so muß doch darauf hingewiesen werden, da die Eigenschaft auch in wissenschaftlichen Arbeiten mißverstanden wird und Angaben, denen zufolge das Wollfett Wasser aus der Haut herauszieht und aufnimmt, keineswegs selten sind.

Salben, die Wollfett als Emulgator enthalten, sind in allen Ländern offizinell. Das DAB 6 führt Lanolin und Ungt. molle an. Die neue belgische Pharmakopöe hat eine Mischung von Vaselin und Adeps lanae a̅a̅ als Ungt. simplex eingeführt. In den Lehrbüchern wird die Bezeichnung Lanolin oft mit Adeps lanae gleichgestellt. Um Verwechslungen zu vermeiden, wollen wir das wasserfreie Wollfett Adeps lanae, das wasserhaltige dagegen Lanolin nennen. Der Name Lanolin anhydric. ist vollkommen abzulehnen.

Insbesondere das Lanolin hat nicht immer zu Recht seinen guten Ruf als resorptionsfördernde Substanz. So soll nach der Chem. Umsch. 27, 54 (1920) Jod aus Lanolin so schnell resorbiert werden, daß es schon 30 Minuten nach dem Aufstreichen und Einreiben der Salbe nachzuweisen sei.

Lanolin und Ungt. molle bereitet man am zweckmäßigsten selbst, denn die im Handel erhältlichen Verarbeitungen enthalten, wenn sie nicht von ersten Firmen stammen, vielfach mehr Wasser, als die Arzneibücher vorschreiben. So fand MAYER[2], daß bei Lanolin statt 20% Wasser 22—46% zugefügt war. Ungt. molle enthielt statt 10% Wasser 12—21%.

Man kann natürlich auch Wollfett und Cholesterin gleichzeitig verwenden. LINDEMARK[3] schlägt eine solche Mischung, die 5 Teile Vaselin, 2,5 Teile Wollfett, 0,5 Teile Wachs und 2 Teile Cholesterin enthalten soll, vor. Von besonderen Vorteilen dieser Schmelze, die ziemlich teuer wird, konnten wir uns nicht überzeugen. (Siehe auch weiter oben Einfluß des Cholesterins auf WZ. des Wollfetts.)

---

[1] SÉZARY u. HORWITZ: Bull. Soc. franç. Dermat. **43**, 7, 1544 (1930), sowie SÉZARY: Presse méd. **1936, 93**.
[2] MAYER: Pharmaz. Ztg **1933**, 36, 483.
[3] LINDEMARK: Farmac. Tid. **1938**, 922.

Wollfett ist, obwohl es als einzige fettartige Masse tierischen Ursprungs schon unverdünnt Wasser aufnimmt, nicht nur Salbengrundlage, sondern vorwiegend auch ein Emulgator. Ein Rezept, das neben Zinkoxyd, Stärke und Tumenol mit den Komponenten: Vaselin, „Lanolin anhydricum" aa ad 100 endet, ist nicht nur in der Nomenklatur fehlerhaft, sondern verschwendet auch das Wollfett, ohne damit irgendeinen Vorteil zu erzielen. Dazu kommt noch, daß schon ein 5 proz. Zusatz die WZ. des Vaselins beispielsweise nach (CASPARIS und MAYER) von 8 auf 78,6 steigen läßt. Weitere Erhöhung des Wollfettzusatzes steigert die WZ. nicht mehr im selben Tempo. Die WZ. ist bei einem p_H von 7 am höchsten und fällt im alkalischen und sauren Milieu ab. Bei eigenen Versuchen kamen wir nicht so hoch. Die WZ. des Wollfettes ist also wohl auch von der Sorte weitgehend abhängig.

Da an der Wollfettgrundlage die Emulgierwirkung, die Hydrophilie (wie man früher sagte), wertvoll ist, bemühte sich LIFSCHÜTZ um eine Salbe, die emulgiert, ohne aber die Nachteile des Wollfettes zu besitzen.

Das **Eucerin anhydricum** (Beiersdorf), das aus den Versuchen entstand, enthält 5 Teile „Eucerit" (Wollfettalkohole mit etwa 2,5% Cholesterin) und 95 Teile Vaselin oder Ungt. paraffini. Es nimmt bis zu 600% Wasser auf und ist eine brauchbare Grundlage zur Wasser-in-Öl-Salben-Bereitung, da es nicht so reaktionsfähig ist wie Wollfett. C. P. UNNA ging so weit, daß er Eucerin als einzige Grundlage empfahl[1]. Es ist als Salbengrundlage den Apotheken vorbehalten und steht dem Kosmetiker nicht zur Verfügung. Der Emulgator ist überhaupt kein Handelsartikel. Will man ihn in Cremes haben, so muß man die Beiersdorfschen Niveapräparate verwenden oder das äquivalente Produkt für die Kosmetik, das Laceran derselben Firma, anwenden.

Eucerin ist eine Mischung gleicher Teile der wasserfreien Salbe mit Wasser. Eucerin cum Aqua erhält man besonders gleichmäßig, wenn man Eucerin in die gleiche Menge kochenden Wassers einträgt und kaltrührt.

Es ist nötig, an dieser Stelle auf die **Wasserzahl** noch näher einzugehen und auch ihren Ausbau zur Sprache zu bringen. Die Wasserzahl orientiert nur über die Wasseraufnahmefähigkeit der gerade vorliegenden Substanz. Wir haben deshalb Kurven aufgestellt, die wir Wasserzahlkurven nennen. Wenn z. B. Wollfett eine Wasserzahl von 300 hat, so interessiert es uns doch zu wissen, wieviel Wasser das Wollfett mit 80, 70, 50, 30 usw. Prozent Vaselin verschnitten aufnimmt, und darüber orientiert die Wasserzahlkurve. Man sieht an ihr sofort, ob das Produkt, das gerade zur Prüfung steht, eine fertige optimale Salbengrundlage darstellt oder ob es mehr ein Emulgator, ein Konzentrat ist. In ersterem Fall wird die Wasserzahl des unverschnittenen Produktes die höchste sein und dann mit der Steigerung der Zusätze mehr oder minder linear abfallen. Im anderen Fall wird die Wasserzahl durch Beifügung von Paraffinkohlenwasserstoffen noch verbessert. Wir möchten dies an einzelnen Beispielen erläutern:

---

[1] UNNA: Med. Klin. 1907, 42, 43.

In folgendem Bild sind drei Kurven dargestellt.

Die erste Kurve ist die von Wollfett. Reines Wollfett nimmt annähernd die fünffache Menge seines Gewichtes Wasser auf. Je mehr man Vaselin zufügt, um so geringer wird die Wasserzahl. An sich wäre also Wollfett, wenn es nur auf die Wasseraufnahmefähigkeit ankäme, die optimale Salbengrundlage. Da ihm aber die Geschmeidigkeit fehlt, die wieder dem Vaselin zukommt, müssen wir uns zu einer Kompromißlösung bereit finden und z. B. 60 % Wollfett und 40 % Vaselin oder 40 % Wollfett und 60 % Vaselin miteinander mischen. Im ersteren Fall haben wir eine Wasserzahl von 400, im zweiten nur mehr die von etwa 270.

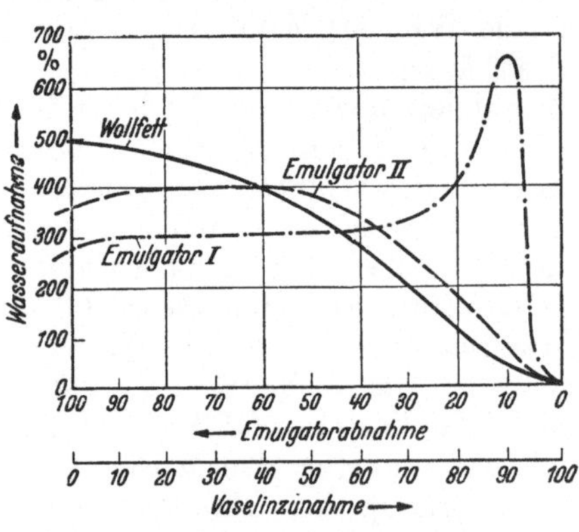

Abb. 2. Wasserzahlkurven von Wa/Öl-Emulgatoren

Ähnlich wie das Wollfett reagiert ein Alkoholgemisch aus der Paraffinoxydation, Emulgator II, ein vaselinartiger Körper, der, zu gleichen Teilen mit Vaselin verschmolzen, das Optimum an Wasseraufnahmefähigkeit besitzt. Ganz anders verhält sich der Emulgator I, eine salbenartige Masse, anscheinend hydrierte Trane. Ohne Vaselinzusatz nimmt dieses Produkt nur sein dreifaches Gewicht an Wasser auf. Fügt man aber mehr als 60 % Vaselin, am besten 90 % zu, so steigt die Wasserzahl rapid an. Man bekommt ein Optimum von nahezu 700 %.

Diese Substanz ist also keine Salbengrundlage, sondern ein typischer Emulgator, ein Konzentrat, das zwar für sich allein auch verwendbar ist, das aber vorwiegend dazu geeignet ist, die Wasseraufnahmefähigkeit des Vaselins zu steigern.

Die Kurven sind verhältnismäßig leicht und mit geringen Materialmengen zu gewinnen. Wir sind so vorgegangen, daß wir entweder den reinen Emulgator oder seine Mischschmelze mit Vaselin mit blaugefärbtem Wasser in der Reibschale mit einem Pistill so lange portionsweise versetzt und verarbeitet haben, bis keine weitere Wasseraufnahme erfolgte. Dann lagerte die Emulsion 48 Stunden lang bei Zimmertemperatur und wurde nach Ablauf dieser Zeit eingehend untersucht. War keine Wasserausscheidung erfolgt, so war die aufgenommene Wassermenge sofort als Wasserzahl verwertbar. War ein Teil des Wassers ausgeschieden worden, so wurde es herausgeknetet und gewogen, der Rest wurde neuerdings homogenisiert und wieder 48 Stunden gelagert und dann untersucht. War nun kein weiteres Wasser ausgetreten, so war die *anfangs aufgenommene* Wassermenge abzüglich der ausgeschiedenen als Grundlage für die Wasserzahl verwertbar, war wieder neue blaue Flüssigkeit ausgetreten, so wurde der Lagerungsversuch so lange wiederholt, bis Konstanz eintrat, und dann wurde die Summe der Gewichte der jeweils ausgetretenen Wassermengen vom anfangs aufgenommenen abgezogen und daraus dann die Wasserzahl errechnet. Diese Wasserzahl-kurven sollten von jeder mit Vaselin mischbaren Grundlage, insbesondere von jedem Wasser-Öl-Emulgator und von jedem Konzentrat bekannt sein. Es kann sich dann jeder Verbraucher unschwer ein Bild machen. Er kann die Salbe weitgehend variieren, die Wasseraufnahmefähigkeit ganz oder zum Teil ausnützen und erhält im ersteren Fall verhältnis-mäßig temperaturempfindliche, im letzteren weniger gefährdete Pro-dukte (siehe S. 55), deren Tröpfchengröße kleiner als die der Salben mit voll ausgenutzten Emulgatoren ist (SCHLUMPF[1]).

Weitere Versuche, auf Cholesterinbasis fertige Salbengrundlagen oder Cholesterinderivate als Emulgatoren in den Handel zu bringen, blieben nicht aus. Die wichtigsten sind bzw. waren:

Almecerin (Chem. Fabrik Tempelhof), eine Grundlage zur Her-stellung fetter Salben. Es enthält als Emulgator Cholesterinderivate und als Grundlage Paraffinkohlenwasserstoffe, Wachsalkohole und Fett-säureester und war früher nach JOSEPH[2] vaselinfrei; seither wurde aber nach AUGUSTIN[3] dieses Präparat zugesetzt. Almecerin kann auf kaltem und auf warmem Wege verarbeitet werden.

Albumol ist ein englisches Präparat, nach einer Zeitungsnotiz[4] ein nicht cholesterinhaltiger Wasser-in-Öl-Emulgator von Albumincharakter.

Aquaphil (Wollwäscherei Döhren bei Hannover) nimmt bis zu 500% Wasser auf. Salbengrundlage auf Wollfettbasis, die auch als Aquaphil W, das bis 60° wärmebeständige Emulsionen liefert, erhältlich ist. Das von derselben Firma früher hergestellte Percutilan findet sich in den neuen Listen nicht mehr vor.

Cofamon (Kollaplast, Wiesbaden) soll die Wollfettalkohole und die Alkohole anderer Fette (wahrscheinlich Stearyl- und Cetylalkohol) enthalten und wird als Salbengrundlage deklariert.

Cholesterin-Vaselin siehe **Mollcerin.**

Dermosapol (Lakemeier, Bonn) bestand aus Ölen, Fetten, Lanolin und Ceresin und ist nicht mehr im Handel.

Eumattan Speiko (Kripke, Speier & Co., Berlin) ist dem Aus-sehen und den Eigenschaften nach ein Wollfett-Vaselin-Gemisch, das 400% Wasser aufnimmt. Die Zusammensetzung wird nicht angegeben.

Eumolloin (Louis Ritz in Hamburg) ist eine geruchlose, neutrale, wasserfreie Salbengrundlage. Als Emulgator werden auch hier Chole-sterin- und „Oxy"cholesterinabkömmlinge genannt, als Träger Kohlen-wasserstoffe.

Eulestol (Synochem-Präparat) ist eine cholesterinhaltige Salben-grundlage mit großer Wasseraufnahmefähigkeit.

Euvaselin (Reiss) ist weißes Vaselin mit einem Wollfett und Ceresin-zusatz.

Hydrocerin und *Börocerin* (Böhringer, Ingelheim) sind keine Salbengrundlagen im engeren Sinne, nicht Trägersubstanzen, sondern

---

[1] SCHLUMPF: Dissert. Zürich 1942.
[2] JOSEPH: Dermat. Wschr. **1934,** 40, 1296.
[3] AUGUSTIN: Dtsch. Parfümerie-Ztg **1934,** 12—13.
[4] Manufact. *Parfumer* 4, 312 (1939).

Emulgatoren, die nur in kleinem Prozentsatz der Grundlage zugeführt werden, um die Eigenschaften der Salbe oder Creme, insbesondere die Emulgierfähigkeit zu heben. Beide Produkte sind Cholesterinderivate und machen laut Prospekt Fette, die kein Wasser emulgieren, emulsionsfähig, so daß sie 100—200% und mehr Wasser aufnehmen.

Hydrocerin, ein wachsartiges Produkt, wird z. B. mit Vaselin zusammengeschmolzen und dann im Erkalten emulgiert.

Börocerin hat einen besonders hohen Cholesteringehalt und ergibt glanzlose Cremes, die, obwohl Wasser-in-Öl-Emulsionen, äußerlich den Stearatcremes ähnlich sind, so daß der Kosmetiker, für den die Produkte vorwiegend gedacht sind, durch die beiden Emulgatoren die Möglichkeit zu variieren besitzt. Verarbeitung wie bei Hydrocerin.

Laceranum (Beiersdorf) ist ein dem Eucerin ähnliches Produkt mit verringertem Cholesteringehalt, das der kosmetischen Industrie zur Verfügung steht.

Lanogen (Hentschel, Wien) ist laut Angabe in Gehes Kodex gelbes, stark wasserbindendes Vaselin, das Wollfett enthält.

Lanogen (Scheurich, Hirschberg) ist ein Gemisch von Cholesterinestern und Viscoselösung, eine gelbliche, stark wasserbindende Grundlage (Angabe in Gehes Kodex).

Lovan (Queisser, Hamburg) nimmt bis zu 300% Wasser auf und soll ein Produkt aus Rohwollfett sein.

Mattan (Speico) ist nach WINTER eine Mischung von Lycopodium, Wasser und Vaselin.

Milkuderm (Klinke) wird als Vollmilch-Fettsalbe mit einem Wasseraufnahmevermögen von über 100% bezeichnet; ihr können Medikamente wie Resorcin und Borsäure zugesetzt werden. In Form des Hydromilkuderm enthält es Hexamethylentetramin.

Mitinum purum (Krewel, Leuffen), das von JESSNER stammt, ist eine fertige Emulsion einer isotonischen Flüssigkeit (Milch?) in einem wollfetthaltigen Salbenkörper; es nimmt das Doppelte seines Gewichtes an Wasser auf. Es wird auch als Paste und Creme in den Handel gebracht[1].

Mollcerin (Schmatolla, Hamburg) enthält Cholesterin und andere hochmolekulare Alkohole des Wollfettes in Vaselin und nimmt viel Wasser auf. Es wird jetzt unter dem Namen **Cholesterin-Vaselin** von Wetz, Hamburg, hergestellt.

Novitan (Medicator, Berlin) ist eine lecithinhaltige Salbengrundlage auf Lanolin- und Kohlenwasserstoffbasis.

Parachol enthält ebenfalls Cholesterin und dessen Derivate als Emulgatoren. Es ist ein amerikanisches Präparat der Glyco-Products Ltd.

Protegin (Goldschmidt A. G., Essen) ist ein Gemisch aus Paraffinkohlenwasserstoffen und Cholesterin. Dieses Präparat wie auch das stärker emulgierende Protegin X derselben Firma ergeben denselben

---

[1] Notiz in Pharmaz. Z.halle Dtschld **1930**, Nr 20, 320.

Emulsionstyp, nämlich Wasser-in-Öl. Sie werden bis zum Schmelzpunkt erhitzt, mit dem portionsweise zugesetzten angewärmten Wasser verrührt und nach erfolgter Emulgierung kaltgerührt. Die meisten Medikamente können diesen Salben zugefügt werden, nicht jedoch Emulgatoren, die den Öl-in-Wasser-Typ geben. Protegin wurde von STAHL[1] in die Therapie eingeführt.

Salbengrundlage (Riedel-de Haën) enthält Cholesterin und dessen Derivate als Emulgatoren, nimmt bis zu 500% Wasser auf.

Unguentum Vasenoli (Vasenol-Werke) ist eine Salbengrundlage und besteht aus Wollfettalkoholen, Wollwachsen, Wachsestern des Cetylalkohols, Bienenwachs und Vaselin, nimmt gut Wasser auf und ist beständig und reizlos.

Resorbin (Agfa) ist ein Gemisch aus Mandelöl, Wollfett, Seife, Gelatine und Wasser und wird von der Curta, Berlin, hergestellt.

Weitere Emulgatoren und Konzentrate aus Wollfettalkoholen sind Vita Lanochol, Euhydrin, Nimco, Cordulan, Mittel, die größtenteils aus Amerika stammen. Sie sind dort neben einigen deutschen Präparaten, die in USA. andere Namen erhalten haben, im Handel.

Das **Fetron**, ein Gemisch von 3—10% Stearinsäureanilid mit Vaselin, das von LIEBREICH im Jahre 1905 eingeführt wurde, ferner

Curtacerin und Curtacerin super, zwei Emulgatoren auf Wollfettbasis, sowie

Cearin, nach ISSLEIB[2] eine Mischung aus Karnaubawachs, Ceresin und Paraffinen, sind Präparate, die sich in der Literatur noch vorfinden, nach unseren Erkundigungen aber nicht mehr im Handel anzutreffen sind.

Mit einem Anilid besitzen wir auch eigene Erfahrungen. Wir verwendeten „Vorlauffettsäure"-Anilid, also die Verbindungen der Fettsäuren mit 6—9 C-Atomen. Das Produkt ist wasserlöslich und erhöht die Wasseraufnahmefähigkeit von Vaselin nur unbedeutend. Da die Emulsionen zudem nicht haltbar sind, interessiert dieses Anilid nur theoretisch.

Nahezu alle Wasser-in-Öl-Emulgatoren sind also Cholesterinabkömmlinge. Aliphatische Alkohole sind in der Emulgierfähigkeit nicht gleichwertig, und die meisten anderen Substanzen, die emulgieren, halten das Wasser schlecht oder sind Öl-in-Wasser-Emulgatoren. Einen ganz neuen Typ scheint die Patentanmeldung von BOCKMÜHL und MIDDENDORF zu erschließen, die Kondensationsprodukte aus Fettsäuren und Aminen (meist Triäthanolamin) anwendet. Die beiden Substanzen geben bei gewöhnlicher Temperatur Seifen, die Öl-in-Wasser-Emulgatoren sind, bei 150—180° (ohne Wasserzusatz) aber nach D.R.P. 546406 Kondensate, die mit Wachs oder Vaselin vermischt bis 500% Wasser aufnehmen.

Cholesterinderivate und Cetylalkohol sind z. Z. unsere wichtigsten Emulgatoren; die bisher besprochenen Grundlagen enthalten die erste-

---

[1] STAHL: Parfumeur **1935**, 43.
[2] ISSLEIB: Ber. dtsch. pharmaz. Ges. **8**, 127 (1898).

ren, beide enthält das Ungt. cetylicum P. Helvet. 5, das unter dem Kapitel Vaselin besprochen wurde und nach MEYER[1] dem Dermocetyl Siegfried nachgebildet zu sein scheint.

SCHÜBEL[2] ist der Ansicht, daß die Sterine über ihre Bedeutung als Emulgatoren hinaus noch auf die Resorption von Salbenwirkstoffen einen wesentlichen Einfluß hätten. Er führt STARKENSTEIN und HENDRICH an, denen zufolge die Veränderung des Lipoidgehaltes der Haut auch die Resorptionsbereitschaft für lipoid- bzw. wasserlösliche Wirkstoffe beeinflußt. Gewiß, dies ist richtig, kommt aber allen fettartigen Körpern, die in diesem Fall eben lipoidreich sind, zu. Man könnte diese Umstimmung sicher auch mit Wachsen oder Kohlenwasserstoffen erreichen.

SCHÜBEL[2] nimmt ferner an, daß sich Cholesterin mit Säuren, etwa Salicylsäure, verestert und daß diese Ester sich wesentlich anders verhielten als die freie Säure. Dies letztere ist sicher richtig, unwahrscheinlich dürfte aber sein, daß sich ein so träger Alkohol wie Cholesterin und eine so schwache Säure wie Salicylsäure in der Salbe verestern können.

Der **Cetylalkohol** mit 16 C-Atomen ist für sich allein kein Emulgator, wird aber in Gegenwart von Fetten und Kohlenwasserstoffen ein solcher; er schmilzt bei 49,2°, wird aus dem Walrat oder synthetisch gewonnen und ergibt Wasser-in-Öl-Emulsionen. Er werde leicht von der Haut resorbiert und fördere die Resorption anderer Fette[3], ein Satz, der in dieser Form nicht richtig ist, denn damit bereitete Salben dringen zwar in das Stratum corneum ein, resorbiert werden sie aber ebensowenig wie die anderen Alkohole, Fette und Kohlenwasserstoffe. Dem Cholesterin ist er nicht völlig gleichwertig, die damit bereiteten Salben sind zäher, schwerer verreibbar und nicht so stabil. In der Wasserbindefähigkeit sind sie dem Cholesterin unterlegen. Die kosmetische Industrie hat sich die emulgierenden und die emulsionsverbessernden Eigenschaften des Cetylalkohols schon seit langem nutzbar gemacht und bringt auf dieser Basis die verschiedensten Cremes in den Handel. Der Alkohol steht in seiner Emulgierfähigkeit hinter dem Wollfett zurück, verbessert aber die Konsistenz nicht nur der Wasser-in-Öl-, sondern auch der Öl-in-Wasser-Emulsionen. Als Lanettewachs soll der technische Cetylalkohol unter den Alkoholen eingehender besprochen werden.

Cetylalkohol und Octodecylalkohol mit weißem Vaselin und 30% Wasser ergeben die Salbengrundlage **Cetosan** Fresenius (Hirschapotheke Frankfurt/Main), die HERXHEIMER[4] empfohlen hat.

Octodecylalkohol (Stearylalkohol) für sich allein besitzt annähernd dieselben kosmetischen Eigenschaften wie Cetylalkohol (SEDYWICK[5]).

Wir konnten uns von der Brauchbarkeit des Stearylalkohols, den wir in einer Menge von 10% den Vaselinsalben zufügten, an umfangreichen Versuchen selbst überzeugen. Die Mischung nimmt je nach der Vaselin-

---

[1] MEYER: Diss. Bern 1936.
[2] SCHÜBEL: Med. Klin. **1943**, 17/18.
[3] FILMER: Fette u. Seifen **45**, 1 (1938).
[4] HERXHEIMER: Münch. méd. Wschr. **1931**, 195.
[5] SEDYWICK: Soap. Perfum. Cosmet. **12**, 161 (1939).

sorte 50—150% Wasser auf und ist vollkommen reizlos. In England scheint der Zusatz schon ziemlich bekannt zu sein, denn zwei Arbeiten neueren Datums berichten darüber (BAMBER[1] und SOULSBY[2]). Stearylalkohol ist diesen Autoren zufolge besser als Cetylalkohol. Er wird in Konzentrationen von 2—7% den Salbengrundlagen zugefügt. Zur Stabilisation von Emulsionen genügen geringere Zusätze. Er soll heilend bei Ekzemen und Pruritus wirken (GOODMAN und SUESS[3]).

Im Gegensatz hierzu sind der Miricylalkohol (14 C-Atome) und seine Ester keine Emulgatoren (JANISTYN[4]). Die höheren Homologen, der Eikosylalkohol (20 C-Atome) (ein Bestandteil des Hautfettes) und die weiteren mit 22 und 24 C-Atomen scheinen nach unseren Versuchen ähnlich wie die C_{16}- und C_{18}-Alkohole zu wirken, aber nicht völlig an ihren Wert heranzureichen.

Noch höhere Alkohole scheinen nur als Versteifungsmittel eine Rolle zu spielen.

Oxydierend (mit Chromsäure) gebleichtes Montanwachs ist nach D,R.P. 739595 der Dehydag ein guter Cremeemulgator, insbesondere in Gegenwart von größeren Mengen hydrierter Öle, die allerdings für sich allein schon gute Emulgatoren sind.

Butter, eine Wasser-in-Ol-Emulsion, und auch Butterschmalz waren als Salbengrundlagen beliebt und werden in der Volksheilkunde noch verwendet. In den Vorschlägen für ein neues österreichisches Arzneibuch war die Butter als Grundlage für Augensalben in Erwägung gezogen worden. Man wird mit ihr die Wirkung von Wasser-in-Öl-Emulsionen erzielen und hauptsächlich wegen der geringen Haltbarkeit Störungen erwarten müssen, sie zwingt aber, und dies ist sicher von Vorteil, jeweils zur Frischherstellung der Salbe.

Laneps war ein mit Paraffin verdicktes Gemisch flüssiger Benzyl- und Xylylnaphthaline, eine Salbengrundlage der Zeit um 1917, die viel Wasser aufgenommen hat und nach zahlreichen Arbeiten nicht gereizt haben soll (RAPP, KREKE u.a.). Sie ist in der gegenwärtigen Kriegszeit trotz damaliger guter Resultate nicht wieder aufgetaucht.

Weitere Versuche, Wasser-in-Öl-Emulsionen herzustellen, wurden von verschiedener Seite unternommen. So haben COHN und HIRSCH sich im D.R.P. 587846 das Dammarharz als Emulgator schützen lassen; insbesondere in Wasser nicht oder schwer lösliche Medikamente kann man mit diesem Emulgator, wenn sie in der Ölphase gelöst sind, in wirksame Salbenemulsionen einarbeiten. Man löst z. B. 1 Teil Dammarharz in 2,2 Teilen Äther auf, verdünnt, damit die Klebrigkeit verschwindet, mit 5 Teilen Paraffinöl und emulgiert nun mit 12—15 Teilen Wasser. Man kann aber auch die wasserunlöslichen Stoffe mit Dammar und Wasser emulgieren und dann der fertigen Salbe den Arzneistoff in Lösung zufügen. (Angaben aus der Patentschrift.)

---

[1] BAMBER: Brit. J. Dermat. **52**, 21 (1940).
[2] SOULSBY: Brit. J. Dermat. **52**, 25 (1940).
[3] GOODMAN u. SUESS: Urol. Cutaneous Rev. **42**, 909 (1938).
[4] JANISTYN: Fette u. Seifen **1940**, 9.

Die Deutschen Hydrierwerke haben sich im D.R.P. 648758 ein Verfahren zur Herstellung von Salbengrundlagen schützen lassen, das dadurch gekennzeichnet ist, daß man *reduzierte Harze* für sich allein oder mit Fett-Wachs-Alkoholen oder Kohlenwasserstoffen zu Salbengrundlagen verarbeitet. Die Wasseraufnahmefähigkeit dieser Salbengrundlage soll unbeschränkt sein, ein Umstand, der Zweifel aufkommen läßt, denn es ergeben sich sehr schmiegsame Wasser-in-Öl-Emulsionen, die im allgemeinen nicht unbeschränkt verdünnt werden können.

Die Wasser-in-Öl-Emulsionen sind nicht in allen Fällen am Platze, haben aber keine eigentlichen Kontraindikationen; nur Kindersalben sollen nach SCHWARZ[1] stets wasserfrei hergestellt werden (keine Coldcreme). Man nimmt zweckmäßig Wollfettvaselin und Zinkoxyd. Sie sollen zähe sein. Es schadet nichts, wenn sie erst durch die Hauttemperatur streichfähig werden. Nur dann haften sie fest und verhindern sicher Schädigungen durch den Harn. Auch Lebertransalben sollen wasserfrei sein, da sie sich in Gegenwart von Wasser leichter zersetzen.

Die unechten oder Pseudoemulsionen vom Wasser-Öl-Typ werden nur durch das Ungt. leniens vertreten. Diese Salbe, deren Eigenschaften auf S. 122 besprochen werden, ist emulgatorfrei und hält nur durch die Viscosität zusammen.

Da Wasser-in-Öl-Emulsionen leichter in die Haut eindringen, bringen sie zugefügte Medikamente, insbesondere wasserlösliche Substanzen, besser als Kohlenwasserstoffe zur Resorption. Eine allgemeine Klassifikation läßt sich aber nicht geben, vielmehr müssen in jedem einzelnen Fall die Eigenschaften des Medikaments mitberücksichtigt werden. Die WZ. ist bei den Wasser-in-Öl-Emulsionen jedenfalls kein Maßstab für die Resorption zugesetzter Medikamente. Sie muß nicht höher als 100 sein. Grundlagen, die das 5- und 6fache ihres Gewichts an Wasser aufnehmen, bieten zwar wirtschaftliche, aber keine therapeutischen Vorteile, denn nach MEYENBERG[2] soll eine Creme, um zu starke Quellung zu vermeiden, nicht mehr als 40% Wasser enthalten, was sich allerdings bei unseren therapeutischen Versuchen mit Öl-Wasser-Emulsionen nicht als notwendig erwies.

d) Öl-in-Wasser-Emulsionen.

Ebenso wichtig wie die Wasser-in-Öl- ist der andere Typ, die Öl-in-Wasser-*Emulsionen*. Hierher gehören Salben, die mit Hilfe von Polysacchariden und Lecithin emulgiert werden, sowie die in der Kosmetik viel verwendeten *Stearatcremes*. Diese letzteren haben als sog. Tagescreme viele Freunde, da sie einen schönen Matteffekt geben und konservierend wirken. In der Dermatologie erfreuen sie sich als Salbengrundlagen zu Unrecht keiner so großen Wertschätzung und Verbreitung, nur Macremal und Cremor (beide von Fresenius) sind schon lange im Handel, und neuerdings werden die Lanettewachs-N-Emulsionen viel verwendet.

---

[1] SCHWARZ: Parfumeur **1937**, 31.
[2] MEYENBERG: Ther. Gegenw. **83**, 237 (1942).

Neben den Na- und K-Stearaten kann man auch das Ca-Salz als Emulgator heranziehen. Im Jap. Pat. 4116/37 wird vorgeschlagen, auf Fette in Gegenwart von Ca-Ionen Lipase einwirken zu lassen. Wenn 25% der Fette in Ca-Seifen verwandelt sind, unterbricht man die Hydrolyse und wäscht aus. Das Endprodukt ist eine Salbengrundlage, die große Wassermengen aufnimmt, aber dem Wasser-Öl-Typ zugehört.

Wir haben in letzter Zeit eine Unmenge Ca-Seifen-Emulsionen hergestellt, konnten uns von ihrem Wert aber nicht überzeugen, Sie sind säure- und alkaliempfindlich und schlecht haltbar.

Zunächst seien die **Polysaccharide** als Emulgatoren von Öl-in-Wasser-Emulsionen besprochen. Es sind vorwiegend Pseudoemulsionen, die auf Grund der Viscosität beider Teile zusammenhalten.

RAPP erwähnt ausführlich die an der Hautklinik München geprüften quellungsfähigen *Physiolsalben* der Polydyn-Werke, Prag, die auch MONCORPS in seine Resorptionsversuche eingeschlossen hat. Es stehen folgende 3 Hauptsorten zur Verfügung:

Physiol A besteht nur aus Schleim, ist fettfrei und keine Emulsion;
Physiol B enthält 30% Fett nicht genannter Art als innere Phase;
Physiol C enthält 50% Fett.

Physiol enthält keine Konservierungsmittel, sondern ist durch lockere Additionsverbindungen der Polyosen mit anorganischen Ionen unzersetzt haltbar und sogar selbst eine Art mechanisches Desinficiens. Es sei die künstliche Nachahmung des arteigenen Schleimes ohne dessen unästhetische Nachteile und die natürlichste und unschädlichste Salbengrundlage, die die Poren nicht verstopft und gute Resorption gewährleistet, sagt ihr Erfinder ZAKARIAS[1].

Öl-in-Wasser-Emulsionen auf **Pektinbasis** trocknen nach dem Eindringen des Fettes in die Haut an ihrer Oberfläche zu einem Film, der die Haut schützt[2], ein.

Eine solche Salbe kann man durch Mischen von 10—20% Aplona-Apfelpulver mit Wasser herstellen. Nach MÜHLBÄCHER[3] erzielt man damit gute Erfolge bei infizierten Wunden und Dermatosen. Es liegt nahe, hierfür geriebene Äpfel zu verwenden. Eine andere Pektinsalbe, die noch Lebertran und Glycerin enthält, beschreibt REINISCH[4]. Vulnopakt, wie das Präparat heißt, wird mit einem Tupfer bei Portioerosionen lokal angewandt. Ohne Fettzusatz kann Pektin ebenfalls verwendet werden. Es nimmt im leicht sauren Bereich (Milch- oder Citronensäurezusatz) sein 30—40faches Gewicht an Wasser auf und ergibt dann eine Art Trockensalbe, die für manche Zwecke brauchbar ist.

Zu den ältesten Emulsionen gehören die **Lecithin** enthaltenden, denn alle mit Eigelb verarbeiteten Cremes und flüssigen Verarbeitungen beruhen auf der Emulgierung durch ein Lecitho-Protein, das 20% Lecithin enthält. In neuerer Zeit haben die Lecithine in der Kosmetik an Bedeutung gewonnen, denn Lecithin als „Zellbaustoff" ist ein Bestandteil

---

[1] ZAKARIAS: Chemik.-Ztg **1927**, 34.
[2] RUEMELE: Pharmaz. Z.halle Dtschld **75**, Nr 48, 753 (1934).
[3] MÜHLBÄCHER: Hippokrates **1936**, 116.
[4] REINISCH: Zbl. Gynäk. **1938**, 15, 798.

vieler Nährcremes. Ob Lecithine aber wirklich resorbiert werden und nicht nur mit der Haut emulgieren (wie jeder andere Emulgator), ist noch nicht klargestellt und wird auch kaum zu klären sein. Die Literatur, die KUNZE[1] sichtet, ergeht sich nur in Vermutungen und Hoffnungen. Da die Lecithine zwar vor Bakterienwirkung geschützt werden müssen, aber Fette selbst als Antioxydationsmittel vor dem Ranzigwerden bewahren (WITTKA)[2], wird ihre Bedeutung vielleicht noch steigen. Zwischen Ei- und Pflanzenlecithin bestehen chemische und physiologische Unterschiede, die aber in der Kosmetik nicht in Erscheinung treten.

In der Pharmazie haben Japaner Lecithin-Vaselin als Salbengrundlage empfohlen. Sojalecithin sei jetzt so billig, daß man daraus Salben herstellen kann. Die Resorption aus Öl-Wasser-Emulsionen sei besser als aus umgekehrten Produkten (ITO, MINOR und TAKASHI NARUSE), ein Satz, der nur bedingt seine Richtigkeit hat und nicht verallgemeinert werden darf.

Lecithinsalben werden hergestellt, indem man das Lipoid entweder in Wasser quellen läßt und Fett zufügt, oder es werden 10 % Lecithin unter gelindem Erwärmen mit Fett verrührt. Diese Mischung nimmt dann ihr Gewicht und mehr an Wasser auf. Die Salbe muß mit einem Desinficiens versehen werden. SCHWARZ[3] gibt folgende Vorschrift:

 5,0   Pflanzenlecithin,
 0,15 Nipasol,
45,0   Vaselin alb.,
50,0   Aqua dest.

Diese gelblich-weiße Creme dringt in die Hautschicht ein, ohne zu fetten. Man kann mit derartigen Cremes der Haut „Fett" zuführen, muß sich dann aber natürlich eines vaselinfreien Rezeptes bedienen.

Es wird immer wieder behauptet, daß Lecithin ein Hautnährstoff sei. Nach dem ganzen Verhalten all der Emulgatoren wird es gar nicht resorbiert und wirkt seinem Charakter nach fettähnlich und nicht mehr. Exakte Beweise eines Besseren liegen nicht vor. Aus der inneren Medizin können wir keine Schlüsse ziehen. Nach BÜRGI[4] ist die orale Lecithintherapie so gut wie unwirksam, denn es wird im Darm in seine Komponenten gespalten. Zum Wiederaufbau stehen dem Körper jederzeit genügend Bausteine zur Verfügung. Trotzdem muß man sich in Übersichten, wie etwa in der von HALDEN[5], ein Bild über die äußerliche und innere Lecithinwirkung zu machen suchen.

Als Übergang zu einer weiteren wichtigen Gruppe der Öl-Wasser-Emulgatoren, den Lanettewachsen, Aminoalkoholen und den fettsauren Salzen, sind die phosphorilierten Alkohole zu nennen, die in der Pharmazie allerdings so gut wie keine Rolle spielen.

Lanettewachs N (Deutsche Hydrierwerke A.G., Chemnitz-Rodleben) ist Cetylalkohol, der einen säurebeständigen Emulgator aus

---

[1] KUNZE: Lecithin. Berlin: Rosemeyer u. Dr. Sänger-Verlag 1941.
[2] WITTKA: Chemik.-Ztg **1937**, 37.
[3] SCHWARZ: Seifensieder-Ztg **1938**, Nr 23, 438.
[4] BÜRGI: Schweiz. med. Wschr. **1941**, 1209.
[5] HALDEN: Chem. Ind. **64**, 9 (1941).

Fettalkoholsulfonat und lecithinähnlichen Phosphatiden enthält und dadurch eine gute Grundlage für Cremes und andere kosmetische Präparate darstellt (Öl-Wasser-Emulsion). Ausführliches berichtet darüber BAUMANN[1].

Als Unguentum-Lanetti wird von der Stada eine „Grundsalbe" empfohlen, die neben Lanettewachs N, Cetiol noch Paraffinum liqu. in 60% Wasser enthält. Statt Paraffin haben wir 10—20% Vaselin der „Grundsalbe" zugefügt und festgestellt, daß sich das Produkt mit den verschiedensten Wirkstoffen verarbeiten ließ und auch gleich den Fettsalben therapeutisch wirksam war.

Ein ähnliches Präparat ist auch das höherschmelzende Lanettewachs N 52, eine Mischung von Cetyl- und Stearylalkohol und den oben angegebenen Emulgatoren. Lanettewachs N hat insbesondere als Salbenkonzentrat für Kühl- und Sparsalben Bedeutung. Lanettewachs A 52 entspricht dem N 52, enthält aber nur einen der Emulgatoren und wird besonders bei der Herstellung von Kühlsalben mit essigsaurer Tonerde eingesetzt. Seine Hauptverwendung liegt allerdings im Nahrungsmittelgebiet. Das Cetylsulfonat einer dieser Emulgatoren dient außerdem als Schaummittel in Zahnpasten und als Blutstillungsmittel in Verbandstoffen. Eine eingehende Broschüre des einen von uns[2] unterrichtet über den klinischen Einsatz der Produkte, die durch Schmelzen von 10—30 Teilen des Wachses und Kaltrühren mit 70—90 Teilen Wasser bereitet werden. 5—20% Cetiol verbessern die Eigenschaften dieser Salben.

Cefatin (Tempelhof) besteht nach WOJAHN aus einem Gemisch von Fettalkoholen, Fettsäuren, Polyaminoalkoholen, ergibt Öl-Wasser-Emulsionen und ist wachsartig. Die geringe Oberflächenspannung erleichtert nach JOSEPH[3] das Eindringen in die Zellen und Gewebespalten. Die Verarbeitung des Cefatin erfolgt auf warmem Wege.

Cefatinsalben sollen nach GROSSMANN und SIMON[4] nicht mehr als das $2^1/_2$—3fache des Fettgewichtes an Wasser enthalten. Cefatin wird geschmolzen und dann in flüssigem Zustand emulgiert, da es bei Zimmertemperatur die Konsistenz von Bienenwachs besitzt. Cefatin-, insbesondere Ricinusöl-Cefatin-Salben sind cremeartig und haben in der Kosmetik eine gewisse Verbreitung[5].

Tegin der Goldschmidt A.G., Essen, besteht nach einigen Autoren aus Kaliumstearat, Glycerinmonostearat und Glycerindistearat und ist eine wachsartig aussehende Substanz, die von SALMONY[6] eingehend untersucht wurde; sie schmilzt bei 57°. Tegin (10—15%) wird mit den Fetten oder Kohlenwasserstoffen sowie dem Wasser zusammen geschmolzen, aufgekocht und dann kaltgerührt. So entsteht z. B. schon eine Salbe, wenn man einen Teil Tegin mit 9 Teilen Wasser bei 70° schüt-

---

[1] BAUMANN: Seifensieder-Ztg **1942**, 5. 79; Apoth. Ztg **82**, 2 (1944).
[2] SCHMIDT-LA BAUME: Die Öl-Wasser-Emulsionen. Verlag Hirzel 1943.
[3] JOSEPH: Dermat. Wschr. **1934**, Nr 40.
[4] GROSSMANN u. SIMON: Med. Welt **1935**, Nr 32.
[5] Notiz in Pharmaz. Ztg **82**, 1077 (1935).
[6] SALMONY: Chem.-techn. Rdtch. **1931**, Nr 12.

telt. Die Teginsalben vertragen Zusätze von Teer, Menthol, Schwefel, nicht aber die Einarbeitung von wasserlöslichen Salzen und Säuren sowie von Zinkoxyd, an dessen Stelle Titandioxyd verwendet werden muß.

Das saure **Tegacid** ist Tegin mit Sapaminphosphat als Emulgator. SCHRADER und MARCHIONINI[1] haben damit eine saure Creme zur Behandlung der Seborrhöe ausgearbeitet, das Aciderm vom p_H 2,3 bzw. 4,6.

Ähnliche Produkte sind die amerikanischen Emulgatoren Glycomine und Glycopone und der holländische P- u. S-Emulgator. Die Monoglyceride geben wasserlösliche Salben. COR und GOEDRICH[2] schlagen ein derartiges Produkt aus Monostearat 10 g, Glycerin 25 g, Bentonit 2 g und Wasser 63 g vor. Der Bentonit wird angeteigt und mit dem im Glycerin gelösten Stearat vermengt.

Die Partialglyceride, wie Monoglyceride, sind je nach ihrer Beziehung zu der Fettphase der Salbe gute oder schlechte Emulgatoren. Höhere Fettsäuren emulgieren besser als kurzkettige; bei ungesättigten Fettsäuren trifft dies aber nicht zu, die sterische Konfiguration und die Molekulargröße haben auch hier Einfluß, so daß ungesättigte Monoglyceride, wie Monolaurin, gute, Diglyceride für Vaselin schlechte Emulgatoren sind (MÜHLEMANN)[3].

Sapamine (Ciba, Basel) sind Salze des Diäthylaminoäthyloleylamids oder des Stearylamids. Sie haben seifenartigen Charakter und sind gute Öl-in-Wasser-Emulgatoren. Sapaminphosphat ist der Emulgator des Tegacids. Sapaminemulsionen sind sauer, in saurem Medium haltbar und abwaschbar. KAISER und EGGENSBERGER[4] haben die Sapaminemulsionen der Pharmazie erschlossen, nachdem sie in die Kosmetik schon Eingang gefunden hatten. Jodkalisalbe und weiße Präcipitatsalbe waren gut und verfärbten sich beim Lagern. Bei solchen Versuchen muß ein sehr wichtiger Punkt bedacht werden. Die Sapamine geben Öl-in-Wasser-Emulsionen, die Präcipitatsalbe DAB 6 enthält wenig Wasser, die Jodkalisalbe ist eine Wasser-in-Öl-Emulsion. Der Ersatz derartiger altbekannter Salben durch Sapaminemulsionen ändert die Zusammensetzung und Wirkung der Präparate, ein Umstand, der bei vielen Salben nicht unberücksichtigt bleiben darf. Daher sind solche Versuche erst dann wertvoll, wenn sie nicht nur pharmazeutisch, sondern auch dermatologisch durchgearbeitet werden.

Zu den besten Emulgatoren der Technik gehören die Fettalkoholsulfonate, Fettsäurekondensationsprodukte, Amine, Eiweißkondensate, Wasch- und Netzmittel der Textilindustrie. *Satina* und *Praecutan* haben als Wasch- und Badezusätze schon Eingang in die Dermatologie gefunden. Als Salbenemulgator sind bei uns nur die Sulfonate, die in den Lanettewachsen enthalten sind, angeführt. Andere werden aber sicher folgen, sofern es die Patentlage gestattet. Eiweißkondensate (Satina) scheinen bereits in der Satinacreme, deren Deklaration aller-

---

[1] SCHRADER u. MARCHIONINI: Dtsch. med. Wschr. **1934**, 25.
[2] COR u. GOEDRICH: J. amer. pharmaceut. Assoc. Tract. Pharm. I, 5 (1940).
[3] MÜHLEMANN: Pharm. acta helvetica **15**, 1, 2, 3 (1940).
[4] KAISER u. EGGENSBERGER: Pharmaz. Ztg **1932**, 898.

dings keine genauen Schlüsse zuläßt, enthalten zu sein. Das Amer.
Pat. 2173203 schützt Produkte aus einem wasserlöslichen Salz eines
Schwefelsäureesters einer aliphatischen Polyoxyverbindung, deren eine
OH-Gruppe mit einer langkettigen Fettsäure verestert ist, also Sub-
stanzen, von deren Harmlosigkeit wir noch nicht völlig, wenn auch
weitgehend, überzeugt sind (eigene Versuche).

Die in der Kosmetik viel gebrauchten **Triäthanolaminseifen** sind gute,
ja sogar bessere Emulgatoren als Na- oder NH_3-Seifen zur Herstellung
von Öl-in-Wasser-Emulsionen, deren Verwendung in der Dermatologie
MUMFORD[1] bespricht, aber nicht empfiehlt, da er, wie auch RAY und
BLANC[2], Reizungen beobachtete. ANGELO[3] stellte fest, daß Triäthanol-
stearat sehr gute Cremes liefert. Man mischt das Stearat, ein Pulver,
mit Wasser oder Glycerin und erhitzt zum Schmelzen, anschließend
rührt man kalt und erhält so eine brauchbare Salbe. Nach MALANGEAU[4]
bewährt sich eine Salbe aus 100 g Stearinsäure, 25 g Triäthanolamin,
100 g emulgierender Ester und 775 g Wasser besonders. Der Ester ist
ein Gemisch von 5—10 Teilen Diäthanolaminstearat und 90—95 Teilen
Diäthylenglycolmonostearat. Man erhitzt das Amin mit der doppelten
Menge Wasser auf 80° und fügt diese Mischung unter Rühren einem
gleichwarmen Gemenge der Säure mit dem Ester und dem Wasser zu.
Nach dem Erkalten bildet sich eine homogene Creme, deren Verträglichkeit anscheinend nicht geprüft wurde. Derartige Produkte müssen mit
Nipagin oder Fettabacterin H (BELANI[5]) steril gehalten werden.

Das technische Triäthanolamin, eine Mischung von Mono- und Triäthanolamin, bildet nur mit Fettsäuren Seife, ist aber nicht in der Lage,
Glyceride zu spalten. Die Verseifung wird durch Einrühren der Base in
die — wenn nötig — geschmolzenen Säuren vorgenommen. Nach dem
Amer. P. 2 129836 kann man ein Gemisch aus einer Fettsäure, Triäthanolamin und z. B. Vaselin als Emulsionsgrundlage aufbewahren.
Mit Wasser verdünnt bildet die Mischung dann sofort eine brauchbare
kosmetische Salbe. Näheres über Triäthanolamin in F. FISCHERS Broschüre: „Das Triäthanolamin und andere Äthanolamine, ihre Eigenschaften und vielseitige Verwendung." Berlin: Allg. Industrie-Verlag.

Nach FIERO[6] sind die *Isopropanolamine* dem Triäthanolamin gleichwertig oder überlegen.

Trigamine der Glyco Products Co. ist technisches Triäthanolamin.

Morpholin (Diäthanolaminanhydrid) — Fettsäureester und die Ester
der Sebacinsäure (Octan-1, 8-dicarbonsäure), wie Triäthanolaminseba-
cinat, sowie das Diäthylenglykolmyristinat sind Öl-Wasser-Emulgatoren, die in der Kosmetik Bedeutung besitzen oder zu anderen Zwecken
verwendet werden. Zur pharmazeutischen Salbenherstellung werden sie
unseres Wissens bisher nicht gebraucht.

---

[1] MUMFORD: Brit. J. Dermat. **50**, 540 (1938).
[2] RAY u. BLANC: Arch. of Dermat. **42**, 285 (1941).
[3] ANGELO: Boll. chim. farm. **78**, 92 (1939).
[4] MALANGEAU: J. Pharmacie **1942**, II, 263.
[5] BELANI: Fette u. Seifen **47**, 542 1940).
[6] FIERO: Chem. Abstr. **34**, 6 (1940).

BIEDEBACH und WEIGAND[1] haben mit Piperazin und Ölsäure Öl-Wasser-Emulsionen hergestellt, die als Salben Verwendung finden können. Ob sie jedoch wirtschaftliche Bedeutung erlangen, sei dahingestellt.

Cremor (Fresenius), eine stark wasserhaltige Öl-Wasser-Emulsion, enthält als wirksamen Bestandteil Stearinseife.

Macremal (derselben Firma) enthält neben Cetaceum, Cetosan und Wasser Stearinseife als Emulgator (HERXHEIMER[2]).

Ebaga enthält als Fettkomponente Paraffinöl und als Emulgatoren stearin- und palmitinsaures Kalium.

Unguentum stearini ist eine Emulsion von Stearinsäure und Cetaceum in glycerinhaltigem Wasser. Emulgator ist auch hier Kaliumstearat. Das Cetaceum kann durch Paraffinöl ersetzt werden. Das Glycerin ist entbehrlich, wenn statt Kalium- Triäthanolaminseife verwendet wird (NÉMEDY[3]).

Wie schon bei der Besprechung der Lanettewachse erwähnt, sind die Öl-Wasser-Emulsionen gut geeignet, in der Kriegszeit „Fett" einzusparen. Bei uns arbeitet man mit Lanettewachs. In Frankreich werden von GATÉ[4] und Mitarbeitern drei ähnliche Produkte empfohlen, nämlich *Triétine*, eine Stearatcreme, die nur beschränkt anwendbar ist, Cétaline, eine Mischung von Stearinsäure, Glycerinstearat und einem Abkömmling der Ricinolsäure als Emulgator. Dieses Produkt, das wohl ein Sulfonat enthält, scheint also eine Kombination der Eigenschaften von Tegin und Lanettewachs aufzuweisen. Ähnlich scheint auch Sédetine beschaffen zu sein, ein Analogon zu Cétaline, das aber an Stelle des Ricinolsulfonates Laurylsulfonat enthält.

Die **Adulsion** (Bayer), eine Tylose, quillt, wenn man 4—7 Teile mit 96—93 Teilen heißen Wassers übergießt, zu einem vaselinartigen Schleim auf. Er kann für sich allein als Trockensalbe verwendet werden oder bildet, mit Cellophan überdeckt, eineArt feuchter Kammer (STÖHR[5]). Mischt man in der Reibschale dem Schleim Vaselin zu, so erhält man eine Öl-in-Wasser-Emulsion. Verwendet man aber statt Vaselin ein Gemisch von Kohlenwasserstoffen und 10 Teilen Wollfett und trägt den Schleim portionsweise unter Reiben in die fette Salbe ein, so gelingt es meist, eine Wasser-in-Öl-Emulsion herzustellen. Beide Typen werden zweckmäßig noch homogenisiert. Dies gelingt leicht mit auf dem Düsenprinzip arbeitenden Maschinen, nicht aber mit einem Dreiwalzenwerk. Die Produkte sind pharmazeutisch sehr aussichtsreich und in der Lage, Vaselin weitgehend einzusparen. DULTZ[6] gibt eine Reihe derartiger Präparate an. Gute Erfahrungen mit Tylose wurden in England gemacht. BAMBER[7] und SOULSBY[8] berichten darüber. STÖHR empfiehlt insbeson-

---

[1] BIEDEBACH u. WEIGAND: Arch. Pharmaz. **279**, 3 (1941).
[2] HERXHEIMER: Münch. med. Wschr. **1932**, 47.
[3] NÉMEDY: Ber. ung. pharmaz. Ges. **17**, 533 (1942).
[4] GATÉ, CUILLEROT u. BIZEAU: Ann. de Dermat. 8, 1, 362 (1941).
[5] STÖHR: Chirurg **1940**, 15, 444.
[6] DULTZ: Dtsch. Apoth.-Ztg **1940**, 69, 524.
[7] BAMBER: Brit. J. Dermat. **52**, 21 (1940).
[8] SOULSBY: Brit. J. Dermat. **52**, 25 (1940).

dere Zinkpasten, Pellidol-, Perubalsam-, Silbernitrat- und Lebertransalben auf Adulsionsbasis; Tanninsalben lassen sich mit der Adulsion
nicht herstellen, wohl aber mit Tylose KN 25 und KNGOO. Weitere
Adulsionssalben hat der eine von uns mit L. MARKERT und L. MAR-
KERT[1] allein ausgearbeitet.

Milch- bzw. Sahnesalben werden nur selten verwendet und wären
frisch zu bereiten. Die in der Pharmaz. Ztg[2] angegebenen Mischungen
verdienen den Namen nicht; sie sind bestenfalls butterfetthaltige Cremes,
denn ein Rezept

Paraffin	24,0		Lanolin	10,0
Walrat	60,0		Ol. Cacao	15,0
Ol. Ricini	70,0	oder	Sahne	30,0
Sahne	300,0		Cera alba	22,0
Cera alba	90,0		Aqua	20,0
Wollfett	58,0			

ergibt ein Gemisch, das mit Sahne nur wenig mehr zu tun hat. Nach
dem Streit der gegensätzlich wirkenden Emulgatoren wird wahrscheinlich eine Salbe entstehen, die nicht mehr eine Öl-in-Wasser-, sondern
eine Wasser-in-Öl-Emulsion darstellt, oder ein Mischtyp. Sahne ist das
jedenfalls nicht, auch nicht, wenn Paraffin und Wachs wegbleiben.

Eine Öl-in-Wasser-Emulsion stellt auch die von C. P. UNNA im Jahre
1895 empfohlene *Caseinsalbe* dar, eine Mischung von Casein 14, Alkali
0,43, Glycerin 7,0, Vaselin 21,0, Acid. carbolic. 0,5, Zinc. oxydat. 0,5,
Aqua dest. ad 100. Sie ergibt eine äußerst feine Emulsion, die sich mit
Säuren und Kalksalzen aber nicht verträgt, weil dadurch das Casein
ausgefällt wird. Sie trocknet auf der Haut in wenigen Minuten zu einem
schützenden Film ein, ist also die erste Trockensalbe. Eine solche Salbe
scheint auch die Neopansalbe zu sein, die als Wirkstoffe ätherische Öle
enthält.

MUMFORD[3] hat eine Salbengrundlage aus 3 Teilen Paraffin liqu.,
3 Teilen Vaselin, 2 Teilen Hexa- und Octodecylalkohol, die 10% ihrer
Phosphorsäureester enthält, beschrieben; sie ist reizlos, stabil gegen
zugesetzte Medikamente und kann durch Wasser- oder Ölzusatz variiert
werden.

Na-Alginat wurde von MILNE[4] empfohlen. Es ist ein braunes Pulver,
das sich in Wasser löst und in Gegenwart von Calciumsalzen geliert.

Eigelb und Eiklar spielen als Emulgatoren nur eine geringe Rolle
in der Salbenherstellung. Die besten Präparate würden durch einen
Zusatz von 4% Eiklar oder 10% Eigelb erhalten werden. Alkalibehandel-
tes Casein hingegen erreicht derartige Effekte schon in einer Konzentration von 1% und säurebehandeltes bei 3,5%. Die Salben werden
mayonnaiseartig (KOSIN[5]).

Recht gute Erfahrungen haben wir mit Milei-Vaselin-Salben gemacht. Nimmt man wäßrige Quellungen von Milei (für Mayonnaisen)

---

[1] v. CZETSCH-LINDENWALD u. L. MARKERT: Südd. Apoth.-Ztg **1940**, 28. —
L. MARKERT: Südd. Apoth.-Ztg **1942**, 15/16.
[2] Notiz in Pharmaz. Ztg **1936**, 8, 123.
[3] MUMFORD: Brit. J. Dermat. **50**, 540 (1938).
[4] MILNE: Chem. Trade J. **108**, 152—153, 2808 (1941).
[5] KOSIN: *Vopr. Pitanija* 7, 81 (1938).

und emulgiert damit Vaselin, so erhält man Emulsionen, die mit Leichtigkeit mit der Haut emulgieren und doch keinen fettigen Rückstand hinterlassen. Verwendet man die Creme in großem Überschuß, so bilden sich auf der Haut schmutzabhebende Krümel, man erhält eine „Vanishingcreme".

Natriumcaseinat schlägt GELLEROWA[1] als Öl-Wasser-Emulgator vor. Sie erhitzt 1 Teil Casein mit 4 Teilen 1proz. wäßriger Natriumbicarbonatlösung so lange auf dem Wasserbad, bis eine leimartige klare Lösung entstanden ist.

Erwähnt seien noch die Alkalien, die man früher für Emulgatoren hielt. Sie bilden aber nur mit freien Fettsäuren Seifen, und diese wirken emulgierend. Man kann daher nur Fette, aber nicht Vaselin damit emulgieren; da ein Überschuß der Alkalien zudem schadet, sind sie als Emulgatoren im engeren Sinne verschwunden. Auch Emulgade F (Dehydag), der Emulgator 157 (Goldschmidt) sowie die PF-Grundlage (Tempelhof) müssen erwähnt werden, Präparate, die schöne Öl-Wasser-Emulsionen ergeben, aber nicht so sehr zur Herstellung von Salben, als vorwiegend zur Verarbeitung in flüssige Cremes und milchartige Produkte empfohlen werden. Emulgade F wird auch dort mit Erfolg eingesetzt, wo es sich darum handelt, in Öl-Wasser-Emulsionen höheren Fettgehalt und größere Mengen Elektrolyte unterzubringen.

MONCORPS hat festgestellt, daß die Salicylsäure aus Öl-Wasser-Emulsionen weitaus am intensivsten von der gesunden Haut aufgenommen wird. Schwefel, ein Körper, der sich besser in Öl löst als in Wasser, wurde jedoch nur schlecht resorbiert. Mit wasserlöslichen Medikamenten wird man auf der geschädigten Haut eine intensive und rasche, durch die Ölkomponente aber gemilderte Wirkung erreichen. Öllösliche Körper hingegen werden in diesem Emulsionstyp spät und schwach und oberflächlich wirken. Über die Öl-Wasser-Emulsionen liegt also bereits umfangreiches Material vor. Trotzdem gelingt es immer wieder „Erfindern", auf mehr oder minder neue Kombinationen Patente zu erhalten. So schützt z. B. das franz. Pat. 872577 eine Creme aus Lanolin, Stearin, Glycerin und Triäthanolamin! Derartiger Unfug belastet die Wirtschaft, und es fehlt solchen „Erfindungen" jedes Niveau. Man wird derartige Erfindungen durch Einspruch bekämpfen müssen.

Bei allen Öl-Wasser-Emulsionen muß das Austrocknen beim Lagern vermieden werden. Wenn keine luftdichten Gefäße oder Tuben zur Verfügung stehen, so sollte wenigstens die Oberfläche der Emulsionen durch ein Papierblatt (Pergament) bedeckt werden, denn die Membran, die sich z. B. auf unsachgemäß verpackten Lanettewachs-N-Salben bildet, ist zwar ein guter Austrocknungsschutz, sieht aber nicht gut aus.

Zusammenfassung. Öl-in-Wasser- und Wasser-in-Öl-Emulsionen sind unentbehrliche Salbengrundlagen. In welchem Falle der eine, in welchem der andere Typ die optimale Grundlage darstellt, wann wir Fette und wann wir Paraffinkohlenwasserstoffe emulgieren müssen, entscheidet das zugefügte Medikament und die Indikation, bei der die Salbe an-

---

[1] GELLEROWA: Pharmaz. J. (russ.) **12**, 22 (1939)

gewendet werden soll. Zwischen Emulsionen und Lösungen sind prinzipiell Unterschiede vorhanden. Lebertran kann man mit Vaselin-Lanolin nicht emulgieren, wohl aber in diesem Gemisch lösen. Diese Lösung wird von der Haut fester gehalten als das Öl allein, da letzteres abtropfen würde. Daher ist intensivere Wirkung zu erwarten, nicht durch die Emulgierung, wie BAMBERGER[1] annimmt.

Die Emulsionssalben der Pharmazie brauchen im allgemeinen nicht mehr Wasser als 50% des Endgewichtes aufzunehmen. Grundstoffe mit WZ. von über 100 geben einen erwünschten Spielraum. Das hohe Wasseraufnahmevermögen derartiger Salben bringt therapeutisch aber keine Vorteile. Auch in der Kosmetik machen sich Bestrebungen gegen den Ehrgeiz mancher Hersteller, in die Creme möglichst viel Wasser hineinzupumpen, bemerkbar (AUGUSTIN[2]). Die Ansicht, daß besonders wasserreiche Salben auch eine besonders große Resorption gewährleisten, beruht auf einem Irrtum. Sie verschwinden gut in der Haut, sofern der Emulgator noch aktiv und nicht restlos beansprucht ist. Sie gewährleisten aber keine besonders gute Resorption.

e) Mischtypen von Öl-Wasser- und von Wasser-Öl-Emulsionen.

Diese treten dann auf, wenn die Emulsion zum Umschlagen neigt. Verrührt man 0,15 ccm einer in der Hitze bereiteten klaren 1 proz. Kaliumstearatlösung mit 5 ccm Olivenöl, so entsteht bei langsamem Zureiben von 5 ccm Wasser eine ziemlich unbeständige Emulsion von Wasser-in-Öl. Gibt man nun langsam weitere Kaliumstearatlösung hinzu, so beginnt zwischen 0,6 und 0,9 ccm die Emulsion sich teilweise zu entmischen. Das frei werdende Öl emulgiert sich jetzt in Form größerer Kügelchen im Wasser. Prüft man die Emulsion nach der auf S. 31 geschilderten Methode mit Methylenblaulösung 1 : 100000, so zeigt sich, daß die Öltröpfchen immer noch reichlich Wasser in sich schließen. Es liegt also eine Doppelemulsion vor. Fügt man weitere 0,5 ccm der Kaliumstearatlösung zu, so bildet sich beim Verrühren eine Öl-Wasser-Emulsion.

f) Aussehen der Emulsionen.

Über die Theorie und die Herstellung der Emulsionssalben ist bereits so viel Literatur vorhanden, daß wir uns auf die schönen Ausführungen von KERN in seinem Buche beschränken können. Wir möchten nur ihr Aussehen in Erinnerung bringen, insbesondere das mikroskopische, denn die makroskopischen Bilder sind bekannt.

Die Emulsionen mit 2 flüssigen Phasen, die dem Apotheker geläufiger sind, stellen infolge der Oberflächenspannung das bekannte regelmäßige Mosaik von Kugeln der inneren Phase, die in der äußeren schweben, dar (Abb. 3). Die Größe der Kugeln schwankt je nach der Verarbeitung, dem Emulgator und den sonstigen Eigenschaften der beiden Phasen.

---

[1] BAMBERGER: Dermat. Wschr. **1936**, 28.
[2] AUGUSTIN: Seifensieder-Ztg **1937**, 8.

Außer den in Salben meist vorkommenden wasserhaltigen Emulsionen, deren eine Phase eben Wasser ist, gibt es noch andere; von den Metall-in-Fett-Emulsionen ist uns die graue Salbe geläufig. Auch der Seifenschaum ist eigentlich eine Emulsion vom Typ Gas-in-Wasser.

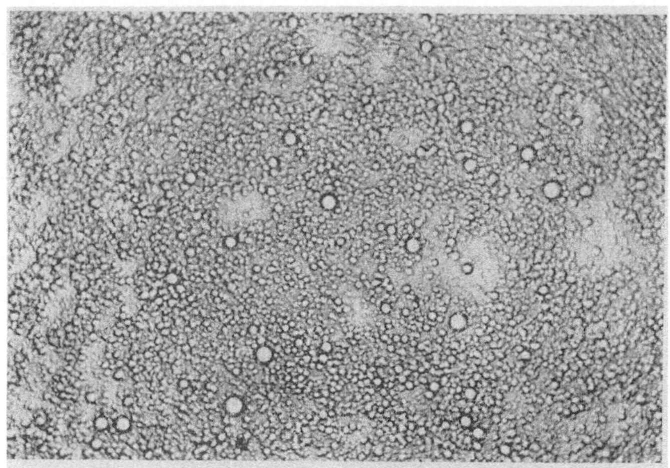

Abb. 3. Flüssige Öl-in-Wasser-Emulsion nach Art der flüssigen Hautcremes. (Handanreibung.) (Vergr. 1:300.)

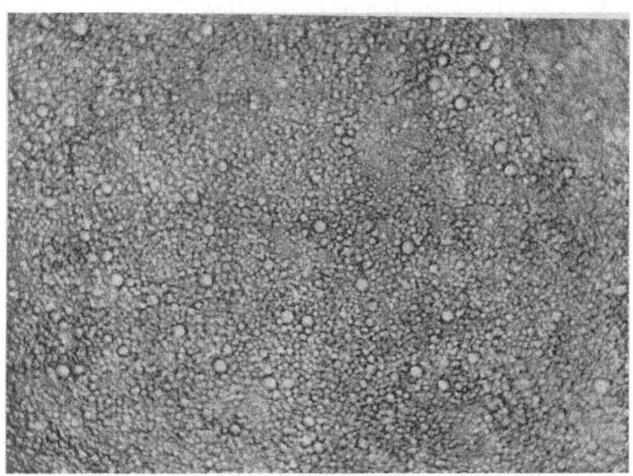

Abb. 4. Salbenartige Wasser-in-Öl-Emulsion. Die innere wäßrige Phase hat die Kugelform nahezu immer bewahrt. (Handanreibung.) (Vergr. 1:300.)

Bei den Salbenemulsionen ist ein Bestandteil, das Fett, annähernd fest (Abb. 4). Wir erhalten daher im mikroskopischen Bild oft nicht mehr kugelige Gebilde; sie sind vielmehr in manchen Fällen verrieben, zerquetscht, und ein Ungt. molle (Abb. 5) sieht im Mikroskop nicht immer wie ein Mosaik runder Steinchen, sondern oft wie ein aus sehr feinen Teilen bestehender Preßkork aus. Zwischen dieser Form und gröberen Verreibungen bestehen zahllose Übergänge und Mischformen, je nachdem man maschinelle Hilfsmittel heranzieht oder nur einfache Handanreibungen im Mörser vorliegen.

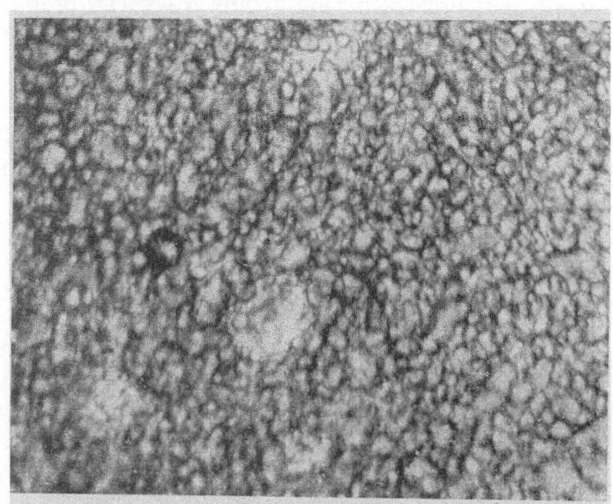

Abb. 5. Die fein verteilte helle Wasserphase ist von dunkelgefärbtem Öl umgeben. (Handanreibung.) Ungt. molle. (Vergr. 1:300.)

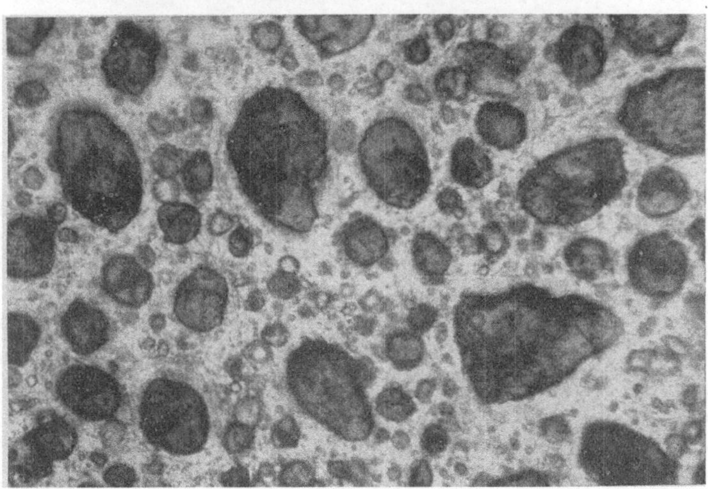

Abb. 6. Die dunkelgefärbten Fettbrocken sind vom hellen Wasser umgeben. Die Kugelform ist annähernd erhalten. (Handanreibung.) Öl-in-Wasser-Emulsion. (Vergr. 1:300.)

Dasselbe finden wir bei den Öl-in-Wasser-Emulsionen, die bei der Verarbeitung im Mörser überhaupt nur in Ausnahmefällen feine Verreibungen ergeben. Sie sind, insbesondere wenn sie hochschmelzende Fette enthalten und nur im Mörser verrieben werden, schon makroskopisch grießig. Im Mikroskop zeigt sich ein grob disperses Gemenge

(Abb. 6), das aber trotzdem eine bei bescheideneren Ansprüchen noch brauchbare Emulsion darstellt.

Pseudoemulsionen vom Wasser-in-Öl-Typ, wie das Ungt. leniens, halten nur infolge der Viscosität der äußeren Fettphase zusammen. Im Mikrobild zeigen sie sehr unregelmäßig große Wassertropfen im Fett verteilt (Abb. 7). Man sieht einer solchen Emulsion die Tendenz zur Entmischung schon von außen an.

Sehr wasserreiche Wasser-in-Öl-Emulsionen können geradezu das Aussehen von mit Wasser gefüllten Bienenwaben besitzen. Auf der Haut verhalten sie sich, sofern sie bis zur äußersten Grenze mit Wasser gefüllt sind, ähnlich den unstabilen Emulsionen.

Aus der Güte eines Emulgators Schlüsse zu ziehen, ob diese oder jene Substanz in einem bestimmten Falle besonders am Platze ist,

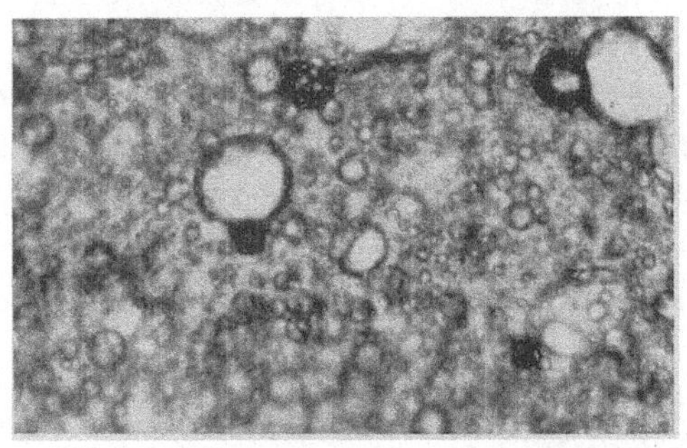

Abb. 7. Helle Wassertropfen verschiedener Größe im Fett.
Infolge der Lichtbrechung fast schwarze Luftblasen.
Ungt. leniens. (Vergr. 1:300.)

kann nicht gewagt werden. Dies läßt sich wohl nur aus der Erfahrung heraus ermöglichen, denn alle die Trübungsmessungen und sonstigen Möglichkeiten zur Testung kommen für das Milieu „Haut" nicht in Frage. Man muß probieren, vergleichen. Anhaltspunkte gibt nach SCHMALFUSS[1] das Verhalten von Schäumen, denen die zu prüfende Substanz zugefügt wurde. Ein Öl-in-Wasser-Emulgator, der in kleinen Mengen den Schaum „standfest" macht und das Platzen der Blasen verhindert, ist für die Cremeherstellung gut geeignet. Ein Wasser-in-Öl-Emulgator hingegen, der den Schaum schon in kleinsten Mengen zerstört, ist als Salbenbestandteil geeigneter als ein solcher, der dies erst in größeren Mengen zustande bringt.

Für die klinische Verwendung von Öl-Wasser-Emulsionen mag ihre kühlende Komponente bei entzündlichen Veränderungen der Haut angezeigt sein, während Wasser-Öl-Emulsionen bei chronischen Affekten reine Fettsalben ersetzen können.

Es ist unzweckmäßig, Wasser-Öl- und Öl-Wasser-Emulgatoren gleichzeitig zu verarbeiten, da sie sich gegenseitig in ihrer Wirkung aufheben.

---

[1] SCHMALFUSS: Fette u. Seifen 1940, 11, 526.

Dieser Satz gilt natürlich nur für echte, also oberflächenaktive Öl-Wasser-Emulgatoren. Pseudoemulgatoren, etwa Schleime und Tylose, die nur auf Grund ihrer Viscosität Emulsionen (Pseudo- oder Quasiemulsionen) bilden, können ohne weiteres z. B. mit Wollfett zusammen verarbeitet werden. Man stellt in solchen Fällen zuerst den Schleim her und arbeitet ihn dann in das Wollfett ein.

Derartige Mischungen werden von der Beo Petri A. G. in Wiesbaden in einer Patentanmeldung beschrieben. Es müßte unseres Erachtens erst bewiesen werden, daß sie besonders gute therapeutische Erfolge erbringen.

Temperaturempfindlichkeit der Emulsionen. Manche ätherische Öle und Elektrolyte haben die unerwünschte Eigenschaft, Emulsionen zu zerstören. Wir werden ferner noch sehen, daß Emulsionen häufig durch Zusätze von Emulgatoren des entgegengesetzten Typs ungünstig beeinflußt werden. Außer hierdurch kann eine Emulsion auch durch Temperatureinwirkung zerstört werden. In den kalten Wintern der Jahre 1939—1941 gingen viele Hautcremes beim Versand und bei der Lagerung unter extrem niederen Temperaturen auseinander. Welche Temperaturen kritisch zu werten sind und welche Emulsionsformen besonders empfindlich sind, ist bisher unseres Wissens nicht festgestellt worden, so daß Versuche mit Emulsionen beider Typen angebracht erschienen.

Bei ihrer Durchführung wurden die Prüfungsprodukte im Thermostaten bzw. in Kältekammern bei genau festgelegten Temperaturen 24 Stunden lang verwahrt und im Anschluß daran, evtl. nach erfolgtem Auftauen, untersucht. Zur Kenntlichmachung der Wasserphase und der ausgeschiedenen Wassermengen war das Wasser vor der Emulgierung mit Methylenblau gefärbt worden.

Die Öl-in-Wasser-Emulsionen erwiesen sich als weitaus stabiler als der umgekehrte Typ. Wir prüften bei $-70°$, $-20°$, $-5°$, $0°$, $+5°$, $+20°$, $+37°$, $+42°$, $+50°$, $+60°$ und $+70°$ und stellten fest, daß z. B. Eiweiß-, Stearat- und Lanettewachssalben erst bei $+70°$ und darüber auseinandergehen. Gegen tiefe Temperaturen sind sie unempfindlich. Sie frieren zu harten marmorartigen Massen ein und tauen ohne Zerstörung wieder auf.

Die Wasser-Öl-Emulsionen reichen in ihrer Beständigkeit an den umgekehrten Typ leider vielfach nicht heran. Es gibt natürlich Ausnahmen, wie z. B. Eucerin cum aqua, das sogar bei 100 Grad nicht zerstört wird. Wir prüften Wollfett und zahlreiche nicht im Handel erhältliche Gemischemulgatoren, die ihr hohes Wasseraufnahmevermögen z. B. aliphatischen Alkoholen verdanken. Die Wasserzahlen dreier dieser Prüfungsprodukte bewegten sich innerhalb sehr weiter Grenzen (siehe Kurven auf S. 36). Belastet man nun den Emulgator voll, d. h. nützt man seine Emulgierfähigkeit voll aus, so ist diese Emulsion in den meisten Fällen schon bei Zimmertemperatur recht empfindlich und scheidet, wenn auch nur kleinere Mengen, Wasser aus. Der Emulgator II z. B. nimmt 500% Wasser auf und scheidet innerhalb einer Woche 10% wieder aus. Belastet man den Emulgator nur halb, gibt also nicht die volle Wassermenge, sondern nur die Hälfte zu, so erhält man bei Zimmertemperatur völlig stabile Emulsionen, die sich nur bei bestimmten kritischen Temperaturen trennen. *Je weniger die Emulgierkraft ausgenützt ist, um so stabiler sind die Emulsionen.* Die kritischen Temperaturen sind $+ 4°$, der Schmelzpunkt, $+ 40°$ und Temperaturen unter null Grad. Die meisten der von uns geprüften Wasser-Öl-Emulsionen zersetzen sich oberhalb $40°$ ziemlich schnell; durch Kniffe, wie Cetylalkoholzusatz oder nur geringen Wasserzusatz, kann die kritische Temperatur bis auf $60°$ hinaufgedrückt werden. In unseren Breiten dürfte sich dies aber meist erübrigen. Es ist ja selbstverständlich, daß eine Salbe nicht bei höheren Temperaturen als beim Schmelzpunkt der Fettkomponente gelagert werden darf. Bei $+ 4°$ waren insbesondere die Wollfettsalben mit Wasserzusatz zum Teil entmischt; man kann sie leicht wieder zusammenrühren. Plötzlich auf null Grad abgekühlte Salben hielten eigentümlicherweise der Entmischungstendenz in allen Fällen stand. Unter null Grad gefriert das Wasser und sprengt die Emulgatorhülle, die bei dieser Temperatur nicht mehr genügend schmiegsam ist, um der Ausdehnungstendenz der Eiskristalle standzuhalten. Plötzliches Abkühlen schadet weniger als allmähliches, eine Tatsache, die wir beim Tiefkühlen von Obst und Gemüse ja auch beobachten können. Andere Emulsionen wiederum waren nur bei Zimmertemperatur haltbar und entmischten sich bei *jeder* Wärmezu- oder -abfuhr. Manche technisch verwendete Wasser-Öl-Emulsionen sind andrerseits sogar kochbeständig (Schmiermittelemulsionen).

Die Temperaturbeständigkeit der Emulsionssalben ist also vorwiegend vom Emulsionstyp abhängig, der Wasser-Öl-Typ ist häufig empfindlicher, bei extrem tiefen und hohen Temperaturen müssen ungeeignete oder überbelastete Emulsionen ausgeschaltet werden. Salben vom Wasser-Öl-Typ werden unempfindlicher, wenn man die Wasseraufnahmefähigkeit nicht voll ausnützt und Cetylalkohol zufügt. Das letztere Verfahren bessert aber nicht immer und oft nur in verschwindend kleinem Maße. Manche Emulgatoren liefern nur bei Zimmertemperatur beständige Wasser-Öl-Emulsionen, andere wieder weitgehend unempfindliche Präparate. Es wird daher in jedem einzelnen Fall eine eingehende Prüfung der Lage nötig sein. In der Salbentherapie ist zwar nicht die Temperaturresistenz nötig, die von Schmiermitteln gefordert wird; aber um die Minimalforderung der Stabilität zwischen $0°$ und $40°$ kommen wir für unser Klima nicht herum.

4. Wasserlösliche Salben, fettfreie Salben und Trockensalben.

Die wasserlöslichen und fettfreien Salben sowie die eintrocknenden salbenartigen Firnisse treten in ihrer Bedeutung hinter den Emulsionen, Fetten und Paraffinkohlenwasserstoffen zurück. Es handelt sich meist um in Wasser gequollene Pflanzenschleime oder um anorganische Pasten und Gallerten, in vielen Fällen also gleichsam um Öl-in-Wasser-Emulsionen ohne Ölzusatz, so daß sich die Indikationen oft überschneiden. Die Öl-in-Wasser-Emulsionen haben ja schon eine gewisse Ähnlichkeit mit den löslichen Salben, denn sie sind bereits mit Wasser verdünnbar, wenn auch nicht klar löslich.

Die älteste Salbe der ersten Gruppe ist das Ungt. glycerini, die *Glycerinsalbe*, die nach dem DAB 6 aus Weizenstärke, Wasser, Glycerin, Weingeist und Tragant bereitet wird und etwas abgeändert als Glycerolatcreme oder mit Zinkoxyd versetzt als Creme Simon auch in der Kosmetik Bedeutung besitzt. Sie war bisher infolge ihrer Wasserlöslichkeit das Mittel der Wahl für Salben für den behaarten Kopf, sofern aus ihr Wirkung des zugefügten Medikamentes zu erwarten ist. Maisstärke ist weniger geeignet als Weizenstärke. Der Tragantzusatz ist notwendig, bleibt er weg, so erhält man unbefriedigende Resultate (ROBERTS[1]). Zu bedenken ist, daß eine 75% Glycerin enthaltende Salbe durch die osmotischen Eigenschaften des Glycerins Reizerscheinungen verursachen kann, so daß Vorsicht bei Wunden und Schleimhäuten am Platze ist. Glycerin ist nicht steril, sondern enthält Sporen. Es muß für bestimmte Zwecke sterilisiert werden.

Man hat versucht, das Glycerin durch Glykol oder andere Körper zu ersetzen. So haben sich die Deutschen Hydrierwerke im D.R.P. 666921 die Verwendung des 1, 5-Pentamethylenglykols schützen lassen. Diese Versuche scheinen pharmazeutisch und dermatologisch mit zufriedenstellendem Erfolg gelungen zu sein. Die Giftigkeit oral applizierter Glykole zeigt sich erst bei Dosen von 10—50 ccm pro kg Ratte (MANCINI[2]), also bei Mengen, die hoch über den durch die Haut hindurchdringenden liegen. Erwähnt sei auch das Carbitol, der Monoäthylester des Diäthylenglykols, das in der Kosmetik von DAVIDSOHN und DAVIDSOHN[3] empfohlen wurde. Nach GROSS[4] ist keine lokale Schädigung oder Nierenreizung durch resorbiertes Glykol zu befürchten. Auch Perkaglycerin, die konzentrierte Lösung von milchsaurem Kalium, ist zur Herstellung von Honiggelees und den Ungt. glycerini analogen Salben geeignet[5]. Sorbitan-Monolaurat und Mannit-Fettsäurederivate sind brauchbar[6], wenn sie auch mehr Emulgatoren als glycerinartige Substanzen sind. Im Inland dürfte Glycerogen der I. G. Farbenindustrie A.G. das beste Glycerinersatzmittel sein (BAUSCHINGER[7]). Es ist ein Gemisch von Glycerin und 2—6wertigen Alkoholen, ein Hydrierspaltprodukt von Kohlehydraten. Verwendungsfähig ist auch Sorbit und insbesondere Sorbitsirup[8], der in Amerika als Glycerinersatz verwendet wird.

---

[1] ROBERTS: Quart. J. pharm. **11**, 18 (1938).

[2] MANCINI: Chem. Abstr. **33**, 3886 (1939).

[3] DAVIDSOHN u. DAVIDSOHN: Riechstoffindustrie u. Kosmetik **1937**, Nr 1.

[4] GROSS, in LEHMANN-FLURY: Toxikologie und Hygiene der technischen Lösungsmittel. Berlin: Springer 1938.

[5] Notiz in der Pharmaz. Ztg **1937**, Nr 44.

[6] Mitteilung in Riechstoffindustrie u. Kosmetik **1939**, Nr 11.

[7] BAUSCHINGER: Fette u. Seifen **48**, 3 (1941).

[8] Amer. Perf. **1940**, Sept.

In neuester Zeit hat die eidgenössische Arzneibuchkommission[1] zum Problem Glycerinersatz Stellung genommen. Sie hält Glykol für unbrauchbar, da es zu giftig sei (per os). Kohlehydrate und Thylosen sind äußerlich mit Beschränkungen brauchbar. Sorbit ist teuer, kann aber äußerlich *und* innerlich verwendet werden. Lactate sind oral gegeben schwach wirksam, Pflanzenschleim schlecht haltbar.

In ihrer Konsistenz sind die Glycerinsalben nicht besonders befriedigend. E. UNNA (im TRUTTWIN) schlägt daher ihre Verbesserung durch Eucerinzusatz vor. Man erhält dadurch eine Emulsion, die günstigere Eigenschaften besitzt, ein Produkt mit mehr salbenartigen Eigenschaften, wogegen das **Glycerolatum aromaticum** (HERXHEIMER) mehr leimartig ist und Aceton sowie Parfüm enthält. Auch ihm können Arzneimittel zugesetzt werden, genau so dem Ungt. solubile (STEFAN) und der Bassorinpaste, modifizierten Glycerinsalben.

In der Kosmetik spielen die Glycerin-Honigcremes nach Art des **Kalodermagelees** eine wichtige Rolle. Es handelt sich nach der Literatur vermutlich um Gelatine-, um Agar-Agar- oder *Tragant*-Glycerin-Gemische. Verschiedene Vorschriften, die derartige Produkte ergeben sollen, sind in den Fachbüchern zu finden. So soll Tragant (etwa 1%) mit Glycerin (etwa 25%) verrieben oder durch Aufkochen im Glycerin zur Lösung gebracht werden. Borax oder Borsäurezusätze scheinen die Haltbarkeit des so gewonnenen Gelees zu erhöhen[1].

Die Tragantsalben haben auch als Massagecremes Verbreitung. Sie enthalten meist Tragacanth. plv., Zinc. oxyd. plv. und Aq. dest. sowie Glycerin. Man bereitet zunächst den Schleim und rührt dann den festen Bestandteil darunter.

Unter den **Gelatinesalben,** für die es verschiedene Vorschriften gibt, ist das Gelatol, das SIEBERT erwähnt[2], zu nennen; es besteht aus Gelatine, Glycerin und Wasser und ist eine Salbengrundlage, ebenso Gelantum. Es ist klar, daß man aus Gelatinesalben auch Pasten herstellen kann. UNNA hat solche Produkte schon 1883 angegeben. Je nach dem Gehalt an Glycerin erhielt er weiche Produkte, harte und Salbenstifte, die er in seiner Monatsschrift für praktische Dermatologie 1883 und später eingehend beschrieb.

Das fettfreie **Physiol A** (Polydyn Werke, Prag) ist nach RAPP ein Carraghen-, nach der Seifensieder-Ztg **1930**, 3 ein Tragantschleim. Es ist mit Wasser leicht abwaschbar und hat gute Schmiereigenschaften. Die Salicylsäure wird aus Physiol etwa so wie aus einem Lanolin-Vaselin-Gemisch resorbiert (MONCORPS). Der Fettzusatz bei Physiol C verbessert die Salicylresorption außerordentlich.

Außer Tragant kommen noch die Schleime von Salep, Cydonia, Eibisch, Lein, Carraghen gelegentlich in diesen Salben als Quellsubstanzen zur Anwendung. So empfiehlt STEIGER[3] einen Schleim aus 20 g Carraghen, 30 g Glycerin, 10 g Argentum proteinicum und 440 g Wasser und

---

[1] Schweiz. Apoth.-Ztg **81**, 44 (1943).
[2] SIEBERT: Handbuch der Haut- und Geschlechtskrankheiten **5** (1), 431. Berlin: Springer 1930.
[3] STEIGER: Schweiz. Apoth.-Ztg **78**, 221 (1940).

eine ähnliche Verarbeitung aus 10 g Tragant, 100 g Glycerin, 35 g Silbereiweiß und 355 g Wasser. Auch Pektine (Hemicellulosen) werden von
Mosig[1] als Grundlagen zu fettfreien Salben und eintrocknenden Firnissen
empfohlen. In derartige Salben kann man auch organische Säuren
einarbeiten, ein Vorzug, da viele Emulsionen sich damit nicht vertragen
und zerfallen. Dazu kommt noch, daß die Pektingallerten die Wundheilung fördern und die Reinigung beschleunigen (Thomson[2]). In diesen
Fällen dürften sie auch angezeigt sein, da sie, „wasserbetont" und nicht
„fettbetont", die Wunden wenig reizen. (Weiteres über Pektine als
Emulgatoren siehe S. 43.)

Alle diese Salbengrundlagen (Glycerinstärkesalben, Tragantsalben,
„Physiol") nehmen beträchtliche Mengen von Quellungswasser auf, sie
vergrößern also ihr Volumen, wenn man sie ins Wasser legt. Sie sind
daher nach Zakarias[4] resorptionsfähig, wogegen dies bei dem nicht-
quellenden Lanolin nicht der Fall sei. Nun enthalten diese Salben, sofern
Fette darin vorhanden sind, diese als Öltröpfchen, als Öl-in-Wasser-
Emulsion. Nach Zakarias[3] Angaben vereinigt eine solche Salbe die
physikalisch-chemischen Eigenschaften der wäßrigen Lösungen mit
denen der fetten Salbengrundlagen. Leider ist dies eine Verallgemeine-
rung, der nicht gefolgt werden kann. Sie stimmt bei der Salicylsäure,
ist aber bei Schwefel unrichtig, denn letzterer wurde nach Moncorps
gerade aus Physiol beinahe am schlechtesten resorbiert. Zudem ist Quell-
fähigkeit mit Resorbierbarkeit noch lange nicht identisch.

Es muß noch berücksichtigt werden, daß diesen wasserhaltigen
Salben vom Hautfett das Eindringen in die tieferen Partien erschwert
wird; es sei denn, bei den zugefügten Medikamenten handelt es sich um
Körper, die infolge ihrer Lipoidlöslichkeit aus der Masse herausgelöst
und in die Tiefe weiterbefördert werden.

Die Wirkung des Glycerins als Bestandteil von Salben ist eigentlich
noch nie zum Studium eingehender Untersuchungen gemacht worden.
Seine Verwendung beruht einerseits auf technischen Vorteilen, die Salben werden durch den Zusatz ansprechender und trocknen nicht aus.
Anderseits hat aber wohl die immer wieder gezeigte, aber noch nie exakt
bewiesene oder erklärte Eigenschaft des Glycerins, die Haut zu glätten,
zu derartigen Kombinationen geführt. Das Toiletteglycerin, das jetzt
als Hautpflegemittel meist abgelehnt wird, hat doch wohl die Eigenschaft, in sonst ganz refraktären Fällen die rauhe Haut zu glätten.
Wahrscheinlich ist dies durch eine vorübergehende Hyperämisierung
bedingt, ferner durch einen Epithelisierungsanreiz auf kleinste Rhagaden.
Natürlich kann Glycerin keine Schutzsalben ersetzen, zumal es bei
längerer Anwendung die Oberhaut sehr weich macht, da es durch seine
Hygroskopizität über das Maß des Erwünschten hinaus zu viel Feuchtig-
keit auf die Hornzellen bringt.

Vielen Schleimsalben gibt man bei der Herstellung Alkohol zu, um
das Klumpen zu verhindern. Der Alkohol geht beim Erwärmen ver-

---

[1] Mosig: Pharmaz. Z.halle Dtschld **1937**, Nr 1, 1.
[2] Thomson: Ind. Med. **7**, 441 (1938); Amer. chem. Abstr. **32**, 22 (1938).
[3] Zakarias: *Handbuch der Haut- und Geschlechtskrankheiten* **5**, 83 (1930).

loren. Nach dem D.R.P. 741651 vergärt man ihn in der Salbe mit Essigsäurebildnern und soll so gut haltbare saure Salben, die auch sonst Vorzüge hätten, erhalten können.

Weitere Möglichkeiten, um fettfreie Salbengrundlagen zu finden, haben PÄSSLER und KÜHL zur Debatte gestellt, indem sie den Quark oder Pflanzeneiweiße, wie Kleber, vorschlugen. Die Eiweißstoffe werden darin durch H_2O_2 sterilisiert und mit 60—70% sterilem Wasser versetzt. Man erhält so eine reizlose, im Hinblick auf ihre therapeutische Verwendung und Wirkung noch nicht näher bekannte Salbengrundlage, die laut D.R.P. 669158, das dem letzteren Autor erteilt wurde, als Bleich- und Reinigungsmittel gute Dienste leistet (s. auch D.R.P. 667409).

Auch Magermilch kann laut Schweiz. P. 200840 Salbenbestandteil, z. B. in Stearatcremes, sein.

SNOEK hat im D.R.P. 696429 Mischungen von Glycerin mit höheren Alkoholen, wie Myristinalkohol, und einen Emulgator, wie Cetylsolfonat, beschrieben. Die salbenartigen Produkte können als Hautpflegemittel verwendet werden. Wir persönlich halten es für einen Unfug, all die möglichen Kombinationen auf dem Salbengebiet zum Patent anzumelden, jedes Glycerinersatzmittel einzureichen. Wenn derartige Patente auch rechtlich durchgehen, so sind sie rein gefühlsmäßig doch abzulehnen.

Eine Mischung von Lecithin- und Cetylalkohol hat sich HIGUTI im jap. Patent 129206 als Hautpflegemittel schützen lassen. Hier gilt wohl auch das oben von SNOEK Gesagte.

Recht gut durchgearbeitet sind von STÖR[1] die **Tylosesalben**, die an andrer Stelle auch schon erwähnt wurden, da sie nicht nur unter den wasserlöslichen oder besser mit Wasser verdünnbaren Salben, sondern auch unter den Emulsionstypen besprochen werden müssen. STÖR hat als Grundlage eine Mischung von 4 Teilen Adulsion mit 96 Teilen Wasser angewandt und diesem Präparat Zinkoxyd, Pellidol, Argentum nitricum, Lebertran und Perubalsam zugefügt. Zur Wundbehandlung eignete sich besonders eine feuchte, durch Cellophan abgedichtete Kammer, unter der die Salbe nicht austrocknete. In der Dermatologie ist die Mischung ebenfalls brauchbar, und zwar überall dort, wo Schüttelmixturen angezeigt sind. Das Austrocknen ist hier unerwünscht. Man wird es daher zweckmäßigerweise durch Zusatz von 10—20% Glycerin verzögern oder verhindern.

Tylosesalben kommen ferner als *Schutzsalben gegen Fettlöser* in Frage, wobei man sich klar sein muß, daß der Schutz nur vorübergehend ist und auch wegen des allerdings durch Zusätze vermeidbaren Abblätterns und Einreißens der Filmschichten nicht vollkommen sein kann.

COR und GOEDRICH[2] beschreiben eine abwaschbare Salbengrundlage, die aus 10 Teilen Glycerinmonostearat, 25 Teilen Glycerin, 2 Teilen Bentonit und 63 Teilen Wasser besteht. Der Bentonit wird angenetzt und dann als Brei auf dem Wasserbad dem Glycerin-Monostearat-Gemisch zugefügt. Man soll in diese Salbe Borsäure, Jod, Schwefel und Jodkali,

---

[1] STÖR: Chirurg **12**, 15 (1940).
[2] COR u. GOEDRICH: J. amer. pharmaceut. Assoc. Pract. pharm. I, 5 (1940).

ohne Zersetzung befürchten zu müssen, einarbeiten können und wird mit dem letzten Präparat nach dem später unter Jodsalben Gesagten sicher Versager erleben, wogegen die anderen Mittel wahrscheinlich wirken werden.

Einen ganz anderen Weg zu fettfreien Grundlagen beschreiten die Hersteller der **Stearatcremes,** Zubereitungen, die auf Grund der Reizlosigkeit des Stearins und ihres Matteffektes als Tagescremes Verbreitung besitzen. Sie gehören nur beschränkt, z. B. als Adeps saponaceus, verseiftes Schweinefett mit Wasser, ferner als Cremor (Fresenius), in die Pharmazie, sie interessieren aber als wichtige Cosmetica. Sie bestehen aus den Alkali- oder Ammonsalzen, vorwiegend der Stearinsäure, freier Stearinsäure, Wasser, Glycerin, evtl. Fettstoffen, und sind Öl-in-Wasser-Emulsionen und im diesbezüglichen Kapitel kurz erwähnt. Sie sind alkalisch, beeinflussen den Säuremantel der Haut manchmal ungünstig, da sie durch dessen Säuren zersetzt werden, ihr System ändern und neutralisieren. Sie können nach MUNFORD dadurch Reizungen verursachen[1]. UNNA meint im TRUTTWIN, daß die Stearinsäure als Hautcosmeticum brauchbar sei, da sie ein Bestandteil des Hautfettes ist. Doch muß dieser Ansicht die Tatsache entgegengehalten werden, daß die freie Säure im Hautfett gegenüber den Estern und Wachsen nicht in wesentlichen Mengen vorhanden ist. Die einseitige Zugabe eines Teiles verbessert daher die Lage weniger als die aller oder der fehlenden Komponenten.

Als Beispiel einer Stearatcreme sei folgende Vorschrift angeführt:

Man schmilzt 150 g Stearin auf dem Wasserbad, erhitzt 150 g Glycerin und 750 g Wasser auf 60°, gibt dann 7,2 g starke Ammoniakflüssigkeit und das geschmolzene Stearin hinzu, rührt gut durch und erhitzt $^1/_2$ Stunde unter öfterem Umrühren auf dem Wasserbade. Man läßt die Mischung 3 Tage stehen und setzt dann Riechstoffe zu[2]. Derartige Verarbeitungen, die noch zahlreiche Zusätze enthalten können, sind die Mouson- und die Marylancreme, fettfreie, seifenhaltige Cosmetica. *Ebaga* (Bayer, Budapest) besteht aus Na-Stearat, Palmitat und Mineralöl, es wird als Salbengrundlage, besonders in der Augenheilkunde, empfohlen.

WINTER[3] nennt als weitere nichtfettende Stearatcreme das Reaktionsprodukt aus

Rp. Stearin	20,0		**Rp.** Stearin	10,0
Vaselinöl	2,0	oder	Vaselinöl	45,0
Ammoniak	8,0		Wasser	45,0
Wasser	140,0		Calc. Soda	1,0

Zwischen beiden sind natürlich alle Übergänge möglich.

Erwähnt seien noch die fettfreien Reinigungscremes, die beim Verreiben auf der Haut Krümel bilden und so Schmutzpartikelchen mitnehmen; sie werden als Vanishing-Cremes angepriesen. Die fettfreie

---

[1] MUNFORD: Brit. J. Dermat. **50,** 540 (1938).

[2] Notiz in Chem. a. Druggist, zit. in Pharmaz. Z.halle Dtschld **66,** 438 (1925).

[3] WINTER: Handbuch der kosmetischen Chemie, 2. Aufl., **6,** 580.

Schaumcreme Hacelineschnee enthält z. B. Acid. stearinic., Natrium-bicarbonat und Hamameliswasser.

Rost, Tübingen, hat Salben aus wasserlöslichen Aminen und Kohlehydraten, z. B. aus Harnstoff und Traubenzucker, hergestellt. Man mischt die beiden Komponenten im Verhältnis 1 : 1 und verrührt die Masse mit Wasser oder Glycerin zu einer salbenartigen Grundlage. Die Salbe nimmt Schwefel, Hg, ätherische Öle und andere dermatologische Wirkstoffe leicht auf und soll sie infolge der durch die Wasserlöslichkeit bedingten großen Penetrationskraft intensiv zur Wirkung bringen. Tat-sächlich mag eine solche Salbe große Vorteile auf den epithelberaubten fettfreien Partien in der Wundbehandlung besitzen. Schon die Masse an sich dürfte da indiziert sein; denn Harnstoff ist ein gutes Mittel bei entzündlichen Affektionen sowie bei Infektionen, wo er desinfizierend wirkt (MULDAVIN und HOLTZMANN[1]). Er wird in Amerika in 2 proz. oder gesättigter Lösung bzw. in Kristallen viel zur Wundpflege ver-wendet. In derselben Richtung wirkt auch der Zucker, der, in Salben und in Form von Honig verwendet, wohl nicht nur osmotisch bedingte Heilwirkung zeigt. Welche Eigenschaften diese Salben als Medikam-enträger aufweisen, hängt auch vom Medikament ab. Nur Versuche mit jedem einzelnen Wirkstoff können hier klären. Das Reoxyl Tosse, das später noch besprochen werden soll, berechtigt zu weiteren Ver-suchen.

Im Zusatzpatent D.R.P. 722619 werden Polyalkylenoxyde als wasserlösliche Salbengrundlagen beschrieben. Sie allein oder Konden-sate aus den Oxyden und Glycerin, Sorbit oder Stearinsäure sind in der Lage, sonst schwer lösliche oder unlösliche Produkte, wie Scharlachrot und einige Anaesthetica, zu lösen, so daß man von derartigen Salben eine verbesserte therapeutische Wirkung erwarten kann.

Unter dem Sammelnamen *Fissan* ist eine Reihe von Salben und Salbengrundlagen bekanntgeworden. Als Zusatz zu diesen Präparaten dient Milcheiweiß. Nach Angabe der Fissanwerke kommt für die Thera-pie der Struktur des Eiweißkörpers entscheidende Bedeutung zu. Aus Milcheiweiß wurde von A. SAUER ein Abbauprodukt gewonnen, das infolge seines labilen Charakters „Labilin" genannt wird und nach Fixierung die Grundlage von Salben usw. bilden kann. Die Entstehung des Labilins geht bei Bluttemperatur in Gegenwart von Borsäure und unter Mitwirkung bestimmter Penicilliumarten vor sich. Es entsteht Boroflavin (R. KUHN[2]), ein neuer Wirkstoff von gelber Farbe, der in seinen Eigenschaften dem Lactoflavin sehr ähnlich, aber chemisch ver-schieden ist. Genau wie Flavine könne der neue Wirkstoff Wasserstoff aufnehmen oder abgeben, also an den biologischen Oxydations- und Reduktionsprozessen teilnehmen.

Es scheint eine Substanz zu sein, die beim Wachstum gewisser *Schimmelpilze* entsteht, ein bakterienhemmendes Mycoin, nach Art des Penicillins.

---

[1] MULDAVIN u. HOLTZMANN: Lancet 1938 I, 549.
[2] R. KUHN: Öst. Chem. Ztg 1943, 1/2.

Ein anderer wichtiger Aufbaustoff der Fissanpräparate ist das Fissankolloid, eine Kieselsäure feinster Teilchengröße mit einer inneren Oberfläche von 150 qm pro Gramm. Ein Kilogramm dieser Kieselsäure nimmt einen Raum von 25 l ein. Durch das Fissankolloid soll die Verteilung therapeutisch wirksamer Stoffe auf große Oberfläche bewirkt werden.

Die Grundlage der fetthaltigen Fissanpräparate ist eine Emulsion von labilem Milcheiweiß in organverwandten Fetten. Aus diesem „Organosol", dem Unguentum Fissani, lassen sich rezeptmäßig Salben und Pasten verschiedenster Art bereiten.

Für die fettfreien Fissanpräparate, insbesondere Puder und fettfreie Salben, dient als Grundlage ein Hydrosol, zu deutsch eine Schleimsalbe, die unter Zusatz von präparierten Diatomeen hergestellt wird.

Nach MOLDENHAUER[1] soll Fissan besonders wirksam sein, weil es gut den elektrischen Strom leitet. Dann müßte eine Schleimsalbe noch viel besser sein, denn da ist die wäßrige Phase außen, die Leitfähigkeit noch größer. Auch die große innere Oberfläche des Kolloids, die KREILOS REITZ[2] als Ursache für die auch von uns in den meisten Fällen beobachtete gute Verträglichkeit anführt, kann nicht den Ausschlag geben, denn Kolloide sind in Salben vom Fett umschlossen und dadurch in der Entfaltung der Oberflächenkräfte behindert. Die Erklärung der guten Wirkung dürfte einfach die sein, daß im Fissan eine sehr homogene Mischung von Fett, Eiweiß und Wasser vorliegt, ein Gemenge, in dem die Nachteile der einen Komponente durch andere Bestandteile paralysiert werden. Wieweit das Penicillin wirkt, ist noch unbekannt.

Überempfindlichkeiten gegen das Milcheiweiß wurden von uns nur in einigen Fällen beobachtet.

In Notzeiten kann man, wie die Verfasser dieses Buches schon zeigten, fetten und fettfreien Salben Talcum zufügen und so erheblich sparen. SSELINSSKY[3] hat dementsprechend aus Vaselin, Talcum, Gelatine, Stärke, Sonnenblumenöl und Glycerin eine sparsame und gut verträgliche Salbe hergestellt. Er hat eine weitere fettarme Grundlage aus Talcum, Stärke, Glycerin, 5% Vaselin, 4% Fischtran oder Sonnenblumenöl und Wasser zusammengestellt, die besonders gut vertragen werden soll.

Auch die Hefe hat man als „Vaselinersatz" in Salben herangezogen. Nach KESSLER[4] wird Bierhefe gewaschen und ausgepreßt und mit destilliertem Wasser 3 Minuten lang gekocht. Der heiße Brei wird abgenutscht und ist dann nach einer Nachwaschung gebrauchsfähig und bei 0° lagerfähig. So interessant diese Verwendung ist, so selten wird sie in Frage kommen, denn sie ersetzt nicht Vaselin, sondern nur Öl-in-Wasser-Emulsionen, die uns dann zur Verfügung stehen, wenn Hefe vorhanden ist, und fehlt, wenn diese mangelt.

---

[1] MOLDENHAUER: Der Vertrauensapotheker **1932**, 2.
[2] KREILOS REITZ: Münch. med. Wschr. **1940**, 51.
[3] SSELINSSKY: Pharmazie (russ.) **1940**, 9/10.
[4] KESSLER: Pharm. acta helvetica **17**, 47 (1942).

Dermacym (Blaes) war nach Eschenbrenner[1] eine Aufschwemmung frischer Bierhefe in Form einer weichen Paste. Die eiweißhaltige Grundlage ergab mit fetten Ölen Öl-in-Wasser-Emulsionen, kann aber auch für sich allein als eintrocknende Salbengrundlage verwendet werden. Sie eignete sich zur Herstellung von allen Salben mit wasserlöslichen Medikamenten. Öllösliche Substanzen wurden in Fett gelöst zugegeben. Über Dermacym fanden sich in der zugänglichen Literatur nur die Angabe Spaniers[2], der von guter Wirkung spricht, und die Rezepte Rapps[3], der sich auf Herstellungsvorschriften beschränkt. Das Mittel ist nicht mehr im Handel.

Hergenröther[4] empfiehlt die *Pelose*, einen Heilschlamm, als fettfreie Salbengrundlage, die sich bei Ulcus cruris, Lupus erythematodes, Pemphigus vulg., Rosacea cum Acne bewährte. Tatsächlich sind derartige Massen, insbesondere in Kriegszeiten, in vielen Fällen den fetten Salben nicht nur aus Ersparnisgründen vorzuziehen. Ton und Lehm wurden von uns[5] als Salbenersatz für Spezialzwecke empfohlen. Darüber hinaus wurde im Ausland[6] Bentonit, ein vulkanischer Ton, erwähnt; 5 g Bentonit auf 100 g Wasser geben Salben von Wollfettkonsistenz, 2 g Bentonit auf 100 g Wasser glycerinartige Produkte. Er hat mit Schwefel zusammen verarbeitet unter Wasserzusatz als Krätzemittel gute Erfolge erzielt, Esme[7] empfiehlt Glycerin- und Zuckerzusätze, um das Eintrocknen zu verhindern. (Diese Salben sind enelbinartig.)

Interessant sind die in einem amerikanischen Patent von der U. S. Industrial Alcohol Co., New York, beschriebenen Alkoholsalben, die über 75% Äthyl- oder Propylalkohol enthalten. Zur Herstellung dieser Grundlagen werden hochmolekulare Fettsäuren und echte Wachse mit Ätznatron verseift und dem Alkohol zugemischt. Der Salbe können Vaselin u. dgl. als Emulsion zugefügt werden. Den Produkten kommt wohl nur beschränkte Verwendung zu.

Hoehnle hat sich im franz. P. 875538 „Salben aus Lichen islandicus und Gummi" schützen lassen. Ein solches Präparat aus 10 Teilen Lichen, 2 Teilen Gummi und 88 Teilen Wasser wird für die Kosmetik empfohlen und kann mit Fettstoffen emulgiert werden.

Zu den kolloidalen *Metallsalzen* als Salbengrundlage leitet ein im D.R.P. 587142 geschütztes Verfahren bzw. sein Endprodukt über. Demzufolge gewinnt man mit hochmolekularen Säuren, namentlich solchen der Fett- und Ölsäurenreihe, aus Silicatlösungen Abscheidungen. Diese pastenförmigen Massen stellen höchstwahrscheinlich Gleichgewichtszustände zwischen Fett- und Ölsäure, Kieselsäure und den Salzen dieser Säuren dar; sie sollen kosmetisch und therapeutisch als Salbengrundlage von ausgezeichneter Wirkung sein.

---

[1] Eschenbrenner: Dtsch. Apoth.-Ztg **1934**, 93.
[2] Spanier: Med. Welt **1933**, 39.
[3] Rapp: Pharma-Medico **1934**, 5.
[4] Hergenröther: Hippokrates **1939**, 1233.
[5] v. Czetsch-Lindenwald u. Schmidt-La Baume: Apoth.-Ztg **1939**, 89.
[6] Drugs and Cosmetic **46**, 2 (1940). Ferner Monitor d. l. Farm. **1944.** 5, 50.
[7] Esme: Ind. chimique **28**, 230 (1941).

Aluminiumhydroxydgel hat annähernd das Aussehen von weißem Vaselin, ohne aber dessen Zähigkeit zu besitzen. Auf der Haut bildet das Gel einen unsichtbaren Überzug. Es verträgt sich mit vielen medikamentösen Zusätzen, insbesondere wasserunlöslichen, natürlich aber nicht mit Säuren wie Salicylsäure. MEYER[1] empfiehlt die Gele, da sie bactericid seien.

Siliciumdioxydgele enthalten 80—90% Wasser und dienen vorwiegend als Grundlage zu Spezialhautcremes.

In eigenen klinischen Versuchen konnten wir uns von besonderen Vorteilen der Siliciumgele bei Hautentzündungen und Oberflächensubstanzverlusten nicht überzeugen.

PERONET und GENET[2] geben zur Herstellung eine Vorschrift. Ihr zufolge wird zu einer HCl-Lösung eine verdünnte Na-Silicat-Lösung zufließen gelassen. Man erhält dann eine gallertige Masse, die abgenutscht und mit 25% Glycerin verrieben wird. Der Glycerinzusatz verhindert das Eintrocknen. Solche Salben reizen also kaum. Als Ersatzmittel kommen sie aber weniger in Frage, denn wenn überhaupt etwas ersetzt werden muß, so ist es in erster Linie doch das Glycerin. Trotzdem finden in Kriegszeiten derartige Gele als Fettkörperersatz größeres Interesse. MEYER[1] setzt sich für Aluminiumgel ein, und PONTE[3] prüft das Siliciumgel als Grundlage für alle im italienischen Arzneibuch vorkommenden Salben pharmazeutisch durch. Er stellt fest, daß nur Säuren, Jod und einige Quecksilbersalze, die Phenole und die Salben, die durch Lösen in der Wärme bereitet werden sollen, sich mit dem Gel nicht verarbeiten lassen. Wir unsererseits möchten aber feststellen, daß herstellbare Salben noch lange nicht wirken und daß solcher „Ersatz" erst nach Prüfung durch den Dermatologen empfohlen werden sollte. Der Hauptnachteil solcher Gele besteht in der Eigenschaft, sehr rasch auszutrocknen und reizauslösende Krümel zu bilden. Dies kann man durch Glycerinzugabe, wie schon erwähnt, verhindern, doch wurde auf den theoretischen Wert dieser Abhilfe schon verwiesen. Damit ist wohl auch für die Glycerin-Wasser-Bentonit-Gele, die SOLDI und CUCCIA[4] empfehlen, keine Aussicht auf weitere Verbreitung. Berücksichtigen muß man auch, daß solche Gelarten nicht von jeder gesunden, geschweige denn von kranker Haut vertragen werden. Man wird sie daher nur in besonderen Fällen für sich allein verwenden und, da sie emulgieren, meist Fetten zufügen, um ihre therapeutischen, häufig adstringierenden Eigenschaften in milderer Form auszunützen. Nach dem Schweiz. P. 223166 der Fa. Wander, Bern, erhält man durch Mischen von 1—2 Teilen Leichtmetallgelen mit 3 Teilen Pflanzengelen gute Salben. Wir haben damit keine Versuche angestellt.

Lignin wird als Abschminkmittel in Rußland verwendet; wir selbst haben festgestellt, daß es als Vorwaschmittel bei starker Ölverschmutzung gut verwendbar ist. Als Salbengrundlage ist es unverändert weniger

---

[1] MEYER: Dtsch. Parfümerie-Ztg **1939**, 3; Südd. Apoth.-Ztg **1939**, 83.
[2] PERONET u. GENET: J. Pharmacie **1937**, 490.
[3] PONTE: Boll. Chim. Farmac. **78**, 4 (1939).
[4] SOLDI u. CUCCIA: Ann. Chim. farmac. **1940**, 89.

brauchbar. R. MÜLLER hat aber in einer Patentanmeldung das Fällungsprodukt, das man durch Behandeln von Sulfitablauge mit starken Säuren gewinnt, nach erfolgter Waschung und Trocknung als Pastengrundlage beschrieben. Das Präparat nimmt Glycerin und etwa das 20fache seines Gewichts an Wasser auf. Große Bedeutung wird aber auch dieses wäßrige Gel nicht gewinnen, denn zu allen diesen Salben ist Glycerin nötig, eine Substanz, die dann immer fehlt, wenn solche Salben aushelfen könnten.

Auch **Tylose** kann zu Salben (ohne Fettzusatz) verwendet werden. Sie bildet nach dem Trocknen Filme. Ähnlich wirken Polyvinylalkohol und polymerisierte ungesättigte Säuren bzw. deren Salze. All diese Salben können durch Glycerinzusatz in ihrer Eintrocknungstendenz herabgesetzt werden. Man kann Tyloseschleim auch in Wollfett einarbeiten und bekommt dann Schleim-in-Fett-Emulsionen. Diese naheliegende Idee hat natürlich zu einer Patentanmeldung der Beo Petri A. G., Wiesbaden, geführt. Der Patentanspruch preist als Vorteil, daß in solchen Salben sowohl wasser- wie auch öllösliche Wirkstoffe eingearbeitet werden können (geht dies beim Lanolin denn nicht?), und betont, daß die Resorption überraschenderweise höher sei als die der bisherigen Grundlagen! (Warum und wie bewiesen?)

Antiphlogistine, Albertistine, Enelbin und Fissankataplasmen sind Bolusverreibungen mit Glycerin und Salicylsäure, ätherischen Ölen und Borsäure als Zusätzen. Es handelt sich um hyperämisierende Umschlagpasten von Salbencharakter, die nicht eintrocknen und ein bedeutendes Wärmehaltvermögen besitzen. Neben diesen Produkten können auch Bentonit (Cox[1]) und Elkonit (TAINKER[2]), Tonerdesorten verwendet werden. Beide quellen im Wasser und erstarren zu pastenartigen Gallerten.

Trockensalben in „Pulverform" bespricht KLAUSNER[3] und faßt damit den Begriff „Salben" etwas zu weit. Pflanzenschleimpulver mit Seifenzusatz, die aufgestäubt erst mit dem Sekret quellen, sind für manche Zwecke sehr geeignet, aber keine Salben im Sinne der Definition dieser Galenica.

Wiederholt wurde der Versuch gemacht, eintrocknende und abwaschbare oder als Filme abziehbare Salben einzuführen. Daher verdient das D.R.P. 673962 von BEUTNER, das ihr Prinzip erläutert, der Erwähnung. Die Salbe hat als Grundlage zwei Arten von Kunstharzen: eines, das in Lösungsmitteln unlöslich ist und der Salbe teigartige Konsistenz verleiht, z. B. ein Harnstoff-Aldehyd-Kondensat, als zweites ein in flüchtigen Lösungsmitteln gelöstes, das als Schutzkolloid für das erste Harz dient, z. B. ein Phenol-Aldehyd-Harz. Das Produkt soll als Medikamententräger brauchbar sein, trocknet mit den Medikamenten schnell zu einem fest haftenden Film ein, schützt die Haut wirkungsvoller als Fettsalben und schmutzt nicht, wie z. B. Salben auf Vaselingrundlage. Derartige Salben sind auch im Handel, z. B. die Curtrosasalbe

---

[1] Cox: J. amer. pharmaceut. Assoc. **1940,** 210.
[2] TAINKER: J. amer. pharmaceut. Assoc. **1940,** 19.
[3] KLAUSNER: Dermat. Wschr. **1937,** 32 u. Engl. P. 2396/38.

der *Curta*, die Wendt[1] beschreibt. Er hat mit dem Präparat, das auch mit Cignolin- und Surfenzusatz erhältlich ist, gute Erfahrungen gemacht. Graevenitz[2] empfiehlt das letztere Präparat bei Krätze. Es stille den Juckreiz sehr schnell und verschmutze die Wäsche nicht. Recht geschickt nennt die Werbung derartige Salben Verband und Salbe in einem. Bei Verwendung dieser Salben auf größeren Hautflächen, z. B. bei Scabies, muß beachtet werden, daß solche Filme die Hautatmung hemmen und die Schweißabdunstung behindern.

Der erste Vorläufer dieser Salben war Gelanthum nach Unna und Mielk, ein Produkt, das aus dem Bassorinfirnis entwickelt wurde und beim Eintrocknen fein verteilte Medikamente zur Wirkung brachte. Man nahm 2,5% Gelatine und erhitzte die Lösung in 97,5% Wasser so hoch, daß die Gelatinierungsfähigkeit herabgesetzt wurde. Um die Konsistenz und Tragfähigkeit zu steigern, wurde Tragant zugefügt. Gelanthum trocknet ein und kann mit einem Emulgator zusammen Öl, ohne diesen nur durch seine Viscosität Fette aufnehmen.

Unna empfiehlt sein Gelanthum an Stelle des Kaseinfirnis, der teuer war und mit einigen Medikamenten reagierte.

Aus Polyalkoholen und aus Äthylenoxydpolymerisaten kann man ebenfalls Salben herstellen, Produkte, die je nach dem Ausgangsstoff mehr fett- oder schleimartig ausfallen. Fleischmann[3] bespricht ein solches nicht im Handel erhältliches Produkt, das als Übergang von den Schüttelmixturen zu den Salben dient und nicht dauernd verwendet werden soll, (D.R.P. 705 450, 722 619.)

5. Wachse, Alkohole, Äther und Fettsäuren.

Wachse sind Fettsäureester ein- oder zweiwertiger cyclischer oder aliphatischer hochmolekularer Alkohole, wie z. B. der Sterine (Cholesterin), des Cetylalkohols (im Walrat) oder des Myricylalkohols (im Bienenwachs).

Wollfett, Adeps lanae, ist das wichtigste tierische Wachs, das im wesentlichen verschiedene Sterinester und Cholesterin enthält und diesen letzteren seine emulgierenden Eigenschaften verdankt. Seine Emulsionen gehören in das diesbezügliche Kapitel; hier sollte es nur erwähnt werden, weil es chemisch zweifellos ein Wachs ist, den physikalischen Eigenschaften zufolge kann man es als „Fett" auffassen.

Man war bisher immer der Meinung, daß Cholesterin und seine Ester die Resorption fördern. Diese Ansicht hat jedoch keine Allgemeingültigkeit. Es gibt auch Fälle, in denen es als Dämpfer und als Verzögerer auftritt. Wir werden dies bei der Salicylsäure, beim Bienengift und dem Insulin noch sehen. Ist dies aber nicht natürlicher? Cholesterin hat neben der Emulgierwirkung in der Haut doch wahrscheinlich den Zweck, die Haut zu schützen und unerwünschte Stoffe an der Passage zu hindern; daher bindet es hämolytische Gifte, wie Schlangengift und Saponine,

---

[1] Wendt: Dermat. Wschr. **1939**, Nr 52.
[2] Graevenitz: Münch. med. Wschr. **1939**, 52.
[3] Fleischmann: Dermat. Wschr. **116**, 23 (1943).

und ist ein Antagonist des Lecithins, das die Entzündungsbereitschaft fördert. Es erleichtert die Passage von Fetten[1]. Demgemäß ist also Cholesterin ein willkommener Zusatz bei Cremes und in der Kosmetik zweckmäßig, aber als Medikamententräger in der Dermatologie, zumal auch Überempfindlichkeit festgestellt wurde[2], nicht in allen Fällen am Platze.

Synthetisches Wollfett wurde von BURGMANN[3] empfohlen. Es ähnelte dem echten Produkt zwar äußerlich, hat sich aber nicht bewährt. Es enthielt 32% harzige Bestandteile und war vermutlich ein Gemisch veresterter Harze mit Paraffinkohlenwasserstoffen[4].

Cetiol extra und Cetiol. Oleylalkohol-Oleinsäureester der **Deutschen Hydrierwerke** sind synthetische Wachsester flüssiger Konsistenz, die aus tierischen Ölen gewonnen werden. Als Wachse werden sie nicht ranzig, dringen gut in die Haut ein und machen Salben, denen sie zugefügt werden, geschmeidig. Man kann Cetiol auch als Grundstoff für medizinische Öle verwenden, da es ein gutes Lösungsmittel für die in Frage kommenden Substanzen ist (BAUMANN[5]).

Walrat (Cetaceum) wird vom Walratorgan der Pottwale gebildet, ist vorwiegend Palmitinsäure-Cetylester, enthält aber auch Laurin-, Myristin- und Stearinsäureester. Es wird durch Ausfrieren aus dem Pottwalöl oder auch synthetisch (von den **Deutschen Hydrierwerken**) gewonnen, ist kristallin und hat selbst nur geringe Emulgierwirkung. Der Walrat-Palmitinsäure-Cetylester ist aber sehr indifferent und reizlos und verleiht den Salben und Pflastern, denen er zugefügt wird, größere Festigkeit und besseres Aussehen und drückt den Schmelzpunkt und die Konsistenz herab[6]. Er wird mit Öl verschmolzen auch zu einer Cerat-pastenartigen Salbe, ferner zu Pomaden und in der Kosmetik verwendet.

Bienenwachs ist schon im Altertum den Salben zur Konsistenzverbesserung zugesetzt worden und wird es noch heute. Die ungebleichte Form Cera flava und die gebleichte unterscheiden sich in ihrer Verträglichkeit nicht voneinander. Doch wird letztere leichter ranzig und soll benzoiniert werden.

Karnaubawachs besteht vorwiegend aus Cerotinsäure-Melissyl-Ester und dient in seltenen Fällen zur Versteifung von Salben.

Montanwachs gehört als Paraffinkohlenwasserstoff nur dem Namen nach hierher und soll sich nach einer Notiz[7] als Salbengrundstoff gut bewähren. So ist z. B. eine Mischung aus 40 Teilen Montanwachs, 30 Teilen Ceresin und 130 Teilen Vaselinöl eine gute wasserfreie Salbe und ein Reaktionsprodukt aus 6 Teilen Montanwachs, 6 Teilen Glycerin, 0,6 Teilen Soda, 0,25 Teilen Marseiller Seife und 40 Teilen Wasser eine wasserhaltige Salbe (stearatcremeartig).

---

[1] THIEME: Pharmaz. Z.halle Dtschld **73**, 434 (1932).
[2] SÜLZBERGER u. LORSE: J. amer. med. Assoc. **96**, 25, 2099.
[3] BURGMANN: Pharmaz. Z.halle Dtschld **65**, 392 (1942).
[4] Pharmaz. Z.halle Dtschld **66**, 82 (1925).
[5] BAUMANN: Seifensieder-Ztg **69**, 79 (1942).
[6] Pharmaz. Z.halle Dtschld **79**, 449 (1938).
[7] Apoth.-Ztg **1938**, 1541.

Butylstearat S ist zum Teil fettende Substanz, zum Teil Lösungsmittel. Das Produkt, dessen Hersteller die Deutschen Hydrierwerke sind, dient daher als Homogenisator für körnige Fette und als Zusatz zu Mattcremes, deren Perlmutterglanz erhöht wird.

Die **Wachssalben** vom Typ des Ungt. cereum bestehen aus einem festen Wachs und einem flüssigen Fett. Sie werden durch Zusammenschmelzen der einzelnen Bestandteile gewonnen und gegebenenfalls mit Arzneistoffen versetzt. In ihrer Konsistenz sind sie härter als die gewöhnlichen Salben. Sie härten auch leichter nach und bilden Knötchen. Um dies zu verhindern, gießt man das Öl-Wachs-Gemisch an einem kühlen Ort in einen Mörser, dessen Wandungen beim Füllen möglichst wenig benetzt werden sollen. Nach 8—24 Stunden wird mit einem leichten Pistill durchgeknetet, dann in einem anderen Mörser nochmals durchgearbeitet (OBIGER[1]).

Die **Cerate,** ein Mittelding zwischen Salben und Pflastern, waren früher sehr verbreitet, man unterschied über 50 Arten. Das Mandelcerat z. B. war Ungt. leniens ohne Wasserzusatz. Weitere Cerate enthalten Harze oder leiten zu den Lippenstiften über (SCHWARZ[2]).

Ungt. simplex nach LEISTIKOV, das die alte österreichische Pharmakopöe übernahm, besteht aus 15 Teilen Wachs und 85 Teilen Schweinefett.

Pasta cerata. 10 Teile Bienenwachs (gelb) werden geschmolzen und mit 1 Teil Liquor Ammon. caustic. versetzt. Dann wird gegebenenfalls unter Zusatz weiterer Ammoniakflüssigkeit kaltgerührt. Sie wird allein oder mit gleichen Teilen Vaselin vermischt als Salbe verwendet.

Ungt. basilicum ist die Mischschmelze aus:

Erdnußöl	9	Teile
Gelbes Wachs		
Kolophonium a̅a̅	3	„
Hammeltalg	3	„
Terpentin	2	„

Ungt. cereum wird aus Erdnußöl und gelbem Wachs im Verhältnis 7 : 3 zusammengeschmolzen.

Ungt. leniens. Je nach dem Land ist die Arzneibüchervorschrift verschieden. Hauptbestandteile sind Wachs, Mandelöl, Wasser, evtl. Rosenwasser. Statt Mandelöl kommen in einzelnen Ländern Sesam- oder Erdnußöl in Frage. Die Engländer fügen Borax zu. Es handelt sich meistens um Pseudoemulsionen, doch sollen diese Salben in einem anderen Kapitel besprochen werden.

Salbenstifte sind mit Wachs oder Paraffin versteifte Salben, die schwer schmelzen und daher eine lokale Behandlung einzelner Stellen mit den zugesetzten Arzneimitteln gestatten. UNNA hat sie eingeführt, Beiersdorf und Kermes bringen sie heraus.

Polycera-Präparate (Reichold, Rothenkirchen) sind Wachsgemische für die Kosmetik. Als Salbengrundlage wird Polycera ungt. anhydricum, das 300% Wasser aufnimmt, empfohlen.

---

[1] OBIGER: Dtsch. Apoth.-Ztg **1937**, 823.
[2] SCHWARZ: Seifensieder-Ztg **1940**, 1.

Epidor (Truttwin, Dresden) ist eine Öl-Wachs-Emulsion, eine Salbengrundlage für feste und ölige, aber nicht für wäßrige Substanzen.

Penetran des gleichen Herstellers soll weniger Fett enthalten.

In der Patentliteratur finden wir auch noch einige nicht uninteressante wachshaltige Salben. So sind im D.R.P. 629526 als Hautschutzmittel insbesondere gegen Berufskrankheiten die Lösungen fester Wachse in flüssigen geschützt. Derartige Salben sind nicht emulgierbar und wären im Gegensatz zu Vaselin „hautaffin“.

Das D.R.P. 648606 ermöglicht laut Angabe des Erfinders auch Stoffe in die Haut einzuverleiben, die bisher nur peroral gegeben werden konnten. Es handelt sich im wesentlichen um eine Lösung von Äthylalkohol in wasserfreiem Wollfett. Diesem Präparat kann man dann die wäßrigen Arzneimittel mit der Lösung zusetzen, oder man löst das Medikament, das man der Salbe einverleiben will, in Alkohol und mischt diese dem entwässerten Wollfett zu.

Die **Alkohole** sind wasserlöslich oder, sofern es sich um Produkte mit längeren Ketten als z. B. die Wachsalkohole handelt, emulgierbar oder selbst Emulgatoren. Sie sind dann in der Lage, Paraffinkohlenwasserstoffe und Fette mit Wasser zu emulgieren und die Emulsionen beider Typen zu verbessern. Die Nomenklatur der Alkohole und Wachse wird leider nicht scharf eingehalten. Unter Wachsen versteht man vielfach auch höhere Alkohole mit Wachscharakter. So sind die Lanettewachse großenteils gar keine Wachse, sondern vorwiegend Alkohole, und die synthetischen und Mineralwachse können Kohlenwasserstoffe, Isoparaffine, Ester, Säuren und Alkohole sein. Da das vorliegende Buch aber nicht nur das Ziel hat, die Chemie der Dermatologica klarzustellen, kann auf die Bereinigung der Namen verzichtet werden. Es genügt, wenn die Verflechtung erklärt wird.

Eingehende Untersuchungen über die Verwendbarkeit der gesättigten Alkohole mit 12, 13, 14, 16 und 18 Kohlenstoffatomen und des Oleinalkohols verdanken wir dem CASPARIS-Schüler RAUBER[1]. Er stellte fest, daß 3—5% der gesättigten Alkohole die Wasserzahl von Schweinefett auf 60—80% erhöhen, die des Vaselins wird hingegen nur um etwa 15% gesteigert. Fügt man aber einem Gemisch von Vaselin und Cetylalkohol ein fettes Öl, etwa Olivenöl oder Sesamöl (50%), zu, so steigt die Wasserzahl auf 300 und mehr. Der Oleinalkohol ist ein schlechter Emulgator. Geraniol und Linalool, hochungesättigte Alkohole, die als ätherische Öle verwendet werden, sind nicht nur keine Emulsionsvermittler, sondern stören die Emulsionen bisweilen.

Isopropylalkohol wird nach dem engl. P. 503313 Ölen zugesetzt, um beständige Lösungen von Jod zu gewährleisten.

Cholesterin und dessen Derivate, also die Alkohole des Wollfettes, sind ebenso wie der Cetylalkohol mit 16 Kohlenstoffatomen, der Alkohol des Cetaceums, bereits unter den Emulgatoren besprochen.

Corol, Satol und Ocenol, flüssige Fettalkohole, werden in letzter Zeit als Zusatz in der Kosmetik empfohlen, um die Emulsionen homo-

---

[1] RAUBER: Diss. Bern 1938.

gener, geschmeidiger und haltbarer zu machen. Ocenol ist Oleinalkohol und wurde von AUGUSTIN[1] in kosmetische Präparate eingearbeitet.

Stearylalkohol mit 18 Kohlenstoffatomen ist ein guter Emulgator, den REDGROVE[2] für die Kosmetik empfiehlt (kein Handelsartikel). Als Emulgator spielt er in der Kosmetik noch nicht die Rolle wie Cetylalkohol, obwohl man mit geringeren Mengen auskommt und dieselben Resultate erreicht[3].

Der **Miristynalkohol,** also ein Alkohol mit 14 C-Atomen, dient nach dem D.R.P. 633056 der Deutschen Hydrierwerke zum Geschmeidigmachen von Salben und Cremes. Er ist unter dem Namen Lanettewachs K im Handel und bildet auf Grund seines Schmelzpunktes von 35—38° einen wertvollen Bestandteil von Salben und Suppositorien.

Lanettewachs O (Deutsche Hydrierwerke A.G.). Unter diesem Namen steht ein Gemisch von Palmitin- und Stearinalkohol zur Verfügung. Ein kleiner Prozentsatz Lanettewachs O in Wasser-in-Öl-Emulsionen verbessert deren Stabilität und erhöht das Eindringungsvermögen und damit die Tiefenwirkung. Ein Zusatz von 10% Lanettewachs O zu Vaseline gestattet, in diese 10—20% Wasser bzw. wäßrige Lösung einzuarbeiten. Lanettewachs 52 entspricht dem Lanettewachs O, besitzt aber auf Grund eines höheren Gehaltes an Stearylalkohol einen höheren Schmelzpunkt.

Äther. In dieser Gruppe kannte man bisher pharmazeutisch nur den Äthyläther, der als Lösungsmittel und Narkoseäther allgemein bekannt ist. Die Technik verwendet darüber hinaus weitere kurzkettige Äther, wie Äthylglykoläther, als Lösungsmittel.

Ein Patent (D.R.P. 693517 der Firma Henkel & Co.) hat nun darauf verwiesen, daß Fettalkoholäther als Salbenbestandteile und als Fettkomponenten für überfettete Seifen geeignet seien. Wir prüften zwei solche Äther, den Monoglycerinäther des Fettalkoholgemisches C_{12}—C_{18} und den Monopropylenglykoläther des Tetradecylalkohols, die uns vom Hautschutzlaboratorium der Dehydag überlassen wurden.

Das erste Präparat weist einen Erweichungspunkt von 23,9° und den Schmelzpunkt 29,9°, das letztere den Erweichungspunkt 27,4° und den Schmelzpunkt 29,7° auf. Beide Produkte haben Vaselincharakter, sind weißlichgelb, undurchsichtig, schmelzen auf der Haut und dringen, ohne Glanz zu hinterlassen, ein. Sie emulgieren sich leicht mit Wasser zu Öl-Wasser-Emulsionen und nehmen als solche Fette, Paraffine und Wachse als Fettkomponente auf. Da die Emulsionen sehr temperaturempfindlich sind, kommen die Äther wohl weniger als Emulgatoren denn als Zusatzmittel zur Konsistenzverbesserung in Frage.

Salben nach dem franz. P. 877756 werden durch Mischen (bei erhöhter Temperatur) von Glycerin mit Wachs, Wachsalkoholen und Äthern hergestellt, sind haltbar, neutral und haben Fettcharakter.

---

[1] AUGUSTIN: Dtsch. Parfümerie-Ztg **1939**, 3, sowie Notiz in der Allg. Öl- u. Fett-Ztg **1939**, Nr 4, 156.

[2] REDGROVE: Manufactur Perfumer **3**, 43 (1939).

[3] Amer. J. Pharmacy **111**, 2 (1939); Quart. J. pharm. Pharmacol. **12**, 2 (1939).

Unter den *Säuren,* die in Cremes enthalten sein können, sind alle Fettsäuren zu nennen, allerdings werden sie, mit Ausnahme der Stearinsäure, die, um „anzusäuern", auch unverseift zugesetzt wird, vorwiegend als Seifen, als Öl-Wasser-Emulgatoren angewandt. Als solche wurden sie S. 6 ausführlicher besprochen.

6. Seifenhaltige Salben und salbenähnliche Produkte.

Die Alkaliseifen sind Emulgatoren und werden als solche zur Herstellung von Öl-in-Wasser-Emulsionen in der Salbenbereitung verwendet. Da diese Verwendung unter den Emulsionen behandelt ist, interessiert hier lediglich die Seife als Therapeuticum und als Salbenzusatz.

Als ersteres wird Schmierseife, **Sapo kalinus** (aus Leinöl), Sapo kal. venalis (auch aus anderen Pflanzenölen) bei Tuberkulose und, um die Antikörperbildung zu steigern, bei Lues angewendet (HÜBNER[1]). Für uns sind die Seifenzusätze, die durch ihre Emulgier- und Hautmacerationswirkung die Resorption verbessern sollen, wichtiger (Salicylsäureresorption). Eigentlich sollte dies nicht erwartet werden, da doch Salicylsäure und Seife Salicylate, die schwerer resorbiert werden, bilden. Anscheinend reicht aber die Seifenwirkung aus, um auch noch das Salicylat zur Resorption zu bringen. Bei den anderen Medikamenten nimmt man ein ähnliches Verhalten an, und zwar bei einigen wohl zu Unrecht, bei anderen mit Berechtigung. Exakte Versuche sind in der Literatur nicht beschrieben.

Sapo unguinosus ist eine überfettete, aus Adeps suill. bereitete salbenartige Seife. Ein ähnliches Produkt, eine Mischung aus 10 Teilen Seifenpulver und 90 Teilen benzoiniertem Schweinefett, wurde zur Reinigung gesunder und kranker Haut von GEPPERT und SCHULTZE[2] empfohlen.

Naphthalan ist selbst ein Therapeuticum, das nach CASPER[3] resorbiert wird, kann aber auch als Salbengrundlage verwendet werden. Es ist ein Gemisch von Rohnaphtha und 2,5—4% Seife und besitzt nach obigem Autor vor allem folgende Vorzüge: hohen Schmelzpunkt, der auch in größter Sommerhitze ein Abtropfen verhindert, weiche Konsistenz, Reizlosigkeit und gute Resorption, worunter wohl das Eindringen in die Haut zu verstehen ist (Schmelzpunkt 67—70°)[4]. Das Naphthalan bewirkt nach AIVASOW und MOUTALINOW[5] im Tierversuch bei Dauerapplikation Haarausfall, die Haare wachsen nach einiger Zeit um so stärker nach. Naphthalan bewährt sich, bei 37° aufgepinselt, bei Dishydrosis, Psoriasis u. dgl. Man wischt die Pinselung nach 25 Minuten mit Lignin ab und wiederholt diese Maßnahme täglich (LISTENGARTEN[6]). Naphthalan befördert die Wasseranreicherung im Gewebe. Kalium- und

---

[1] HÜBNER: Dtsch. med. Wschr. **1922,** Nr 5, 157.
[2] GEPPERT u. SCHULTZE: Dermat. Wschr. **1930,** 2, 67.
[3] CASPER: Dermat. Wschr. **50,** 1615 (1934).
[4] SCHRÖDER: Ber. dtsch. pharmaz. Ges. **6,** 348 (1896).
[5] AIVASOW u. MOUTALINOW: Věstn. Ven. i Derm. **1939,** Nr 11, 51.
[6] LISTENGARTEN: Věstn. Ven. i Derm. **1940,** Nr 4, 44.

Natriumsalze nehmen ebenfalls zu, der Calciumgehalt ab (ALEKPEROV[1]). Diese Beobachtungen dürften auf den Seifengehalt zurückzuführen sein. Na-Ionen sind in der Seife enthalten. K-Ionen werden, wie wir wissen, durch Seifenbehandlung zum Nachteil der Ca-Ionen vermehrt.

Lanaftal, Nafalan und Petrosapol sind ähnliche Präparate.

Die **Vasogene** (Pearson, Hamburg) und ihre Ersatzprodukte, die Vasolimente, sind flüssige, homogene, mit Wasser zu Öl-in-Wasser-Emulsionen emulgierbare Zubereitungen von flüssigen Paraffinkohlenwasserstoffen, Ölsäure und spirituöser Ammoniaklösung. Sie stellen für sich allein Medikamente dar und können auch als Grundlagen Arzneimittel (Jod, Campher, Chloroform) zur Resorption bringen. Sie wirken da wohl wie Salben mit niedrigem Schmelzpunkt.

Die Herstellung der Vasolimente im Apothekenlaboratorium ist, wie RAPP betont, mit Schwierigkeiten verbunden, da die dazu nötige 10proz. alkoholische Ammoniaklösung nicht im Handel erhältlich ist und erst selbst hergestellt werden muß. Auch die Ölsäure ist nicht immer in gleicher Qualität zu erhalten, so daß die in der Apotheke hergestellten Vasolimente den Vasogenen nicht gleichwertig sind. Die Vasolimente zersetzen sich leicht, insbesondere das 10proz. *Salicylvasoliment*, das sich entmischt. Eine Verbesserung der Haltbarkeit erreicht man, wenn man sich statt eines 90proz. Alkohols des absoluten bedient.

Isapogen (Schürholz), ein ähnliches Produkt, ist laut Angabe im GEHE eine Seifenlösung mit Zusätzen von Jod und Campher. Es dient zur Behandlung rheumatischer Erkrankungen und ist bei diesen Indikationen ohne Zweifel auf Grund seiner Bestandteile am Platz. Ob allerdings GERECKE[2] mit der Behauptung recht hat, daß die Isapogene ebenso wie die Schmierseife selbst resorbiert würden, bedarf wohl noch eines eindeutigen Beweises. Die Annahme, daß die resorbierten Seifen eine Anreicherung der Lipolysine im Blutserum ermöglichen und so die lipolytischen Fähigkeiten des Körpers verstärken und den Tuberkelbacillus beim Tuberkulösen angreifbar machen, ist eine Theorie, die angezweifelt werden muß. Die guten Erfolge, von denen der Autor berichtet, können auch dem Campher und dem Jod zuzuschreiben sein. Die Seifen könnten nach HÜBNER[3] mit ihrer Umstimmung der Haut-p_H-Werte als Reiz wirken. Es ist dies wahrscheinlicher als die Lipolysinetheorie, derzufolge es sich ja um spezifische Lipolysine für Tuberkelwachs handeln müßte, denn sonst würden nicht nur diese Lebewesen, sondern auch das Körperfett in Mitleidenschaft gezogen werden. Wahrscheinlicher sind daher die Folgerungen aus den Untersuchungen von v. BAYER und MOSBERG[4], denen zufolge die Schmierseife dieselben Veränderungen im K/Ca-Stoffwechsel bewirkt wie die kochsalzarme Kost.

---

[1] ALEKPEROV: Věstn. Ven. i Derm. **1940**, Nr 2/3, 65.

[2] GERECKE: Med. Klin. **25**, 352 (1929).

[3] HÜBNER: Dtsch. med. Wschr. **1930**, 13.

[4] v. BAYER u. MOSBERG: Münch. med. Wschr. **1932**, 7, 261; ferner Münch. med. Wschr. **1931**, 22; **1932**, 17.

Damit scheint ihre Wirkung bei Tuberkulose u. dgl. geklärt zu sein. Schmierseifeneinreibung steigert auch die Antikörperbildung, so daß z. B. die WASSERMANNsche Probe dadurch negativ werden kann.

Neue Wege geht FELDHOFF. Er hat Tallöl zur Herstellung von Vasolimenten verwendet und bezeichnet es als einen Rohstoff für wichtige Handverkaufsartikel. Das Verfahren, auf diese Weise einen neuen Grundstoff in die Therapie einzuführen, kann aber nicht empfohlen werden. Tallöl ist ein Produkt, das bisher nur in der Technik verwendet wird und in der Medizin vollkommen ungeprüft ist, ein Gemisch von Phytosterinen, Harzestern und freien Säuren, deren Reizlosigkeit noch nicht erwiesen ist. Seine Verwendung in der Pharmazie muß deshalb bis zur endgültigen Klärung zurückgestellt werden.

Tallölseifen sind als Waschmittel ebenso brauchbar wie die aus dem Öl gewonnenen Sterine, die als reizlose Emulgatoren von STRAUSS[1] empfohlen werden.

HOLDERMANN[2] hat die synthetischen Fettsäuren C_6—C_9 (Vorlauffettsäuren aus der Paraffinoxydation) zum selben Zweck empfohlen. Diesem Vorgehen muß widersprochen werden. Ein einziger Versuch, diese Vasolimente auf die Haut aufzutragen, hätte ihn von der Tatsache überzeugen müssen, daß sich die Seifen im Hautmilieu zersetzen und bestialisch stinken. Die Schlußfassung aus solchen Vorschlägen kann nur lauten: Keine Empfehlung von Medikamenten ohne Prüfung der klinischen Eigenschaften.

Velopural (Neoslaboratorium, Berlin) ist eine überfettete Seifensalbe mit Alkohol. Es soll zugefügte Medikamente, wie Ichthyol, Salicylsäure und ätherische Öle, bei inneren Indikationen zur Wirkung bringen.

Sudian (Krewel, Leuffen), eine gelbe Salbe aus Kaliseife, Schwefel und Fett, wird bei Tuberkulose empfohlen.

Die unlöslichen Bleiseifen sind unter den Bleisalben eingehend behandelt. Außerdem können nach einem japanischen Patent noch andere Metallsalzseifen verwendet werden. Da das uns zugängliche Referat aber keine Schlüsse auf die Zusammensetzung ziehen läßt und das Original uns nicht zur Verfügung steht, können wir hierzu nicht Stellung nehmen.

Zusammenfassend ist zu sagen, daß der Seifenzusatz in Salben vorwiegend drei Gründe hat:

1. Die Seife dient als Öl-in-Wasser-Emulgator. Man erhält leicht abwaschbare Salben.

2. Der Seifenzusatz soll die Resorption anderer zugesetzter Medikamente, wie der Salicylsäure, verbessern.

3. Die Seife soll auf und in der Haut, vielleicht auch nach erfolgter Resorption von Spuren, im Körper umstimmend wirken; sie soll auch den Blut- und Exsudatzucker zum Absinken bringen und verringere den Ca-Gehalt zugunsten des K-Spiegels. Dadurch werde die Entzündungsbereitschaft gefördert und die Abwehr begünstigt.

[1] STRAUSS: Dtsch. Parfümerie-Ztg **25**, 406 (1939).
[2] HOLDERMANN: Dtsch. Apoth.-Ztg **1939**, 1091.

7. Definition der Salben und Pasten.

Salben sind zum äußeren Gebrauch bestimmte Arzneizubereitungen, die bei Zimmertemperatur streichbar sind und mit Ausnahme der Glycerinsalbe beim Erwärmen schmelzen.

Fette, Kohlenwasserstoffe, deren Mischungen und andere Stoffe, die als Salbengrundlage verwendbar sind, besitzen einen Aggregatzustand, der mit dem der Teige, Teere und Peche zwischen fest und flüssig steht. Sie sind aber geschmeidig, streichbar, butterartig. Die Salben gehen zum Unterschied von den Talgen und Paraffinen, die in den Salben nur zur Versteifung dienen, bei Temperaturerhöhung von harten Körpern allmählich in feste und weiche Salben über und schmelzen verhältnismäßig unscharf. Der Temperaturbereich zwischen fest und flüssig ist bei verschiedenen Fetten und Kohlenwasserstoffen verschieden groß.

Pasten sind Salben, in die größere Mengen feste Bestandteile eingearbeitet wurden. Über Emulsionssalben wurde bereits unter dem diesbezüglichen Kapitel berichtet. Sowohl die Wasser-in-Öl-Emulsionen als auch die Pasten sind etwas weniger wärmeempfindlich und bleiben infolge ihres Gehaltes an festen oder flüssigen Bestandteilen, ähnlich wie z. B. Peloide, durch ein verhältnismäßig weites Temperaturintervall streichbar, können sich aber bei großer Kälte entmischen.

Man kann die Streichbarkeit einer Salbe am einfachsten mit dem Finger oder Spatel auf der Hand oder einer Glasplatte feststellen. Im ersteren Falle muß man berücksichtigen, daß die Arbeitstemperatur dann die der Haut ist, und daß man das Temperaturintervall, in dem das Fett oder Gemisch streichbar ist, nicht feststellen kann. Ein anderer Weg zur exakten Feststellung ist das Arbeiten mit dem Farinographen, dem Fettpenetrometer ASTM D 217—33 T, den die Fabriken der Hochdruckschmierstoffe verwenden, oder mit dem BRABENDERschen Plastographen, der automatisch die Strukturveränderungen der plastischen Massen, die durch mechanische oder thermische Beanspruchung hervorgerufen werden, in Kurvenform registriert. Auch beim Durchsaugen von Fetten und Salben durch Siebplatten kann man aus dem Widerstand, den das zu prüfende Gut entgegensetzt, verwertbare Schlüsse auf die salbigen Eigenschaften ziehen.

Man kann auch die Torpedomethode nach FREUND und WACHTEL[1], die EMMERICH und HEBENSTREIT[2] modifiziert haben, anwenden. Ein torpedoförmiger Körper wird darin an einem Faden durch Gewichte durch die zu untersuchende Masse gezogen.

Für unsere Zwecke brauchbar sind ja auch alle die Methoden, die zur Prüfung von Lagerfetten ausgearbeitet wurden. WERFELSCHEID[3] beschreibt eine hierfür geeignete Apparatur von den Sartoriuswerken, Göttingen, in der die Fette zuerst vorgeknetet werden. Dann wird mit Unterdruck durch eine Lochplatte gesaugt. Die Apparatur kann ge-

---

[1] FREUND u. WACHTEL: Balneologe **1936**, 8.

[2] EMMERICH u. HEBENSTREIT: Dtsch. med. Wschr. **1939**, 12.

[3] WERFELSCHEID: Sitzung des Schmiermittelausschusses des VDFh vom *3. 7. 41.*

kühlt und erwärmt werden. Der nötige Unterdruck, der am Manometer abgelesen werden kann, gibt ein Maß für die Konsistenz.

Sehr genaue Resultate erhält man auch mit dem HÖPPLER-Konsistometer der Firma Haake, Medingen bei Dresden. Die Apparatur besteht im wesentlichsten aus einem Thermostaten und einem Hohlzylinder, in dem sich durch einen Führungsstab eine Kugel durch das zu messende Material hindurchbewegt. Die Kraft, die hierzu nötig ist, wird durch einen Hebelarm, der mit Gewichten belastet wird, ausgeübt und durch ein Meßwerk gemessen. Man erhält die Werte in Centipoisen angegeben und kann so natürlich genaue Angaben bekommen, die den Vergleich verschiedener Chargen ermöglichen. Diese Apparatur werden alle die Firmen nötig haben, die Wert darauf legen, daß ihre Salben immer dem Modell, das sie ausgearbeitet haben, voll entsprechen.

Da in Apotheken diese Apparate kaum je notwendig und vorrätig sein dürften, haben wir Vorversuche mit einer einfachen **Fallmaschine**, die für den Apothekenbetrieb genügend genaue Ergebnisse zeigt, angestellt. Der Apparat besteht aus einem 50 g schweren Glasstab mit einem Durchmesser von 0,8 cm, der durch ein senkrechtes Rohr von 1 cm Durchmesser in die Salbe hineinfällt. Der unten mit Millimetereinteilung versehene Glasstab wurde durch das Rohr aus immer gleicher Höhe (150 cm) in weithalsige Salbentöpfe von 100 g Salbeninhalt, 6 cm Weite und 8 cm Höhe, die mit der zu prüfenden Salbe vollkommen gefüllt waren, einfallen gelassen. Vorher wurden jeweils 5 Töpfe mit der gleichen Salbenzusammensetzung 24 Stunden in einem Raum aufbewahrt, der eine bestimmte konstante Temperatur besaß. Nach 24 Stunden hatte die Salbe die Raumtemperatur angenommen und wurde mit dem Fallstab auf ihre Zähigkeit gemessen. Das Verfahren wurde an sämtlichen 5 Töpfen angewandt und bei den verschiedensten Temperaturen wiederholt.

Fette, in die der Glasstab weniger tief eindrang als $^1/_2$—1 cm, sind talgartig; von 1—5 cm reichen die gewöhnlichen, von 5—8 cm die weichen Salben. Je größer das Temperaturintervall ist, in dem eine Einfalltiefe von mehr als 1 cm und weniger als 8 cm festgestellt wird, um so einfacher ist die Verarbeitung der Grundlage. Bei Talg und Kakaobutter ist die Einfalltiefe bis nahe an den Schmelzpunkt sehr gering. Synthetisches Vaselin verhielt sich zwischen 5—40° den oben angegebenen Bedingungen entsprechend. Bei Fetten ist die Temperaturspanne, in der sie salbig sind, meist wesentlich geringer. Pasten und Wasser-in-Öl-Emulsionen verhalten sich etwas günstiger als die dazu verarbeitete Grundlage allein. Glycerinsalben sind kaum temperaturempfindlich.

SCHLUMPF[1] hat unsere Methode etwas motiviert. Er nimmt einen graduierten Glasstab von 50 g Gewicht und 0,8 cm Durchmesser von 42,3 cm Länge und läßt ihn durch das Führungsrohr 75 cm tief fallen. Es mißt dann die Länge des aus der Salbe herausragenden Stabteiles, zieht sie von der Gesamtlänge ab und erhält so die Einfalltiefe und zeigt, daß man bei dieser Variation von der Topfgröße weitgehend unabhängig wird.

---

[1] SCHLUMPF: Diss. Zürich 1942.

Die Versuche mit dem Fallstab, die eine einfache Konsistenzmessung darstellen, unterrichten unabhängig vom ungleichmäßigen Fingerdruck und der Hauttemperatur über die zur Verarbeitung brauchbare Salbenkonsistenz, die bei möglichst vielen Temperaturgraden, zumindest aber bei Zimmertemperatur, vorhanden sein soll.

Mit allen schmelzbaren Salben kann man auch die üblichen Viscositätsprüfungen durchführen. HOLDERMANN[1] hat z. B. mit dem OSTWALDschen Reibungsröhrchen die verschiedensten Vaselin- und Fett- bzw. Ölsorten geprüft und außerordentliche Unterschiede beobachtet. Wir müssen aber berücksichtigen, daß derartige Messungen bei 60°, also weit über dem Schmelzpunkt, vorgenommen werden und so ein falsches Bild geben müssen, da diese Temperatur den Verhältnissen auf der Haut nicht entspricht. Ricinusöl hat z. B. bei 60° eine dreimal längere Durchlaufzeit als Vaselin. Bei Hauttemperatur ist es aber flüssig und Vaselin ist salbig.

Weitere physikalische Apparate sind konstruiert worden, um die Ölabscheidung von Fetten zu messen. Sie bestehen aus Siebplatten, die beim Dauererwärmen das ausgeschiedene Öl abtropfen lassen. Auch sie könnten zur Beurteilung der Salben, insbesondere bei Mischungen von festen und flüssigen Komponenten, herangezogen werden. Sie arbeiten jedenfalls exakter als die Tonteller und Lederflecke, die auf S. 27 besprochen wurden.

Eine Salbe muß also möglichst schon unter oder wenigstens bei Zimmertemperatur und darüber hinaus bis zur Körpertemperatur geschmeidig streichbar sein, sie soll je nach dem Verwendungszweck auf der Haut fest oder flüssig sein, in diesen Zustand aber noch nicht bei Sommertemperaturen übergehen.

Spezieller Teil.

1. Welche Grundlage ist die beste?

Wir haben nun die große Anzahl der zur Verfügung stehenden Salbengrundlagen an uns vorüberziehen lassen. Jede einzelne hat ihre Vorteile, die Kohlenwasserstoffe die Beständigkeit, die Fette ihre gute Verträglichkeit. Beide sind keine Nährböden für Bakterien, ihr gutes Haftvermögen an der Haut, ihre Fähigkeit, Wasser abzustoßen, machen sie zu unentbehrlichen Grundlagen für sich allein und in Emulsionsform. Die wasserlöslichen Salben wieder sind leicht abwaschbar und zeigen in vielen Fällen besondere Resorptionsbedingungen.

Alle diese Vorteile müssen wir bei der Wahl einer Salbengrundlage gegeneinander abwägen, denn „die schematische Verordnung bei der Salbenbehandlung ist sicherlich verbesserungsbedürftig. Wenn wir als Grundlage immer nur das Vaselin verschreiben, so ist das schon nicht richtig. Die Alten haben auf diesen Teil (die Salbengrundlage) der Salben einen ganz besonderen Wert gelegt. Es ist auch tatsächlich ein sehr

---

[1] HOLDERMANN: Dtsch. Apoth.-Ztg 1929, 74; Südd. Apoth.-Ztg 1931, 36.

großer Unterschied, ob wir die mit den Wundsekreten verseifbaren Fette tierischen oder pflanzlichen Ursprungs als Salbengrundlage verwenden oder mineralische Öle, die als undurchlässige Schicht eine Ansammlung der Wundabsonderung unter dichtem Abschluß bewirken. Der Sinn des Verbandes ist beide Male ein wesentlich anderer", sagt MAGNUS[1]. Er zeigt damit die Bereitschaft des Klinikers, von der Polypragmasie abzurücken, wenn ihm die richtigen Grundlagen zur Verfügung gestellt werden. Das reichliche Angebot haben wir in den vorstehenden Abschnitten aufgegliedert und die Vor- und Nachteile der einzelnen Bestandteile besprochen. Nun sollen die Forderungen, die man an eine Salbe stellt, diskutiert werden; denn immer wieder kommen neue Salbengrundlagen, und wir wollen diese doch kritisch beurteilen können. Je nach Einstellung des Verbrauchers sind die Ansprüche natürlich verschieden. ZIELER[2] z. B. unterscheidet zwischen

weichen Salben. . . .	wie Schweinefett, Vaselin und Eucerin,
sehr weichen Salben. .	„ Paraffinsalbe, Zinksalbe und Borsalbe,
zähen Salben	„ Ungt. cereum,
Pasten	„ Zinkpaste, aber auch Zinköl.

HOPF[3] zeigt in einem Schema die Hilfsmittel der Dermatologie:

Salben	$\longrightarrow$	Pasten	Schüttelmixturen
(reine Fette)		(Fette und Puder)	Puder
$\downarrow$			Wasser
Cremes	$\longrightarrow$	weiche Pasten	Glycerin
(Fette und Wasser)		(Cremes und Puder)	

G. P. UNNA (Ointment bases. 1912) hat seine Forderungen an eine ideale Salbengrundlage wie folgt präzisiert:

1. Haltbarkeit. — 2. Beständigkeit. — 3. Geschmeidigkeit. — 4. Indifferenz. — 5. Reizlosigkeit. — 6. Aufnahmefähigkeit für Flüssigkeiten, insbesondere Wasser. — 7. Leichte Abgabe des in ihm verteilten Arzneimittels an die Haut.

ROSENTHALER (zit. bei WOJAHN) stellt an eine Salbengrundlage folgende Anforderungen:

1. Sie darf die Haut nicht reizen.
2. Sie muß gegen Licht, Luft und zugesetzte Arzneistoffe beständig sein.
3. Sie muß in vielen Fällen schnell und vollständig resorbiert werden, bei Deck- und Augensalben muß dagegen die Resorption möglichst gering sein.
4. Sie muß möglichst Wasser binden können.
5. Sie muß Arzneimittel aufnehmen und an die Haut abgeben können.

Zu alledem kommt unseres Erachtens noch die Forderung, daß die Salbe den *Haut-p_H-Wert* nicht nachteilig beeinflußt, daß sie das *Hautfett — wenn nötig — soweit als möglich ersetzt,* sowie die Wahl des *richtigen Schmelzpunktes.* Bevor wir aber diese Punkte besprechen, müssen wir uns noch eingehender mit der Literatur beschäftigen.

Wenn man vom Standpunkt des Arztes, und insbesondere des Dermatologen, die Entwicklung der Pharmakologie der Salben in den letzten Jahrzehnten überblickt, so muß wohl einmal die Erkenntnis des Diffusionsvorgangs und ferner das Studium der Emulsionsgesetze als wich-

---

[1] MAGNUS: Münch. med. Wschr. **1934**, 31, 1174.
[2] ZIELER: Lehrbuch der Haut- und Geschlechtskrankheiten, 4. Aufl. 1937.
[3] HOPF: Fette u. Seifen **1939**, 3.

tigster Fortschritt bezeichnet werden. v. Hahn[1] wies darauf hin, daß
ein fettlöslicher Körper von Orten höherer Konzentration zu solchen
niederer Konzentration diffundiert und das Eindringen wirksamer
Körper aus der Salbe nach denselben Gesetzen erfolgt.

Bernhardt und Strauch gaben in ihren Untersuchungen über die
Emulsionstypen und ihre Beziehungen zur Medizin Richtlinien für eine
zielbewußte Salbenlehre. Die Emulgatoren bestimmen je nach ihrer
Eigenart die Beständigkeit, Aufnahme- und Abgabefähigkeit des Salben-
vehikels, Schmelzpunkt und Indifferenz, von der die Wahl jedes einzelnen der zugegebenen Stoffe, besonders des Fettes, abhängt.

Wenn nun auch in der Monographie von Perutz über die Pharmakologie der Haut sowie durch die wichtigen Untersuchungen von Moncorps die prinzipiellen Fragen der Salbengrundlagen geklärt und festgelegt sind, so haben doch diese Erkenntnisse bisher wenig Beachtung
von Arzt und Apotheker gefunden und, abgesehen von der Ausnutzung
durch die kosmetische Industrie, keine wesentliche praktische Bedeutung erlangt.

Eine klinisch-therapeutische Umfrage[2] beleuchtet die Stellungnahme
der Klinik zu dem Problem, wobei bezeichnenderweise nach der Verträglichkeit von Salben, Pasten und Schüttelmixturen gefragt wird, während
von den Diffusions- oder Penetrationsverhältnissen bei der Umfrage
keine Rede ist.

Es sei kurz auf die Antworten der einzelnen Autoren eingegangen,
um den bisherigen Standpunkt einzelner Kliniken in Erinnerung zu
bringen.

K. Herxheimer stellt gewissermaßen für die Verträglichkeit eine
Skala auf, in welcher die Schüttelmixturen in Form von Umschlägen
am besten vertragen werden, dann folgen die Pasten, wobei durch den
inkorporierten Puder eine austrocknende Wirkung und bei gleichzei-
tigem Luftabschluß eine hyperämisierende Wirkung erzielt werden soll.
An letzter Stelle stehen die Salben, ,,weil hier die mechanische Reizung
des Verbandes und die Empfindlichkeit gegen Fette bei Störung der
Wasserverdunstung und Verminderung der Wärmeabgabe in Betracht
komme''.

E. Keining hält die Aufstellung von umfassenden formulierten
Regeln für die Wahl des Therapeuticums kaum für möglich, da eine
,,individuelle Behandlung'' angestrebt werden müsse. Ganz allgemein
wird noch hervorgehoben, daß bei sehr komplex zusammengesetzten
Medikationen der Grund für eine aufgetretene Reizung wohl meistens
nicht in der Salbengrundlage liegt. Der Beweis dafür kann leicht dadurch
erbracht werden, daß für kurze Zeit die Salbengrundlage allein ohne
alle Zusatzsubstanzen auf ihre Verträglichkeit geprüft wird. Bei solchen
Vorprüfungen haben sich zwei Gruppen von Menschen unterteilen
lassen: solche, die besser Schüttelmixturen, und solche, die bevorzugt
Salben vertragen. Die Analyse dieser Gruppen hat ergeben, daß Salben
und weiche Pasten wegen ihrer sekretstauenden Eigenschaft von Sebor-

---

[1] v. Hahn: Zbl. Hautkrkh. **21** (1926).
[2] Dermat. Wschr. **1933,** 14.

rhoikern nicht vertragen werden, während Patienten mit verminderter Talgsekretion (Talgstockung oder Sebostase) keine Schüttelmixturen vertragen, da sie zu austrocknend wirken. In solchen Fällen ist also gerade die Zufuhr von Fetten am Platze. Voraussetzung für die Reizlosigkeit ist immer, daß die Grundlage von der normalen Haut des betreffenden Patienten vertragen wird. Dabei ist der Hinweis interessant, daß sich nach der geographischen Lage eine Verschiedenartigkeit des Krankengutes zeigt, wobei in Hamburg die Seborrhoiker überwiegen. Der Autor betont, daß bei Frauen die Notwendigkeit zur Kopfwäsche einen brauchbaren Anhaltspunkt für die Talgdrüsentätigkeit ergibt.

E. Kromayer erwähnt, daß Salbenreizungen häufiger bei Gegenwart von tierischen und pflanzlichen Fetten auftreten, da durch deren Zersetzung eine Unverträglichkeit entstehen kann. Der Autor sieht die häufigsten Irritationen durch fehlerhafte Anwendungsart, z. B. wenn die Salbe oder Paste in zu dichter Schicht aufgetragen wird, wodurch Schweißretention verursacht wird. Durch diesen Umstand sollen 95% der Störungen erklärt werden können.

R. Ledermann ist der Ansicht, daß sich die Indifferenz der verschiedenen Arzneiträger auf der Haut weder bei gesunder noch bei kranker Haut vorausbestimmen läßt, sondern vorher Testversuche erforderlich sind. Daher sei es auch unmöglich, generelle Regeln über die Verträglichkeit von Medikamenten aufzustellen. Subakute oder chronische Entzündungsprozesse vertragen meist die Zinktrockenpinselung gut. Bei Salben werden häufig Überempfindlichkeiten der Haut beobachtet, wenn die Salbe ranzig geworden ist; daher sei Adeps benzoatus vorzuziehen, obwohl der Benzoezusatz bei mancher Haut nicht am Platze ist. Vaselin als Salbengrundlage kann dann Reizerscheinungen verursachen, wenn es ungereinigtes Petroleum oder Paraffin enthält. Daher soll nur reines Vaselin verwendet werden, das bei trockenen Hautentzündungen besser brauchbar ist als bei nässenden. Für nässende Hautflächen wird die Zinkpaste empfohlen, die aber ebenso wie das ihr nahestehende Zinköl gelegentlich durch Zusatz von unreinem Vaselin reizen kann.

C. Moncorps fordert als Grundbedingung für den therapeutischen Erfolg, die Erfahrung und das Einfühlungsvermögen, das klinischmorphologische Bild mit der biologischen und physiko-chemischen Vorstellung des Heilmittels zu vereinen. Der Autor geht dann auf seine Versuche bezüglich der keratolytischen Wirkung der Salicylsäure ein, die bei Verwendung einer Schüttelmixtur als Vehikel fehlt, bei Pasten nur schwach und am meisten in Form einer Wasser-in-Öl-Emulsion wirksam ist. Bezüglich der Kühlsalben wird hervorgehoben, daß die Kühlwirkung von der Abdunstungsmöglichkeit des inkorporierten Wassers aus dem Vehikel abhängt. Bei Schwefelzusatz ist die Resorption des Schwefels von der Wahl des Vehikels abhängig und dementsprechend auch der pharmakodynamische Effekt. Das inkorporierte Pharmakon kann in verschiedenen Grundlagen eine verschiedene Wirkung entfalten.

Als grundsätzlicher Fehler bei der Herstellung von Salbengrundlagen wird das sog. „geschönte" Vaselin erwähnt, dessen leuchtend gelbe Farbe durch Zusatz von Tropaeolinfarbstoff zustande kommt und reizbare Haut irritieren kann. Bestimmte Sorten von Adeps suill. benzoat., die von mit Fischmehl gefütterten Schweinen stammen, sind zugunsten des deutschen Schweinelendenfettes abzulehnen. Auch das Entwässern mit Natrium sulf. kann durch den Sulfitgehalt zu Hautreizungen führen. Ferner wird noch als Fehlerquelle ungenügende Dispergierung des Salbenwirkstoffes genannt, die zu einer zu hohen Konzentration auf der Haut führen kann. Es wird daher die Dreiwalzenmühle zur Salbenherstellung empfohlen. Auch die spurweise Beimengung von Kolophonium oder Seife kann zu Reizungen führen. An einwandfreien Salbengrundlagen, die im Großbetrieb hergestellt werden, ist der Dermatologe interessiert, nicht jedoch an unkontrollierbaren Salbenkompositionen.

A. PERUTZ glaubt, daß die Pasten durch ihren Pudergehalt und die dadurch bewirkte Capillarattraktion eine Aufsaugung des Sekretes ermöglichen, permeabler als Salben sind und eine geringere Tiefenwirkung haben. Sie reizen daher auch weniger als Salben. Da die Salben die Hautwasserabgabe verhindern, sollen sie bei akut entzündlichen Prozessen der Haut mit nässenden Flächen nicht verwendet werden. Die austrocknende Fähigkeit des Puders ist eine Funktion seiner Oberfläche.

F. PINKUS glaubt ebenfalls, daß manche Salben wegen einer bestehenden Fettüberempfindlichkeit nicht vertragen werden, ebenso wie es intestinale Fettunverträglichkeiten gibt. Akute, vesiculöse Dermatitiden sowie die dyshidrotischen Ekzeme sollen nicht mit Fett behandelt werden. Für diese unverträglichen Fälle kommen die Schüttelmixtur oder nur Bäder und Umschläge in Betracht.

K. TOUTON steht etwa auf demselben Standpunkt wie der vorige Autor.

R. WINTERNITZ hebt hervor, daß die Verträglichkeit von Salben und Pasten von ihrer Grundlage, ferner von den Salbenwirkstoffen und der Technik der Verbände abhängt. Dabei empfiehlt er den Benzoezusatz zum Fett und weist auf die besonders sorgsame Bereitung von Augensalben hin.

Bezüglich der Verträglichkeit und der Saugfähigkeit der Pasten steht der Autor auf demselben Standpunkt wie die anderen. Er nimmt durch den größeren Pulvergehalt der Paste eine gesteigerte capillare Saugfähigkeit an, die das flüssige Hautsekret aufnimmt und besser auf der Hautfläche haftet, so daß ein Deckverband überflüssig wird. In die physikalisch wirkenden Applikationsmittel können dann noch mit Erfolg resorptionsfördernde Therapeutica eingearbeitet werden, deren Verträglichkeit von der Substanzmenge, Einwirkungsdauer, Technik und Hautbeschaffenheit abhängt.

Wir können aus allen diesen Antworten das Bestreben nach individueller Behandlung erkennen; wir sehen, daß zwischen den einzelnen Grundlagen Unterschiede vorhanden sind. Diese Differenzen zu kennen und zu nutzen, muß das Ziel des Therapeuten sein.

Eine Salbengrundlage, die in allen Fällen optimal wirkt, kann und wird es nie geben. Keine Salbe kann zugleich oberflächlich und in der Tiefe intensiv wirken, ist gleichzeitig neutral, sauer und alkalisch, kann wasserfrei und doch eine wäßrige Emulsion sein.

Wir müssen daher zunächst auch andere Gesichtspunkte berücksichtigen und überlegen, ob sie nicht die beste Klassifikationsmöglichkeit geben. Wir stellen folgende Fragen, nach deren Beantwortung eine Einteilung möglich ist:

Welche Wirkungen sollen mit der Salbentherapie erreicht werden?

Vor der klinischen Anwendung von Salben muß man sich zunächst einmal klarwerden, in welchen Hautschichten die Salben oder besser deren Wirkstoffe einen Heileffekt auslösen, oder ob gar die Haut nur als Durchgangsmembran die Einwirkung auf den Gesamtorganismus vermitteln soll.

Demnach werden wir also drei grundlegend verschiedene Heilmöglichkeiten feststellen:

1. Die rein *epidermotrope Therapie.* Darunter können alle Cosmetica gerechnet werden, die sich ja hauptsächlich mit der Haut als Grenzschicht befassen. Sie sollen dieser einen Mattglanz verleihen und „rauhe Haut" beseitigen. Die oft angepriesene Tiefenwirkung der Cosmetica durch Hormon- oder Vitaminzusätze ist bisher noch nicht sicher bewiesen. Wahrscheinlich trägt die gleichzeitig mit dem Cosmeticum empfohlene leichte Hautmassage durch ihre Hyperämie viel zu dem erwarteten Erfolg der Tiefenwirkung auf erschlafftes Bindegewebe bei.

Auch therapeutisch müssen wir gelegentlich rein epidermotrope Anwendung verlangen, z. B. bei der Behandlung der Ichthyosis vulgaris zur Beseitigung lästiger Hornhautschuppen, ferner bei den sogenannten Saprophytosen, Pilze, die lediglich in der Epidermis sitzen wie die Pityriasis versicolor. Die „Lebendgerbung der Haut" gegen berufliche Schädigungen und die Berufsschutzsalben sind hier zu erwähnen.

2. Die therapeutische Beeinflussung der tieferen Hautschichten, die wir hier kurz mit *Tiefenwirkung* bezeichnen wollen.

Dabei kommen besonders infektiöse Hauterkrankungen, Pyodermien, Mykosen, Hauttuberkulosen u. a. in Frage, auch Schälkuren bei Acne sind durch die Diffusion des Wirkstoffes erfolgreich. Ebenso ist die Salbenätzbehandlung, die z. B. früher bei Hautkrebsen angewendet wurde, hier zu erwähnen. Gerade in solchen Fällen, z. B. der elektiven Macerationen von subepidermal sitzenden Lupusknötchen wird die Wahl der Salbengrundlage für das Tempo der Diffusion des Wirkstoffes von Wichtigkeit sein.

Die Wege der Diffusion sind verschieden. Es kann das zuzuführende Medikament in der Zellmembran löslich sein, die Talgdrüsen durchwandern oder in die veränderte Membran eindringen und dort „verdaut" werden. Welche Situation eintritt, hängt vom Präparat ab und kann in den meisten Fällen nur vermutet werden.

Die Tiefenwirkung wird nur ausnahmsweise bei gesunder Haut angewendet, so z. B. als Schälkur bei Epheliden. Oft sind besonders verhornte oder undurchlässige Epidermiszellen mit dem Wirkstoff in Kontakt zu bringen oder zu durchdringen, so bei Lupus tumidus oder bei Hyperkeratosen. Es sei hierbei auf die Untersuchungen von MON-CORPS über die Wirkung der salbeninkorporierten Salicylsäure hin-gewiesen[1].

Bisher hat sich die praktische Hauttherapie im allgemeinen damit begnügt, bei verschiedenen Hautkrankheiten bestimmte Wirkstoffe empirisch auszuwählen, z. B. bei Seborrhöen Schwefel, bei Mykosen Salicyl und Betanaphthol oder Hg, bei Pyodermien Farbstoffe, Sulfur oder Hg, ohne die Salbengrundlagen nach den einzelnen Wirkstoffen abzustimmen. Auch die experimentellen Untersuchungen von MONCORPS, deren Resultate bei den einzelnen Wirkstoffen erwähnt werden, haben die praktische Salbenkomposition bisher wenig geändert. Es klafft also nach wie vor eine Lücke zwischen der zielbewußt aufgebauten Chemo-therapie oder Pharmakodynamik der Haut und deren praktischen Ver-wendung. Der Grund dafür liegt wahrscheinlich in der oft recht schwie-rigen praktischen Auswertung der am Modellversuch gefundenen Resul-tate. Es sei hier nur kurz auf die Verschiedenheit der bei Schwefelsalben ausgeführten Schwefellösungsformen (molekular oder kolloidal) hin-gewiesen, die natürlich bei der systematisch durchgeführten Simultan-therapie zur Beurteilung der Salbengrundlagen beachtet werden müssen.

Nach den Ausführungen wird man ferner verstehen, wenn z. B. für die Diffusion oder Resorption von Schwefel eine steigende Reihenfolge für den Schwefelgehalt des Serums (Pasta Zinci, Physiol C, Eucerin cum aqua 50%, Lanolin cum aqua 25%, Vaselinum flav. und am besten Adeps benzoat.) von MONCORPS gefunden wurde, ohne daß klinisch bei angestellten Penetrationsversuchen mit Schwefelsalben in den oberen Hautschichten ein absolut gleiches Abhängigkeitsverhältnis von den verschiedenen Salbengrundlagen erwartet werden konnte. Immerhin konnten recht bemerkenswerte Beobachtungen bei Fett- und Vaselin-grundlagen gesammelt werden, die später angeführt sind.

3. Die *perkutane Therapie*. Dabei soll ein Salbenwirkstoff durch die Hautschicht hindurchdringen und vom Blut- oder Lymphstrom aufgenommen werden, wenn möglich ohne wesentlich auf die Haut einzuwirken, jedenfalls aber ohne darin gespeichert zu werden. Durch die intakte Haut soll ein Medikament durch intensives Einreiben der Salbe zur Aufnahme gebracht werden. Ein Beispiel dafür ist die früher allgemein verwendete Hg-Schmierkur oder die zur Rheumabehand-lung verwendete Salicylsalbentherapie. Dabei kann in manchen Fällen bei besonders geeigneter Salbengrundlage die Diffusion des Wirkstoffes so schnell durch die Haut erfolgen, daß in kurzer Zeit histologisch der Nachweis in den oberen Hautschichten nicht mehr gelingt. Als Beispiel für die besonders schnelle Diffusionsmöglichkeit durch die Haut sei die Diffusion von Gasen durch die gesunde Haut erwähnt. LANG[2] und SCHMIDT-LA BAUME[3] konnten Radiumemanation nach Einwirkung

---

[1] MONCORPS: Arch. exper. Path. 141.   [2] LANG: Strahlenther. 52 (1935).
[3] SCHMIDT-LA BAUME: Arch. Dermat. 172 (Kongreßband).

auf die gesunde Haut schon 5 bis 10 Minuten später in der Atemluft nachweisen.

Auch zur Asthmabehandlung werden neuerdings percutan Salbentherapieeinreibungen empfohlen (Asthmocut, Spascut von Dr. Koschade) sowie zur Herzbehandlung das Präparat Cor-Vasogen. In eigenen klinischen Beobachtungen konnte bei Asthmaanfällen deutlich ein auf percutanem Wege erreichter krampflindernder Effekt beobachtet werden.

Wann soll eine entquellende oder gerbende Wirkung erreicht werden?

Eine besondere Form der Penetration oder Invasion von Wirkstoffen stellen Versuche dar, die *Entquellung* entzündlich veränderter Epidermis oder auch die *Gerbung*, die chemische Bindung in den oberen Hautschichten zu bewirken. Die Entquellung der entzündlichen Epidermis wird im allgemeinen durch feuchte Verbände nach der von HERMANN aufgestellten „entquellenden Reihe"[1] durchgeführt. Diese an überlebenden Epithelzellen gewonnenen Resultate wurden an lebender Haut von SCHMIDT-LA BAUME elastometrisch bestätigt[2]. Mikroskopisch zeigt die entzündlich veränderte Epidermis in den Zellen des Rete granulosum Protoplasmaveränderungen in Form der von UNNA beschriebenen ballonierenden Degeneration oder der tropfigen Entmischung. Ähnlich wie die feuchten Dunstverbände können bei beginnender entzündlicher Veränderung auch Puder oder Schüttelmixturen durch Austrocknung (Oberflächenvergrößerung) einen entquellenden Effekt auslösen. Wieder eine andere Entquellung ist die rein osmotische durch hygroskopische wasseranziehende Substanzen, wie Glycerin. Häufig stellt bei der Ekzemtherapie der Übergang von feuchten Verbänden zu Salben eine gewisse Schwierigkeit dar, wobei das Ekzem, wahrscheinlich durch Wärmestauung und dadurch bedingte Capillarerweiterung unter der luftabschließenden vaselinhaltigen Salbe, wieder aufflackern kann. Auch wird der Sekretfluß durch Salben bei nässendem Ekzem behindert. Wie später ausführlich beschrieben, sind auch Zinkpasten nicht in der Lage, große Sekretmengen aufzusaugen. Sie können nur durch Lückenbildung geringe Flüssigkeitsmengen von der Haut aus an die Oberfläche der Paste hindurchtreten lassen.

Die ersten Bestrebungen, den Übergang von feuchten Verbänden zu Salben zu erleichtern oder zu überbrücken, sind wohl in dem Ungt. glycerini (DAB) zu suchen, doch ist die osmotische Wirkung derartiger 75proz. glycerinhaltiger Massen häufig zu stark. Der Erfolg dieser Entquellungsversuche liegt wohl sicher in dem physiologischen Tempo der Entquellung. Wenn der „eukolloidale Zustand" der Zelle nicht wieder erreicht wird, ist eine Desepithelisierung durch Platzen der Zellmembrane die Folge. Der *biologische Takt der Entquellung* stellt die Lösung der Frage dar. Hierauf und auf die Wahl der Konzentration des Entquellungsmittels wurde bisher zu wenig Wert gelegt. So werden häufig bei feuch-

---

[1] HERMANN: Dermat. Z. **50** (1927).
[2] SCHMIDT-LA BAUME: Arch. f. Dermat. **153**, H. 3 (1927).

ten Umschlägen, z. B. mit einer 1proz. Tanninlösung oder der offizinellen Liq. Al. acet.-Lösung starke Reizungen beobachtet, die durch Zellmembransprengung infolge zu schneller Entquellung zu erklären sind. In solchen Fällen würden die zehnfachen Verdünnungen der angeführten Lösungen angezeigt sein.

Wahrscheinlich sind auch die Erfolge von traubenzuckerhaltigen Salben bei Allergosen durch osmotische Wirkung und Entquellung zu erklären. In derselben Richtung liegen die Bestrebungen der im Kapitel über aluminiumsalzhaltige Salben besprochenen Beobachtungen.

Hier muß zusammenfassend hervorgehoben werden, daß der Erfolg von der „biologischen Konzentration" des entquellenden Mediums abhängt, um überstürzten Wasserentzug und Zellmembranschädigung zu vermeiden.

Daraus erhellt ohne weiteres, daß diese entquellenden Salben, ebenso wie feuchte Umschläge, immer nur für eine gewisse kurze Zeitspanne — einige Stunden bis Tage — vertragen werden, bis sich der Flüssigkeitsspiegel in den entzündeten Hautschichten gesenkt hat. Für diese Zeitspanne kann natürlich keine Norm angegeben werden, sie hängt vielmehr von der Stärke der entzündlichen Veränderungen ab und muß dem Einfühlungsvermögen des Arztes überlassen bleiben.

Hier soll noch auf Versuche hingewiesen werden, mit bestimmten Salbenbeimengungen eine Gerbwirkung zu erzielen. Das Problem wurde von JÄGER[1] mit Tactocutemulsionen bearbeitet und wird auch durch „Dulgon"(Benckiser), das aus einer Kombination polymerer Phosphate besteht, in Bäderzusätzen und als Wirkstoff in Salbengrundlagen versucht. Die Möglichkeit einer „Lebendgerbung", um diesen etwas zu Mißverständnissen führenden Ausdruck zu gebrauchen, und die dadurch erhöhte Widerstandsfähigkeit gegen Allergene hat für die Praxis eine große Bedeutung. Auch hier wird für den Erfolg die geeignete Konzentration und Wirkungszeit in einer Salbengrundlage, die eine Penttration des Wirkstoffes erlaubt, maßgebend sein.

Wann wird lediglich eine Kühlwirkung und Entspannung gewünscht?

In einer besonderen Gruppe werden mit Recht Salben mit Kühlwirkung und Entspannungseffekt zusammengefaßt. Eine Kühlwirkung wird klinisch einmal bei juckenden Dermatosen ohne sichtbare Hautveränderungen, also normaler Hautbeschaffenheit, z. B. bei Pruritus, am Platze sein, ferner aber auch bei chronischen Ekzemen mit starkem Juckreiz oder anderen Dermatosen, wie z. B. DUHRINGsche Krankheit, die mit Juckreiz einhergeht. Wenn gleichzeitig eine Entspannung der Haut erreicht werden soll, also entzündliche Veränderungen vorliegen, wird man nicht nur eine instabile Wasser-in-Öl-Emulsion, sondern besser eine Schüttelmixtur wählen, deren Kühlwirkung noch größer ist. Dabei wird auf die eingehende Ausführung in dem Kapitel über Kühlsalben verwiesen.

---

[1] JÄGER: Die rauhe Haut. Hippokrates 8, 449 (1937).

Wann wird ein oberflächlicher Schutz der Haut vor äußerer Einwirkung benötigt?

Sogenannte Schutzsalben werden bei der Zunahme der Hautberufskrankheiten immer häufiger erforderlich werden. In späteren Kapiteln werden die Lichtschutz-, Luftschutz- und die gewerblichen Schutzsalben ausführlich besprochen. Es ist leider bei zunehmender Kenntnis der Affinität der Salbengrundlagen zu den in Frage kommenden Noxen eine erhebliche Komplizierung der Rezeptur zu erwarten. Eine einheitliche Schutzsalbe etwa in Form einer deckenden Fettschicht ist keine Lösung. Sie wird zu leicht abgewischt und hindert wie jede Salbe die Perspiratio insensibilis um 30—50 %, wogegen Puder die Wasserabgabe, wenn auch in geringem Maße, steigern[1].

Dazu kommt noch, daß von vielen Handarbeitern jede Salbe auf der Haut als störend abgelehnt wird, weil z. B. mit einer eingefetteten Hand ein bestimmter Präzisionsgriff nicht ausgeführt werden kann. Der Schutz unserer Arbeiter in chemischen Betrieben oder allen Industriezweigen, in denen Berufskrankheiten beobachtet werden, sollte besonders in einer ausführlichen Belehrung über zweckmäßiges Entfernen der reizauslösenden Substanzen von der Haut in den Arbeitspausen eine wichtige Grundlage erfahren. Man kann in diesen Dingen nur mitreden, wenn man selbst mit der schädigenden Noxe am Arbeitsplatz gearbeitet hat.

R. und F. Jäger haben in ihrer Arbeit über die Hautoberflächenstruktur, ihre Methodik und ihre Bedeutung für die Gewerbehygiene[2] mit ausgezeichneten Mikrophotos vom Hautrelief die von ihnen als capillare Räume bezeichneten Dehiscenzen unter den Epidermisschollen der rauhen Haut als Speicherungsmöglichkeit für Allergene hervorgehoben. Die Entfernung dieser kleinen Staub- und Allergenpartikel ist durch einfaches Waschen nicht ohne weiteres zu erreichen, wie die Autoren fluorescenzmikroskopisch nachgewiesen haben. Eine systematische Hautpflege, welche die Beseitigung der rauhen Haut und der Rhagaden zur Folge hat, muß, unterstützt von aufklärenden Belehrungen, in den verschiedenen Industriezweigen angestrebt werden. Eine glatte Haut bietet viel weniger Möglichkeiten zur Bildung von sessilen Antikörpern in den Epidermiszellen als eine mit Rissen und Oberflächensubstanzverlusten übersäte Haut.

Ganz allgemein kann gesagt werden, daß wir beim Eincremen der Hände viel zuviel Creme verwenden. Durch Petrolätherbäder können wir nach den Versuchen des einen von uns[3] der Haut der Hände höchstens 0,1 g „Fett" entziehen, beim Eincremen schmieren wir uns aber die zehnfache Menge auf, um den Überschuß bald wieder an die Umgebung abzugeben.

---

[1] Schmidt, R.: Klin. Wschr. **20**, 31 (1941).

[2] Jäger, R. u. F.: Arch. Gewerbepath. **9**, H. 2 (1938).

[3] v. Czetsch-Lindenwald: Arch. Gewerbepath., Gewerbehyg. **10**, 49 (1940).

Die Bedeutung der Simultantherapie oder Vergleichsbehandlung.

Die allgemeinen klinischen Darlegungen sollen nicht abgeschlossen werden, ohne noch kurz auf die notwendigsten Voraussetzungen für die Beurteilung der Salbentherapie am Kranken einzugehen. Wie schon im Vorwort der ersten Auflage angedeutet, ist die *fehlerfreie Simultantherapie* dazu erforderlich. Auch H. W. Siemens[1] hat in einer ausführlichen Abhandlung auf die Leistungsfähigkeit dieser Vergleichsmöglichkeit, die er Einseitenbehandlung nennt, hingewiesen. Sie wurde ursprünglich von Schweninger, Unna, Dreuw, Schäffer geübt, ist dann aber sehr zu Unrecht in den Hintergrund getreten. Diese können wir nur dann anwenden, wenn an symmetrischen Körpergegenden mit der gleichen Capillarversorgung und gleichen Gefäßverhältnissen, wobei besonders auf einseitige Varicen als Störungsfaktor zu achten ist, ferner wenn bei gleichem Säuremantel der Haut dieselben Krankheitserscheinungen bezüglich Intensität und Ausdehnung vorhanden sind. Bei der Behandlung der Hautkrankheiten sind wir in der Lage, alle diese Bedingungen häufig vorzufinden. Es sei nur an die mehr oder weniger universellen Ekzeme, symmetrisch lokalisierten Allergosen, Mykosen und Pyodermien erinnert, die ein weites Betätigungsfeld für die Simultantherapie bilden.

Dabei muß auch kurz die *Verbandtechnik* erwähnt werden. Es ist dringend zu raten, niemals bei dieser explorativen Simultanbehandlung die zu vergleichenden Salben dem Kranken selbst zu überlassen, da weder eine richtige Verbandtechnik noch die Vermeidung von Verwechslungen der für die rechte und der für die linke Seite bestimmten Salbe gewährleistet ist. Es liegt nicht im Rahmen dieses Buches, allgemeine Applikationsmethoden für die verschiedenen Hautzustandsbilder zu geben[2]. Es sei nur kurz zitiert, daß für akute Hautkrankheiten feuchte Umschläge, Puder, Schüttelmixturen, Zinköl, für subakute Hautkrankheiten Zinköl und Pasten, für chronische Hautkrankheiten Pasten und Salben in Frage kommen.

Für unsere Versuche mit Salben ist es wichtig, an den Vergleichsstellen genau dieselbe Verbandtechnik anzuwenden. Die Salben werden in gleicher Schichtdicke (messerrückendick) am besten auf feines, weiches Leinen (oft durchgewaschener alter Hemdenstoff) ausgestrichen und auf die Haut gelegt. Im Sommer wird Leinen noch besser als der etwas dickere Lintstoff vertragen, der sich wieder im Winter besser eignet. Auch die Zahl der Bindentouren ist zu beachten sowie die Schichtendicke der etwa auf das Leinen aufgelegten Watte. Auf alle Fälle darf eine einseitige Wärmestauung durch ungleiches Verbandmaterial nicht übersehen werden, ebenso wie auch die Dochtwirkung durch Aufsaugen von tief schmelzender Salbe (Ungt. leniens) in das Verbandmaterial. Soll mit Emulsionen behandelt werden, so wird am besten auf jeden Verband verzichtet. In diesen Fällen wird die Salbe vom Pflegepersonal

---

[1] Siemens: Arch. f. Dermat. **183** (1942).

[2] Siehe Schäffer-Zieler-Siebert: Behandlung der Haut- und Geschlechtskrankheiten. — Moncorps: Jkurse ärztl. Fortbildg **4**, 7 (1932). — Hopf: Fette u. Seifen **1939**, 3.

an den Simultanstellen mit einem Gummifingerling in gleicher Dicke aufgetragen, wobei auch darauf geachtet werden muß, daß auf beide Hautstellen genau der gleiche leichte Druck zum Verreiben der Emulsion ausgeübt wird. Falls die Hautstellen nässen, so kann auf beiden Seiten ein Trikotstrumpf darübergezogen werden. Oft werden gerade bei chronischen Ekzemen und Neurodermitis verbandlose Salbeneinreibungen angenehmer empfunden, so besonders als Nachbehandlung und zum Arbeitsschutz, der später von den Geheilten selbst ausgeführt wird.

Sehr wichtig ist die *Beachtung des Schmelzpunktes* der Simultansalben. Ein bei 50° schmelzendes Vaselin wird in dicker Schicht auf der Haut bleiben, während eine bei 35° schmelzende Salbengrundlage besonders im Sommer leicht vom Verband als Docht aufgenommen wird. Für circumscripte Pyodermien wird zweckmäßig eine „harte" Paste verwendet, die, mit einer dünnen Lage Watte abgeschlossen, ohne Verband an Ort und Stelle bleibt, falls es sich nicht um unruhige Kranke oder Kinder handelt, die überhaupt nicht zur Simultantherapie geeignet sind, da sie die Verbände häufig herunterreißen.

Auch der Entfernung von Salbenresten ist vom Arzt Beachtung zu schenken. Es geht nicht an, daß Salbenreste mit Benzol oder Benzin entfernt werden, da in unserer Zeit der Motorisierung häufig eine Überempfindlichkeit gegen diese Stoffe besteht oder aber eine Sensibilisierung damit erreicht werden kann. Salbenreste, besonders solche, die ranzig werden können, müssen morgens und abends vorsichtig mit Watte und, wenn erforderlich, mit einem reizlosen Öl (Oleum paraffini) entfernt werden.

Die *Beurteilung der Simultanbehandlung* stützt sich in erster Linie auf den objektiven Befund, den die symmetrischen Hautstellen nach der Behandlung bieten. Nur gelegentlich wird man auch subjektive Empfindungen des Kranken berücksichtigen. Dabei wird von manchen Kranken eine Fettgrundlage, die sich meist schneller in die Haut einreiben läßt und von der Haut schneller aufgenommen wird, als „angenehm" bezeichnet; aber auch das mehr als Oberflächenschichtmittel empfundene Vaselin wird gelegentlich subjektiv vorgezogen, ohne daß wir dafür besondere Richtlinien erkennen konnten.

Zum Schluß sei hier noch auf die *Berücksichtigung der allgemeinen Heillage* des Kranken verwiesen. Es ist jedem Arzt, der Hauttherapie treibt, geläufig, daß bei vielen Krankheitszuständen, die zunächst sehr therapieresistent waren, plötzlich eine große Heilbereitschaft einsetzt, ohne daß diese auf die äußere Salbenmedikation bezogen werden darf. Jahreszeitliche Einflüsse, vitaminreiche Kost oder Umstellung der sauren Winterdiät auf alkalische Sommerkost sind, um einiges anzuführen, damit in Zusammenhang zu bringen. Ferner spielen interne Medikationen, z. B. Arsen bei Schuppenflechten, eine wichtige Rolle. Ebenso wie man von einem isomorphen Reizeffekt bei Psoriasis dann spricht, wenn die Haut auf irgendeinen Reiz mit den bereits vorhandenen Hautveränderungen an der gereizten Stelle antwortet, so möchten wir hier den *isomorphen Heileffekt* hervorheben, der die oft plötzlich einsetzende Heilbereitschaft der Haut bezeichnen soll. In solchen Fällen wird man sich leicht vor einer falschen Relation zwischen Salbenverordnung und Heileffekt hüten können, wenn man berücksichtigt, daß der Heileffekt dann tatsächlich simultan aufgetreten ist bei Verwendung verschiedener äußerer Wirkstoffe und Salbengrundlagen.

Ähnlich wie hier für die Dermatologie ausgeführt, müssen wir auch in der Chirurgie bei der Beurteilung von Heileffekten an Wunden strenge Kritik anwenden. HAASE[1] betont dies ausdrücklich und weist darauf hin, daß z. B. bei Verbrennungen auch großen Ausmaßes oft massenhaft lebende Epithelinseln erhalten bleiben können. Sie sind dann der Ausgangspunkt der Überhäutung, die nebenbei noch von chemotaktischen Reizen angeregt unabhängig von der sonstigen Therapie schnell vonstatten geht und irrtümlich der gerade verwendeten Salbe zugeschrieben wird.

Wenn wir die Salbengrundlagen und ihre Eigenschaften nochmals in einem Schema zeigen, so sehen wir die Fülle des Gebotenen, die Übergänge zwischen den Typen. Jede einzelne hat besondere Vorteile.

Tabelle 3. Salbengrundlagen.

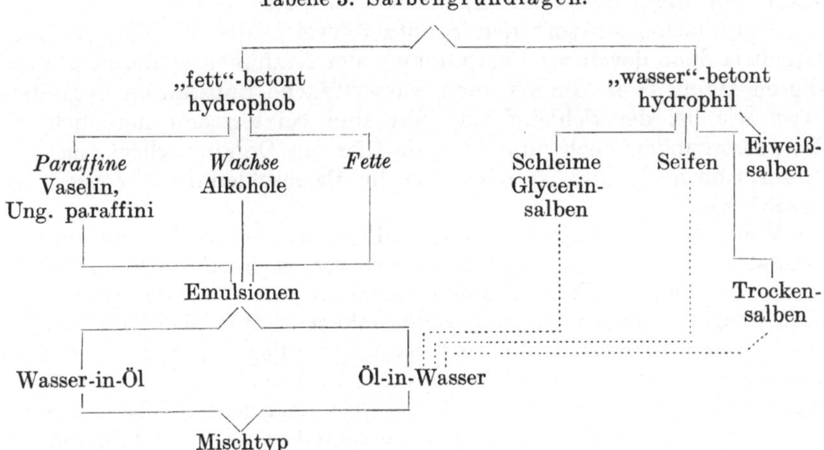

Alle die oben skizzierten Fragen müssen beantwortet werden, bevor man eine Salbe, die optimal wirksam sein soll, verordnet oder anfertigt. Die beste Salbe wird dann diejenige sein, die möglichst vielen Anforderungen nachkommt und den drei Grundfragen entsprechend ausgewählt ist. Für den Arzt und den Kranken ist der Unterschied, ob die Salbe durch die gesunde Haut hindurch wirksam sein soll, ob sie auf der geschädigten Haut direkt mit den zu behandelnden Schichten in Berührung kommt oder nur decken soll, grundsätzlich wichtig.

Im ersteren Falle müssen wir uns entweder

1. fettlöslicher Substanzen (ätherische Öle),
2. die Haut verändernder Körper oder Verbände (Salicylsäure, feuchte Kammer),
3. der Scarifikation (Bienengifttherapie),
4. der Iontophorese,

---

[1] HAASE: Zbl. Chir. 1941, 8, 350.

5. der Verdauungsmethode nach Unna (Pepsinumschläge) oder
6. einer Gleitschiene wie der ätherischen Öle

bedienen. Eine andere Möglichkeit, durch die Haut dem Körper Wirkungsstoffe in wirksamen Mengen aus Salben einzuverleiben, besteht nicht.

Die Haut hemmt als nach außen gerichtetes außerordentlich widerstandsfähiges Organ alle Versuche, durch sie Medikamente einzuführen, mit Erfolg; nur auf die obengenannten Substanzen und Methoden ist sie nicht vorbereitet und ihnen daher nicht gewachsen. Sie schützt sich zunächst durch die Fette, die sich als Emulsion in tieferen Schichten und als Überzug in der Hornschicht befinden, dann durch die Hornschicht selbst sowie durch die wäßrige Durchtränkung. Nicht das Fett allein verwehrt den Medikamenten den Eintritt, auch nicht das Wasser oder das Eiweiß, sondern alle drei oder in einzelnen Fällen die Phase, die das zugefügte Arzneimittel nicht löst. Nur das Zusammenspiel aller ergibt den Schutz. ,,Entfettete'' Haut, bei der aber nur die oberflächlichste Fettschicht entfernt ist, läßt schon Insulin (Hermann und Kassowitz), nicht aber Bienengift oder Anaesthetica durch; mit Pepsin anverdaute Haut läßt Elektrolyte (Unna), nicht aber Fette durch.

Scarifikation zerstört den Schutz teilweise, die scarifizierte Haut ähnelt ja dann der durch Verwundung oder Krankheit epidermisgeschädigten Haut. Hier können auch wasserlösliche Substanzen angreifen, etwa wie bei der Schleimhaut. Nur sind bei letzterer natürlich die Voraussetzungen noch günstiger, da hier ein Organ vorliegt, das zur Resorption geeigneter ist oder, wie die Darmschleimhaut, sogar dazu geschaffen ist.

Man kann je nach der Salbengrundlage bei gleicher Verbandtechnik eine stärkere oder eine schwächere Resorption, lokale oder nur Deckwirkung erreichen. Es muß daher nicht nur eine Pharmakognosie und eine Pharmakologie des in der Salbe inkorporierten Medikamentes, es muß diese Lehre auch über die Salbengrundlagen geben, auch über das Zusammenspiel beider. Modellversuch, Tierversuch und dermatologisch-klinische Beobachtung müssen zusammen jedem einzelnen Wirkstoff die geeigneten Grundlagen vorschreiben. Am wichtigsten ist natürlich der klinische Versuch. Das Tierexperiment nützt bei Schleimhaut- und Wundsalben, weniger bei der Beurteilung der Wirkung an gesunder Haut, da Menschen- und Tierhaut in ihrem Bau zu unähnlich sind. Der Modellversuch besitzt, wie wir sehen werden, nur orientierenden, nicht entscheidenden Einfluß auf die Wahl der Salbengrundlage.

Allen Forderungen kommt keine Salbengrundlage nach. Die eine ist fett und eine Salbe im engeren Sinne, die Schleime sind wäßrig oder glycerinhaltig und sozusagen feste Schüttelmixturen. Die Cosmetica sind einerseits als Schönheitsmittel, andererseits als Konservierungsstoffe zu betrachten. Kunst des Arztes ist es, alle zu kennen und im geeigneten Augenblick das Richtige zu wählen. Bei akuten Ekzemen z. B. sind nicht die Salben kontraindiziert, sondern die ,,fettbetonten'' Präparate, bei Sebostase sind sie wieder indiziert.

Wir müssen als obersten Leitsatz die Tatsache in Erinnerung zurückführen, daß Schleime für die Schleimhaut das sind, was Fette für die

Haut darstellen. Bei kranker und verletzter Haut haben wir ähnliche Verhältnisse vor uns wie bei Schleimhäuten. Da dies oft vergessen wird, werden Salben oft an falscher Stelle angewendet. Es kommt zu Schäden, die dem Präparat und nicht der Technik zugeschrieben werden. Wir wissen ja heute noch nicht genau, ob Salben bei Wunden überhaupt nicht besser zu meiden sind und an ihrer Stelle Schleime oder Flüssigkeiten empfohlen werden sollen.

2. Modellversuche.

Wie schon oben erwähnt, wurde der Versuch, den Wert einer Salbe im Modellversuch zu klären, von den verschiedensten Autoren und in verschiedener Versuchsanordnung angestellt.

Zunächst seien die Versuche von P. UNNA[1] besprochen. Er hat z. B. drei Soxhlethülsen mit 1 proz. Phenolphthaleinsalben gefüllt. Als Salbengrundlagen dienten ihm

1. Vaselin. — 2. Adeps lanae anhydr. — 3. Adeps suillus.

Die drei Hülsen wurden in schwach alkalische physiologische NaCl-Lösung getaucht. Adeps suillus gab schnell ab und färbte die Lösung in einigen Minuten dunkelrot. Das Wasser um Adeps lanae war nach 2 Stunden rosa, dem Vaselin wurden auch nach vielen Stunden kaum meßbare Farbspuren entzogen.

Noch primitiver sind die von PINDUR[2] zitierten und abgelehnten Versuche, in denen ein Salbentiegel mit Pergament verschlossen umgekehrt in Wasser gestellt wird. Der Wasserauszug wurde quantitativ analysiert und sollte Rückschlüsse auf das Verhalten der Salbe auf der Haut gestatten.

Unsere ersten Versuche wurden in ähnlicher Weise angestellt. Sie seien erwähnt, wenn sie auch dem tatsächlichen Geschehen in der Haut ebensowenig entsprechen wie die UNNAS. Zunächst wurde mit verschiedenen Salbengrundlagen eine 1 proz. Salicylsalbe angerieben. 1 g der Salbe wurde zwischen Filtrierpapierstreifen zu einer etwa 1 mm dicken Schicht zusammengepreßt und dieser Streifen dann mit der Salbe in eine 1 proz. Eisenchloridlösung getaucht. Aus dem Grad der Violettfärbung der Eisenchloridlösung wurde auf die Abgabe der Salicylsäure durch die Salbengrundlage geschlossen, wobei noch bemerkt sei, daß die Salicylsäure zuerst mit dem Fett angerieben wurde, dann kam bei den Emulsionen erst der Wasserzusatz hinzu. Nach einer halben Stunde zeigte

1. Vaselin überhaupt keine Färbung der umgebenden Eisenchloridlösung,
2. Vaselin-Lanolin mit 20% Wasser eine mäßige violette Färbung,
3. Schweinefett dunkelviolette Färbung,
4. ein synthetisches schweinefettartiges Produkt mit 20% Wasser etwa dieselbe dunkelviolette Färbung,
5. das gleiche Fett ohne Wasserzusatz ebenfalls eine äußerst intensive Violettfärbung.

---

[1] UNNA, P.: Dtsch. med. Wschr. **1926**, 197.
[2] PINDUR: Pharmaz. Z.halle Dtschld **81**, 5 (1940).

Da Vaselin die eingearbeitete Salicylsäure überhaupt nicht abgab, wurde versucht, die Abgabefreudigkeit durch Zusätze zu erhöhen. Es ergab sich folgende Reihe:

1. Vaselin. . . . . Eisenchloridlösung bleibt farblos.
2. Vaselin-synth. Adeps aa . . . .   „   wird leicht blau.
3. Wollfett-Vaselin aa . . . . . .   „   wird leicht blau.
4. Adeps als Kontrolle . . . . . .   „   wird dunkelblau.

Es gelingt mithin nur unvollkommen, dem Vaselin seine unerwünschte Eigenschaft, eingearbeitete Medikamente Wasser gegenüber festzuhalten, durch Zusätze von leichter abgebenden Fetten oder Emulgatoren, aber ohne Wasser zu nehmen.

Die vorstehenden Versuche wurden bei Zimmertemperatur ausgeführt. Um den Bedingungen auf der Haut näherzukommen, wurde der letztgezeigte Versuch nochmals angestellt, und zwar auf eine Dauer von 24 Stunden im Brutschrank. Das Bild verschob sich hier ganz wesentlich. Das Vaselin zeigte keine Abgabe. Vaselin und synthetisches Adeps zu gleichen Teilen zeigten — wie auch Wollfett-Vaselin — starke Abgabe. Die beiden Salben waren beinahe geschmolzen und schwammen auf der Oberfläche. Am Boden des Gefäßes bildete sich ein dunkler Niederschlag, der beim Lanolingemisch noch stärker war als bei Salbe 2. Das beste Ergebnis zeigte auch hier wieder das synthetische Glycerid. Es tritt hier die Abhängigkeit der Versuche von der Temperatur zum erstenmal zutage. Wir werden uns in einem besonderen Kapitel damit beschäftigen müssen.

Beim nächsten Versuch wurden 8 Gelatineblöcke messerrückendick mit 8 verschiedenen 0,1 proz. Methylenblausalben bestrichen und festgestellt, inwieweit innerhalb von 24 Stunden das Methylenblau von der Salbengrundlage wieder abgegeben wird und in die Gelatine diffundiert. Ähnliche Versuche haben ABELMANN und LIESEGANG[1] mit Trypaflavin angestellt. Sie gingen sogar weiter und haben der Gelatine verschiedene Eiweißsorten zugesetzt und durch sie meist eine Hemmung beobachtet.

Es ergaben sich nach 24 stündiger Einwirkung bei Zimmertemperatur folgende Resultate, die in nachstehender Tabelle niedergelegt sind.

Tabelle 4. Zunahme der Methylenblauabgabe
an die Gelatineblöcke vom Vaselin.
——→ zum synthetischen Fett steigend.

1.	2	3	4	5	6	7	8
Vas. fl.	Vas. Adeps lanae aa 2 Aqua 1	Vas. synth.	Adeps suill.	Synth. Fett schmalzig 20% Wasser	Seb. ov.	Synth. Fett talgig	Synth. Fett schmalzig
0	+	+	++	++	++ +	++ ++	++ ++

Versuchsdauer 24 Stunden.

Erklärung der Zeichen: 0 keine Abgabe. + Abgabe. Je mehr Kreuze, desto stärker und tiefer die Färbung der Gelatine.

Die beiden Versuche zeigen eindeutig, daß Vaseline gegenüber wäßrigen Medien den eingearbeiteten wasserlöslichen Farbstoff überhaupt

---

[1] ABELMANN u. LIESEGANG: Dermat. Wschr. **1918**, 697.

nicht wieder abgibt. Die vom Vaselin umgebenen Medikamententeilchen sind umschlossen und wäßrigen Medien gegenüber nicht imstande, dem Verteilungskoeffizienten Öl-Wasser entsprechend wirksam zu werden. Die Glyceride, die seit alters her als Salbengrundlage bevorzugt wurden, aber infolge ihrer Neigung, leicht ranzig zu werden, als Medikamententräger zurückgedrängt waren, sind *dem Modellversuch nach* zweckmäßigere und abgabefreudigere Salbengrundlagen, so daß heute, wo uns Produkte, die nicht ranzig werden, zur Verfügung stehen, doch wieder Aussicht auf breitere Verwendung dieser Grundlagen besteht.

Dies gilt aber alles nur dem wäßrigen Medium, nicht der gesunden Haut gegenüber, Es läßt Schlüsse zu, mit welcher Salbengrundlage Salben für die Schleimhäute, für die verletzte Haut, für Augen und Nasen zu bereiten sind, nicht aber, welches Medium an gesunder Haut anzuwenden ist. Die Versuche geben gewisse Fingerzeige. Von „eindeutigen Ergebnissen", wie P. UNNA meint, kann im Hinblick auf die Therapie nicht gesprochen werden.

Ähnlich sind auch die von BAUSCHINGER[1] erwähnten Versuche mit Leder sowie die Capillaritätsproben und die Versuche an toter Haut nicht als Kriterien, die Schlüsse auf den wahren Sachverhalt auf der lebenden Haut zulassen, geeignet, sondern nur als Modellversuche zu werten.

Warum sind die vielversprechenden Versuche nicht maßgebend? Weil wir das Medium „Haut", dieses komplizierte Gebilde aus fettdurchtränkten Hornzellen, Eiweißstoffen, wäßrigen Schichten, dieses nach außen auf Defensive eingerichtete lebende Organ, nicht nachbilden können. Wir müssen uns daher auf Versuche am Menschen beschränken, denn auch Tierversuche geben uns nur Anhaltspunkte. Die Tierhaut ist wenig geeignet, bindende Schlüsse auf das Verhalten an der anders gebauten menschlichen Cutis zu geben.

Wollen wir die Wirkung an der lebenden Haut beurteilen, so müssen wir auch die Haut als Testobjekt verwenden. Ein Versuch mit Trypaflavinsalben, also mit Verarbeitungen eines wasserlöslichen Farbstoffes, soll, obwohl er den sonstigen Versuchen mit Farbstoffen vorweggenommen ist, ein Bild von den Unterschieden geben, die schon mit primitivsten Mitteln festgestellt werden können.

Folgende drei Salben:

1. die Verreibung von 0,5 g Trypaflavin in Vaselin 30 g
2. die Lösung von 0,5 g Trypaflavin in 5 g Wasser in Vaselin-Wollfett āā 12,5 g
3. die Lösung von 0,5 g Trypaflavin in 8 g Wasser in Fett u. Cetylalkohol 22 g

wurden an drei verschiedenen Stellen (bei gleichem p_H) eines gesunden Unterarmes aufgestrichen, die Salbe mit einem Leinenläppchen bedeckt und 1 Stunde liegengelassen. Nach dieser Zeit wurden alle drei Salben mit Watte weggewischt. Nach Abwischen der Vaselinsalbe zeigte die Haut nicht die geringste Gelbfärbung, die Salbe 2 brachte deutliche Färbung, die Salbe 3 ebenfalls. Nun wurden alle drei behandelten Stellen mit Seife und Wasser in gleich kräftiger Weise bearbeitet. An den Stellen,

---

[1] BAUSCHINGER: Fette u. Seifen **1938**, 186.

an denen die Salbe 1 und 2 gelegen hatten, war nichts mehr zu sehen; die Salbe 3 dagegen war so tief eingedrungen, daß die Gelbfärbung auch durch einmaliges Waschen mit Seife nicht entfernt werden konnte. Der Versuch beweist die an sich ja bekannte Tatsache, daß es meist zwecklos ist, wasserlösliche Medikamente in Vaselin zu verteilen. Man kann bei einer derartigen Salbe nicht immer mit einer therapeutischen Wirksamkeit, geschweige denn mit einer Resorption rechnen.

Bevor wir auf die einzelnen in Salben wirksamen Medikamente und ihre Einarbeitung in das beste Medium zu sprechen kommen, müssen wir vier Gruppen aufstellen:

Wasserlösliche Medikamente. Sie müssen dem Modellversuch zufolge entweder in Wasser in Form von Öl-in-Wasser- oder von Wasser-in-Öl-Emulsionen gelöst oder in Polysaccharidsalben appliziert werden. Welche Form die geeignetste ist, kann erst nach Versuchen mit dem in Frage kommenden Medikament in jedem einzelnen Falle geklärt werden.

Fettlösliche Körper folgen anderen Gesetzen und sind in den diesbezüglichen Kapiteln besprochen.

In Wasser und Fett unlösliche Substanzen dienen vor allem zur Konsistenzänderung, um Salben in „Pasten" zu verwandeln, und werden unter dem Kapitel „Zinkpasten" behandelt.

Medikamente, die sowohl in Wasser als auch in Lipoiden löslich sind, interessieren als nächste Gruppe. Sie werden sich je nach ihrer Phasenlöslichkeit entweder wie wasserlösliche oder wie öllösliche Körper verhalten. Welcher Fall eintritt, zeigt am besten ein Versuch in vitro und in vivo.

Auch wir haben in dieser Richtung orientierende Vorversuche mit Cardiazol- (Knoll-) Salben angestellt. Dieser leicht wasser- und in 90 Teilen Sesamöl lösliche Körper schien geeignet zu sein, doch konnten wir auch bei der 5fachen therapeutisch per os verwendeten Dosis weder aus synthetischem Vaselin, noch aus synthetischem Fettsäureglycerinester Fp. 35°, noch aus einer Wasser-in-Öl-Emulsion, in der Cardiazol in dem suspendierten Wasser gelöst worden war (Fett-Cetylalkohol), eine meßbare und verwendbare Reaktion auf den Körper feststellen.

Es scheint demnach und nach den sonstigen Erfahrungen, daß auf der gesunden Haut die sowohl wasser- als auch lipoidlöslichen Körper nicht so leicht zur Resorption kommen, wie man vielleicht erwarten sollte. Vielmehr werden derartige Körper nur so resorbiert, wie sie aus der Phase heraus aufgenommen werden, in der sie leichter löslich sind. Ein Mittel, das leicht wasser- und schwer lipoidlöslich ist, verhält sich ähnlich den nur wasserlöslichen Medikamenten; im umgekehrten Fall ähnelt die Wirkung eines leicht lipoid- und schwer wasserlöslichen Stoffes der der ätherischen Öle.

Das Verhalten einer Salbe im wäßrigen Milieu können wir noch eher im Modellversuch nachahmen als das auf der gesunden Haut. Aber auch im ersteren Fall bleibt es ein Modellversuch, der nur bedingt übertragen werden darf. Dessen ist sich wohl auch SCHULZ-UTERMOHL[1], der

---

[1] SCHULZ-UTERMOHL: Z. exper. Med. **105**, 3, 322 (1939).

eine neue Methode der experimentellen Wirksamkeitsprüfung von Wundsalben beschrieben hat, bewußt. Er prüft die direkte Keimschädigung
nach einer Suspensionsmethode, die Beeinflussung der Leukocyten durch
die Salbe und die Beeinflussung der Phagocytose. Die im Versuch gewonnenen Ergebnisse an verschiedenen Wundsalben stimmten in
3 Fällen mit den Ergebnissen der Praxis überein und seien deshalb verwertbar. Wer weiß, wie schwer die Beurteilung einer Salbe in der Praxis
ist, wird der Folgerung nur bedingt recht geben.

Diese Modellversuche zeigen, und das war der Zweck dieses Kapitels,
daß man allgemein orientierende Versuche im Hinblick auf die Hauttherapie nicht direkt übertragen kann. Die Ergebnisse im wäßrigen
Medium lassen keine Folgerung auf die Haut zu. Die Eigenschaften des
Medikamentes A in einer Salbe auf der Schleimhaut lassen keinen Schluß
auf die des Medikamentes A auf der gesunden Haut zu. Es wäre grund-
falsch, wollten wir aus den Ergebnissen eines Modellversuches das Verhalten ganzer Gruppen von Medikamenten beurteilen. Es wäre verfehlt,
wenn wir aus dem Verhalten einer Salbengrundlage auf das einer ähnlichen folgern wollten.

Es bleibt daher nur übrig, wenn nicht für jedes einzelne Medikament,
so doch für jede Gruppe, für jeden Verwendungszweck unter den tatsächlichen Bedingungen, die in der Therapie vorkommen, Versuche anzustellen. Vieles ist in dieser Richtung schon getan worden. Viel bleibt
unerledigt, denn bei Berücksichtigung aller Punkte würde jeder der nun
folgenden Abschnitte ein Buch für sich. Daher soll Bekanntes und
bereits Veröffentlichtes nur kurz gestreift, Neues ausführlicher besprochen werden. Die Übersichtlichkeit leidet darunter etwas, doch sollen
Zusammenfassungen am Schlusse jedes Kapitels diesen Nachteil nach
Möglichkeit korrigieren.

Über den Weg der Substanzen, die durch die Haut zur Resorption
gelangen, sind in der Literatur nur einzelne Hinweise zu finden. Allgemeine Regeln sind jedenfalls nicht aufzustellen. Die Talgdrüsen sind
als Vermittler in vielen Fällen beteiligt, die Emulgierwirkung zugesetzter
oder in der Haut vorhandener Emulgatoren, ferner die Diffusion und
Konzentrationsgefälle. Je nach den Eigenschaften des Medikamentes
wird diese oder jene Möglichkeit besonders ausgenutzt werden. Unlösliche
und fettlösliche Substanzen ziehen vorwiegend den Talgdrüsen entlang,
wasserlösliche kommen durch Emulgierung zur Wirkung.

Manche Salbenhersteller bejahen die Ernährung der Haut durch Salben, die sie eigens zu diesem Zweck fabrizieren. FIEDLER[1] z. B. gibt an,
Lecithin, Cholesterin und die Vitamine A, D und F würden „haut-
nährend" wirken, und erwähnt, daß dies bewiesen sei, ohne allerdings
die Beweise eindeutig zu zitieren. Es ist ja wirklich verblüffend, wie
zahlreiche Salben, insbesondere Eiweißsalben, spurlos in der Haut verschwinden (siehe das folgende Kapitel).

Modellversuche im weiteren Sinne sind auch alle Prüfungen der Resorption von Medikamenten an der Frosch- und Fischhaut. Die Frosch-

---

[1] FIEDLER: Klin. Wschr. **19**, 10 (1940).

haut, sowohl die am lebenden Tier als auch die als Membransack verwendete Cutis, ist für Wasser durchlässig, wie von REID, BART, OVERTON, DURIG u. a. festgestellt wurde (siehe bei BÜRGI[1]). Na-Salze gehen von außen nach innen, Kaliumsalze in beiden Richtungen, Aminosäuren, Zucker und Polypeptide wandern nach innen. Diese Faktoren und noch andere bei BÜRGI zitierte Eigenschaften zeigen eindeutig, daß die am Frosch gewonnenen Erkenntnisse auf Warmblüter und insbesondere auf den Menschen nicht übertragen werden dürfen.

Wir müssen daher aus Tierversuchen am Warmblüter Erkenntnisse schöpfen. Um für chirurgische Zwecke brauchbare Unterlagen zu gewinnen, wurde z. B. nach BARON[2] eine neue Methode ausgearbeitet, in der äußere Einflüsse auf die Wunde, insbesondere die physikalische Abriegelung derselben durch die Salbe ausgeschaltet worden sind. Er injiziert Meerschweinchen in die rechte und linke Flankenmitte 2 ccm Salbe und sieht in deren Bereich nach etwa einer Woche seitengleiche Hautdefekte und schließt aus dem Heilungsverlauf auf die Eigenschaften der Salben. Es zeigte sich, daß Vaselin eine heilungsbeschleunigende Wirkung hat, Zinkpaste und Wollfett hemmen; die 20proz. Digilanidsalbe zeigt ebenfalls eine Heilungsbeschleunigung.

3. Werden Salbengrundlagen resorbiert?

„Eine Einwirkung auf die Haut im Sinne von Nährcremes, Hormoncremes, Vitaminsalben und Funktionsölen gibt es nicht", sagt OPPENHEIM[3]. Durch die Spezialisierung und diesen ablehnenden Standpunkt, der den Hersteller und Verbraucher derartiger Cosmetica nicht befriedigt, ist die Pflege der gesunden Haut dem Hautarzt und Apotheker immer mehr entglitten. Die kosmetische Industrie geht eigene und oft fortschrittliche Wege und sucht den entstehenden Mängeln mit Salben und Cremes vorzubeugen oder vorhandene zu behandeln bzw. sie zu überdecken. Den ersteren Zweck trachtet sie mit Tages- und Nachtcremes, Reinigungsmitteln, den letzteren mit Bleichcremes, Schminken, Lippenstiften, Depilatorien u. dgl. zu erreichen.

Wenn wir uns der ersten Gruppe zuwenden, so interessiert vor allem die Frage, was eigentlich mit einer eingeriebenen Creme bzw., dermatologisch gesehen, mit einer Salbengrundlage geschieht. Sie verschwindet in der Haut. Dient sie tatsächlich als Hautnahrung? Wird sie wirklich resorbiert, gelangt sie also ins Körperinnere und wird sie dort verbrannt?

In der Literatur gehen die Meinungen über die „Resorption" der Salbengrundlagen auseinander. MIGAZAKI[4] meint, daß die ganze Haut resorbiert und Adeps suillus, Adeps Lanae, Ol. oliv. und Vaselin sicher hindurchgingen. Weiter sprechen die Kosmetiker immer wieder von „leichter Resorption", von „Hautnährstoffen" u. dgl., doch wird hier

---

[1] BÜRGI: Die Durchlässigkeit der Haut für Arzneien und Gifte. Berlin: Springer 1942.

[2] BARON: Arch. exper. Path. Pharmakol. **201**, 2, 186 (1943).

[3] OPPENHEIM: Wien. klin. Wschr. **1936**, 13, 416.

[4] MIGAZAKI: Jap. J. of Dermat. **31**, 5 (1931).

eben das Verschwinden einer Creme in der Haut der Resorption gleichgesetzt. Unter Resorption ist aber die Diffusion durch die Haut hindurch in die Blut- und Lymphbahn zu verstehen; es besteht kein Grund, hier eine andere Definition gelten zu lassen, um so mehr, als das tatsächliche Verhalten der Salben und Cremes durch das Wort „Tiefenwirkung" viel besser erklärt wird.

UNNA und FREY haben über die „Resorption", besser Penetration oder Tiefenwirkung von Salben Versuche angestellt[1]. Sie versetzten verschiedene Fettstoffe mit Tusche, rieben diese in *Meerschweinchenhaut* ein und stellten das Eindringen der Tusche in Schnitten fest. Bei Vaselin war kein Eindringen festzustellen. Dagegen drang die Tusche aus Wasser-in-Öl-Emulsionen verschieden tief ein, aus Ungt. leniens weniger tief als aus Eucerinum cum aqua. Der Versuch ist interessant, läßt aber auf die Resorption der Salbe selbst keine wesentlich entscheidenden Schlüsse zu. Er zeigt, wie Tusche sich verschieden verhält, wie Tusche von den Fetten und Kohlenwasserstoffen festgehalten oder freigegeben wird, nicht aber, was mit den „Gleitschienen" geschieht. Die Fragestellung will über das Schicksal der Fette und des Cholesterins und ihre Resorption Bescheid wissen, nicht aber über die darin aufgenommene unlösliche Tusche.

Eher verwendbar sind noch die Versuche BAUSCHINGERS, wonach man der auf die Haut aufzutragenden Salbengrundlage einen Farbstoff — je nach der Art der Grundlage —, fett- oder wasserlöslich, zufügt. Das Eindringen der Farben kann dann als Maßstab für das Eindringungsvermögen der Fette gewertet werden[2], da der öllösliche Farbstoff mit dem Medium eine Einheit bildet und der wasserlösliche bei wäßrigen Salben dieses Medium verkörpert.

Derselbe Autor schlägt ferner vor, die Capillarität einzelner Salben, die an Filterpapier leicht geprüft werden kann, zu Modellversuchen über die Resorption heranzuziehen. Er erwähnt ferner die Bedeutung der Löslichkeit und der Diffusion der Salben durch halbdurchlässige tierische Membranen sowie die Bedeutung des mechanischen Elementes beim Einreiben in die Haut. Als Modell darf nur frische unbehandelte Haut verwendet werden, Kalbshaut oder ungebrühte Schweinehaut.

All dies sind aber Modellversuche, deren Wert nicht überschätzt werden darf. Sie zeigen in vitro das Eindringen in die Haut, die „Penetration", geben aber über das Verhalten der lebenden Haut und die *Resorption* im eigentlichen Sinne keinen Aufschluß.

JOLLES gibt in TRUTTWIN S. 129 an, daß äußerlich applizierte Fette nach einigen Autoren durch die Hautfollikel auch in die tieferen Hautschichten und durch die Lymphbahnen in das Blut gelangen sollen. Derselbe Autor (zit. nach RAPP) erwähnt ferner, daß mineralische Fette und Wachse (gemeint sind also Kohlenwasserstoffe und nicht Fettsäureester) als körperfremde Substanzen eine wesentlich geringere Resorbierbarkeit gegenüber tierischen und pflanzlichen Fetten sowie Ölen be-

---

[1] UNNA u. FREY: Dermat. Wschr. **1929**, 327.
[2] *BAUSCHINGER: Fette u. Seifen* **1938**, 186.

sitzen. ELLER und WOLFF[1] kommen zu denselben Schlüssen, Fett dringt vornehmlich entlang der Haarpapillen und durch die Talgdrüsen ein, und zwar flüssiges schneller als festes. Am besten dringen tierische, dann Pflanzenfette ein, und an letzter Stelle stehen die Kohlenwasserstoffe. Die tiefste Eindringung ist 4—6 Stunden nach der Applikation zu beobachten, dann verschwinden die Fette. Alles dies zeigt aber doch nur ein mehr oder minder tiefes Eindringen der Salben. Resorbiert werden sie, wie wir sehen werden, alle nicht, aber die *echten* Fette dringen tiefer ein, sie emulgieren leichter und bilden glanzlosere Schichten, verschwinden in tieferen Hautpartien und können so Resorption vortäuschen. Das Wollfett dringt infolge seiner Emulgierfähigkeit besonders schnell ein. Ob und wie sich die immer wieder betonte besondere „Hautaffinität" in der Haut auswirkt, ist eindeutig noch nicht erwiesen. Bei dem Estergemisch ist sie nicht wahrscheinlich, denn STAHL[2] hat mit der Feststellung wohl recht, daß bei *Ersatz* des Oberhautfettes auch ein diesem ähnliches Gemisch, also Wachse, Fett, freies Cholesterin, und nicht so sehr tierische, von der Natur zu anderen Zwecken bestimmte Cholesterinester allein zur Anwendung kommen sollen.

Die quantitative Erfassung der von der Haut aufgenommenen Salbe kann durch Rückwägen der nicht aufgenommenen Fettmenge, sofern die Salbe in überreicher Menge aufgestrichen wurde und nichts verdampfen kann, festgestellt werden. Doch hat all dies nichts mit Resorption zu tun. Was z. B. RODKINSON[3] auf diesem Wege zeigte, ist die Emulgierfähigkeit im Hautmilieu. Die Fette und Kohlenwasserstoffe können in die Tiefe der Haut nicht eindringen, wohl nicht nur, weil sie, wie P. UNNA[4] meint, durch die cholesterin- und ölsäurereichen Schichten nicht durchkommen, sondern vielmehr, weil sie durch die wasserreichen Schichten nicht durchkönnen. Fett ist für Fett kein Hindernis, Wasser für Wasser keines, wohl aber Wasser für Fett und Fett für Wasser. Da die Haut beides enthält, ist sie gegen *Wasser* und gegen *Fett* so widerstandsfähig.

Die Fette, insbesondere flüssige tierische Glyceride, dann in zweiter Linie Pflanzenöle, feste Glyceride und zuletzt Vaselin, dringen nach einem Referat der *Med. Klin.*[5] in die Haarbälge und Talgdrüsen der Kaninchen ein, dort verschwinden sie nach einigen Stunden, der Verfasser nimmt daher Resorption an. Wenn man Resorption mit Tiefenwirkung gleichsetzt, so stimmt dies, faßt man die Definition aber schärfer, so kann von Resorption keine Rede sein. Das geht auch aus den Tuscheversuchen von UNNA[6], der bei Emulsionen Eindringen bis zur Cutis beobachtete, hervor.

Wie schwierig die Dinge liegen, zeigen die Versuche von HURST[7] an der doch wesentlich einfacher gebauten Insektenhaut. Er stellte fest,

---

[1] ELLER u. WOLFF: Arch. Dermat. amer. **40**, 900 (1939).
[2] STAHL: Seifensieder-Ztg **1935**, 43.
[3] RODKINSON: Diss. Bern 1939.
[4] UNNA, P.: Dtsch. med. Wschr. **1926**, 5.
[5] Med. Klin. **37**, 6, 140 (1941).
[6] UNNA: Dermat. Wschr. **1929**, 9.
[7] HURST: Zit. im Chem. Zbl. **1940** I, 3544.

daß manche Insekticide erst dann toxisch wirken, wenn sie mit Paraffinen u. dgl. vermischt aufgetragen werden. Dies beruht auf dem Bau der Haut. Eine äußere lipoide Schicht wird durch Vermittlung der Paraffine leichter durchdrungen, und die innere Protein- und Chitinschicht kann dann keinen Widerstand mehr entgegensetzen.

In weiteren Tierversuchen hat MALLINKRODT-HAUPT[1] wiederum Kaninchen und Meerschweinchen mit Schweinefett und Wollfett in größten Mengen behandelt, ja geradezu eingepackt, benötigte bis zur 6fachen Menge des Körpergewichtes der Versuchstiere und beobachtete unter diesen ungewöhnlichen Bedingungen Nebennierenverfettung und Lipämie. Sie nimmt an, daß diese Symptome durch resorbiertes Fett verursacht wurden. Wir halten es aber für wahrscheinlicher, daß dies durch Störungen des Fettstoffwechsels bedingt ist. Andernfalls müßte das im Blut und an den Nebennierenrinden beobachtete Fett die Konstanten des Wollfettes besessen haben.

Wirklich eindeutige Beweise für die erfolgte Resorption von Fetten oder fettartigen Körpern sind aber wohl nur durch den Nachweis der Substanzen, die äußerlich auf die Haut appliziert worden waren, im Innern des Körpers des Versuchstieres zu erstellen. Der eine von uns[2] hat in dieser Richtung ein ziemlich umfangreiches Versuchsprogramm durchgeführt. Je eine Gruppe von Meerschweinchen wurde mit Vaselin, mit Wollfett, mit markiertem Fett behandelt und eine weitere Gruppe als Kontrolle unbehandelt gelassen. Die einzelnen Tiere wurden 6 Monate lang auf der rasierten Bauchhaut in einem Flächenausmaß von etwa 25 qcm mit den Substanzen bestrichen und die Salben einmassiert. Es war Vorsorge getroffen worden, daß die Tiere das aufgeschmierte Material nicht ablecken konnten.

Nach einem halben Jahre wurden alle Tiere getötet und seziert. Es zeigten sich in der Unterhaut, im Retroperitonium, an Niere und Nebenniere sowie im Netz nur normale Fettpolster, die keine Abweichung von der Norm aufwiesen.

Im Anschluß an diese Versuche wurden alle enthäuteten Tiere mit 5-n-Natronlauge nach KUMAGAWA und SUTO aufgeschlossen, die Lösung, die die Seifen aller fetthaltigen Teile mit Ausnahme der Haut enthielt, mit Salzsäure neutralisiert und die einzelnen Fettsäuren eingehend analysiert. Falls nun Vaselin in bedeutender Menge durch die Haut hindurchdringt, so müßte der unverseifbare Anteil der Fettsäuren einen höheren Gehalt zeigen, die Kohlenwasserstoffe müßten in dieser Partie nachzuweisen sein. Die gewonnenen Zahlen gaben aber keinen Anhaltspunkt hierfür. Eine größere Resorption und Anreicherung von Cholesterin und Cholesterinestern durch die Haut hindurch müßte einerseits im Ansteigen des Unverseifbaren, anderseits durch den Nachweis von größeren Cholesterin- und Cholesterinestermengen zu führen sein. Auch hier gaben die Konstanten keinen Hinweis auf irgendwelche abnorme

---

[1] MALLINKRODT-HAUPT: Med. Klin. **37**, 55 (1941).

[2] v. CZETSCH-LINDENWALD: Vortrag auf der Kriegstagung der Dtsch. dermat. Ges. Würzburg 1942; Ref. Pharm. Ind. **1943**, I.

Sterinmengen. Die Cholesterinmengen, die einerseits über das Digitonid und anderseits über dieselbe Substanz nach Verseifung mit Natriummethylat gewonnen wurden, wichen von der Norm nicht ab. Die letzte Gruppe der Tiere war mit einem mit schwerem Wasserstoff hydrierten Fett bestrichen worden. Der schwere Wasserstoff wurde durch Elektrolyse von schwerem Wasser nach SCHÖNHEIMER und RITTENBERG[1] gewonnen. Das zur Hydrierung verwendete Öl, eine Mischung von gleichen Teilen Leinöl und Erdnußöl, wies einen Prozentgehalt von 33,6 mg-% schwerem Wasser im Verbrennungswasser auf. Nun wurden die Körperfettsäuren nach RITTENBERG und SCHÖNHEIMER[2] verbrannt und der D_2O-Gehalt des Verbrennungswassers ermittelt (Methode FROMHERZ, SONDERHOFF, THOMAS[3]). Die Resultate konnten aber die Resorption von schwerem Wasser nicht beweisen, denn das Verbrennungswasser des Körperfettes unterscheidet sich nach der üblichen Reinigung durch nichts vom destillierten Wasser, insbesondere wies es keine Abweichungen im spezifischen Gewicht auf. Es gelang also nicht, auf diesem Wege eine erfolgte Resorption nachzuweisen.

Nach MOSER und WERNLI[4] wurden Fette percutan dargereicht und es konnten dann im Harn relativ große Fettmengen gefunden werden. Damit wäre Resorption erwiesen. Sie sind aber mit ihrer Ansicht nicht unbestritten geblieben, ebensowenig wie LATZEL und STEYSKAL[5], die berichten, daß Fetteinreibungen in die Haut von Normalpersonen eine Abnahme des Körpergewichtes, die nach ihrer Vermutung auf eine erhöhte Wasserdurchlässigkeit der Haut (verstärkte Perspiratio insensibilis) zurückzuführen sei, bewirken. STEYSKAL versuchte daraufhin bettlägerigen Kranken, bei denen die orale Ernährung Schwierigkeiten machte, die nötige Calorienzahl in Form von Fett und Eiweiß sowie Kohlehydraten durch die Haut hindurch zur Verfügung zu stellen. Die eingeriebenen Eiweißmengen wurden nach 3 Tagen im Urin nachgewiesen, der Blutzucker stieg an.

Dem stehen jedoch die Ergebnisse von WINTERNITZ und NAUMANN[6], Halle, gegenüber. Diese Autoren weisen mit Recht darauf hin, daß der anatomische Bau der menschlichen Haut bei intakter Epidermis nur wenig hautfettlösliche und unlösliche Stoffe durchläßt. Wenn die eingeriebenen Stoffe auch von der Epidermis aufgenommen werden, so ist damit ihre Resorption noch nicht erwiesen. WINTERNITZ und NAUMANN führten ebenso wie BERNHARD und STRAUCH Versuche mit jodiertem Olivenöl und Schweinefett bzw. Jodipin durch, um durch den Jodnachweis die Frage der Resorptionsfähigkeit der Haut weiter zu klären. Die Jodreaktion im Harn war negativ, nachdem als Salbengrundlage jodiertes Olivenöl bzw. Schweinefett genommen worden war. Allerdings stehen

---

[1] SCHÖNHEIMER u. RITTENBERG: J. of biol. Chem. **111**, 163 (1935); **113**, 505 (1936).

[2] RITTENBERG u. SCHÖNHEIMER: J. of biol. Chem. **111**, 169 (1935).

[3] FROMHERZ, SONDERHOFF, THOMAS: Ber. dtsch. chem. Ges. **70**, 6, 1219 (1937).

[4] MOSER u. WERNLI: Pharmaz. Z.halle Dtschld **69**, 401 (1928).

[5] LATZEL u. STEYSKAL: Wien. klin. Wschr. **1926**, Nr 42.

[6] WINTERNITZ u. NAUMANN: Dtsch. med. Wschr. **1929**, Nr 44.

diese Ergebnisse im Gegensatz zu den unter dem Kapitel Jodsalben geschilderten Beobachtungen, daß z. B. Iothion schon nach 1 Stunde im Harn nachzuweisen sei.

Die Beobachtung, daß durch Öleinreibungen die Perspiratio insensibilis erhöht wird, ist von RISKIEWICZ[1] widerlegt worden. Er stellte, was ja auch wahrscheinlicher ist, keine Förderung, sondern eine Hemmung bis zu 30 Prozent fest. Man muß also die Hoffnung, die Haut zur Beeinflussung der Fettbilanz heranzuziehen, begraben; etwas Fett wird resorbiert, jedoch bleibt, wie WINTERNITZ und NAUMANN in der oben zitierten Arbeit angegeben haben, die Menge unter dem $1/1500$ der applizierten Dosis. Hiermit sind also die STEYSKALschen Arbeiten ins Wanken geraten. HERMANN[2], der alle Arbeiten in dieser Richtung bespricht, schließt ebenfalls skeptisch. Auf den ursprünglich für den Kliniker gedachten STEYSKALschen Arbeiten basiert jetzt die Tokaloncreme, die Sahne, Olivenöl, emulgiertes Eiweiß und Pflanzenextrakte enthält, ein Cosmeticum, das auf die Wirkung an der Oberfläche abzielt und mit großem Reklameaufwand empfohlen wird.

Paraffinkohlenwasserstoffe, also Vaselin und Ungt. paraffini, sind percutan und parenteral, insbesondere ohne Emulgatorzusatz, nach den meisten Autoren, wie z. B. nach BERNHARD und STRAUCH, überhaupt völlig unresorbierbar[3]. Nur POULSSON erwähnt in seinem Lehrbuch, daß im Tierversuch Vaselin nach langer Applikation durch die Haut resorbiert, im Muskel gelagert und zum Teil nach Monaten verbrannt und im Darm ausgeschieden werden kann. Sonst bleiben die Kohlenwasserstoffe oberflächlich haften und verkleben die Ausgänge der Schweißdrüsen so, daß die Perspiratio insensibilis zu 60% gehemmt wird. Der Schweiß dringt zwar, wenn er unter einem gewissen Druck steht, durch, aber ein Teil wird, wie schon aus dem unangenehmen Gefühl der Wärmestauung zu schließen ist, zurückgehalten. Man kann dies sofort feststellen, wenn man den einen Handrücken mit Vaselin, den anderen mit gleichen Mengen Fett bestreicht und beide Hände in einen Glühlichtkasten hält. Das Vaselin bildet eine Schicht, unter der Wassertröpfchen auftreten, sie vergrößern sich, durchbrechen den Film und können abgeschleudert werden. Fettsäureglycerinester hingegen dringen etwas in die Haut ein und behindern die Perspiration weniger.

Dem Namen, nicht dem Wesen nach, gehört zu den hier zur Debatte stehenden Produkten noch die Hautnährsalbe nach Geh.-Rat v. NOORDEN; sie ist laut Angabe eine fettarme Salbe mit einem Calciumchloridzusatz von 3—5%. Der Calciumzusatz soll der Haut zugute kommen und werde leicht resorbiert. Doch darf hier unter Resorption wohl nicht mehr als Tiefenwirkung, lokale Calciumwirkung in den tiefen Hautschichten verstanden werden, denn Elektrolyte werden durch die gesunde Haut hindurch nicht aufgenommen, wie bereits zahlreiche Arbeiten nachgewiesen haben (Invasion).

---

[1] RISKIEWICZ: Diss. Berlin 1927.
[2] HERMANN: Pharmaz. Z.halle Dtschld **1930**, Nr 25.
[3] BERNHARD u. STRAUCH: Z. klin. Med. **101**, 671 (1927).

Man kann also wohl feststellen, daß eine Resorption von Fetten und Paraffinkohlenwasserstoffen durch die Haut hindurch nicht stattfindet. Eine Calorienzufuhr durch die Haut, eine Ernährung durch sie von außen her ist nicht möglich. Das Verschwinden unter die Hautoberfläche beruht vorwiegend auf einer Emulsionsbildung. Aus der Haut oder von ihrer Oberfläche wird die Emulsion mechanisch durch andere Körperteile, durch die Wäsche in die Umwelt herausgedrückt und abgewischt. Dieses Verschwinden der Salbe täuscht Resorption vor. Es handelt sich, in der Gesamtheit gesehen, aber nicht um Verschwinden nach innen, sondern nach außen.

Es kann nun therapeutisch notwendig sein, die Haut möglichst tief zu durchdringen. In diesem Falle nehmen wir Emulgatoren oder fertige Emulsionen, z. B. Wasser-in-Öl-Emulsionen wie das Hautfett der tieferen Partien, denn das der Oberfläche ist nach PERUTZ und LUSTIG[1] keine Emulsion, sondern eine wasserfreie Fettphase. UNNA empfiehlt in der oben zitierten Arbeit den Zusatz von Kaliseifen, also Öl-in-Wasser-Emulgatoren. Diese dringen tief ein, genau wie schleimhaltige Salben. Fette und Paraffinkohlenwasserstoffe dringen in die Haut, wie schon MACHT[2] bewies, nicht tief ein; ihr Vorteil liegt in ihren erweichenden und schützenden Eigenschaften sowie in ihrer Funktion als Fixiermittel.

Man kann den Fettentzug bei trockener Oberhaut kompensieren und ihr genügend Fett zuführen. Empfehlenswert sind hierzu cholesterinhaltige Wachs-Fettsäure-Glycerinester-Gemische. Die Pharmaz. Z.halle Dtschld **1928**, Nr 2, empfiehlt Lanolin-Wachs-Mischungen mit Lecithinzusätzen. Sie rät auch zu fettfreien Stearatcremes. Um die Wärmeabgabe der Haut herabzusetzen, kann man die Haut einfetten, muß aber bedenken, daß es hierbei zu unerwünschten Nebenwirkungen kommen kann[3].

Das „Fett" der obersten Schichten besteht größtenteils aus Alkoholen und Wachsen; erst das Unterhautfett ist vorwiegend aus Glycerinestern zusammengesetzt. Bei der Substitution der fehlenden Mengen müssen wir dem Rechnung tragen. Hautäquate Fette tierischen oder pflanzlichen Ursprungs gibt es, wie HOPF mit Recht betont, nicht[4]. Es gibt aber gut- und schlechtverträgliche Fette, Öle und Paraffinkohlenwasserstoffe, solche, die mehr, und solche, die weniger emulgieren, Präparate, die oft reizen, und solche, die selten zu Beanstandungen Anlaß geben. Theoretisch können wir jeden Paraffinkohlenwasserstoff und jedes Fett durch Emulgatoren zu einer gut eindringenden Hautcreme verarbeiten; die Vorteile der Kohlenwasserstoffe und Glyceride treten hier nicht so in Erscheinung wie bei den Salben, bei denen wir die Löslichkeitsverhältnisse und die Abgabe des zugesetzten Präparates durch Emulgatoren nicht immer beeinflussen können.

---

[1] PERUTZ u. LUSTIG: Dermat. Wschr. **1933**, 27.

[2] MACHT: J. amer. med. Assoc. **1938**, 909.

[3] PERUTZ: Im Handbuch der Haut- und Geschlechtskrankheiten.

[4] HOPF: Vortrag auf der Hauptversammlung der deutschen Gesellschaft für Öl- und Fettforschung. Hamburg 1938.

4. Der Säuremantel der Haut und seine Beziehungen zu den Salbengrundlagen.

Wir wissen aus älteren Arbeiten der UNNA-Schule, von MEMMES-HEIMER, PERUTZ und LUSTIG, von SCHADE und MARCHIONINI[1], die alle wiederum auf Publikationen von HAUSS[2] und anderen aufbauen, daß die gesunde Hautoberfläche an den meisten Stellen des Körpers sauer ist, wogegen manche Krankheiten ein alkalisches p_H der Haut verursachen. Alkalisch reagieren ferner die Partien unter den Achseln, die Genital- und Analgegend und die Haut unter den Brüsten der Frauen. Der Säuregehalt der Haut ist vom Pufferungsvermögen der Haut, der Hornschichtdicke und vom p_H des Schweißes abhängig, der beim Verdunsten die Säuren auf der Hautoberfläche zurückläßt und so deren Reaktion zum größten Teil bedingt. Er wird auch von der Ernährungsweise beeinflußt (LOHMAR[3]), ja er scheint sogar geographisch Unterschiede aufzuweisen, denn die Freiburger Kliniker erhalten saurere Werte als wir in Ludwigshafen. Versuchspersonen von hier, in Freiburg gemessen, sind alkalischer als eingesessene Freiburger. Der Säuremantel ist ein Schutz gegen Bakterieneinwirkungen, seine niederen Fettsäuren werden wir daher nach Möglichkeit nicht neutralisieren; alkalisch reagierende Salben und Cremes sind daher theoretisch nicht so empfehlenswert als saure, denn mit ersteren vernichten wir ein wichtiges Bollwerk gegen Infektionen und verbessern den Nährboden pathogener Keime. Bei der Besprechung des p_H der Salben ist die Tatsache zu beachten, daß Fette und Kohlenwasserstoffe nicht dissoziieren und daher eigentlich keine Wasserstoffionenkonzentration zeigen. Wenn im folgenden aber doch davon gesprochen wird, so ist das p_H der wasserlöslichen Salbenanteile gemeint.

Die Säurebehandlung intertriginöser Epidermophytien der Zehen ist alt und stammt von KLINGMÜLLER. Sie wurde von MARCHIONINI[4] ausgebaut. Er konnte zeigen, daß Salzsäure-Alkohol, Normolactol und Borsäure, altbekannte Mittel, in diesen Fällen kausal wirken, da sie die Lebensbedingungen der Saprophyten erschweren. Ähnliche Wirkung dürfte auch der Salicylsäure zukommen. Der Säureanteil allein bietet nach P. W. SCHMIDT[5] keinen Schutz vor pathogenen Pilzen. Auf der Haut kommen nach LÖHNER[6] Ameisen-, Essig-, Propion-, Butter-, Valerian-, Capron-, Capryl-, Caprin-, Palmitin- und Stearinsäure vor, ferner stickstoffhaltige Verbindungen, wie Ammoniak, Harnstoff, Kreatin. Auch aromatische Oxysäuren sind vorhanden, so fand KAST[7] Äther- und Phenolschwefelsäure.

[1] MARCHIONINI bzw. SCHADE u. MARCHIONINI: Arch. f. Dermat. 154, 690; 158. 290; 166, 354; Klin. Wschr. 1928, 284; 1929, 924; 1938, Nr 52; 1938, 747; Schweiz, med. Wschr. 1928, 1055; Dermat. Z. 56, 248 (1929).
[2] HAUSS: Mh. Dermat. 14, 343 (1892).
[3] LOHMAR: Diss. Köln 1939.
[4] MARCHIONINI: Dermat. Z. 56, 248 (1929).
[5] SCHMIDT, P. W.: Arch. f. Dermat. 182, 102 (1941).
[6] LÖHNER: Pflügers Arch. 202, 25 (1924).
[7] KAST: Hoppe-Seylers Z. 11, 506 (1887).

Die Kosmetik hat sich nach REDGROVE[1] den Forderungen nicht verschlossen und stellt nach Möglichkeit saure Cremes her und vermeidet, wie RUEMELE hervorhebt, Borax und Seife als Zusatz[2]. REDGROVE[3] geht davon aus, daß die Haut bei einem p_H-Wert von 3—5 ziemlich sauer ist. Um diesen natürlichen Schutz nicht zu stören, sollte man Natrium- und Magnesiumcarbonat in Salben vermeiden. Geeignet sind Substanzen, wie Sapamine, Alkoholsulfonate, Citronen- und Milchsäure.

Auch LEVINSON[4] empfiehlt den Ausschluß von Rohstoffen mit einem p_H-Wert < 3 und > 11 (kaust, Soda, wasserfreies Al-Chlorid usw. sollen nicht verwendet werden). Seiner weiteren Forderung, daß Sonnenbrandschutzcremes schwach alkalisch und wasserlöslich sein sollen, damit der saure Hautschutzüberzug neutralisiert wird und die Fermentation von Dihydroxylphenyl-Glykokoll durch die Thyrosinase unter dem Einfluß bestimmter UV.-Strahlen und die Bildung von Melanin (natürliches Hautpigment) stattfinden kann, ist nach dem Vorstehenden schwer zu folgen, denn eine Verschiebung des Haut-p_H-Wertes nur um kosmetischer Effekte willen sollte, falls sie vermeidbar ist, unterbleiben.

Anderseits meint SCHIMMEL[5], daß alle Cremes, die in ihren p_H-Werten wesentlich vom Neutralpunkt p_H 7 abweichen, die Haut reizen. Die Lehre vom Wert der sauren Cremes ist somit nicht vollkommen unbestritten und wahrscheinlich nicht zu verallgemeinern.

Wir sehen also, daß für die Behandlung und Pflege der gesunden Haut in vielen Fällen eine Salbe mit einem p_H, das kleiner als 7 ist, vorzuziehen sein wird. Auf Wunden, bei geschädigter Haut und auf Schleimhäuten ist die saure Reaktion der Salben nicht so wesentlich; bei Lichtschutzmitteln scheint sie sogar vielfach kontraindiziert zu sein. Die Wundsalben zeigen wie die Wunden selbst oft alkalische Reaktion. Ob die sauren oder alkalischen Salben hier angezeigt sind, ist schwer zu entscheiden, jedenfalls steht fest, daß auch letztere keine Schäden verursachen, ja sogar Vorteile haben können.

Um zu zeigen, welche Reaktionen die üblichen Salben oder, besser gesagt, deren wasserlösliche Anteile, auf die es ja allein ankommt, haben, wurde von uns eine einfache Methode, die für den Zweck genau genug ist, ausgearbeitet. Sie geht derjenigen von NELSON[6] für die p_H-Bestimmung in Butter und den Angaben MAHLERS[7] parallel. Es wurde zunächst folgendes Rezept angefertigt:

Vaselin synth. alb.   70,0
Cholesterin   2,0
Univ. Indicator Merck 28,0

0,2 g dieser Salbe, deren p_H feststeht, 2 Tropfen bidestilliertes Wasser und 0,2 g der zu prüfenden weißen oder schwach gefärbten Salbe werden

---

[1] REDGROVE: Pharm. J. **137**, 295 (1936).

[2] RUEMELE: Dtsch. Parfümerie-Ztg **1937**, 120.

[3] REDGROVE: Amer. perf. Cosmet. **1937**, Nr 31, 83.

[4] LEVINSON: Fette u. Seifen **45**, Nr 4, 248 (1938).

[5] SCHIMMEL: Amer. Parf. **1941**, 2.

[6] NELSON: Proc. amer. Meet. Western Div. Amer. Dairy Sci. Assoc. **23**, 69 (1937).

[7] MAHLER: Parf. moderne **1937**, 349.

in einer kleinen Reibschale zusammengerieben. Nach etwa 1 Minute intensiver Emulgierung erhält man eine echte oder eine Pseudoemulsion. Die eingeschlossenen oder ausgetretenen Wassertropfen zeigen eine Farbe, die an Hand der dem Indicator beigegebenen Tabelle auf das p_H der Salbe schließen läßt.

Wo Vaselin synth. nicht zur Verfügung steht, muß Augenvaselin genommen werden, da das gewöhnliche Vaselin doch noch Spuren von Säuren enthält. Diese Mengen spielen therapeutisch keine Rolle, geben der Indicatorsalbe aber nach einigem Lagern ein gelb-rot-gesprenkeltes Aussehen und verwischen zudem die Resultate.

Manche Salben nehmen das Wasser-Emulgator-Gemisch mühelos auf; dann ist es zweckmäßig, noch 1—2 Tropfen 1:1 mit Wasser verdünnten Indicator zuzusetzen. Man wartet noch 1—2 Minuten und bekommt dann die zu Vergleichen geeignete Färbung. Die Methode versagt bei stark gefärbten Substanzen.

FIEDLER[1] hat deshalb eine von andrer Seite beanstandete potentiometrische Methode (Chinhydronelektrode) ausgearbeitet. Er läßt das zu untersuchende Präparat schmelzen und mit Wasser 10 Minuten lang in flüssigem Zustand unter Rühren ausziehen. Das Wasser wird dann abfiltriert und nach dem Erkalten gemessen. Er mißt also auch nur die wasserextrahierbaren Anteile und natürlich nicht die Salbe selbst, so daß alle Haarspaltereien in dieser Angelegenheit überflüssig sind.

Wir[2] haben nun in einer Reihe von einigen tausend Messungen die Beeinflussung des Haut-p_H durch das Waschen, durch Salben und Cremes nachgeprüft. Es zeigte sich, daß man durch Waschen mit Seife die Haut tatsächlich in geringem Grade alkalisiert, sofern man nicht gut spült. Die Haut erreicht, wenn sie nicht stark sauer war, also ein p_H von 6 oder darüber aufwies, auf $^1/_2$ bis 1 Stunde Werte, die etwa bis 8 reichen können. Darüber hinaus ging die Alkalisierung nicht. Stearatcremes haben meist ein p_H um 7, sie alkalisieren für kurze Zeit etwa bis 7,2, dann tritt aber ein Umschlag ein, und die Haut wird in den meisten Fällen weitaus saurer als vorher. Ob dies durch Abspaltung der Fettsäuren geschieht oder durch Anregung der Säureproduktion, sei dahingestellt. Jedenfalls sind die Stearatcremes nicht in der Lage, irgendwie schädigende p_H-Werte zu erzeugen. Nach unseren Erfahrungen kann dies auch die Seife nicht, denn auch sie tritt als „Säurelocker" auf. Die besseren Bedingungen, die sie für das Bakterienwachstum schafft, werden in den meisten Fällen durch die Desinfektionswirkung wettgemacht. Natürlich gilt dies nur auf normaler Haut; an den alkalischen Stellen der Haut sind andere Verhältnisse, die ein Ansäuern nötig machen können, anzutreffen. Bei den Messungen fiel ferner auf, daß die stark sauren Werte von 3—5 nie gefunden wurden. Es zeigten sich durchweg p_H-Werte > 6. Ob dies mit der fleischarmen Ernährung im Kriege oder mit anderen Ursachen, z. B. den amphoteren Eigenschaften des Eiweißes, zusammenhängt, sei dahingestellt. An der Meß-

---

[1] FIEDLER: Fette u. Seifen **48**, 11 (1941); ebenda **49**, 10 (1942).
[2] v. CZETSCH-LINDENWALD: *Arch.* Gewerbepath., Gewerbehyg. **10**, 49 (1940).

technik liegt es nicht, da die Apparatur täglich mit Pufferlösungen kontrolliert wurde.

Otto[1] hat eine saure Salbe empfohlen, die folgende Zusammensetzung hat:

> **Rp.** Nipagin
> Ammonchlorid $\overline{aa}$ 1,0
> Hydrocerin   2,5
> Aqua dest.   25,0
> Vaselin   ad 100,0

Nach unseren Versuchen waren die offizinellen Salben sauer. Alkalisch reagierten von den dauernd gebrauchten Salben einer Apotheke das Ungt. Wilkinsoni, Pasta Zinci cum Naphthalano, ferner natürlich Sapo kalinus. Sauer waren Diachylonsalbe, Lebertransalbe, Jodkalisalbe mit synthetischem Fett, Pasta Zinci salicylata, Granugenpaste.

Die Salbengrundlagen, wie Wollfett, Schweinefett, synthetisches Fett und Vaselin, waren leicht sauer; die Ansicht Sterns[2], daß Vaselin sauer, Schweinefett aber basisch reagiert, konnte mit dieser Methode nicht bestätigt werden, beide waren noch sauer, das Vaselin allerdings stärker. Die meisten in der Dermatologie verwendeten Wirkstoffe, wie Chrysarobin, Dermatol, β-Naphthol, Tumenol, sind sauer, Talcum, Xeroform, Pyrogallol leicht alkalisch. Marchionini und Schmidt[3] sowie Fiedler fanden ähnliche Zahlen.

Von den Industriepräparaten waren die Salben mit Lokalanaestheticis großenteils alkalisch, dieselbe Reaktion zeigten auch Detoxinsalbe und die Lichtschutzsalben.

Nun zu den Salben, die auf Grund der Lehren vom Säuremantel der Haut hergestellt wurden. Ein solches Produkt ist nach der Literatur z. B. das Eucutol, das nach unseren Versuchen ein p_H von 5,5 hatte. Das **Tegacid,** also Glycerinmonostearat mit Sapaminphosphat, ist die Grundlage des Aciderm (Höppner, Düsseldorf), einer sauren Creme, die Schrader und Marchionini[4] in die Therapie der Seborrhöe eingeführt haben. Aciderm kommt in zwei Formen in den Handel, und zwar „stark" 2,3 p_H und „schwach" 4,6 p_H. Als Säure ist Milchsäure inkorporiert[5], ferner als Puffer milchsaure Salze und als Wirkstoff ätherische Öle.

Die **Taxilansalbe** (Promonta), ein saures Milchsahnepräparat, berücksichtigt gleichfalls, daß die Säure nicht nur zugesetzt, sondern auch gepuffert werden muß, und verwendet als Puffer Normolactol, eine Mischung von Milchsäure und milchsaurem Natrium mit einem p_H von 3,7.

Der „**biologische Säuremantel,** Ingelheim", ein Puffergemisch vom p_H 3,7, enthält ein den natürlichen Verhältnissen entsprechendes Säuregemisch, das sich in Hautcremes leicht einarbeiten läßt, eine mit Na-Lactat gepufferte Milchsäurelösung[6].

---

[1] Otto: Südd. Apoth.-Ztg **1940**, 51.
[2] Stern: Klin. Wschr. **1926**, 38.
[3] Marchionini u. Schmidt: Klin. Wschr. **1939**, 13.
[4] Schrader u. Marchionini: Dtsch. med. Wschr. **1934**, 25.
[5] Rapp: Münch. med. Wschr. **1935**, 10, 397.
[6] Augustin: Seifensieder-Ztg **1939**, 13, 253.

Hydrargyrum praecipitatum album wirkt ansäuernd. Näheres unter Hg-Salz-Salben.

Lenicet (Reiss), eine Aluminiumverbindung (s. unter Metallsalz-salben), verursacht durch seine Pufferwirkung auf der Haut ein p_H von 3,5.

Ammonchlorid wird von STEIN und PERUTZ 10proz. in Ungt. leniens als Läusemittel empfohlen, um ihnen im sauren Milieu die Lebens-bedingungen zu entziehen[1]. Die Therapie läßt sich nur in Kliniken durch-führen und gibt z. B. nur Versager, wenn eine Apotheke das Präparat als Läusemittel abgibt.

Cetasal und **Sedatol** sind zwei neue Präparate der französischen Parfümerieindustrie. Sie werden von GATEFOSSE[2] empfohlen. Cetasal gestattet kein Unterschreiten des p_H von 6,5, das Sedatol kann mit Säuren vermischt werden und erlaubt einen Spielraum vom p_H 2—9. Die Zusammensetzung ist nicht angegeben.

Mykozem (Chemosan, Wien) enthält „organische Säuren" und 2% Harnstoff in Eucerin und wird bei allen mykotischen Ekzemen von RITTNER[3] empfohlen. Auch die Vasenolwerke haben eine sauer ge-pufferte Salbe herausgebracht, HOFFMANN[4] empfiehlt sie zur Behandlung der Ammoniakdermatitis der Kleinkinder. Nach MEMMESHEIMER[5] sind saure Salben bei Hautpilzerkrankungen zu Beginn der Behandlung zwecklos, zur Vorbeugung und Nachbehandlung aber gut geeignet.

Erwähnt sei, daß Säuren auch zu anderen als dem oben beschriebenen Zweck zugesetzt werden. So gibt es eine gepufferte Milchsäuresalbe, die bei Ozaena empfohlen wird.

Zusammenfassend ist zu sagen, daß Hautcremes nach Möglichkeit den Schutz gegen Bakterien, den der Säuremantel bewirkt, nicht abschwä-chen, sondern eher verstärken sollten. Die kranke Haut besitzt Neigung, alkalisch zu werden, nur die Haut der Psoriatiker bleibt immer sauer. Bei dermatologischen Salben, die auf der kranken epithelberaubten Haut zur Wirkung kommen sollen, richtet sich das p_H der Salbe nach dem applizierten Medikament und der Indikation seiner Anwendung. Die Borsalbentherapie z. B. verdankt sicher einen Teil ihrer Wirkung der günstigen Beeinflussung des Säurespiegels der Haut, da die Säure, adsorptiv an die Haut gebunden, so den fehlenden Säuremantel an epithelberaubten Stellen ersetzt. Im entzündeten Gewebe besteht bereits eine lokale Acidose, so daß hier eine leichte Alkalisierung schmerz-stillend wirkt und auch therapeutisch günstig wirken kann. Bei Achsel-schweiß soll man nicht gerben, sondern ansäuern.

Über das p_H des Schweißes herrschte bis in die letzte Zeit Uneinig-keit. Kleinere Mengen sind durch die Hautsäuren sauer, unphysiologisch große sind alkalisch (LEDUC)[6]. Die im Schweiß auftretenden Säuren,

---

[1] STEIN u. PERUTZ: Wien. med. Wschr. **1935**, 7.

[2] GATEFOSSE: Parf. moderne **1939**, I.

[3] RITTNER: Med. Klin. **1940**, 27, 745.

[4] HOFFMANN: Kinderärztl. Praxis **13**, 151 (1942).

[5] MEMMESHEIMER: Dtsch. med. Wschr. **1943**, 2.

[6] LEDUC: Parf. moderne **32**, 293.

Milch-, Propion-, Butter- und Askorbinsäure, töten Pilze ab (PACK[1]),
MARCHIONINI[2] hat festgestellt, daß die ekkrinen Schweißdrüsen, die
sich auf den ganzen Körper verteilen, sauren Schweiß, die apokrinen,
die insbesondere die Lücken im Säuremantel versorgen, alkalischen
Schweiß ausscheiden. Er erklärt damit die Differenzen in der Literatur.

Betont muß werden, daß die Lehre vom Säuremantel, die in der
Dermatologie und Kosmetik ähnliche Bedeutung erlangt hat wie das
BÜRGISche Gesetz in der inneren Medizin, gleichfalls nicht überschätzt
werden soll, da sie sonst mißverstanden ähnliches Unheil stiftet wie
BÜRGIS Gesetz in der Arzneimittelherstellung. Der Säuremantel wird,
wie SCHREUS[3] nachgewiesen hat, auch bei Waschungen mit Wasser
vorübergehend zerstört. Nach $^1/_2$ Stunde ist das ursprüngliche p_H
wiederhergestellt. Bei Präcutanwaschungen dauert dies $^1/_2$—$1^1/_2$ Stunden, bei Seifenwaschungen über 2 Stunden. Da aber Waschungen, insbesondere die mit der an sich desinfizierenden Seife, die Funktionen der
Säuren für die angegebenen Zeiten übernehmen, bedeutet die Kenntnis
der Lehre vom Säuremantel keineswegs eine notwendige Abkehr von
der Reinlichkeit. Die Seife ist bei Hautgesunden noch immer das beste
Reinigungsmittel.

5. Salben, die die Haut schützen sollen.

a) Lichtschutzmittel.

Zunächst seien die gegen das ultraviolette Licht und dessen Schädigungen eingesetzten Mittel besprochen. Wie MEMMESHEIMER[4] feststellt,
werden die Schutzmechanismen der Haut im Epithel und in der Cutis
ausgelöst. Im ersteren kommt es zur Bildung von Vitamin D und hista-
minartigen Verbindungen, die den ganzen Körper beeinflussen. Wir
wollen die Schäden ausschalten, doch soll nach Möglichkeit die Haut-
bräunung nicht verhindert, der Verbrennung aber vorgebeugt werden.
Wir suchen dies mit zahlreichen reizlosen Stoffen in verschiedenen
Medien zu erreichen.

Es handelt sich um ein Gebiet, das die Kosmetiker, die Dermato-
logen und jeden einzelnen Laien, der in der Ausübung seines Sportes
Lichtschutzmittel benötigt, interessiert, so daß die Literatur über dieses
Thema zwar umfangreich, aber widersprechend geworden ist. Die einen
Autoren sind der Ansicht, daß eine Salbe, welche die aktiven UV.-Strah-
len abfiltriert, oberflächlich auf der Haut bleiben muß, die anderen
wollen die Filterung in den tieferen Hautpartien stattfinden lassen.
Auch über die Strahlen, die abgehalten werden müssen, herrscht keine
Übereinstimmung; nach HAHN[5] ruft die Wellenlänge von 297—303 $\mu\mu$
die stärkste Pigmentierung hervor, von 250—300 $\mu\mu$ glaubt FREUND[6]

---

[1] PACK: Arch. Dermat. amer. **1939**, 126.
[2] MARCHIONINI: Klin. Wschr. **1939**.
[3] SCHREUS: Med. Welt **1939**, 222.
[4] MEMMESHEIMER: Dermat. Wschr. **1937**, 7.
[5] HAHN: Strahlenther. **1934**, 40.
[6] FREUND: Wien. klin. Wschr. **1933**, 25, 779.

die intensivste Erythembildung beobachtet zu haben. Nach HENSCHKE[1] (HAUSSER[2] drückt sich ähnlich aus) verursachen die UV.-Strahlen von unter 320 $\mu\mu$ Erythem, das längere UV.-Licht aber Bräunung. Es scheint demnach nicht erstrebenswert zu sein, die Strahlen über der genannten Länge von 320 $\mu\mu$ abzuschirmen. Die Forderungen, die einer Sonnenschutzcreme gestellt werden, gehen also von den verschiedensten Gesichtspunkten aus. Der eine Autor wünscht diese Eigenschaften, der andere jene. Der eine fordert völligen Lichtschutz, der andere teilweisen. LENDLE[3] will kein Tannin in Cremes einarbeiten lassen, dadurch werde die Reizung gesteigert. Nach ihm soll eine Sonnenschutzcreme

1. die Schweißabsonderung stauen,
2. reizlindernd wirken,
3. filtern.

Er gibt als Beispiel folgende Vorschrift an:

Rp.	Almecerini	400,0
	Aqua dest.	600,0
	Paraff. liqu.	100,0
	Boracis	10,0
	Alc. cetylic.	20,0
	Syr. simpl.	10,0
	Methyl-Umbellif.	11,0

Die Herstellung dieser Creme ist einfach, das Produkt filtert gut. Ob man aber der Forderung, Tannin auf jeden Fall wegzulassen, folgen soll und ob eine Schutzsalbe, die die Schweißsekretion statt auf dem schnellsten und angenehmsten Wege wegzubringen stauen soll, optimal wirkt und reizlos ist, möchten wir nicht entscheiden. RAABE[4] hat die wichtigsten von der Industrie angebotenen Lichtschutzsalben geprüft und festgestellt, daß Eucutol, Niveacreme, Engadina, Aesculo und Vaselinum album die Erythembildung dämpfen und dadurch auch die Schmerzhaftigkeit der Haut ausschalten. Absoluten Strahlenschutz, der sowohl die Entstehung des Erythems als auch die des Pigments verhindert, bieten gelbes Vaselin, Gletscher-Mattan, Ultrazeozon sowie Lanolin. Diese mit der Höhensonne gewonnenen Ergebnisse werden in neueren Arbeiten nicht bestätigt; wahrscheinlich, weil RAABE seine Versuchspersonen zu dick mit den Salben bestrichen hat, denn er gab 2 g Salbe auf kleinhandtellergroße Flächen. Daher auch die guten Ergebnisse mit Vaselin, die von uns bei dünneren Schichten nicht gesehen wurden, denn die Salben sollen bei einer durchschnittlichen Dicke von 0,007—0,0085 mm schon schützen (HENSCHKE[5]). SCHULZE[6], der in schönen Versuchen größte Erfahrung sammeln konnte, teilt mit, daß der natürliche Schutz der Haut von keiner der zahlreichen geprüften

---

[1] HENSCHKE: Arch. f. exper. Path. **190**, 220 (1938); Strahlenther. **67**, 639 (1940).

[2] HAUSSER: Zit. bei WUCHERPFENNIG: Med. Welt **1938**, 52—53.

[3] LENDLE: Pharmaz. Ztg **1936**, 903.

[4] RAABE: Dermat. Wschr. **1934**, 1, 129.

[5] HENSCHKE: Arch. f. exper. Path. **190**, 220 (1938); Strahlenther. **67**, 639 (1940); Dtsch. Mil.arzt **1942**, 9.

[6] SCHULZE: Münch. med. Wschr. **1935**, 1184.

Salben erreicht wird. Auch andere Arbeiten, wie auch eine Publikation in der Schweiz. Apoth.-Ztg[1], stimmen darin überein, daß Lichtschutzsalben, die Chininsulfat, Äsculin, Salol u. dgl. filternde Substanzen als Träger der Lichtschutzwirkung enthalten, wenn sie gegen das Erythem wirken, auch die Pigmentierung verhindern. Diese letztere ist eine Funktion der Strahlung, ein natürlicher Schutz des Körpers. Wenn wir nun die Strahlen abhalten, so stellt der Körper sein Schutzmittel, das Pigment, nicht her, denn es wird nicht benötigt. Filtern wir nicht ab, so haben wir keinen Sonnenschutz, und der Körper wird ihn bilden, Teilfilterung erreicht ein Kompromiß, aber Totalabfiltern und doch Bräunen wird nur ausnahmsweise möglich sein.

Henschke (oben zitiert) hat ebenfalls 50 Sonnenschutzmittel geprüft und bei 15% seine Forderung nach Dämpfung der Erythembildung durch Absorption der Wellenlängen von 290—315 $\mu\mu$ und Bräunung erfüllt gesehen. Die meisten Filtersubstanzen hatten auch zu langwelliges Licht absorbiert. Nur wenige vernichten in geradezu idealer Weise nur die erythemerzeugenden Strahlen. Doch schon Amelung und Kuhnke[2] treten seiner Ansicht entgegen und meinen mit Memmesheimer[3], daß sich ein Lichtschutzmittel auf kurz- und langwelliges Licht erstrecken, aber nicht 100proz. absorbieren soll, damit die Bildung wichtiger Schutzstoffe nicht verhindert wird. In seinen neuen Richtlinien stellt Henschke die Forderung, daß ein Schutzmittel weniger als 20% wirksame Strahlen durchläßt. In anderen Fällen sollen nur 10% durchgelassen werden.

In letzter Zeit soll ein neuer Weg gefunden worden sein. So berichtet Calame[4], daß es gelungen sei, einen Körper herzustellen, der unter natürlichen Bedingungen die Melaninbildung begünstigt. Dieses Melanigen sei alkalisch, neutralisiere zuerst den Säuremantel der Haut, der der Melaninbildung entgegenstehe. Es sei in Form einer Lichtschutzsalbe, die auf Grund ihrer Zusammensetzung bis an die Pigmentschicht vordringe, erhältlich und fördere dort die Melaninbildung. Zwar würden auch saure Lichtschutzcremes 90% der UV.-Strahlen absorbieren, aber die restlichen 10% genügen zur Reizung und seien im sauren Medium nicht imstande, Melanin zu bilden. Neue Erfahrungen, die Calame bestätigen, liegen unseres Wissens noch nicht vor. Da das Melanigen ein Umbelliferon in Triäthanolamin darstellt, ist eine ganz neue, unbekannte Wirkung auch nur schwer zu verstehen.

Wenn man nun die sonst im Handel befindlichen Lichtschutzsalben, Öle und sonstigen Flüssigkeiten betrachtet, findet man neben Pigmenten, wie Zinkoxyd, für das sich Foulon[5] besonders einsetzt, vorwiegend Äsculinderivate als Träger der Wirkung. Die Verwendung des Äsculins geht auf Unna[6] zurück. Es wurde von ihm eine 10proz. Salbe empfohlen.

---

[1] Schweiz. Apoth.-Ztg **1932**, 24, 289.
[2] Amelung u. Kuhnke: Dtsch. med. Wschr. **1938**, 38, 1345.
[3] Memmesheimer: Fortschr. Ther. **1937**, **333**.
[4] Calame: Seifensieder-Ztg **1938**, 24, 456.
[5] Foulon: Wien. pharm. Wschr. 74, 267 (1941).
[6] Unna: Med. Klin. **1910**, Nr 12.

Zeozón und Ultrazeozon enthalten 3 bzw. 7% eines Äsculinderivates[1]. Sie sollen eingerieben werden und nicht nur oberflächlich die Haut überziehen[2]. Äscuvalcreme enthält 3% Äsculin und 4% „Oxycholesterinsäure". Das Äsculin verliert seine Löslichkeit und mithin seine Fluorescenz- und Filterwirkung im sauren Medium. Die Salben müssen daher alkalisch sein, es sei denn, man verwendet öllösliche Derivate. Dies scheint auch im Sinne der Hautschutzwirkung nötig zu sein, denn MARCHIONINI und HÖVELBORN[3] wiesen nach, daß alkalische Salben bei sonst gleicher Zusammensetzung eine deutlich stärkere Lichtschutzwirkung ausüben. Dies mag teilweise auf die Tatsache zurückzuführen sein, daß die Fluorescenzstoffe eben nur im alkalischen Medium wirken. Anderseits sind aber auch die Salben ohne derartige Stoffe geeigneter, um die Erythemschwelle hinaufzurücken. SCHMITT[4] hat festgestellt, daß die Lichtüberempfindlichkeit, die durch manche Teerbestandteile verursacht wird, durch alkalische und allenfalls durch neutrale Salben hintangehalten wird. Verwendet man aber saure Salben, so wird das Erythem sogar verstärkt.

Die verschiedentlich angewendeten Umbelliferone und Naphtholsulfosäuren sind durchwegs in schwach alkalischem Medium wasserlöslich und verarbeitbar. Außer diesen genannten Präparaten sind noch Chlorophyll, 2,6-disubstituiertes Pyridin, Carbonsäuren, Cumarinderivate und Chininsalze, die eventuell reizen, beliebte Filtersubstanzen. So empfiehlt SCHWARZ[5] eine Chininsalbe auf Polysaccharidbasis. Damit erreicht man auch weitaus mehr als mit 4% Chinin in Vaselin-Lanolin, eine Salbe, die wohl infolge ihrer schwachen Wirksamkeit 2 mm dick (!) aufgestrichen werden soll. An Stelle von Salben kann man auch Tanninlösungen verwenden. WITHFIELD[6] schlug sie für diese Indikation vor, nachdem dies MEYER und AMSTER[7] schon 1925 und VEIEL schon 1878 getan hatten. Das sehr verbreitete Tschamba Fii ist eine derartige Lösung, die durch weitere Zusätze noch verbessert sein soll, wogegen Tschamba Fii Neu aus Essigsäure, einem Sulfonat und Tannigan besteht (REICHERT[8]). Im Schweiz. P. 187246 werden die Lösungen eines Reaktionsproduktes aus äsculinähnlichen Substanzen mit Tannaten, z. B. Natriumtannat, im Patent 212058 Ester der β-Naphthoesäure, die öllöslich sind, als wirksame Schutzmittel empfohlen. Im D.R.P. 621769 werden jodierte Sterine als wirksame Schutzmittel empfohlen. Es sollen ganz geringe Mengen genügen, um eine günstige Filterwirkung zu erzielen. Escalol ist ein amerikanisches Produkt, das nur in saurem Medium wirksam ist. Zusammensetzungsangaben fehlen. Stilben, Isosafrol, Dibenzalazin, Benzalacetone 0,2—1,0%, sind ebenfalls brauchbar, sofern sie gelöst

---

[1] Pharmaz. Z.halle Dtschld **62**, 690 (1921).
[2] Mitt. dtsch. u. österr. Alpenver. **1931**, 4, 96.
[3] MARCHIONINI u. HÖVELBORN: Arch. f. Dermat. **154**, 251.
[4] SCHMITT: Diss. München 1938.
[5] SCHWARZ: Parfumeur **1932**, 43, 691.
[6] WITHFIELD: Brit. med. J. **1931**.
[7] MEYER u. AMSTER: Zit. bei MEMMESHEIMER: Fette u. Seifen **1939**, 639.
[8] REICHERT: Dtsch. Apoth.-Ztg **1941**, 37.

sind, KIEMING und DUCKER[1] haben sie, in Vaselin inkorporiert, für wirksam befunden. Das D.R.P. 720756 schützt die Ester der Anthranilsäure mit bicyclischen Terpenalkoholen (etwa Bornyl und Fenchylanthrenylat), die man den üblichen Salben und Cremes zu 5% zufügt.

Erwähnt sei auch noch das GIVAUDAN[2]-Sonnenbrand-Schutzmittel Nr. 2, das ein Methylanthranilat ist und 5% der bräunenden Strahlen durchlassen soll. Im Gegensatz zu Salicylaten bräune es noch, verhindere aber bereits Verbrennungen. Ähnliches wird von Methylsalicylat (8 bis 10%) von FRYDLÄNDER[3] berichtet. Es wird im Amer. P. 2041874 geschützt und ist der Wirkstoff des Hamols, eines Schweizer Präparates, dessen Grundlage Vaselin—Lanolin ist. Überempfindlichkeiten hat WINKLER[4] beschrieben.

Als Lichtschutzmittel, die allerdings noch nicht therapeutisch verwendet wurden, sind nach den Untersuchungen von ZENNER[5] die Sulfonamide, insbesondere das Cibazol, hervorragend geeignet. Verfasser zeigte, daß sie den üblichen Lichtschutzmitteln, die er nahezu völlig ablehnt, weit überlegen sind, und fand durch Tannin keinen Schutz. Die Sulfonamide sind nach ihm und HOPF[6] in gelöstem Zustand also Lichtschutzmittel, sofern man sie äußerlich appliziert. Intern gegeben wirken sie umgekehrt, nämlich lichtsensibilisierend (EIDINOW[7]), was PFEIFFER[8] allerdings bestreitet.

HOPF[6] fand vollen Schutz durch Sulfonamide, gute Wirkung von Aqua Engadina, Delial, Nubra Nu, Stora und Versager bzw. recht wechselnde Ergebnisse bei Tannin. Nivea-ultra-Öl wirkte gut, Loroco Sonnenbrand mäßig, Glycerin, Öle und Fette hatten keine Wirkung. Ultra-Zeozon, Äsculin-Strahlenschutz, Antilux, Nivea-ultra-Creme und gelbes Vaselin hatten sehr gute bis mäßige Wirkung. Es steht fest, daß das Tannin unter bestimmten Bedingungen ein wirksames Lichtschutzmittel darstellt. BÖHME und WAGNER[9] fanden gute Schutzwirkung, und wir selbst haben in den Vorarbeiten zum Kapitel Lichtschutzsalben für unser Buch „Über Salben und Salbengrundlagen" orientierende Versuche mit 10proz. Tanninsalben u. a. auf Glycerinsalbengrundlage durchgeführt und mit diesem Mittel völligen Schutz gegen das UV.-Licht einer Analysenlampe erzielt. Die Intensität des Schutzes zeigt das Bild, das auf Seite 113 auch in diesem Buch gebracht wurde. Um jeden Trugschluß auszuschalten und nicht evtl. an Stelle der Tanninwirkung die der Glycerinsalbe zu testen, wurde diesmal Glycerinsalbe ohne, mit 10, 20 und 30% Tanninzusatz nebeneinander geprüft. Die erste gab keinen, die anderen 3 Salben zeigten vollen Schutz. Im Anschluß wurde derselbe Versuch mit Lanettewachssalben derselben

---

[1] KIEMING u. DUCKER: Strahlenther. **65**, 315 (1939).
[2] GIVAUDAN: Manufactur Perfumer **4**, 52 (1939).
[3] FRYDLÄNDER: Arch. drog. Pharm. **6**, 4 (1938).
[4] WINKLER: Schweiz. med. Wschr. **1938 II**, 917.
[5] ZENNER: Klin. Wschr. **21**, 10 (1942); Arch. f. Dermat. **183**, II (1942).
[6] HOPF: Med. Klin. **1942**, 23.
[7] EIDINOW: Brit. J. physic. Med. **1939**, 150.
[8] PFEIFFER: Dtsch. med. Wschr. **1942**, 44, 1074.
[9] BÖHME u. WAGNER: Fette u. Seifen **49**, 11 (1942).

Tanninkonzentration wiederholt. Auch hier dasselbe Resultat. Die Salbe
ohne Tannin gab keinen Schutz, wohl aber die tanninhaltigen. (Siehe
Abb. 8. Bei *1* Schutz durch 30proz., bei *2* durch 20proz., bei *3* durch
10proz., bei *4* durch tanninfreie Glycerinsalbe.)

Welche Ursache das Versagen der Tannin-Glycerinsalben bei ZENNER
und HOPF hatte, kann ohne genauere Unterlagen nicht entschieden
werden. Es wäre möglich, daß die Salben zu alt waren und dadurch inaktiviert wurden. Eine zweite Möglichkeit wäre die, daß das DAB 6-Ungt.
glycerini kein DAB 6-Präparat war. Es ist ja Krieg, und sowohl Glycerin
wie auch Tragant und Stärke sind schwer beschaffbar, ein einziges Sub-
stitutionsprodukt (etwa Tylose statt Tragant), das mit Tannin reagiert,
kann hier zu Fehlresultaten führen. Ferner ist Tannin natürlich in recht
wechselnden Qualitäten erhältlich, und mag da ein Unterschied liegen,

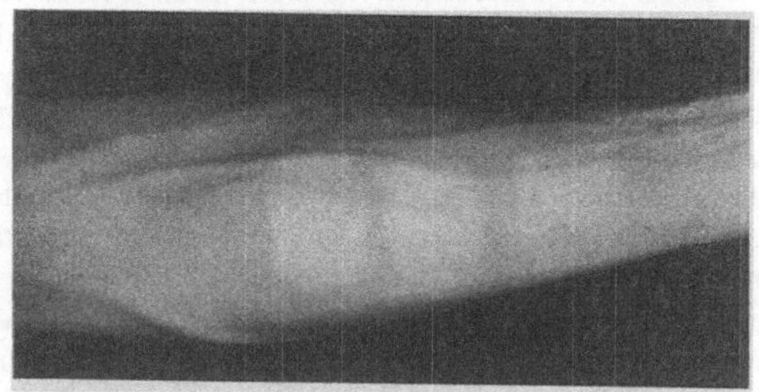

Abb. 8: Lichtschutzwirkung von Tannin-Glycerinsalben.
1 30proz. Salbe. *2* 20próz. Salbe. *3* 10proz. Salbe. *4* Tanninfreie Salbe.

den man durch Substitution von synthetischen Gerbstoffen ausschalten
könnte.

Auch Tannin in Lösungen versagte bei den Versuchen der obigen
Autoren. Dies ist allerdings leichter zu erklären. Wir wollen hierauf im
Abschnitt über die Lösungen näher eingehen (siehe Band II).

Fette und Kohlenwasserstoffe allein genügen den Anforderungen,
die man an ein Lichtschutzmittel stellt, nicht (MALOWAN[1]).

Das Tiroler Nußöl ist meist nicht aus Tirol und kein Nußöl. Es
handelt sich um gefärbtes Pflanzen- oder Mineralöl, bestenfalls um eine
ölige Abkochung frischer Nußschalen, in der pyrogallolartige Körper
färben, aber nicht etwa das UV.-Licht abfiltern und pigmentieren. Der
Werberat der deutschen Wirtschaft hat dementsprechend im Jahre 1938
angeordnet, daß unter dem Namen Nußöl nur das gepreßte Öl aus
Nüssen geführt werden darf. Andere Produkte, die Blätterextrakte
enthalten, müssen verständlich gekennzeichnet werden. Verschiedene
Bräunungscremes sind noch im Handel, die Pyrogallol (!), Anilinfarben,
Kaliumpermanganat u. dgl., gleichfalls rein färbende Substanzen, enthalten, doch sind diese rein symptomatischen Modesachen ebensowenig
eingehend zu besprechen wie die Salben, deren Pigmente, wie Zinn- oder

---

[1] MALOWAN: *Parfumeur 1934*, *19*, *353*.

Titanoxyd, ein fleischfarbig gefärbtes Aluminiumpulver (Amer P. 2175213), zugefügt werden.

Der Überblick läßt sich beliebig ausbauen; allein über Lichtschutzmittel könnte ein Buch geschrieben werden. Es gibt da noch öllösliche Stoffe, wie Solproter, Dibenzalaceton (Merck), ferner wasserlösliche, fluorescierende Substanzen. Sie alle werden in Cremes und Salben eingearbeitet. In einer anonymen Arbeit[1] finden sich zahlreiche Rezepte, die neben denen der verschiedenen kosmetischen Handbücher verwertet werden können. Es ist durch genaue Absorptionskurven den Herstellern von Lichtschutzmitteln die Möglichkeit gegeben, ihre Produkte auf bestimmte Absorptionswerte abzustimmen (PÖCKEL und WAGNER[2]).

Dies ist ein großer Fortschritt, denn nach allen älteren Literaturstellen war es nicht möglich, ein gleichzeitig bräunendes und die Haut vor Verbrennungen schützendes Lichtschutzmittel zu finden. Alle die früher verwendeten absorbierenden Salben verhindern bis zu einem gewissen Grad die Erythembildung; doch ging damit die Störung der Pigmentbildung parallel.

Die ersten Ausnahmen bilden wohl die einen oder anderen Präparate, das Melanigen, das leicht saure Delial, das z. B. MEYER-BULEY[3] als erythemschützend, aber bräunend schildert. Es enthält die für diesen Zweck im D.R.P. 676103 geschützte Phenylbenzimidazolsulfosäure als Lichtschutzmittel, die nur den Bereich um 325 μ abschirmt. Obwohl die zahlreichen Autoren teilweise mit Spektralphotometer, mit dem SCHALLschen Erythemmesser und sonstigen genauen Methoden arbeiteten, ließ sich keine Einigung erzielen, wenn auch gute Methoden zur Prüfung, wie z. B. die von ELLINGER[4] ausgearbeiteten Versuche, zur Verfügung stehen.

In manchen Fällen wird eine Salbe verlangt, die bei UV.-Bestrahlungen und zur Nachbehandlung dienen soll. Es muß ausdrücklich darauf hingewiesen werden, daß während der Bestrahlung nur indifferente Salben angewandt werden sollen. Es ist zwecklos, die Bestrahlung unter Zwischenschaltung eines Schirmes vorzunehmen, und die Wirkung wird in gleicher Weise zunichte gemacht, wenn man die Strahlen durch chemische Mittel vernichtet. *Nach* der Einwirkung kommt eine Tanninsalbe, die das Erythem dämpft, nicht aber ein Umbelliferon, das nur während der Bestrahlung als Sonnenschirm wirkt, in Frage. Zwischen beiden steht das Zinkoxyd, ein Sonnenschirm während, ein Desinfiziens und die Heilung förderndes Mittel nach der Bestrahlung.

Eigene Versuche mit Äsculin, Chininsalzen und Tannin, die zu keinem neuen Lichtschutzmittel führen sollten, wurden angestellt, um zu klären, ob ein bestimmtes bekanntes filterndes Medikament in verschiedenen Salbengrundlagen dieselbe Wirkung zeigt oder ob hier neben dem Präparat auch die Grundlage wichtig ist. Zunächst wurden drei verschiedene 2proz. Chininsulfatsalben hergestellt. Die Salbe Nr. 1 war

---

[1] Fette u. Seifen **1942 II**, 815.

[2] PÖCKEL u. WAGNER: Arch. Pharmaz. **280**, II, 373.

[3] MEYER-BULEY: Münch. med. Wschr. **1933**, 35.

[4] ELLINGER: Arch. f. exper. Path. **175**, 181 (1934).

eine gewöhnliche Verreibung von hochschmelzendem synthetischem Vaselin mit dem Chininsulfat, die Salbe Nr. 2 eine Wasser- in -Öl-Emulsion. In der wässerigen Phase war das Chininsalz, soweit es sich löst, gelöst, sonst fein suspendiert; die Salbe Nr. 3 war Ungt. glycerini, dem das Salz einfach beigerieben worden war. Die drei Salben wurden einige Stunden stehengelassen, damit sich wenigstens in Salbe 2 und 3 noch ein weiterer Teil des Chinins lösen könne. Diese drei Salben wurden zunächst unter der Analysenquarzlampe auf ihre Fluorescenz geprüft. Die Salbe 1, also die Vaselinsalbe, fluorescierte überhaupt nicht, die Salbe 2 zeigte bedeutende Fluorescenz, doch wurde diese von der Salbe 3 noch etwas übertroffen. Ob die Fluorescenz als Maßstab für die Aktivierung der UV.-Strahlen gewertet werden kann, sollte an dem nun folgenden Versuch am Arm geklärt werden; doch war hier als weitere Unbekannte der Umstand zu nennen, daß die Salbe 1, das Vaselinpräparat, ganz oberflächlich die Haut bedeckte, die Salbe 2 als Emulsion, die mit Lanolin und Glyceriden bereitet war, eindrang und die Salbe 3 wieder oberflächlich haftete. Der Versuch wurde folgendermaßen angestellt:

Je $^1/_2$ g der Salbe wurde in 10 qcm Haut (Unterarm) leicht eingerieben. Zwischen den einzelnen „Versuchsfeldern" blieb genügend unbehandelte Haut übrig, um Vergleichsmöglichkeiten zu gewährleisten. Der Arm wurde dann in einer Entfernung von 25 cm 12 Minuten lang dem ungefilterten Licht einer Analysenquarzlampe ausgesetzt. Das Resultat nach 7 Stunden, nach denen die größte Reaktion nach WUCHER-PFENNIG[1] zu erreichen ist, war folgendes:

Es zeigte sich an der ganzen bestrahlten Seite ein kräftiges Erythem. Das Vaselin hatte keine Schutzwirkung, die Emulsion etwa eine 30 proz., die *Glycerinsalbe eine ungefähr 80 proz.* Schutzwirkung, ohne irgendwie zu reizen, ausgeübt. Dieses an mehreren Personen beobachtete Resultat wurde bei 10 proz. leicht alkalischen Äsculinsalben gleicher Art ebenfalls erzielt.

Mit einer 3 proz. Tanninsalbe bzw. der 3 proz. wäßrigen Lösung wurden die Versuche an derselben und anderen Personen wiederholt.

Salbe 1 enthielt als Salbengrundlage Vaselin synth.

Salbe 2 eine Wasser-in-Öl-Emulsion; die Gerbsäure war in Wasser gelöst, die Ölphase bestand aus synthetischen Glyceriden mit einem Zusatz von 1% Cholesterin.

Salbe 3 war die offizinelle Glycerinsalbe, in die das Tannin eingearbeitet worden war.

Zubereitung Nr. 4 war eine 3 proz. wäßrige Lösung. Die Versuchsanordnung war dieselbe wie bei der Chininsalbe, nur wurden empfindliche Personen statt 12 Minuten nur 5 Minuten bestrahlt.

Das Vaselin hatte keine Schutzwirkung, die Emulsion hatte etwa 30 proz., die Lösung 60 proz. und die *Glycerinsalbe vollkommenen* Schutz gewährt (s. Abb. 9).

Die gute Wirkung der Glycerinsalbe soll nun nicht dazu verleiten, derartige Salben herzustellen, denn nach BAUSCHINGER[2] wird Glycerin in derartigen Präparaten abgelehnt.

---

[1] WUCHERPFENNIG: Med. Welt **1938**, 52—53.
[2] *BAUSCHINGER: Fette u.* Seifen **46**, 12 (1939).

Bemerkt sei noch, daß Cholesterin, wenigstens den Versuchen an der Tierhaut zufolge (RIX und SCHULTE[1]), 10-, 20- und 40proz. im Vaselin oder Glycerid die UV.-Empfindlichkeit erhöht. Der Versuch hat vorläufig nur theoretisches Interesse, kann aber bei der Kombination von Schutzmitteln berücksichtigt werden.

Zusammenfassung. Die UV.-Lichtabsorption ist von der Wahl des Adsorbens, etwa Zinkoxyd, oder des fluorescierenden Stoffes und von der Salbengrundlage abhängig. Wasserlösliche Wirkstoffe sind in wäßrigen Salben und Schleimen wirksamer als in Emulsionen. Die meisten Lichtschutzmittel sind nur im alkalischen Milieu brauchbar, ein Umstand, der zu den Folgerungen aus der Lehre vom Säuremantel der Haut im Gegensatz steht. Je nach dem wirksamen Körper muß die Salbe ihn oberflächlich festhalten oder in den tieferen Hautschichten zur Wirkung

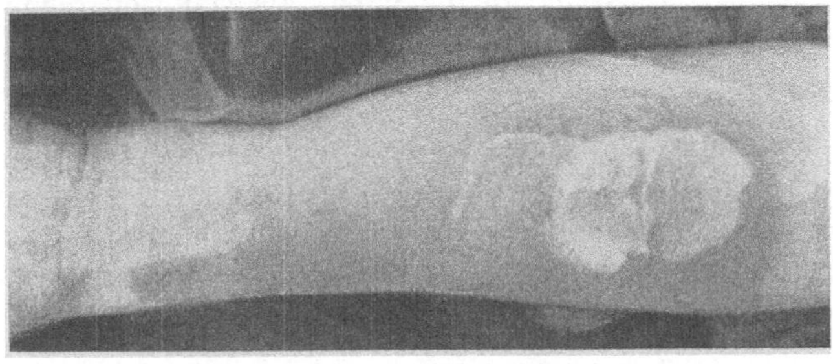

Abb. 9. Innenseite des Unterarmes, 7 Stunden nach Bestrahlung. *1* Tannin in Vaselin suspendiert, *2* Tannin in der wäßrigen Phase gelöst (Lanolin), *3* Tannin in der wäßrigen Phase gelöst (Glycerinsalbe), *4* wäßrige Tanninlösung.

bringen. In beiden Fällen muß eine Schichtdicke von Bruchteilen von Millimetern, und zwar durchschnittlich 8 μ, genügen. Bei der Verwendung von wasserhaltigen Verarbeitungen ist ein Glycerinzusatz notwendig, damit die Salbe durch Eintrocknen nicht an Wirksamkeit verliert. Das Ziel, Erythemschutz und Bräunung gleichzeitig zu erzielen, wird nur in Ausnahmefällen erreicht. Das p_H der Salbe muß beobachtet werden und darf, obwohl es, wie schon bemerkt, meist alkalisch ist, nicht verändert werden, da sonst die gelösten Wirkstoffe ausfallen und unwirksam werden. Wir möchten daher Kombinationen von fertigen Salben mit Resorcin-Zinkpaste und ähnlichen nur nach Prüfung der Wasserstoffionenkonzentration des Endgemisches empfehlen.

Von den UV.-Lichtschäden verhütenden Präparaten müssen die in der *Röntgentherapie* bisweilen verwendeten Salben unterschieden werden. Sie können in zwei Gruppen eingeteilt werden. Die erste soll die Haut nicht vor den Strahlen, wohl aber vor den durch sie zu erwartenden Schäden der Strahlendermatitis schützen.

Es ist ja bekannt, daß jede Röntgenstrahlenanwendung, von einer bestimmten r-Zahl an, die bestrahlte Haut zu einem Locus minoris resistentiae macht, von dem weitere Schäden abgehalten werden müssen.

[1] RIX u. SCHULTE: Beitr. path. Anat. **101**, 429 (1938).

Es leuchtet ohne weiteres ein, daß eine *nach* einer Tiefenbestrahlung angewendete Schutzsalbe einen sicheren Schutz gegen Radiodermatitis nicht geben kann.

Man hat versucht, insbesondere die Trockenheit der Haut als hervorstechendstes Symptom der Röntgenschädigung zu bekämpfen und verwendete nach WELSCH[1] Ungt. leniens und Schweinefett. Die beiden Salben zersetzen sich aber ebenso wie Ol. camphorat. mitior. WINTZ schlug daher die Radermasalbe aus Wollfett, Vaselin und Pflanzenextrakten vor. Der eine von uns hat auf der Röntgenstation des Krankenhauses Ludwigshafen eine Salbe aus 50 Teilen Vaselin, 10 Teilen Wollfett und 40 Teilen einer 1 proz. wässerigen Lösung von Tannigan mit bestem Erfolg anwenden lassen.

KNOLL bringt unter dem Namen Eutyol eine Salbe heraus, die Holzgerbstoffextrakte als Wirkstoff enthält und von DIETER[2] empfohlen wird.

Die zweite Gruppe soll die Teile der Haut, deren Beeinflussung durch die Strahlen unerwünscht ist, schützen. Diese Salben enthalten als Adsorbentien Schwermetallsalze. Ein Vertreter dieser Art ist die *Desitin-Strahlensalbe*, die Lebertran, Milch, Wismut- und Bariumverbindungen enthält und nach ARENDT[3] vor Röntgenstrahlen schützt und nachträgliche Schäden verhindert.

b) Salben im Luftschutz.

Salben kommen im Luftschutz als Prophylacticum und Therapeuticum, insbesondere gegen flüssige Kampfstoffe und deren Schäden, in Betracht. Die Kampfstoffe der Gelbkreuzgruppe verhalten sich wie ein ätherisches Öl, dementsprechend muß auch die Prophylaxe und die Therapie sein. Man muß den Kampfstoff in eine unwirksame Form bringen oder ihm die Berührung mit der Haut verwehren.

In der Literatur wird erwähnt, daß das Einfetten der Haut mit Vaselin als Notbehelf gegen Verletzungen durch Gelbkreuzkampfstoffspritzer schütze. Dies ist nur beschränkt der Fall. Die Kampfstoffe sind vaselinlöslich und würden, einmal eingedrungen, durch das Vaselin nur verteilt, aber nicht abgehalten oder herausgelöst werden. Die Amerikaner versuchten im Krieg 1917—18 sich gegen Gelbkreuz durch Salben aus Zinkoxyd, Leinöl, Schweineschmalz und Lanolin oder aus Stearinsäure, Zinksalzen und pflanzlichem Öl zu schützen. Die Erfolge waren nicht sehr ermutigend.

MUNTSCH[4] hat in Modell- und Tierversuchen festgestellt, daß gegen die Gelbkreuzkampfstoffe Olivenöl, Schweinefett, Glycerin und Kollodium vollkommen versagten. Eine Tonerdegallerte-Vaselin-Mischung und die amerikanischen Schutzsalben wirkten nur kurze Zeit. Wollfett und Wachs (letzteres mit Paraffin liquid. streichbar gemacht) schützten sehr lange. Vaselin bewirkt eine oberflächliche Verteilung des Kampf-

---

[1] WELSCH: Münch. med. Wschr. **1930**, 35, 1489.
[2] DIETER: Strahlentherapie **1943**, 73.
[3] ARENDT: Münch. med. Wschr. **1933**, 29.
[4] MUNTSCH: Gasschutz u. Luftschutz **1933**, H. 5, 130.

stoffes und läßt ihn erst nach längerer Zeit in geringer Menge durchdringen. Einen völligen Schutz bieten 1 proz. Gelatinelösung und antiphlogistische Umschlagpasten (Enelbin). Das Schweinefett erwies sich geradezu als Schlitten für den Kampfstoff beim Eindringen in die Haut. Nach Mocsi[1] ist glycerinhaltiger Leim gut gegen Senfgas wirksam.

Diese Versuche stehen nicht im Widerspruch zu unseren später zitierten Ergebnissen mit Salben, die Hautreizstoffe enthielten; denn hier sollen die Hautreizstoffe durch eine Schicht verschiedener Salben abgehalten werden, in unseren Versuchen enthielten die Salben den Hautreizstoff schon verteilt. Sie mußten ihn nicht abhalten, sondern weiterleiten. Die Versuche Muntschs sind vielmehr eine Bestätigung der Tatsache, daß Fette derartige Substanzen besser lösen und leichter abgeben als Kohlenwasserstoffe und Wachse. In einer anderen Arbeit[2] berichtet Muntsch von Versuchen mit Lanolin- oder Paraffin- bzw. Stearinsalben, schon eingedrungene Lostteilchen herauszulösen. Die Erfolge der Salbenbehandlung waren wesentlich schlechter als die mit Chlorkalk, so daß erstere nicht empfohlen werden konnten.

Zur Behandlung der eingetretenen Schäden eignen sich innerhalb der ersten 15 Minuten die haltbaren Chlorkalksalben, wie Lostex (Heyden) und Chlorsalbe (Marienfelde), die von Wasser ebenso unabhängig sind wie die 5 proz. Natrium-Sulfamiochloratum-Salbe, die Thomann[3] empfiehlt. Diese Salbe ist sehr gut haltbar, wie Olsen[4] festgestellt hat. Moir[5] empfiehlt ein Gemisch von gleichen Teilen Vaselin und Chlorkalk und legt besonderen Wert auf gutes Vaselin, denn die Salbengrundlage spielt auch hier eine nicht unbedeutende Rolle. Sie soll nach Fishburn[6] glycerinfrei sein, da schon kleinste Mengen dieses Alkohols den Chlorkalk zerstören. Bei Herstellung der Moirschen Salbe im Großen kann es zur Erhitzung kommen. Auch eine Mischung von 12 Teilen Chlorkalk, 40 Teilen Kokosseifenpulver und 70 Teilen Wasser ist brauchbar, sie muß aber frisch bereitet werden (Büchi und Feinstein[7]). Will man Dauersalben bereiten, so ist ein Paraffingemisch oder Vaselin mit möglichst kleiner Jodzahl empfehlenswert, da bei ungesättigten Anteilen Reaktionen zwischen Chlorkalk und der Grundlage eintreten (Brindle und Rosser[8]). Pastinsky[9] wiederum verwendet 1—5 proz. Salben, die Lanolin, Borvaselin-Lebertran als Grundlage enthalten, und spricht dieser Mischung, die ungesättigte Fette enthält, besonders gute Wirkung zu.

Zur Behandlung der Augen nennt Muntsch[10] eine alkalische Augensalbe nach folgendem Rezept, das in die Richtlinien der Ophthalmologischen Gesellschaft aufgenommen wurde:

[1] Mocsi: Allatorvosi Lápok **64**, 37 (1941).
[2] Muntsch: Gasschutz u. Luftschutz **1933**, H. 9.
[3] Thomann: Schweiz. Apoth.-Ztg **1936**, 79.
[4] Olsen: Dansk Tidscr. f. Farm. **1940**, 3.
[5] Moir: Anest. **65**, 154 (1940).
[6] Fishburn: Pharmac. J. **144**, 35 (1940).
[7] Büchi u. Feinstein: Pharm. acta helvetica **15**, 3 (1940).
[8] Brindle u. Rosser: Quart. J. pharmac. Pharmacol. **13**, 261 (1940).
[9] Pastinsky: Wien. med. Wschr. **90**, 46 (1940).
[10] Muntsch: Leitfaden der Pathologie u. Therapie der Kampfstofferkrankungen. Leipzig: Thieme; Gasschutz u. Luftschutz **1936**, 2.

Rp. Natr. biborac. subt. pulv.   1,0
Natr. bicarbon. puriss. pulv.   2,0
Aqua dest.
Adeps lanae anhydr. $\overline{aa}$ 10,0
Vasel. americ. alb.   ad 100,0

Borax und Natron gehen bei dieser Salbe nicht vollkommen in Lösung, bilden aber eine Art Depot, das durch die Tränenflüssigkeit des Auges erschöpft und zur Wirkung gebracht wird. Nach diesem Rezept, das im Runderlaß des Reichsministers des Innern vom 8. 1. 1940 offizinell geworden ist, werden die beiden festen Körper ohne Wasserzusatz verrieben, dann kommt das Wollfett, dann das Vaselin und zuletzt das Wasser hinzu. HEINSIUS[1] ist der Ansicht, daß diese Salbe von einer 0,1proz. Dichloraminsalbe noch übertroffen werde. Cocainsalben sind abzulehnen, Novocain und andere Ersatzmittel erlaubt.

Zur Ausheilung der Hautschäden empfiehlt MUNTSCH im oben zitierten Buch individuelle Behandlung. Er warnt vor anästhesierenden Salben und rät, die Salbentherapie erst in späteren Stadien aufzunehmen, wenn die akuten Schäden durch Naßbehandlung, etwa durch Berieselung oder Bäder, abgeklungen sind. Am Auge ist die Ophthalmo Z 2-Salbe der Franzosen, die Farbstoffe in einer Wasser-in-Öl-Emulsion enthält, in der Heilperiode angezeigt.

In der englischen Literatur der letzten Jahre wurde schon wiederholt darauf hingewiesen, daß Kupfersulfatlösungen bei Phosphorverbrennungen, insbesondere diejenigen mit unverbrannten Phosphorteilchen, schmerzlindernd und durch Phosphürbildung entgiftend wirken. STRAUB[2] trat für diese Therapie im deutschen Schrifttum ein und empfahl eine Paste aus 2proz. Kupfersulfatlösung und Bolus. Wir haben Versuche mit 2proz. Lösung, die mit 4% Adulsion verdickt war und nicht absetzt, angestellt.

DIETERLE[3] empfahl eine alkalisierende Salbe aus Natriumbicarbonat und Lanettewachs, der er ursprünglich Tannin, das sich im alkalischen Medium aber zersetzt, zufügte.

Zusammenfassend ist über Salben im Luftschutz zu sagen, daß sie als Schutz gegen Kampfstoffe den Gelatinelösungen oder den Antiphlogistinen unterlegen sind. Die alkalische Augensalbe hat für ihre Indikationen Bedeutung und ist ein Bestandteil des Werkluftschutz-Zusatzverbandkastens. Lostex und ähnliche Salben wirken, sofort aufgetragen, gut, versagen aber, wenn sie erst nach $^1/_2$ Stunde oder später angewandt werden[4]. Kupfersulfatschleime sind als Mittel gegen Phosphorverbrennungen optimal wirksam.

6. Decksalben.

Diese Präparate müssen gesunde Haut vor dem Benetzen durch Wund- und andere Sekrete schützen. Sie sollen also ähnliche Eigen-

---

[1] HEINSIUS: Münch. med. Wschr. **1940**, 14; Veröff. Marinesan.wes. 430.
[2] STRAUB: Münch. med. Wschr. **1943**, 52/53; **1944**, 1/2.
[3] DIETERLE: Münch. med. Wschr. **1943**, 52/53.
[4] *Med. Welt* **1937**, 95.

schaften besitzen wie die Salben, die im Gewerbe die Haut vor Schäden
durch wäßrige Noxen bewahren. Es muß daher hier auch auf das diesbezügliche Kapitel von JÄGER verwiesen werden. Darüber hinaus sollen
sie die oberflächlich geschädigte Haut schützen.

Die Zinkpaste und ähnliche Produkte sind bei der ersteren Indikation
nicht in allen Fällen das optimal geeignetste Medium, da sie nicht fest
haften und nicht dünn genug aufgetragen werden können. Zähe und
wasserabstoßende, mit der Haut gut emulgierende Salben mit hohem
Schmelzpunkt und wenig festen Bestandteilen, z. B. Wollfett und Wachs
$\overline{aa}$ 4,0, Olivenöl oder Cetiol 2,0, sind am ehesten geeignet. Um sie sichtbar zu machen, können sie allenfalls mit Titanoxyd versetzt werden. In
den von uns angestellten Versuchen hat sich

Vaselin DAB 6 oder synth. 8,0
Adeps lanae   1,0
Titanoxyd   1,0
Gummi oder Oppanol 50   1,0

gut bewährt. Das Wollfett kann, um jede Emulgierung der Sekrete
auszuschließen, auch wegbleiben, es erhöht aber die Haftfestigkeit.

DICK[1] empfiehlt zur Abdeckung der Haut Quecksilber- oder Queck-
silbersalzsalben, um eine Desinfektionswirkung zu erzielen und weist darauf
hin, daß zur Abdeckung der Umgebung von Dünndarmfisteln noch keine
Salbe vorhanden sei; sobald die Haut maceriert ist, haften die gebräuchlichen Salben nicht mehr. Am besten wirkt wohl noch Wollfett,
das allenfalls durch Paraffinöl verdünnt wird. Es haftet, wenn auch nicht
fest, infolge seiner hydrophilen Gruppen auch auf Wunden und gibt
ihnen einen gewissen Schutz gegen wässerige Flüssigkeiten.

Öle und Fette mit einem Schmelzpunkt unter 37° genügen in manchen Fällen, werden aber schnell von der Wäsche weggesaugt. „Abwaschbare Decksalben", die gegen wäßrige Sekrete beständig sein sollen
und in der Veterinärmedizin brauchbar sein können, sind nur mit besonderen Kunstgriffen einigermaßen befriedigend herzustellen, da die
in dieser Definition geforderten Eigenschaften einander diametral entgegenstehen. So kann der Versuch gemacht werden, einen reizlosen, in
Wasser leicht, in Fett aber möglichst unlöslichen Öl-in-Wasser-Emulgator *trocken* in Körnchenform in Fett zu suspendieren. Den Sekreten
gegenüber ist er gedeckt durch die Fetthülle. Wird die Salbe aber an
der Stelle, die gewaschen werden soll, mit Wasser benetzt und dieses
durch Reiben emulgiert, so bildet sich eine milchartige Öl-in-Wasser-
Emulsion, die abgewaschen werden kann.

BAYER[2] wendet sich in einer interessanten Arbeit gegen das Pudern
der Säuglinge. Der Puder saugt viel zu wenig Sekrete auf und sollte durch
Fette ersetzt werden. Auch hier sind Öle und weiche Salben trotz der
guten Verträglichkeit nicht zu empfehlen (Dochtwirkung der Windeln).
Er rät zu Puerlan Helfenberg, einer Mischung von gummiartigen
Pflanzenstoffen und Vaselin.

---

[1] DICK: Med. Klin. 1941, 19.
[2] BAYER: Dtsch. med. Wschr. 1930, 41.

Als Decksalben gegen Lösungsmittel sind Schleime, Glycerinsalbe, Arretil L (Stockhausen) und Blankonin (Blank, Bonn) geeignet. Die beiden letzteren Präparate enthalten einen benzinunlöslichen, fettartigen Körper, der viele Eigenschaften der Fette besitzt, aber ein Dicarbonsäureester ist und einen Weichmacher darstellt.

Die Prüfung einer Salbe auf Lösungsmittelresistenz erfolgt am besten in der Prokterschen Filterglocke, einem Apparat der Gerbereichemiker nach Art der Lampenzylinder, dessen untere weite Öffnung mit dünnem Papier, das mit der zu prüfenden Salbe bestrichen ist, verschlossen ist. Füllt man den Zylinder mit Lösungsmitteln, die die Salbe durchdringen, so tropft das Lösungsmittel schnell ab; hält die Salbe stand, so bleibt die Membran dicht. Eine Salbe, die 30 Minuten resistent bleibt, kann als lösungsmitteldicht bezeichnet werden.

An Hand dieser Apparatur, auf Grund chemischer Analysen und nicht zuletzt auf der Basis unserer Erfahrungen, können wir die zur Zeit denkbaren oder im Handel befindlichen Gewerbeschutzsalben in mehrere Gruppen einteilen und kommen zu ähnlichen Schlüssen wie HOPF[1].

Gruppe 1. Öl-Wasser-Emulsionen auf Basis von Stearatcremes oder Lanettewachssalben. Diese Produkte enthalten 20—60% fettartige Stoffe, können also sehr sparsam sein und sind nicht lösungsmittelresistent, sofern ihnen nicht Gallerten oder dgl. zugesetzt wurden. Typ: Tagescreme der kosmetischen Industrie.

Gruppe 2 enthält Wasser-Öl-Emulsionen und 30—70% fettende Bestandteile. Dieser Typ, der insbesondere dann gewählt wird, wenn Medikamente zugesetzt werden, wird fast ausschließlich mit Wollfett oder Konzentraten hergestellt. (Kein Schutz gegen Fettlöser, falls nicht wie in der Beiersdorfsalbe Schleim eingearbeitet wurde.)

Gruppe 3 umfaßt die Hautmilchpräparate, die 5—15% Fett enthalten, also sehr sparsam sind. Sie fetten, schützen nicht vor Lösungsmitteln. (Stocko Hautmilch, Satina Hautmilch.)

Gruppe 4 enthält Schleimsalben, deren Grundtyp, die Glycerinsalbe des Arzneibuches, in weitesten Grenzen variiert werden kann. Diese Salben sind lösungsmittelresistent und mit Wasser abwaschbar (Hastolettan, Fissan fettfrei).

Gruppe 5 umfaßt Präparate, die in den vier vorhergehenden Abschnitten nicht untergebracht werden können. Dies sind Emulgatorlösungen, die auf der Haut eintrocknen und das Abwaschen schädlicher Substanzen, die sich beim Arbeiten darüber lagern, erleichtern und gegen Fettlöser schützen (Servoplast), ferner Arretil L, das bereits auf S. 4 besprochen wurde, und Spezialsalben. Unter den letzten ist z. B. eine durch das Amer. P. 2249523 geschützte Salbe gegen photographische Entwickler zu nennen. Der Patentschrift zufolge ist eine Komponente dieser Salbe ein organischer Celluloseester, etwa das Butyrat, und die andere, in der der Ester in der Hitze gelöst wird, ein tierisches Öl oder Fett mit einer Jodzahl von weniger als 125.

Nach HOPF soll eine Salbe abdecken, haften und in die Haut eindringen. Wie ihre Lösungsmittelresistenz geprüft werden kann, wurde

---

[1] HOPF: Ther. Gegenw. **83**, 87 (1942).

bereits ausgeführt, auch die Staub- und Wasserresistenz, die Eindringungstiefe kann im Modellversuch nach Prüfungsmethoden, die zum Teil schon ausgearbeitet wurden (HOPF, PEUCKERT, JÄGER, v. CZETSCH-LINDENWALD), zum Teil aber noch geschaffen werden müssen, untersucht werden. Sie sind richtungsweisend, aber nicht entscheidend, da sich unter Umständen solche Untersuchungsergebnisse mit der praktischen Prüfung nicht in Übereinstimmung bringen lassen. HOPF zeigt dies an Hand verschiedener Beispiele. Man muß also Verständnis und Erfahrung haben und kann sich dann an die Probleme heranwagen. Dieser Überblick möge hier genügen, zumal JÄGER auf das Problem der Gewerbeschutzsalben im Rahmen seines Beitrages über Hautumweltforschung eingehen wird.

7. Kühlsalben.

Das Ungt. leniens, das UNNAsche Ungt. refrigerans, die cold creames und cleaning creames sind alle mehr oder minder Kühlsalben. Dermatologisch werden sie als indifferente Salben, die das Hitze- und Spannungsgefühl beseitigen, insbesondere im Ausland als Medikamententräger, viel verwendet, da der Kühleffekt ein gutes Korrigens gegen Reizungen empfindlicher Haut darstellt. Wir können von ihnen auch eine gewisse Wirkung auf die Capillaren erwarten, da diese indirekt durch die Temperaturerniedrigung wieder zur normalen Funktion gebracht werden.

Es handelt sich um Öl-in-Wasser- oder diejenigen Wasser-in-Öl-Emulsionen, die, auf die Haut gebracht, dort zerfallen oder umschlagen, so daß das Wasser eine gewisse kühlende Wirkung auf die Haut ausüben kann. UNNA hat die Lehre begründet, wonach das Wasser aus den Kühlsalben austritt und auf der Haut verdunsten soll. Die Bindung der Wärme, die zur Verdunstung nötig ist, übe den kühlenden Effekt aus. Kühlsalben sollen daher viel Wasser aufnehmen und enthalten, haltbar und weich sein. Ein Lehrbuch hebt hervor, daß derartige Salben aus der Haut heraus noch Wasser aufnehmen und es auch wieder abdunsten lassen. Als Beispiel einer Kühlsalbe gibt es folgende Vorschrift an:

Adeps lanae   10,0
Vaselinum flav.   4,0
Oleum ricini   2,0
Aqua dest.   ad 20,0.

Während WINTERNITZ[1] noch alle Salben mit Wassergehalt als Kühlsalben auffaßt, betont MONCORPS[2], daß nicht jede Wasser-in-Öl-Emulsion eine Kühlsalbe ist. Es sind vielmehr nur die unstabileren, zum Zerfall neigenden Salben hierfür geeignet. Eine mit Wollfett hergestellte stabile Salbe gibt kein Wasser ab und kühlt deshalb nicht. Im Gegenteil, Lanolinsalben bringen das inkorporierte Wasser 70—140 mal langsamer zur Verdunstung als ein ihrer Oberfläche gleicher Wasserspiegel (RY-

---

[1] WINTERNITZ: Handbuch der Haut- und Geschlechtskrankheiten 5 (1), 658.
[2] MONCORPS: Arch. f. exper. Path. 141 (1929).

BÁK[1]). Sie behindern außerdem die Perspiratio insensibilis, die nach PFLEIDERER die Hauttemperatur senkt, und wirken so eher im Sinne einer Erwärmung und nicht einer Kühlung. Es ist ja auch bekannt, daß Lanolinsalben (auch wasserhaltige) gegen Temperaturerniedrigung schützen. Durch Stärke- oder Kieselgurzusätze kann man nach RYBÁK die aus fetten Substanzen bestehenden Scheidewände zwischen den Wasserbläschen der Wasser-Öl-Emulsionen leitend durchbrechen, das Wasser sei dann in der Lage zu verdunsten und zu kühlen. Er kommt damit zu den Kühlpasten der alten Arzneibücher, die neben Zinkoxyd noch beträchtliche Stärkemengen enthielten und dem Autor zufolge in der Lage sind, sowohl zu kühlen als zu trocknen. Zinkoxyd allein ist, weil nicht porös, nach RYBÁK nicht in der Lage, Wasser aufzunehmen und weiterzuleiten, eine Beobachtung, die durch unsere Versuche (Bd. II) bestätigt werden konnte. Die oben angeführte Salbe ist also keine Kühlsalbe. Die DAB 6-Vorschrift läßt die Salbe aus Mandelöl, Cetaceum, Wachs und Wasser bereiten, es entsteht eine unstabile kühlende Emulsion, die dem Rezept der holländischen Pharmakopöe überlegen ist. Denn letztere bedient sich des Wollfetts als Emulgator und kühlt nicht, wie KANNEGIESSER und V. D. WIELEN[2] nachgewiesen haben.

Die 5. Ausgabe des Schweizer Arzneibuches hat in der dort beschriebenen Kühlsalbe das Erdnußöl teilweise durch Vaselin ersetzt und den Wassergehalt erhöht. Man ging von der irrigen Ansicht aus, daß die Kühlwirkung nun intensiver werden würde, beobachtete aber das Gegenteil. Die Dermatologen waren mit der kühlenden Wirkung der neuen Salbe, die zudem bisweilen reizte, keineswegs zufrieden und haben nachgewiesen, daß Vaselin und Lanolin, auf die Haut gebracht, temperaturerhöhend wirken[3] (Wärmestauung). Diesen Gesetzen folgt das vaselinhaltige Ungt. refrigerans des 5. Schweizer Arzneibuches. In seiner Vorschrift werden auch Wachs und Walrat, Bestandteile der Salbe der 4. Ausgabe, durch Cetylalkohol ersetzt. Der Wassergehalt stieg von 20 auf 46 %. Die pharmazeutisch hervorragend aussehende Salbe, die nicht mehr ranzig wird, viel homogener ist und kleinere Wasserteilchen zeigt, entsprach, da sie eine echte und nicht mehr eine auf der Haut zerfallende Pseudoemulsion darstellt, klinisch den Anforderungen nicht, so daß die Autoren eine neue Kühlsalbe vorschlugen, die wieder vaselin- und cetylalkoholfrei ist.

Nicht umsonst enthalten die Kühlsalben der meisten Pharmakopöen Wachs, Walrat und Öl als Salbengrundlage und besitzen nur einen Wassergehalt von 19—30 %. Man bedient sich mit Absicht schwächerer Emulgatoren, die auf der Haut schon versagen und die Salben auseinanderfallen lassen, und nicht z. B. des Wollfettes, das viel schönere Emulsionen liefert, aber die Emulsionen auch nicht zerfallen läßt.

Auch andere Stimmen wenden sich gegen die Vorschrift des Schweizer Arzneibuches. WEINREICH[4] meint, daß nur Wachssalben Coldcremes

---

[1] RYBÁK: Česká Dermat. **II**, 201, 234, 304 (1921).
[2] KANNEGIESSER u. V. D. WIELEN: Pharmaceut. Weekbl. **68**, 1165 (1931).
[3] LUTZ u. HAENEL: zit. Zbl. Hautkrkh. **54**, 198ff. (1937).
[4] WEINREICH: Schweiz. Apoth.-Ztg **1936**, 49.

seien. Eine mit P. C. signierte Arbeit erwähnt, daß die Salben mit verseifbaren Fetten eine weit bessere Durchlässigkeit für Wasser und Salzlösungen zeigen als die Kohlenwasserstoffe. Diese fehlende Durchlässigkeit bedingt nach ihm den schlechten Kühleffekt. Sie bringt folgendes
Rezept in Vorschlag:

Rp. Alcohol cetyl.   0,5
      Acid. boric.   3,0
      Ol. arachidis   10,0
      Aqua dest.   25,0
      Ol. Rosae gtt. I
      Ol. Arach. hydrogenat. ad 100,0.

WEINREICH hingegen bevorzugt folgende Verschreibung:

Rp. Cera alba   100,0
      Cetaceum   100,0
      Ol. Arachidis   550,0
      Aqua dest. fervid.   250,0
      Cetylalkohol (evtl. Cholesterin) 5,0
      Ol. Rosae gtt. XX.

WEINREICH und P. C. haben beide recht und unrecht. Die Vorschrift
der Helvet. 5 ergibt keine Kühlsalbe, doch beruht die Kühlwirkung
weder auf der Durchlässigkeit der Fette für Wasser noch ausschließlich
auf Wachswirkung, der auch WINTER den Kühleffekt zuschreibt. Es
müssen vielmehr Öl-in-Wasser- oder unstabile Wasser-in-Öl-Emulsionen
hergestellt werden, um Kühlwirkung zu verursachen. Man kann zwar
wie KERN[1] das offizinelle Ungt. leniens durch Zusatz von 2,5% Oxycholesterin stabilisieren und erhält damit eine jeden Apotheker außerordentlich befriedigende augenscheinliche Verbesserung der Salben, aber
durch den Zusatz wird die unstabile Emulsion zur stabilen; sie kühlt
nicht mehr. Wir konnten dies in eigenen Versuchen an 10 Personen feststellen. Nachdem wir ein Ungt. leniens DAB 6 und ein solches nach dem
KERNschen Rezept hergestellt und den Versuchspersonen eingerieben
hatten, gaben alle übereinstimmend an, daß nur das DAB 6-Präparat
kühle. Bei der Herstellung derartiger Rezepte muß deshalb der Dermatologe mitarbeiten.

Meist sind also die Kühlsalben unstabile Wasser-in-Öl-Emulsionen.
Der Öl-in-Wasser-Typus ist in dem von HERXHEIMER[2] empfohlenen
Macremal vertreten, einer Stearatcreme mit Cetaceumzusatz und 85%
Wasser. Die besondere Eigenart der durch die Definition „Kühlsalben"
zusammengefaßten Präparate ist nicht nur auf den Wassergehalt allein
zurückzuführen, sondern auch auf die besonderen Eigenschaften des Ge-
samtkomplexes. Wenn wir aus Paraffinum liquid.- und Cetylalkohol-
salbe nach der Vorschrift der Schweiz. Apoth.-Ztg[3] eine angeblich für
den Handverkauf geeignete Kühlsalbe zusammenstellen, so erhalten
wir ein gut aussehendes, paraffinhaltiges, hautpflegendes Produkt, aber
sicher keine Kühlsalbe im Sinne des Dermatologen.

Ob eine solche Salbe kühlt oder nicht, muß jedenfalls vor Empfehlung
eines Rezeptes festgestellt werden. Hierzu sind Versuche an einer Reihe

---

[1] KERN: Dtsch. Apotheke **1933**, 12, 140.
[2] HERXHEIMER: Münch. med. Wschr. **1932**, 47.
[3] Schweiz. Apoth.-Ztg **1934**, 35, 459.

von verschieden empfindlichen Personen nötig; doch ist als Ergänzung auch der **Farbenversuch,** der im folgenden geschildert werden soll, empfehlenswert. Gerade diese Färbungsversuche zeigen den Unterschied zwischen einer echten Öl-in-Wasser- bzw. Wasser-in-Öl-Emulsion, wie das Ungt. molle, und der Pseudoemulsion Ungt. leniens. In allen Fällen wird vor der Herstellung das Wasser mit gleichen Mengen Methylenblau, das Fett mit Sudan III rot gefärbt. Die Salben zeigen schon makroskopisch ein gänzlich verschiedenes Aussehen. Das Ungt. molle ist blauviolett, die fein verteilte wäßrige blaue Phase übertönte die Rotfärbung des Sudanfarbstoffes vollkommen, das Ungt. leniens hingegen ist rotviolett. Die rote Fettphase ist hier imstande, das nicht so fein verteilte und deshalb nicht so intensiv farbwirksame Methylenblau im Farbwert zurückzudrängen. Mikroskopisch ist das Ungt. molle eine äußerst feine, homogene Emulsion, die Kühlsalbe hingegen zeigt größere und kleinere Wassertröpfchen in kompakter Fettmasse verteilt. Auf der Haut mit gleichen Mengen Wasser verrieben, bleibt das Ungt. molle blauviolett und ist nicht imstande, sich mit dem zugesetzten wäßrigen Medium zu vermischen. Die Kühlsalbe entmischt sich schon beim Auftragen, das rote Fett dringt ein, das blaue Wasser tritt an die Oberfläche, mischt sich mit dem Zusatz und fließt ab. In der Endwirkung ist das Ungt. leniens in seiner Fettwirkung, da die wässerige Phase verschwindet und nicht mit eindringt, betonter; es färbt die Haut in dem vorstehenden Versuch rot, das Ungt. molle hingegen ist weder Fett noch Wasser, sondern ein Komplex beider Bestandteile, eine stabile Emulsion, ebenso der Öl-in-Wasser-Typ, der die Haut durch das Wasser färbt; sie ist blau, färbt blau und ist mit Wasser sofort verdünnbar; sie ist in ihrer Wirkung „wasserbetont".

Dieser Versuch mit den gefärbten Phasen kann bei der Herstellung jeder Kühlsalbe zur Kontrolle mit kleinen Mengen angestellt werden. Färbt das Methylenblau ähnlich wie bei Öl-in-Wasser-Emulsionen das zugesetzte farbstofffreie Wasser auf der Haut leicht, so handelt es sich um eine unstabile Emulsion, um eine Kühlsalbe, zumal dann, wenn die Haut durch das Fett rotgefärbt wird; bleibt aber die Salbe blauviolett und gibt nichts vom Methylenblau an das Wasser ab und färbt auch die Haut nicht rot, so handelt es sich um eine echte Emulsion vom Typ Ungt. molle. Die rein blaue Farbe läßt auf eine Öl-in-Wasser-Emulsion schließen.

Der Farbversuch zeigt auch die geringe Haltbarkeit des echten Ungt. leniens. Nach 3 Monaten war die bei Zimmertemperatur gelagerte Salbe nicht nur ranzig, sondern auch großenteils entmischt, so daß auch dieses Präparat nach Möglichkeit frisch bereitet werden oder nicht länger als 1 Monat lagern sollte.

Die Ranzidität allein wäre noch bekämpfbar, denn STICH[1] zeigt, daß die Ranziditätsprodukte aus der Salbe und den Rohstoffen mit heißem Wasser ausgezogen werden können. Die Zerfallsneigung ist aber ohne Änderung im Gefüge nicht aufzuheben.

---

[1] *STICH: Südd. Apoth.-Ztg* **81**, 55—56 (1941).

Die Frage: „Wie erklärt sich nun die Kühlwirkung ?“ ist endgültig noch nicht beantwortet. Wir wissen, daß nur gewisse Emulsionen Kühlsalben sind, die näheren Umstände sind aber noch nicht besprochen.

Die Kühlwirkung soll darauf zurückzuführen sein, daß das Wasser bei seiner Verdunstung die Haut abkühlt. Doch fand schon Rupp[1], daß diese Theorie recht unwahrscheinlich sei, denn die Verdunstungsgeschwindigkeit der, wie er annimmt, auf der Haut noch fettumhüllten Wassertröpfchen sei viel zu gering, um eine merkliche Temperaturerniedrigung zu erzielen. Er hält es trotz der irrigen Ansicht über das Verhalten der Salbe auf der Haut mit Recht für wahrscheinlicher, daß diese geschmeidigen Wassersalben die nötige Befeuchtung, die dann als kühlend und lindernd empfunden wird, vermitteln. Er stellt deshalb solche Wassersalben mit Cetylalkohol, Vaselin und Paraffinum liquid. her und scheint mit diesen Präparaten bei richtiger Verarbeitung günstige Wirkung im Sinne der Entspannung, wenn auch nicht der Kühlung, erzielt zu haben.

Moncorps und seine Schule, vor allem sein Doktorand Herfeld[2], haben sich mit der Frage der Kühlwirkung eingehend beschäftigt. Sie stellten fest, daß die sog. Kühlsalben vom Leniens-Typ praktisch so gut wie überhaupt nicht kühlen. Die Kühlwirkung der Trockenpinselungen ist weitaus intensiver. Die Versuche, die am Modell und am Menschen angestellt wurden, geben eine neue Erklärung für die Wirkung der Kühlsalben, nämlich die, daß die Salben, in die Haut eingedrungen, Wasser abgeben. Dieses Wasser kann durch den lang andauernden Kontakt auf der Haut oberflächlich eine Quellung bewirken, so daß die im wäßrigen Medium gelösten Medikamente besser eindringen und resorbiert werden können. Jedenfalls steht fest, daß die so erstrebte und oft betonte Kühlwirkung ganz unwesentlich ist. Zwar tritt das Wasser in Aktion, aber nicht seine Verdunstungskälte allein verursacht die Kühlung, sondern auch die Quellung, die Herfeld anführt, und die Entspannung der Haut durch die Emulsion, die Rupp betont. Es scheint weiterhin unserer Meinung nach Tatsache zu sein, daß die zu beobachtende Kühlwirkung nicht so sehr durch die Verdunstung, als vielmehr durch den Wärmeentzug, durch das ausgetretene Wasser, das als besserer Wärmeleiter der umgebenden Haut Calorien schneller entzieht als Fette oder stabile Emulsionen, verursacht wird. Denn die Kühlung ist im ersten Augenblick am intensivsten und nimmt schnell ab, wogegen die Verdunstungskühlung länger anhalten müßte.

Bisher wurde nur von Kühlsalben, die an sich auch Medikamententräger sein können, gesprochen. Es versteht sich von selbst, daß der Zusatz von kühlenden Medikamenten eine Kühlwirkung entfaltet. Die von Zumbusch und von Scheffer angegebenen Essigsaure Tonerde enthaltende Salben geben deshalb einen gewissen Kühleffekt, obwohl sie als stabile Emulsionen dies nicht erwarten ließen. Ebenso „kühlen“ Mentholsalben auch dann, wenn sie gar kein Wasser enthalten. Kühlend wirken also vor allem Öl-in-Wasser-Emulsionen, bei denen das Wasser

---

[1] Rupp: Pharmaz. Ztg **1934**, 1141.
[2] Herfeld: Diss. München 1938.

an die Haut herantreten kann. Ein Beispiel dafür ist auch die Paste refrigerans RF, die aus Leinöl und Kalkwasser, Kreide und Zinkoxyd besteht.

Zusammenfassend ist festzustellen, daß stabile Wasser-in-Öl-Emulsionen keine Kühlsalben darstellen. Kühlsalben sind Öl-in-Wasser- oder *unstabile* Wasser-in-Öl-Emulsionen, ihre Kühlwirkung — temperaturmäßig gesehen — ist gering, sie entspannen aber die Haut. Als bessere Wärmeleiter, wie Fette oder Wasser-in-Öl-Emulsionen, erzeugen sie, aufgestrichen, eine kurze Zeit dauerndes Kühlegefühl, indem sie der Umgebung Calorien entziehen.

Wie der Versuch mit den gefärbten Kühlsalben zeigt, ist zwischen der Wasser-in-Öl-Emulsion, die insbesondere in der Kosmetik oft als Cold Cream bezeichnet wird, und den Pseudoemulsionen vom Typ des Ungt. leniens ein grundlegender Unterschied. Die ersteren sind „*fettbetont*", die Haut wird vom fettlöslichen Farbstoff gefärbt, die letzteren sind „*wasserbetont*". Hier wirkt vor allem die wässerige Phase. Sie haben also in der Dermatologie verschiedene Wirkung und nicht denselben Anwendungszweck.

Kühlsalben nach Art des Ungt. leniens und die Öl-in-Wasser-Emulsionen müssen konserviert und für arzneiliche Zwecke am besten frisch bereitet werden. Will man eine Kühlsalbe vom Charakter des Ungt. leniens, so empfiehlt sich ein dem Pharmakopöepräparat ähnliches Produkt, wie z. B.

Cera alba   7,0
Cetaceum   8,0
Ol. Arachidis 60,0
Aqua dest.   25,0,

also das Arzneibuchpräparat, in dem das verderbliche und teure Mandelöl durch Erdnußöl ersetzt ist. Ein ähnliches Präparat schreibt das letzte jugoslawische Arzneibuch vor, es ersetzt das Mandelöl durch Sesamöl. Durch die Zugabe guter Emulgatoren, wie Cholesterin (KERN), oder Stabilisatoren, wie Cetylalkohol (BRANDRUP[1]), erhalten wir schönere Emulsionen; die Salbe verliert aber die Eigenschaften, die wir in einer „Kühlsalbe" suchen. Geruchstoffe sollen bei medikamentösen Salben fortbleiben.

II. Salben als Medikamententräger.

Wir kommen zu den Salben, insbesondere zu den fetthaltigen, die als Medikamententräger den kranken Körper beeinflussen sollen und vor allem im chronischen Stadium indiziert sind, wogegen fettfreie Mittel oder Zinköle zur Behandlung akuter Fälle besser am Platze sind. Ihre Vielzahl und die verschiedenen Eigenschaften der eingearbeiteten Arzneimittel verlangen nach einer Einteilung, die wir nach den verschiedensten Arten vornehmen können. Wir sind imstande, die Indikationen als leitende Gesichtspunkte zu nehmen und alle Ekzemsalben zusammen zu besprechen, dann die Ätzpasten, die Rheumasalben usw.

---

[1] BRANDRUP: Dtsch. Apoth.-Ztg **1934**, 49.

Wir können auch die Unterteilung nach der Art der Inhaltsstoffe, ob sie organisch oder anorganisch sind, durchführen. Die übersichtlichste Einordnung ist die in:

1. *Salben, die vorwiegend durch die gesunde Haut hindurch Medikamente abgeben sollen*, wie Salicylsalben, Salben mit ätherischen Ölen, Salben mit metallischem Quecksilber, Jodsalben, Hormon- und Vitaminsalben bei inneren Indikationen, Bienengiftsalben und Salben mit Hautreizstoffen. Also Diffusion! Resorption!

2. *Salben zur Behandlung der kranken Haut und von Wunden*, wie Borsalben, Pyrogallus- und β-Naphtholsalben, Teersalben, Ichthyolsalben, Metallsalzsalben, Lebertransalben, Zucker- und Honigsalben, anästhesierende Salben. Penetration!

Dazu kommt noch die Einteilung in wasserlösliche, öllösliche bzw. unlösliche Medikamente. Die Synthese beider Einteilungsmöglichkeiten wollen wir an Hand der wichtigsten Gruppen besprechen und dann daraus die Folgerungen ziehen.

Zwischen den einzelnen Unterteilungen bestehen selbstverständlich laufende Übergänge. So sind z. B. die Hormon- und Vitaminsalben bei beschädigter Haut genau so oft und vielleicht noch häufiger in Verwendung als bei gesunder Haut. Mit diesem Übergreifen der einzelnen Themen müssen wir uns abfinden, denn auch bei den anderen Einteilungsversuchen käme derartiges vor, und schließlich gibt es kaum ein in Salbenform verwendetes Präparat, das vollkommen unlöslich oder in beiden Phasen (Wasser und Öl) gleich gut löslich ist, das ausschließlich nur eine Indikation hat, denn auch die Lebertransalben — um nur ein Beispiel anzuführen — dienen sowohl zur Wundbehandlung als auch zur Verhütung von Sonnenbrandschäden.

Da wir uns zuerst der Resorption der Medikamente widmen, müssen wir uns die Ausführungen von PERUTZ im Handbuch der Haut- und Geschlechtskrankheiten V/1 S. 137ff. in die Erinnerung zurückführen. Er erwähnt darin die älteren Arbeiten von FLEISCHER, SCHWENKENBECHER, FILEHNE, KREIDL und ROTHMAN. Er zeigt, wie die Diffusion auf den osmotischen Kräften beruht, und betont, daß sie um so schneller vor sich geht, je kleiner das zur Resorption angebotene Molekül ist. Wir können also die Resorptionsgeschwindigkeit durch die Wahl eines größeren oder kleineren Moleküls bis zu einem gewissen Grad steuern.

Anschließend an die unter der geschilderten Einteilung aufgezählten Salben sollen noch einige Grenzgebiete besprochen werden. Es wird die Beeinflussung der therapeutischen Wirksamkeit durch den Schmelzpunkt und die Konsistenz erwähnt werden, ferner die Förderung der Resorption durch medikamentöse Zusätze, die Salbenherstellung und die Aufbewahrung. Es sollen einige besonders seltsame Salben erwähnt und zum Schluß nochmals eine Übersicht gegeben werden.

Salicylsalben.

Die Salicylsäure, die in Fetten leichter löslich ist als in kaltem Wasser, wird von der Haut resorbiert. Sie gehört zu den am häufigsten in Salbenform angewendeten Medikamenten, da ihre Wirkung in 4 Richtungen in der Therapie ausgenützt wird. Denn

1. steigert der Salicylsäurezusatz die Resorption zugefügter Medikamente,

2. die bei 1—2 proz. Salben auftretende keratoplastische, bei stärkeren Salben keratolytische bzw. in hohen Konzentrationen ätzende Wirkung ist in der dermatologischen Praxis unentbehrlich,

3. die interne Salicylsäurewirkung bei der Rheumabehandlung ist die Grundlage zahlreicher Rheumasalben,

4. Salicylsäure wirkt antiparasitär. Als Desinfiziens wird sie im diesbezüglichen Kapitel besprochen.

Mit der Salicylsäure als Gleitschiene für Jodkali, Bromide und Chloride beschäftigte sich schon SOKOLOW[1]. Er stellte fest, daß alle diese Salze aus Lanolin oder Vaselin nur dann resorbiert werden, wenn ihnen die Salicylsäure durch ihre keratolytische Wirkung die Hautschranke durchbricht, eine Beobachtung, die allerdings schon von GUNDROW[2] bestritten wurde. Denn nach diesem Verfasser wird die Salicylsäure zwar resorbiert, sie fördert die Resorption anderer Medikamente aber nicht. Die heutige Ansicht gibt wieder SOKOLOW recht, nicht für alle Mittel aus allen Medien, wohl aber für die wasserlöslichen Medikamente, ferner für die Behandlung mit Teer, dessen Wirkung durch die Säure verstärkt wird (FÜRST). Auch Salicylsäureester werden bei Zusatz von freier Salicylsäure besser resorbiert (MONCORPS[3] sowie ROJAHN und WIRTH[4]).

Den Dermatologen interessiert am meisten die lokale, desinfizierende und keratolytische Wirkung, wobei letztere nach MONCORPS mit der Resorptionsgröße parallel geht. Der Dermatologe wird daher, wenn er die keratolytische Wirkung auf die gesunde Haut anstrebt, auch die Resorption der Salicylsäure mit in Kauf nehmen müssen. MONCORPS[5] sowie auch CLAUSSEN[6] fanden, daß die Salicylsäure aus 5 proz. Salbenverbänden mit Vaselin-Zinkpasten nur in geringer Menge resorbiert wird. Aus Eucerinemulsionen war die Resorption besser, am besten aus Öl-in-Wasser-Emulsionen, da das Wasser das Keratin der Haut zum Quellen bringt und so das Eindringen der Salicylsäure erleichtert. Gute Resorption erzielt man auch aus Sapo kalinus salicylatus, wie MAY nachgewiesen hat. Der Grund hierfür liegt wohl in der verstärkten Maceration, also in einer Schädigung der Haut durch die Kaliseife, und im Verschieben der Haut-p_H-Werte ins Alkalische, was im übrigen als Nachteil gewertet werden muß. Es handelt sich hier außerdem um einen Sonderfall, der chemisch zu erwarten war und von ROJAHN und WIRTH[7] auch bestätigt wurde, nämlich nicht um Salicylsäure — sondern um Salicylatresorption, denn die Säure wird durch das Alkali in kurzer Zeit

[1] SOKOLOW: Arch. f. Dermat. 30, 115 (1895); 35, 271 (1896).
[2] GUNDROW: Arch. f. Dermat. 71 (1904).
[3] MONCORPS: Arch. f. exper. Path. 163, 4 (1931).
[4] ROJAHN u. WIRTH: Arch. f. exper. Path. 175, 1 (1934).
[5] MONCORPS: Arch. f. exper. Path. 141, 152, 155, 163, 175.
[6] CLAUSSEN: Diss. München 1929.
[7] ROJAHN u. WIRTH: Arch. f. exper. Path. 175, 1 (1934).

in das Salz umgewandelt. Die Salicylate werden aus Öl-in-Wasser-Emulsionen resorbiert (MERZ[1]). Auch mit ätherischen Ölen kann man die Resorption der Salicylsäure verbessern und z. B. aus Lanolin therapeutisch wirksame Mengen zur Aufsaugung bringen.

Die Inunktionsversuche von MONCORPS und die unter gleichen Bedingungen angestellten eigenen Prüfungen können in Form einer graphischen Darstellung gezeigt werden (Abb. 10).

Danach haben die beiden Vaselinsorten unter 1% des der Salbe zugefügten Salicyls im Harn wiederfinden lassen, Eucerin wasserfrei 2%, mit Wasser versetzt 5%, Fette zwischen 1 und 3%, fetthaltige Schleime 40%. Da, wie umseitig schon erwähnt, die Keratolyse mit der Resorption parallel geht, müßte nicht nur der Internist, der die Resorption der Salicylsäure anstrebt, sich diese Beobachtungen zu eigen machen, sondern auch der Dermatologe, der Keratolyse erreichen will. Eine Salicyl-Vaselin-Salbe müßte danach, um gleiche Wirkung zu erzielen, 40mal stärker sein als eine Öl-in-Wasser-Emulsion aus Pflanzenschleim und Fett. Dies ist aber in der hier aufgestellten

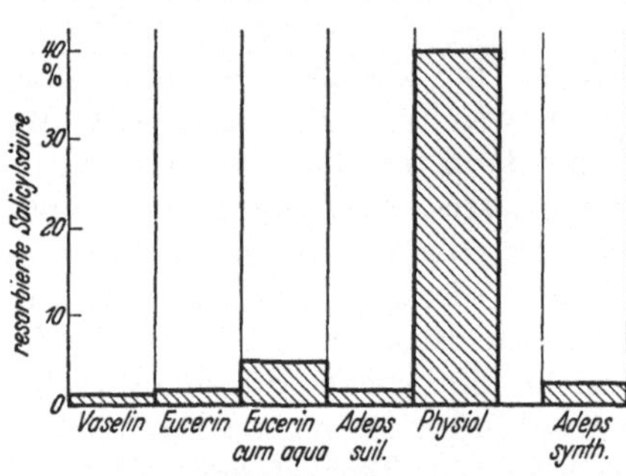

Abb. 10. Graphische Darstellung der Salicylsäureresorption aus Salben. Hergestellt unter Benutzung der Angaben von MONCORPS. Die Salicylsäureresorption aus synthetischem Fett ist in Versuchen, die nach der von MONCORPS angegebenen Technik angestellt wurden, ermittelt worden.

Form nur bedingt richtig. Denn bei den dermatologischen Indikationen und den dort angewendeten Dosen verwischt sich die Salicylwirkung aus dieser oder jener Grundlage mehr oder weniger. Man erhält nicht die Unterschiede, die die verschieden große Resorption erwarten läßt. Man muß sie aber im Hinblick auf die Resorption kennen, denn die Salicylsäure ist nicht indifferent und hat neben gelegentlich auftretenden allergischen Reaktionen schwere Schädigungen nach der Aufnahme in den Körper, ja selbst Todesfälle hervorgerufen[2, 3].

SCHÜBEL[4] meint, daß die Salicylsäure mit freiem Cholesterin einen Ester bildet, so daß die Resorption herabgedrückt werde, denn die Ester penetrieren schwerer durch die Haut als freie Säuren.

Klinisch ergibt die Beurteilung der *Salicylsalbenwirkung* keineswegs identische Resultate mit der Resorptionsskala von MONCORPS, der schon darauf hinwies, daß jede Salbengrundlage bezüglich des Eintritts der durch das Salicyl bedingten Keratolyse ihre eigene Konzentrationsschwelle hat. So tritt nach diesem Autor bei Eucerin c. aqua und Physiol C eine Keratolyse schon bei 0,5—1proz. Salicylzusatz ein, während sie bei Lanolin oder Vaselin erst bei 5proz. Salicylzusatz beginnt und

[1] MERZ: Arch. Pharmaz. **269**, 455 (1930).
[2] SANNICANDRO: Il Dermosifilogr. **1937**, 7.
[3] ZUMBROICH: Diss. Frankfurt 1918.
[4] SCHÜBEL: Med. Klin. **1943**, 17/18.

bei Pasta Zinci oder Adeps suill. benzoat. sogar erst bei 15proz. Salicylzusatz. Dabei ist hervorzuheben, daß die keratolytische Wirkung der
Salicylsäure auch durch die Verbandtechnik erheblich modifiziert werden
kann. Eine Keratolyse wird durch wasserdichte Abdeckung verstärkt,
wenn z. B. aus einer Öl-in-Wasser-Emulsion das Wasser als disperse
Phase nicht abdunsten kann.

Für die Praxis muß hervorgehoben werden, daß bei 1—5proz.
salicylhaltigen Salbengrundlagen, wie Schweinefett oder synthetischem
Fett, Zinkpaste, Lanolin und Vaselin, eine nennenswerte hornhaut-
erweichende Wirkung kaum in Erscheinung tritt. Im Gegensatz zu
MONCORPS, der allerdings auch hervorhebt, daß in vitro erhobene Be-
funde über die Abgabefähigkeit verschiedener Grundlagen für Salicylsäure keine Rückschlüsse für die Therapie zulassen, sahen wir auch bei
Salicylemulsionen (Öl-in-Wasser und Wasser-in-Öl) keinen besonderen
Unterschied zu den obengenannten Grundlagen. Unsere eigenen klinischen Versuche erstreckten sich sowohl auf das Studium der keratolytischen Wirkung als auch auf antiparasitäre und keratoplastische
Wirkungen, z. B. bei Erythrodermien, Neurodermitis flexurarum, Mykosen, Ichthyosis u. a.

Die keratolytische Wirkung entsprach klinisch nach unseren Erfahrungen nicht der Resorptionstabelle von MONCORPS und seiner Staffelung
für Salbengrundlagen, die er, hinsichtlich der Resorption von Salicyl
gemessen, an der Eliminationskurve im Harn aufstellt. Zwar war bei
Simultanbehandlung mit 1—5proz. Salicyl in Adeps oder Vaselin das
Adeps selbst schneller eingedrungen, doch war eine deutliche therapeutische Differenz bei diesen Salbengrundlagen nicht zu buchen. Wir sahen
auch bei Ichthyosisfällen, die wir simultan mit 1—10proz. Salicylsalben
(teils Vaselin, teils Wasser-in-Öl-Emulsion) behandelten, nicht den erwarteten Unterschied in der Keratolyse zugunsten der Emulsion. Als
Erklärung dafür darf wohl angenommen werden, daß die Resorption aus
der Emulsion so schnell durch die Haut hindurch erfolgt, daß das Salicyl
in der Epidermis gar nicht zur Wirkung gelangen kann, während es im
Harn nachzuweisen ist.

Von den verschiedenen Salbengrundlagen, die wir klinisch erprobten,
wurde bei Erythrodermien häufig das synthetische Adeps (Triglycerid)
als angenehmer empfunden, da es nicht als Decksalbe auf der Haut liegen
blieb, sondern sich leicht in die Haut einreiben ließ und dadurch die
Hautspannung verminderte. Wir müssen also streng unterscheiden,
ob wir die Salicylsäuresalbe nur zur Keratolyse, lokal oder allgemein bei
internen Indikationen anwenden wollen. Im ersten und letzten Falle
werden wir die am besten verträgliche Grundlage nehmen, im zweiten
aber zweckmäßigerweise eine Öl-in-Wasser-Emulsion in Form einer
Pflanzenschleimsalbe oder, wenn sonst nichts dagegen spricht, den hier
die Resorption fördernden impermeablen Verband wählen.

Wir müssen außerdem noch darauf achten, daß, wie SEMMOLA und
GARDENGHI[1] feststellten, jugendliche Haut, Wunden und haarige Partien
besser resorbieren als alte und glatte Haut.

---

[1] SEMMOLA u. GARDENGHI: Il Dermosifilogr. **17**, 57 (1942).

Salicylsalben können bei Überempfindlichen zu schwersten allergischen Intoxikationen führen. ECKERT[1] beschreibt z. B. einen Fall, in dem ein 12jähriges Mädchen, das während 5 Wochen ohne jede Reaktion 10 proz. Salicylvaselin vertragen hatte, innerhalb von 24 Stunden an einer Salicylsäurevergiftung starb. Er empfiehlt daher, vor der Behandlung auf Allergiker zu achten.

Die Salicylsäuretherapie ist außer in Fällen von Überempfindlichkeit auch heute noch bei Rheuma angezeigt[2]. Unter den zahlreichen Industrie- und Apothekenpräparaten, die hierfür in Frage kommen, haben nur wenige Öl-in-Wasser-Emulsionen als Medium. Viel häufiger ist Seifenzusatz anzutreffen.

Zu den Salicylsalben im weiteren Sinne gehört wohl auch der Salicyltalg, ein von alters her überliefertes, viel gebrauchtes Requisit zur Prophylaxe von wunden Füßen und Fußschweiß. Eigentlich sollte man annehmen, daß es bei diesen beiden Indikationen fehl am Platze ist, ebenso wie die in der Pharmaz. Z.halle Dtschld **1922**, Nr 63, gegen Handschweiß empfohlenen Paraffin-Lanolin-Salben mit Salicylzusatz und Thymol, die sicher recht unangenehm kleben. Denn wenn man die Haut mit Salicylsäure noch keratolysiert, wie dies im Schuh, einem nicht sehr durchlässigen Verband, auch bei schwachen Salicyldosen zu erwarten ist, muß das Wundlaufen doch eigentlich nicht besser, sondern schlechter werden. Der Fußschweiß aber kann mit anderen Desinfizienzien besser geruchlos gemacht und mit Adstringentien intensiver verhindert werden. Wir haben dementsprechend versuchsweise Talgstangen mit 0,5% eines öllöslichen Desinfiziens hergestellt und diese in einem Arbeitsdienstlager prüfen lassen. Wider Erwarten befriedigten derartige Präparate aber in keiner Weise. Sie waren dem Salicyltalg unterlegen, verklebten und wurden abgelehnt.

Die von THOMANN[3] angegebene Salbe der Eidgenössischen Armee

Sebum	80,0
Adeps lanae	20,0
Vaselin	85,0
Sapo med.	5,0
Formaldehyd sol.	20,0
Methyl. salicyl.	1,0

ließ sich mit Fett und Vaselin gut bereiten und befriedigte die Prüfer mit und ohne Methylsalicylatzusatz. Salicylsäure ist also in den Talgstangen ersetzbar, und zwar sogar durch alkalische Mittel, denen saure Verarbeitungen noch vorgezogen werden können.

Unter den vielen Präparaten, die sich der Salicylwirkung zur Rheumabekämpfung bedienen, sind die meisten nicht mit freier Säure, sondern mit deren Derivaten, hauptsächlich Estern, hergestellt. Diese Ester sind öllöslich und verhalten sich dementsprechend wie ätherische Öle, insbesondere der Methylester, der ja der Hauptbestandteil des Wintergrünöles ist. Sie werden in Gegenwart von Wasser oder in-

---

[1] ECKERT: Med. Klin. **1940**, 42.
[2] SEEL: Fortschr. Ther. **1935**, 8.
[3] THOMANN: Schweiz. Apoth.-Ztg **1938**, 48.

tracellulär in freien Säuren aufgespalten (Hauschka[1]). Es seien einige erwähnt:

Doloresumsalbe (Kyffhäuser-Laboratorium) enthält Chloroform, Salicylsäure-Methylester, Phenylchinolincarbonsäure und ätherische Öle.

Dolorsanbalsam (Opfermann, Köln) enthält Jod, Menthol, Campher, Methylsalicylat in einer Salbengrundmasse.

Fissan-Rheuma-Salbe. Wasser-in-Öl-Emulsion mit Salicylsäure.

Litinsalbe (Pharmacia) enthält Salicylsäure, Salicylisoamylester und ätherische Öle.

Mesotan (Bayer), Salicylsäure-Methoxymethylester, ist nur in wasserfreien Salben, insbesondere Fetten und Ölen, haltbar, da es sich mit Wasser zersetzt. In Vaselin sind nur 15% löslich.

Penatencreme (Riese, Rhöndorf), eine Zinksalbe mit Salicylsäure, Borsäure, ätherischen Ölen, Paraffinöl und Vaselin sowie Adeps lanae.

Präservativcremes bestehen aus Kaliseife, Wasser, Vaselin und Zinkoxyd sowie Salicylsäure oder Kresol. Gerlachs Präservativcreme Gehwohl soll in Vaselin-Lanolin Gerb-, Benzoe- und Salicylsäure, Trioxymethylen und Zinkoxyd enthalten.

Rheumasan (Reiss), Salicylseifensalbe etwa: Vaselin flav. 70,0, Sapo kalinus 20,0, Terpentinöl und Salicylsäure $\overline{aa}$ 5,0.

Rheumitrensalbe enthält Dijodoxychinolin, Schwefel, Salicylsäureester des Fenchylalkohols.

Rheusolex (Med. Produkt) enthält Methylsalicylat, Seife, Lanolin und 20% Oeynhausener Quellsalz; letzteres *soll* die Wirkung der Solbäder unterstützen.

Salhuminsalbe 37 (Bastian, München) enthält laut Angabe „salicylierte Humussäuren", Zinksalz der salicylierten Humussäure in einer fast fettfreien Salbengrundlage, die nach Herrmann aus Glycerin und Kieselsäure zu bestehen scheint[2]. Moncorps hat auch freie Salicylsäure nachgewiesen. Die Resorption der Salicylsäure war sehr hoch[3].

Salitcreme (Heyden) enthält 17,5% Salicylsäure-Bornylester, 1,5% Salicylsäure, 5% Capsicum und 1% eines Phthalsäureesters in fettfreier Grundlage.

Salol, Salicylsäurephenylester, wird 5proz. in Salben bei Pruritus, Decubitus u. a. verwendet.

Saltetrajodsalbe (Buer, Köln) enthält Salicylsäure und an Lecithin gebundenes Jod.

Schälkur Eidechse (Karge, Berlin) für die Fußpflege ist nach der Literatur ein 30proz. Salicylvaselin.

Rheumella, Rheucomen, Rheumex, Esterdermasan, Salenal sind weitere Präparate.

Zusammenfassung. Die Salicylsäure- bzw. Salicylsäureestersalben werden von den Dermatologen auf Grund ihrer lokalen Wirkung und

---

[1] Hauschka: Im Truttwinschen Handbuch.

[2] Herrmann: Dtsch. Apoth.-Ztg **1938**, 96.

[3] Moncorps, C.: Arch. f. exper. Path. **163**, H. 4. — Nothmann, M., u. M. Wolff: Klin. Wschr. **1933**, *8*; vgl. auch M. Wolff: Inaug.-Diss. Breslau 1932.

von den Internisten auf Grund ihrer Fernwirkung in den verschiedensten Konzentrationen und mit den verschiedensten Grundlagen verordnet. Letztere haben insbesondere für die Fernwirkung große Bedeutung. Denn es gibt Salbengrundlagen, die bei günstiger Konzentration gegenüber Vaselin die 40fache Menge der zugesetzten Salicylsäure zur Resorption bringen. Es sind dies Öl-in-Wasser-Emulsionen. In der Dermatologie sind die Unterschiede, insbesondere bei niedriger Dosierung der Salicylsäure, nicht so wesentlich, wogegen die Rheumasalben in der genannten Emulsionsform weitaus am wirksamsten sein werden. Viele Rheumasalben, die freie Säure enthalten hatten, zeigten bei einer Analyse des gelagerten Präparates keinen Säuregehalt mehr an. Es bilden sich durch Reaktion mit anderen Bestandteilen Salze, Amide oder Ester. Auch diese werden resorbiert. Ob die beste Resorption die beste Rheumaheilwirkung gewährleistet, steht noch nicht fest.

Um schlecht resorbierbare Medikamente, vor allem wasserlösliche Präparate, zur Resorption zu bringen, besitzt die Salicylsäure als Gleitschiene eine, wenn auch nicht zu überschätzende Bedeutung. Als Desinfiziens tritt die Salicylsäure insbesondere in Fetten und Kohlenwasserstoffen als Lösungsmittel in den Hintergrund, da ihr hierfür ungünstig gelagerter Verteilungskoeffizient Öl-Wasser einer intensiven Wirkung entgegensteht. Als Konservierungsmittel zersetzlicher Salben kann sie durch wirksame und weniger resorbierbare Substanzen ersetzt werden.

Bei der Behandlung großer Flächen mit leicht abgebenden Salben können Intoxikationen auftreten.

Quecksilbersalben.

Die Quecksilbersalbe ist eines der ältesten Medikamente überhaupt. Zu ihrer Herstellung verwendete man schon im Mittelalter Schweinefett als Salbengrundlage.

In der neueren Zeit haben die Bereitungsvorschriften der verschiedenen Ausgaben des Deutschen Arzneibuches dauernd gewechselt. Die erste Ausgabe gestattete die Verwendung von alter ranziger Salbe als Emulgator. Da das ranzige Fett aber Hautreizungen verursachte, ging schon die 2. Auflage von dieser Vorschrift ab. Die nächsten Ausgaben verbesserten die Konsistenz der Salbe.

Für den Apotheker ist die Herstellung der Salbe mit Arbeit und Mühe verbunden, da die „Abtötung“, das Emulgieren des Metalls, nicht einfach ist. Es handelt sich ja um eine Metall-in-Öl-Emulsion, zu deren Herstellung Cholesterinester und vielleicht auch fettsaures Hg als Emulgatoren dienen müssen. Das Hg wird zuerst mit Hammeltalg verrieben; je ranziger dieser ist, um so mehr Quecksilberseifen bilden sich und um so leichter wird die Abtötung. Dies weiß auch der Kärntner Bauer, der ranziges Schweineschmalz zur Herstellung einer Läusesalbe, die er selbst bereitet, gebraucht (KORDON[1]). Je ranziger die Grundlage ist, um so leichter tritt aber auch Reizung durch die Salbe auf. Mit

---

[1] KORDON: Bäuerliche Arzneimittel im ostmärkischen Alpengebiet. Wien: D. Apotheker-Verlag 1941.

Vaselin gelingt die Hg-Salbe ohne Emulgator überhaupt nicht[1]. Der wichtigere Emulgator ist wahrscheinlich das Adeps lanae, ein Metall-in-Öl- und Wasser-Öl-Emulgator. Die Seife scheint ihm die Emulgierung durch Änderung der Oberflächenspannung zu ermöglichen. Als Emulgator tritt sie wenig in Aktion, da sie, wie alle Schwermetallseifen, kaum emulgieren.

Man hat auf den verschiedensten Wegen versucht, die Emulgierung zu erleichtern. Terpentin z. B. wird zugefügt, da es die Adhäsion des Quecksilbers an das Fettgemisch erhöht. Benzin soll ähnliche Wirkung haben. Alle diese Hilfsmittel sind abzulehnen, da sie kein Pharmakopöepräparat ergeben und zudem die Resorptionsbedingungen grundlegend ändern können. Insbesondere ist der Zusatz des Terpentins und der anderer ätherischer Öle, die DISTELMANN[2] vorschlägt, bedenklich. Man wird zwar die erwartete Resorptionssteigerung des Metalles und der Seifen feststellen, ändert aber durch den Zusatz das Gefüge Salbe, ihre Wirkungsart und erhält unsteuerbare Ergebnisse. ESCHENBRENNER[3] empfiehlt Hefeextrakt zum Emulgieren des Hg. Dadurch ist die Möglichkeit gegeben, die Salbe frisch zu bereiten. 30 g Quecksilber werden nach der Vorschrift des Autors mit 10 g Extrakt (Zyma) portionsweise im Mörser verrieben und dann mit Vaselin auf 100 g aufgefüllt. Eine derartige Salbe wird zwar nicht leicht ranzig, auch ist die Bildung fettsauren Quecksilbers nicht in gleichem Maß zu befürchten wie bei 100% Fett enthaltender Grundlage, doch ist die Resorption aus einem solchen Produkt, das, strenggenommen, dem Arzneibuch nicht entspricht, noch unbekannt; eine solche Salbe muß daher dermatologisch noch durchgearbeitet werden, bevor sie als Ersatz des Arzneibuchpräparates allgemeinen Eingang findet.

Die neue 5. Auflage des Schweizer Arzneibuches schreibt eine Hg-Salbe nach folgendem Rezept vor:

Rp. Hydrargyrum cinereum 30,0
Adeps lanae 20,0
Vaselinum flav. 40,0
Aqua dest. 10,0.

Das Hg ist mit Wollfett unter Zusatz von genügend Tinctura Benzoes aetherea abzutöten. Dann fügt man eine Schmelze der übrigen Bestandteile zu. Es handelt sich hier um eine Vaselinsalbe, die Wollfett als Emulgator und Seifenbildner enthält. Über die Resorption aus dem Präparat fanden sich in der Literatur keine Angaben. Jedenfalls verschwindet die Salbengrundlage schnell in der Haut und läßt das Metall, also die innere Phase, als grauen Belag oberflächlich zurück, etwa so wie gefärbte Kühlsalben das Wasser nicht mitnehmen. Der Entwurf für die Pharm. Austriaca IX enthielt eine Hg-Salbe, die Wollfett, Lecithin und Adeps suill. enthalten sollte.

Es wurde auch die Abtötung des Quecksilbers mit wasserstoffsuperoxydhaltigem Äther empfohlen, der Quecksilber in merklichen

---

[1] BURGESS, GEOFFREY, C.: Pharmac. J. **132**, 352.
[2] DISTELMANN: Pharmaz. Ztg **1924**, 770.
[2] ESCHENBRENNER: Apoth.-Ztg **1932**, 28, 429.

Quantitäten löst[1]. Es handelt sich um Versuche, die BURGESS gemacht und POETHKE und BAUER[2] bestätigt haben. Die Abtötung wird damit erklärt, daß das H_2O_2 geringe Mengen von Quecksilberoxyd bildet, das sich mit den Fettsäuren zu fettsaurem Quecksilber umsetzt. Ganz sicher ist diese Erklärung aber nicht, denn nach v. ARKEL[3] entsteht in Hg-Salben kein Oxyd, auch nicht bei H_2O_2- und Terpentinzusatz. SYDOW[4] hingegen gelang die Herstellung von Oxydul und Oxyd außerhalb der Salbe. Die Verbindungen wurden eingearbeitet. Aus ihr bilden sich dann fettsaure Salze. Mit Vaselin gelingt die Abtötung nicht, es sei denn, man fügt freie Ölsäure hinzu[5]. Auch Lecithin, Dammarharz und Saponin-zusätze wurden eingearbeitet, doch hat dies nach FUCHS[6] keine Vorteile. Die neue 2. Ausgabe der USA.-Pharmakopöe verwendet ölsaures Hg als Emulgator und als Salbengrundlage 30% Wollfett, 13% Vaselin und 5% Wachs. Die Salbe ist 50proz. und wird, um die Mitiorform zu gewinnen, mit 2% Wachs und 38 Teilen Vaselin verdünnt[7].

In der Praxis begegnet man immer wieder den Konzentraten, konzentrierten Verreibungen von Quecksilber mit einem Fett, die durch Verdünnen mit Schweineschmalz zum endgültigen Produkt verarbeitet werden sollen. Da das Alter derartiger Verreibungen nicht nachprüfbar ist und alte Quecksilbersalben und Konzentrate einen viel zu hohen Prozentgehalt an Quecksilberseife aufweisen können, sind sie trotz der bequemen Verarbeitungsmöglichkeit abzulehnen. Nicht umsonst schreiben DANKWORTH und LUG vor[8], daß das Ausgangsmaterial für die Salbe vollkommen frisch sein muß. Allerdings empfehlen sie als Grundlage Paraffinsalbe und lassen außer acht, daß, wenn sich eine Salbe überhaupt herstellen läßt, diese nicht dem Arzneibuch entspricht und zu Produkten führen muß, deren dermatologischer Wert völlig unbekannt ist.

Nach DANEY[9] läßt sich die Verarbeitung durch Zugabe von Cholesterin und etwas Wasser erleichtern. Zu 479,5 g Adeps benz. gibt man 0,75 Cholesterin und 15 g Wasser und verreibt damit 500 g Quecksilber portionsweise.

Uns hat sich folgende Herstellungstechnik, die zudem ein Arzneibuchpräparat ergibt, sehr bewährt. Das Olivenöl-Wollfett-Gemisch wird zusammengeschmolzen und im Erkalten, aber noch flüssig, in eine Reibschale, in der das abgewogene Hg schon enthalten ist, eingegossen. Dann wird sofort emulgiert. Auf diese Weise ist die Herstellung des Konzentrates, das dann mit der Fettschmelze verrieben wird, kaum schwieriger und länger dauernd als die Emulgierung von Wollfett und Wasser. Intoxikationen durch Hg-Dämpfe sind bei einer Arbeitstempera-

---

[1] DOTT: Pharmaz. Z.halle Dtschld **61**, 792 (1920); sowie KREMBS: Diss. München 1927.
[2] POETHKE u. BAUER: Pharmaz. Z.halle Dtschld **76**, 533 (1935).
[3] v. ARKEL: Pharm. Weekbl. **1936**, 45.
[4] SYDOW: Arch. Pharmaz. **280**, 9 (1942).
[5] Schweiz. Apoth.-Ztg **1935**, 618.
[6] FUCHS: Arch. Pharmaz. **271**, 276 (1933).
[7] HARMS: Dtsch. Apoth.-Ztg **1938**, 104, 1578.
[8] DANKWORTH u. LUG: Pharmaz. Ztg **65**, 361 (1924).
[9] DANEY: Bull. Trav. Soc. Pharmacie Bordeaux **79**, 33 (1941).

tur von kaum 40° wohl nicht zu befürchten; um alles zu tun, kann man im Freien emulgieren.

Die Menge fettsauren Salzes, die sich in der Salbe bei jahrelanger Aufbewahrung bildet, bleibt nach DIETZEL und SEDELMEIER[1] klein, wenn man dem Arzneibuch entsprechend die dort vorgeschriebene Salbengrundlage verwendet. Nimmt man an deren Stelle aber Wollfett, Erdnuß- und Olivenöl, so findet man schon nach wenigen Monaten große Mengen fettsauren Quecksilbers. Es ergeben sich dann wohl auch neue therapeutische Effekte, so daß man, wenn die bekannte Quecksilbersalbenwirkung erzielt werden soll, auch die vorgeschriebene Grundlage verwenden muß.

MENSCHEL[2] fand in einer frisch bereiteten Quecksilbersalbe einen Hg-Seifengehalt von 0,03%, bei 3 Jahre alten Globuli aber schon 15,7%. Ähnliche Zahlen gibt auch SYDOW[3] an, er erwähnt auch, daß Belichtung und Erwärmung den Gehalt an Hg-Seifen heraufsetzen. Die fettsauren Salze sind sehr giftig und reichen in ihrer Toxizität an Sublimat heran. Der Verfasser schlägt daher eine zulässige Höchstgrenze von 0,5% vor und gibt Methoden zum Nachweis der Hg-Seifen an. MENSCHEL und SYDOW haben festgestellt, daß diese seifenhaltigen Salben im Tierversuch zu tödlicher Vergiftung der Tiere führen. Es wird deshalb nicht wundernehmen, wenn bei Wiederkäuern, denen die Quecksilbersalbe als Mittel gegen Ungeziefer eingerieben wurde, Todesfälle beobachtet wurden. Diese Pflanzenfresser sind gegen Quecksilberverbindungen besonders empfindlich. Die Resorption des fettsauren Hg bedingt Vergiftungserscheinungen, deren Stärke nicht vom Metallgehalt, sondern vom Metallseifengehalt abhängt. Es ist deshalb abwegig, zur Herstellung der Läusesalbe für Tiere in der Apotheke ranzige Salbenreste zu verwenden, wie dies nach der Dissertation von KREMBS[4] vorkommen soll.

Mit hydrierten Ölen und Fetten kann Quecksilbersalbe bereitet werden, doch entspricht ein derartiges Präparat natürlich nicht dem Arzneibuch. Auch mit synthetischem Fett läßt sich, wie wir festgestellt haben, eine gut haltbare Salbe herstellen, doch müßte vor ihrer Empfehlung und Verwendung erst an einer Klinik die Resorptionslage studiert werden. Eine 1 Jahr alte derartige Salbe war unverändert geblieben, der Quecksilberseifengehalt hatte nicht zugenommen. Eine Schweinefettsalbe hingegen war ranzig, unangenehm riechend geworden, und die Hg-Seifen hatten die dreifache Höhe erreicht.

Um die Unannehmlichkeiten der Quecksilbereinreibungen herabzusetzen, wurde ferner vorgeschlagen, graue Salbe mit Bolus oder Talcum durchzukneten. Man erhielt ein Pulver, das mit Wasser zu einem Brei verrieben wurde. Dieser Brei hat den Fettcharakter gänzlich verloren und wird wie eine Ölfarbe aufgetragen. Nach einem anderen Verfahren wurde Quecksilber mit Terpentinöl und Bolus verrieben, die

---

[1] DIETZEL u. SEDELMEIER: Arch. Pharmaz. 1928, Nr 7.
[2] MENSCHEL: Biochem. Z. 137, 193 (1923).
[3] SYDOW: Arch. Pharmaz. 280, 9 (1942).
[4] KREMBS: Diss. München 1927.

Mischung mit Wasser versetzt und Tragant zugegeben[1] und diese Mischung jeden 5. Tag mit der Hand aufgetragen. Das Präparat ist in wenigen Minuten getrocknet. Die anfänglich leicht graue Farbe verschwand nach 24 Stunden. Der Überzug haftete 3 Tage und fiel dann ab. Die Darreichung ist reinlich, welche Wirkung sie aber hatte, ist nicht gesagt. *Mercuriol* war ein Hg-Puder, der in Säckchen auf dem Körper getragen wurde und den Hg-Dampf zur Wirkung brachte. *Mercutin*, ein Pulver, das 50% Hg-Metall enthält, wird von RANZENHÖFER[2] empfohlen. Damit es besser haftet, kann man mit Borsalbe grundieren. *Hg-Resorbin* ist eine exakt dosierbare Hg-Verreibung in Resorbin (siehe S. 39), das in dieser Form noch im Handel ist. G. P. UNNA[3] hat sich für 33% Hg enthaltende überfettete Seifensalben sehr eingesetzt. Die *Sapo cinereus Unna* sollte die alte Hg-Salbe ersetzen. Sie ist aber wieder vergessen worden. Auch das mit Hg versetzte, von KIRSTEN[4] eingeführte MOLLIN, das ohne Zusatz als Massagemittel, sonst als Salbengrundlage empfohlen wurde, hat seinen Urheber nicht überlebt, es bereicherte den Arzneischatz nicht. Wieder andere Vorschläge, die auf 1870 und 1883 zurückgehen, haben mit Hg-Salben imprägnierte Tücher zur Therapie herangezogen (MERCULINT).

Über die Resorption des Quecksilbers aus der Salbe bestehen noch heute verschiedene Ansichten, und zwar die einen dahingehend, daß die Heilkraft des Quecksilbers bei der Schmierkur auf dem Quecksilberdampf beruht, der durch die Körperwärme erzeugt wird und insbesondere durch die Atemwege zur Resorption gelangt. Tatsächlich wird Quecksilber aus der grauen Salbe in nennenswerter Menge verdampft, und zwar nach RENK aus 3000 qcm bestrichener Hautfläche in 1 Stunde bei 35° 8—18 mg[5]. Sollte also die oben skizzierte Ansicht zu Recht bestehen, so wäre die Einverleibung des Hg nach WELANDER[6] durch Aufstreichen auf die Haut an Stelle des Einreibens zweckmäßiger, ferner die Anwendung von Säckchen, die, innen mit Quecksilbersalbe bestrichen, an der Brust oder am Rücken des Kranken befestigt werden. Man könnte auch von der Verwendung der Salbe überhaupt Abstand nehmen und geringste Mengen Quecksilberdämpfe inhalieren lassen. Das Verfahren wurde von ENGELBERTH[7] empfohlen, er hat jedesmal 0,18 bis 0,22 g einatmen lassen.

Es war von Interesse zu prüfen, inwieweit die Quecksilbersalben in der Lage sind, Quecksilberdampf in die Umgebung abzugeben und ob die verschiedenen Salbengrundlagen auf die Intensität dieser Dampfabgabe einen Einfluß hatten. Hierzu wurden 4 Hg-Präparate (30proz.) bereitet, das 1. mit Vaselin, das 2. mit synthetischen Glyceriden, das 3. mit Lanettewachs und das 4. war eine Verarbeitung mit Bolus. Bei den ersten beiden war Wollfett der Emulgator, bei der Lanettewachssalbe Lanette-

[1] Pharmaz. Z.halle Dtschld **63**, 26 (1922).
[2] RANZENHÖFER: Wien. med. Wschr. **1929**, 43.
[3] UNNA, G. P.: Mschr. f. prakt. Dermat. 5, 348 (1886); **26**, 93 (1898).
[4] KIRSTEN: Mschr. f. prakt. Dermat. 5, 337 (1886).
[5] RENK: zit. in Dermat. Wschr. **1894**, 459.
[6] WELANDER: Arch. f. Dermat. **1893**.
[7] ENGELBERTH: Ugeskrift for Laeger **1923**, 717.

wachs und Wollfett und bei der 4. war ein Wollfettkonzentrat mit dem Bolus zu einem Pulver verrieben worden.

Alle 4 Präparate wurden nun in luftdichten Gefäßen mehrere Tage verwahrt. Darüber hing in einem Mullsäckchen 1 g Jod, das allmählich verdampfte und sich mit dem Hg-Dampf als rotes Quecksilberjodid an den weißen Wandungen der Aufbewahrungsgefäße niederschlug. Interessanterweise war die Intensität der Rotfärbung bei allen 4 Präparaten nahezu gleichstark. Es könnte sein, daß die Bolusverreibung etwas mehr Jodquecksilber gebildet hatte, denn das graue Pulver war auf der Oberfläche gelb geworden. Ihm dürfte in Intensität der Färbung die Lanettewachssalbe gefolgt sein.

Der Versuch, wenn er auch nur orientierenden Charakter trägt, zeigt, daß alle Präparate der geprüften Typen Quecksilber in Dampfform zur Ausscheidung bringen. Wenn auch auf der Haut vielleicht noch andere Komponenten mitwirken, so daß man den Versuch nicht übertragen kann, so zeigt er doch, daß beim Lagern ganz wesentliche Mengen von Quecksilber in Dampfform entweichen. Man wird dies berücksichtigen müssen und schon deshalb die Lagerung der Hg-Salben und -Verreibungen nicht allzulange ausdehnen und dampfdichte Gefäße verwenden.

Nach der Ansicht von BÄRENSPRUNG[1] hängt die Wirksamkeit der Quecksilbersalbe von ihrem Oxydulgehalt ab. Das Oxydul soll von den Hautsekreten gelöst werden und in dieser löslichen Form zur Resorption gelangen. Andere Autoren glauben, daß nur das fettsaure Quecksilber vom Körper resorbiert werde, doch dürfte diese Theorie nach KREMBS (s. oben) wenig Wahrscheinlichkeit besitzen, da zwischen alten, stark quecksilberseifenhaltigen und frischen Salben kein therapeutischer Unterschied bestehen soll.

Es dürfte sowohl fettsaures als auch metallisches Quecksilber resorbiert werden, und zwar scheint letzteres insbesondere entlang der Ausführungsgänge der Talgdrüsen in das Innere des Körpers hineinzudiffundieren. Den exakten Nachweis der Hg-Resorption durch die Haut hat BÜRGI[2] erbracht. Er konnte 19 Stunden nach der Salbeneinreibung Hg im Harn nachweisen. Auffallend ist hier das große Intervall von 19 Stunden. Es ist dies wohl die Zeit, die der Körper braucht, um aus dem angebotenen Metall und der Fettverbindung resorbierbare Salze zu machen und auszuscheiden.

In diesem Zusammenhang interessieren die Arbeiten von WILD und IVY ROBERTS[3], die zunächst feststellen, daß vom in die Haut eingeriebenen Lanolin 28%, vom Schweinefett 18% und von Paraffinen 12% „resorbiert" würden. Aus Lanolinsalbe wurde 2,7% Hg resorbiert, aus Schweinefett 4,7% und aus Paraffinsalbe 2,5%. In der Gesamtwirkung war also das nicht so wie Lanolin eindringende Schweinefett doch weitaus die wirksamste Salbengrundlage.

[1] BÄRENSPRUNG: Arch. f. Dermat. **56**, 1 (1901).
[2] BÜRGI: Wien. klin. Wschr. **1936**, 51, 1545.
[3] WILD u. IVY ROBERTS: Brit. med. J. **1926**, 3416.

Fuchs[1] hat alle Möglichkeiten, Hg in Salben zu verarbeiten, durchgeprüft. Gute Resultate zeigte nach Holdermann[2] gefälltes Hg, das homogen in sehr feiner Verteilung in der Salbe erhalten blieb. Er schreibt dem feinst verteilten Metall die beste Wirkung zu, doch muß bedacht werden, daß ein Teil der Wirkung doch dem Metalldampf zukommt und daß dieser von der Verteilung wohl nicht proportional abhängig ist. Eine Salbe, die dem Arzneibuch entspricht, dürfte wohl genügen und Anordnungen über diese Vorschrift hinaus nicht nötig sein.

Zusammenfassend ist zu sagen, daß die Herstellung der Quecksilbersalben, insbesondere die Emulgierung, unbedingt nach der Arzneibuchvorschrift zu erfolgen hat. Die Salben sollen aus vollkommen einwandfreiem Ausgangsmaterial bereitet werden. Dem fettsauren Quecksilber, das als lipoidlöslicher Körper leicht resorbiert wird, kommt ein wesentlicher Teil der Wirkung zu. Es wird eines Versuches wert sein, an Stelle der bisherigen nichtsteuerbaren Salben ein exakt eingestelltes Präparat aus fettsaurem Quecksilber herzustellen und statt der ranzig werdenden bisherigen Salbengrundlage ein gehärtetes Öl oder ein synthetisches Fett, das diesen Nachteil nicht oder kaum aufweist, zu verwenden.

Der Aufbewahrung der nach dem Arzneibuch hergestellten Salbe ist größte Bedeutung beizulegen. Krembs schlägt hierfür braune Glasbüchsen vor, da glasierte Porzellantöpfe wegen ihrer Porosität abzulehnen sind. Die oft beobachteten Reizerscheinungen auf der intakten Haut sind auf die Gegenwart von Aldehyden (Aldehydranzigkeit) zurückzuführen, ein Umstand, der bei der Wahl der Salbengrundlage für ein kommendes Arzneibuch noch besonders berücksichtigt werden muß. Am besten wird wohl die Frischherstellung der nicht allzuoft gebrauchten Salbe sein, denn alte Präparate zersetzen sich und werden durch Oxydgehalt unter Umständen sogar gelb.

Inwieweit die Verwendung der Quecksilbersalbe bei Lues noch Berechtigung hat, ist hier nicht zu entscheiden. Die Beobachtung von Lopez de Haro[3] könnte zur Skepsis verleiten, da nach ihm die mit Quecksilber geradezu saturierten Arbeiter der Bergwerke in Almadén, sofern sie Syphilitiker sind, zwar keine Hauterscheinungen zeigen, wohl aber an Neurolues leiden.

Bei anderen Indikationen besitzt die Salbe noch Interesse; es sei nur die Verwendung der grauen Salbe bei Panaritien, Furunkeln, Abscessen in Erinnerung gebracht. Die Salbe wird nach Wietfeld[4], Schmidt[5] und Zeplin[6] bei diesen Indikationen eingerieben oder, wo dies nicht möglich ist, dick aufgestrichen.

Erwähnt sei noch, daß es eine Quecksilbersalbe in 50proz. Form als Ungt. fortior gibt, und daß die 2:5 verdünnte offizinelle Salbe als Ungeziefermittel verwendet wird.

---

[1] Fuchs: Arch. Pharmaz. **271**, 276 (1933).
[2] Holdermann: Pharmaz. Ztg **74**, 1097, 1274 (1929).
[3] Lopez de Haro: Wien. med. Wschr. **1936**, 15.
[4] Wietfeld: Münch. med. Wschr. **1933**, 8, 288; ferner **1934**, 33, 1281.
[5] Schmidt: Münch. med. Wschr. **1934**, 13, 472.
[6] Zeplin: Münch. med. Wschr. **1926**, 42.

P. G. Unna hat graue Salbe mit 5—10 proz. arseniger Säure verarbeitet und berichtet, daß diese Mischung bei multiplen Warzen aufgetragen und mit einem Pflaster bedeckt oder in Form der Guttaplaste
günstig wirkt (E. Unna[1]).

Weitere Metallsalben.

Neben Hg-Salben hat die homöopathische Schule auch Gold-, Eisen-,
Kupfer-, Uran- und Antimonsalben angewandt. Bauer[2] ließ die mit
Vaselin bereiteten Präparate auf die Haut, die den erkrankten Partien
am nächsten lag, aufstreichen und hat trotz dieser naiven Anwendungs-
art bei Blasen-, Leber-, Nieren- und Gallenleiden von Erfolgen berichtet.
Die Salben waren 1—10 proz., nur die Goldsalben enthielten geringere
Mengen, nämlich Verreibungen von $D_{5—15}$.

Ein neues Präparat, das Hg und kolloides Silber enthält (oder das
Amalgam), ist die Infectin-Furunkelsalbe der Fa. Opfermann.

Jodsalben.

Man kann die Salben, in die Jod als wirksames Medikament inkorporiert wird, in Präparate mit 1. elementarem Jod, 2. anorganischen Jod-
salzen, 3. organischem Jod einteilen.

Jod (elementar). Die erste Kategorie ist in Deutschland nur in Form
der Jod-Jodkalisalbe bekannt; sie wird mit Adeps suill. bereitet
und enthält 5 Teile Jod, 25 Teile KJ auf 200 Teile Fett, in USA. 4 Teile
Jod und 4 Teile KJ auf 100 Teile Ungt. simplex und Glycerin. In
Portugal wird ein 5 proz. Jodöl aus Mandelöl bereitet. Andere Arzneibücher kennen die 5 proz. Jodvaseline, die durch 4—5 stündiges Behandeln von Vaselin mit Jod bei 50—60° hergestellt wird.

Das Jodex (Klopfer) enthält neben Jodkupfer 4% freies Jod in
einer „Salbengrundlage", Jodex flüssig ebenfalls Jodkupfer und 4% Jod
in einem Pflanzenöl, also in einem Glycerid. Da das freie Jod vom
Fett angelagert wird, ist das Analysenergebnis von Rojahn und Klauditz[3], die im Jodex 75% Vaselin, freies Jod und beinahe 25% jodierte
Fette fanden, ohne weiteres verständlich. Auch die Lösung von 5 Teilen
Jod in 10 Teilen Vasoliment, die in 85 Teilen Vaselin verarbeitet wird,
hat sich nach W. Zimmermann (Privatmitteilung) gut bewährt.

Über die Resorptionsunterschiede aus den einzelnen Medien finden
sich in der Literatur nur die Angaben von Bliss[4]. Er fand, daß Jod nach
der Aufpinselung KJ-freier Jodtinktur 9 Stunden nach der ersten Applikation im Urin nachzuweisen ist. Nach der Jodkalisalbenanwendung
fand er kein Jod im Urin. Jodsalbe wirkt schneller als Tinktur, wäßrige
Salzlösungen hingegen ließen überhaupt keine Wirkung erkennen. Da Jod
sowohl in Vaselin als auch in Fetten löslich ist und schon bei Zimmer-

---

[1] Unna, E., in Truttwin: Handbuch der kosmetischen Chemie, 2. Aufl.
[2] Bauer: J. amer. Inst. Homoeop. 1940, 9, 434.
[3] Rojahn u. Klauditz: Dtsch. Apoth.-Ztg 1929, 19.
[4] Bliss: J. amer. pharmaceut. Assoc. 25, 8, 694 (1936).

temperatur einen hohen Dampfdruck besitzt, wird es tatsächlich leicht, wenn auch unökonomisch, da es teilweise verdampft oder vom Eiweiß zurückgehalten wird, zur Resorption gelangen und lokale Wirkung entfalten sowie in saurem Milieu der Haut elementare Jod- bzw. Jodtinkturwirkung besitzen. Bei diesen Jodsalben[1] interessiert die Frage, welcher Unterschied zwischen

1. Jodfett aus Adeps suill.	Jodzahl 56	5 proz.
2. Jodfett aus Adeps synth.	„ < 1	5 proz.
3. Jodvaselin aus Vaselin synth.		5 proz.
4. Jodvaselin aus Vaselin alb. DAB 6		5 proz.

zu beobachten ist. Alle 4 Salben wurden durch Einrühren des gepulverten Jods in die warme Grundmasse bei 50—60° hergestellt. Die Salben 1, 2 und 4 waren braun, enthielten das Jod also wohl als Komplexsalz, die Salbe 3 war violett. Alle 4 Präparate wurden nun 4 Wochen lang bei etwa 30° aufbewahrt. Sie gaben in dieser Zeit das inkorporierte Jod infolge seines Dampfdruckes teilweise an die Luft ab. Die Intensität

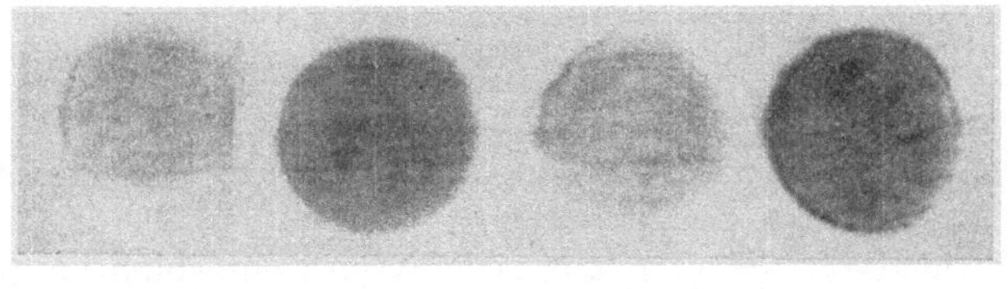

Abb. 11. Dampfdruck des Jods in Salben. Mit Stärke nachgewiesen.

war aber in allen Fällen verschieden Die Salben 2 und 4 gaben viel Jod ab, die Salben 1 und 3 wenig. Um den Unterschied zu demonstrieren, wurden alle 4 Salben in flache Wägegläser umgegossen und erkaltet mit einem feuchten stärkeimprägnierten Lappen bedeckt. Nach 1 Stunde war (wie Abb. 11 zeigt) die Stärke über Salbe 2 tiefblau, über Salbe 4 heller, über Salbe 3 kaum und über Salbe 1 am wenigsten gefärbt. Nun wurde statt der vergänglichen Stärkereaktion die Färbung eines thalliumhydroxydhaltigen feuchten Lappens im Joddampf herangezogen. Es zeigten sich parallele Ergebnisse. Salbe 2 ließ mit Salbe 4 viel Jod in Dampfform entweichen und färbte das Thalliumsalz dunkelbraun, Salben 1 und 3 ließen nur schwache Gelbfärbung zu. Eine Analyse der 4 Salben ergab, daß Nr. 1 von dem zugefügten Jod nahezu alles addiert hatte und nun 4,97% organisch gebundenes Jod enthielt, der Fettstoff (Adeps synth.) enthielt davon 2,9%, Salbe 3 noch 0,9% Gesamtjod und das Vaselin, das vollkommen entfärbt war, nur 0,01%. (Das elementare Jod und das als Ion gebundene wurden vorher durch Auswaschen mit Natriumthiosulfatlösung bzw. Wasser entfernt.) Die Ergebnisse sind denen von PULLENS[2] außerordentlich ähnlich. Er fand, daß eine 4 proz. Jod-Schweinefett-Salbe nach 4 Monaten nur mehr 2,9% freies Jod enthielt.

---

[1] v. CZETSCH-LINDENWALD, H.: Zbl. Hautkrkh. **1939.**
[2] PULLENS: Pharmac. J. **35,** 610.

Damit konnte festgestellt werden, daß die Salbe 1 das Jod größtenteils organisch gebunden enthält. Die Wirkung des elementaren Jods ist von ihr nicht zu erwarten, wohl aber die der Jod addierten Fettsäuren. Das Adeps synth. und das Vaselin DAB 6 geben an die Luft und damit wohl auch an die Haut am meisten Jod ab; sie werden — frische Zubereitung vorausgesetzt — am meisten Jodwirkung haben.

Jodvaselin stellt man durch Lösen des gepulverten Jods in Vaselin von ca. 50° her. Man überschichtet zweckmäßigerweise das Jod mit Vaselin und erwärmt dann mit warmem Wasser. Man kann aber auch das Jod in Chloroform lösen und die Lösung in Vaselin einarbeiten. Man muß dann aber so lange rühren, bis das Chloroform vertrieben ist.

Jodsalze. An Stelle des Jodvaselins läßt sich natürlich auch Jod-Jodkalilösung in Ungt. molle oder Wollfett einarbeiten, wie dies die Reichsformeln vorschreiben. Erfahrungen darüber, ob die Wirkung dadurch verbessert oder die Haltbarkeit verringert wird, liegen nicht vor. Denn die Beurteilung der Salben, die *Jodkali* enthalten, ist außerordentlich schwierig. So widersprechend wie sich unsere Wünsche zu den Eigenschaften der Elektrolyte verhalten, so ungleich sind auch die Angaben in der Literatur über die Jodkalisalben. Elektrolyte werden doch, wie wir wissen, ganz allgemein nicht (Poulsson) oder nur in unterschwelligen Spuren resorbiert. Dies ist für Jodnatrium von Withehouse und Hugl Ramage[1] und auch für Jodkali von Freund (zitiert nach Rapp) nachgewiesen. Wir verlangen aber trotzdem Resorption und können Kensuke Migazaki[2] und viele andere bei Perutz genannte Autoren, wie Rothmann, anführen, die Aufnahme durch die Haut aus Wasser, Lanolin und selbst Vaselin beobachtet haben. Bürgi[3] wies nach, daß derartige Elektrolyte, wie z. B. Jodnatrium, erst aus Konzentrationen von mehr als 10 % in die Haut einzudringen beginnen. Du Mesnil[4] stellte fest, daß bei einem Eczema impetiginosum, bei bloßliegendem Corium, also bei geschädigter Haut, durch die Elektrolyte in wäßriger Lösung natürlich passieren können, resorbiertes Jod nachzuweisen ist. Bei Psoriasis und Ulcus cruris erhielt er wechselnd positive und negative Resultate, offenbar weil die Blutversorgung der kranken Teile in verschiedenem Grade gestört war. Bei gesunder Haut aber konnte er überhaupt keine Jodresorption nachweisen. Diese Beobachtungen, die ganz im Rahmen des Möglichen und Wahrscheinlichen liegen, decken sich jedoch nicht mit den Äußerungen von Sprinz[5], denen zufolge aus 10proz. Jodkalisalbe, die mit Eucerin hergestellt war, vielleicht auf Grund der großen Tiefenwirkung der leicht emulgierfähigen Grundlage, das Jod schon nach 3 Stunden im Harn nachgewiesen werden konnte, sofern man mindestens 2,5 g Salbe zur Anwendung bringt. Die Ausscheidung von Jod soll 36 Stunden dauern. Aus Vaselin wiederum wird das Jodkali

---

[1] Withehouse u. Hugl Ramage: Proc. roy. Soc. Lond. B **113**, 42—48 (1933).
[2] Kensuke Migazaki: Jap. J. of Dermat. **1931**, 31, 5.
[3] Bürgi: Wien. klin. Wschr. **1936**, Nr 51.
[4] Du Mesnil: Dtsch. Arch. klin. Med. **50**, 101; **51**, 527.
[5] *Sprinz: in Truttwin:* Handbuch der kosmetischen Chemie.

nach JOSEPH[1] überhaupt nicht resorbiert. ROTHMANN[2] meint, daß das Jodkali zwar nicht aus Lösungen, wohl aber aus Salben auf dem Wege über die Talgdrüsen zur Resorption gelange. HAUSCHKA[3] ist der Ansicht, daß im Jodkali infolge der weitgehenden Dissoziation dieses Salzes auch das Jodion zur Wirkung kommt, so daß auch das Jodkali typische Jodwirkung zeigt. POULSSON erwähnt, daß in Salben durch Wasser und Fett H_2O_2 gebildet werden soll; dadurch entstehe freies Jod, das leicht zur Resorption gelangt.

Neuartige Versuche, die die Jodkaliresorption aus Salben klären sollten, hat MÜHLEMANN[4] angestellt. Er hat Glascuvetten, die 15 bis 20 g Salbe aufnahmen, mit Leukoplast gegen die Haut gepreßt und schloß aus der Gewichtsdifferenz, die die Cuvette vor und nach der Verwendung zeigte, auf die Resorption, die er auf gesunder und kranker Haut zu ermitteln suchte. Er konnte nicht sicher nachweisen, daß die Beigabe gelösten Jodkalis wirksamer ist als die einfache Verreibung des festen Salzes mit der Salbengrundlage. Vaselin, Lanolin und Cetylsalbe waren als Grundlage wenig geeignet, Ol. Arachidis hydrogenat. war besser. Kranke Haut nahm mehr Jod auf als gesunde. Die Versuche sind sehr schlecht reproduzierbar, wie der Autor meint, weil wahrscheinlich die Ernährung, atmosphärische Einflüsse und die Arzneimittelsättigung mitspielen.

Die Ergebnisse befriedigen aber auch sonst nicht voll, denn das Verschwinden der Salbe in den obersten Hautpartien, die einmal naß, einmal trocken sind, ist noch lange nicht einer Resorption im engeren Sinne gleichzusetzen. Es kann sehr wohl sein, daß ein sehr großer Teil des Jodkalis nur in die obersten Hautpartien eindringt und bereits beim nächsten Waschen daraus wieder herausgelaugt wird.

Wir sehen also, daß bei den Jodkalisalben Resorption angestrebt wird, aber keineswegs unumstritten feststeht.

Nicht nur dem Arzt, der Jodkalisalben anwendet, begegnen Schwierigkeiten, sondern auch dem Apotheker, der sie bereitet. So beklagt sich SEILER[5], daß die Salbe des neuen Schweizer Arzneibuches so viel Wasser enthält, daß die Grenze der Stabilität erreicht sei. Er empfiehlt deshalb, konzentriertere Lösungen und mehr Öl zu verwenden. Jodkalisalbe läßt sich mit Vaselin und Ungt. neutrale nach LINDECK[6] nur schlecht bereiten. Er schlägt deshalb vor, Bolus alba zuzusetzen. Man erhält dadurch gute Salben, doch muß eingewendet werden, daß es — abgesehen von den überhaupt unzweckmäßigen Grundlagen — in derartigen Verarbeitungen vollständig dem Bolus überlassen bleibt, wieviel er von dem einmal adsorbierten Jodkali an die Haut und durch sie hindurch wieder abgibt und zur Wirkung kommen läßt. Solche Kniffe erleichtern die Rezeptur, sind aber nicht im Sinne der Therapie. Ein

---

[1] JOSEPH: Dermat. Wschr. 1934, 40, 1294.
[2] ROTHMANN: zit. durch PERUTZ.
[3] HAUSCHKA: in TRUTTWIN: Handbuch der kosmetischen Chemie.
[4] MÜHLEMANN: Pharm. acta helvetica 1940, 3.
[5] SEILER: Schweiz. Apoth.-Ztg 1935, Nr 51, 709.
[6] LINDECK: Pharmaz. Ztg 1921, 540.

weiterer Grund, warum die Jodkalisalbe dem Apotheker Sorgen bereitet, ist vor allem in ihrer Verfärbung gelegen; sie soll nach der Deutschen Apotheker-Zeitung[1] auf die manchen Schweinefetten zugesetzten Konservierungsmittel zurückzuführen sein. Selbstbereitetes frisches Schmalz verfärbt sich nicht. Thiosulfatzusatz verhindert die Verfärbung nur zu einem gewissen Grade.

Auch in England haben Versuche von PENMAN[2] gezeigt, daß die Mengen des freien und gebundenen Jods außerordentlich schwanken. Er schlägt deshalb folgendes Verfahren vor: Man löst das Jod in kaltem Erdnußöl und wartet dann etwa 2 Monate bis zum Verschwinden der braunen Farbe, dann wird weiches Paraffin zugesetzt. Man bekommt dann wohl eine Salbe, die fettsaures Jod enthält.

FIERO[3] hat teilweise hydrierte Öle und Schweineschmalz zu Emulsionen verarbeitet und auf die Haltbarkeit geachtet. Er stellte fest, daß eine mit Sesamöl hergestellte Salbe, deren Emulgator Triäthanolaminstearat war, am haltbarsten ist, geht aber auf den therapeutischen Wert nicht ein.

Wie sind nun alle diese widerstreitenden Ansichten über die Jodkalisalben auf einen Nenner zu bringen, und wie lautet das Rezept für eine haltbare, unzersetzt farblos bleibende Jodkalisalbe?

Diese letztere Frage ist wesentlich leichter zu beantworten, man braucht nur, wie oben bemerkt — selbst ausgelassenes Adeps suillus zu verwenden, oder man bedient sich noch besser der synthetischen oder hydrierten Fette, aus denen bereitete Jodkalisalben, wie Versuche zeigten, monatelang schneeweiß bleiben. Die Jodkalisalben aus Vaselin (Spanisches Arzneibuch) oder eine Salbe aus 8 Teilen Vaselin und 2 Teilen Wollfett, die HAGER erwähnt[4], sind hingegen nicht zu empfehlen, da — wenn überhaupt Jodresorption durch die gesunde Haut stattfindet — diese notwendigerweise unterschwellig bleiben muß, wogegen bei geschädigter Haut auch diese Salben voll wirksam sein werden.

Schwieriger ist die Beantwortung der Frage, wieso der eine Autor Resorption durch die gesunde Haut nachgewiesen hat, der andere aber nicht. Es dürfte sich dieser Zwiespalt durch die verschiedene Herstellung der Salben sowie durch die wechselnden Grundlagen und deren Eigenschaften selbst erklären. Das Schweinefett mit einer vom DAB 6 zugelassenen Jodzahl von 36—66 spaltet additionsfähiges freies Jod durch die Ranziditätsprodukte ab. Dies zeigt die braune Färbung (TSCHIRCH und BARBEN[5]), die mit sinkender Jodzahl stark abnimmt. Das Schweinefett und wohl auch Wollfett addieren nun durch ihre teilweise ungesättigten Bestandteile immerhin merkliche Mengen des erst abgespaltenen Jods. Mit hydriertem Arachisöl andererseits konnten Jodkalisalben hergestellt werden, die noch nach 60 Tagen keine Jodausscheidung zeigten, ein Umstand, der übrigens auch bei synthetischen Fetten zutrifft, denn

[1] Dtsch. Apoth.-Ztg **1938**, 67, 1018; ebenda **1938**, Nr 69.
[2] PENMAN: Quart. J. pharm. **12**, 380 (1939).
[3] FIERO: J. amer. pharmaceut. Assoc. **29**, 187 (1940).
[4] HAGER: Handbuch der pharmazeutischen Praxis **2**, 19 (1930).
[5] TSCHIRCH u. BARBEN: Schweiz. Apoth.-Ztg **1924**, 62, 281.

wir konnten auch nach einem Jahr bei einer aus diesen Fetten bereiteten
Jodkalisalbe keine Jodausscheidung nachweisen. Es ist nun möglich,
daß das Jodkali in den schönen weiß gebliebenen Salben als anorganischer fettunlöslicher Elektrolyt überhaupt nicht oder unterschwellig
resorbiert wird, wohl aber das organisch gebundene, an die ungesättigten
Doppelbindungen addierte Jod, das fettlöslich durch das Körperfett
weniger am Eindringen behindert wird. Dies würde die wechselnden Ergebnisse erklären. Der eine Autor hat gesättigte bzw. nahezu gesättigte
oder nichtranzige Fette, die kein Jod addierten, verwendet, der andere
dagegen nicht. Zur Stützung dieser Ansicht wurden 3 Jodkalisalben mit
Schweinefett mit Jodzahlen zwischen 50 und 60 und 3 weitere mit
synthetischen Fetten mit Jodzahlen unter eins 6 Monate lang aufbewahrt und dann auf Jodkali und organisch gebundenes Jod untersucht.
Die Schweineschmalzsalben wiesen 26—52% *Jod in organischer Bindung*
auf. Der Rest war als Jodkali wiederzufinden; die Salben, deren Grundlage synthetisches Fett war, hatten 100% des Jodkalis als solches bewahrt. Versuche, nach Einreibung der letzteren Salben in Mengen von
1—5 g Jod im Harn nachzuweisen, schlugen regelmäßig fehl. Schon vor
55 Jahren suchte man daher die Nachteile der Jodkalisalben zu kompensieren. UNNA[1] und MIELCK[2] haben ihre überfettete Kaliseife empfohlen. Das Produkt war als Ersatz der DAB-Präparate gedacht, hat sich
aber nicht eingeführt.

*Auf der gesunden Haut ist nicht das Jodkali wirksam, sondern es sind
die Jodadditionsprodukte der Fettsäuren,* die in ähnlicher exakt dosier-
barer Form, auf anderem Wege bereitet, ja auch im Jodipin vorliegen.
Die Lage ist ähnlich der bei den Quecksilbersalben. Dort ist eine gewisse Ranzidität notwendig, um überhaupt eine Salbe herstellen zu
können. Hier sind ranzige, ungesättigte Fette nötig, um Jodwirkung zu
erzielen. Nur die Doppelbindungen sind imstande, aus den nichtresorbier-
baren Elektrolyten resorbierfähige Additionsprodukte zu erzeugen;
also ist für die Jodsalbe wie bisher das Schweinefett oder ein anderes
nicht voll hydriertes Fett als Salbengrundlage nötig. Eine gewisse Gelbfärbung stört sicher weniger als Wirkungslosigkeit. Bei geschädigter
Haut wird auch das unveränderte Jodkali der unzersetzten Salbe
resorbiert. Ranzige Salben sind nicht jedermanns Freude, wir werden also nur unzersetzliche Jodkalisalben für die geschädigte Haut
herstellen und bei gesunder Haut öllösliche organische Jodverbindungen
vorziehen.

Unter den **organischen Jodverbindungen,** die in der Salbentherapie
eine Rolle spielen, ist das *Jothion „Bayer"* (Dijodhydroxypropan) als
Typ zu werten. Es repräsentiert eine Reihe von Körpern, die, leicht
öllöslich, gut resorbiert werden, und zwar sowohl von der gesunden
als auch von der epithelberaubten Haut[3]. Die intakte Haut ist, wie dies
ja auch bei anderen Medikamenten zutrifft, nicht überall gleich durch-
gängig für Jothion. Bei Glatzen, Narbengewebe und Ichthyosis ist die

---

[1] UNNA, G. P.: Mschr. f. prakt. Dermat. **5**, 1886.
[2] MIELCK: Mschr. f. prakt. Dermat. **5**, 1886.
[3] RAVASINI u. HIRSCH: Arch. f. Dermat. **1905**, 74.

Resorption verzögert[1]. Ob man das Jothion für sich allein verwendet oder in Form einer Fettsalbe, ist gleichgültig. Die Zufügung von Fett verursacht jedenfalls keine wesentliche Verlangsamung der Resorption. Als Diffusionsmembran kommt nicht nur die Epidermis in Frage, sondern auch die Talgdrüsen, die nach OPPENHEIM die Fähigkeit zu haben scheinen, fettlösliche Substanzen aufzunehmen.

Die Jothionsalben kommen sowohl lokal als desinfizierende Salben als auch vor allem bei internen Indikationen, wie bei Asthma, Bronchitis, Gelenkentzündungen, Exsudaten und luischen Erkrankungen in Frage. Die 10—25proz. Salbe (am Scrotum 1—2proz.) darf nicht durch feste Verbände fixiert sein, da sie sonst die Haut maceriert. Das Jothion wird außerordentlich schnell resorbiert und kann schon $^1/_2$ Stunde nach Bestreichen der Haut im Speichel und Harn nachgewiesen werden. Über die Wahl der Salbengrundlage finden sich in der Literatur keine Anhaltspunkte. Im Sinne der Resorption sind hier ohne Zweifel alle Fette und Kohlenwasserstoffe geeignet, da aus ihnen die öllöslichen Körper mit genügender Geschwindigkeit einwandern. Doch empfiehlt es sich, bei Vaselin und Paraffinsalbe als Grundlage, um eine Verschmierung der Hautporen zu verhindern, die betreffenden Hautpartien jeweils nach einigen Tagen mit Seifenwasser abzuwaschen. Die Verwendung von Emulsionen dürfte sich gleichfalls empfehlen, da insbesondere bei den Öl-Wasser-Emulsionen ein die Resorption verbesserndes „Gefälle" entsteht.

Wichtig sind ferner die zur lokalen Wirkung bestimmten *Jodoformsalben*; sie werden 10proz. bei uns mit Vaselin, in Amerika mit Benzoeschmalz bereitet. Da das Jodoform in den Fetten löslich ist, gilt hier dasselbe über die Salbengrundlage wie beim Jothion. Bei epithelberaubter Haut ist die Gefahr der übermäßigen Resorption und damit der Vergiftung gegeben. Eine 2proz. Jodoformsalbe mit Vaselin wird von FRANKEN[2] kaffeelöffelweise per os in Marmelade bei Darmtuberkulose gegeben.

Vioformsalbe ist 4—6proz. und dient äußerlich zur Desinfektion, ebenso die *Aristolsalbe*, die durch Lösen des Aristols, des Dijoddithymols in Öl und der darauffolgenden Einarbeitung der Lösung in die Salben bereitet werden muß. Trockenes Verreiben gewährleistet keine desinfizierende Wirkung. *Airolsalben* sind 5—25proz. und müssen einwandfrei sein. Sie sollen nicht mit Metallen in Kontakt kommen.

Jodex (Klopfer): seine Zusammensetzung wurde schon erwähnt, über Erfolge berichtet HÜBNER[3].

5% *Jodsilber* in Lebertransalbe als Grundlage wird zur Wundbehandlung empfohlen[4].

Jodalcet (Reiss), eine Jod-Cer-Verbindung, ist ein Bestandteil desinfizierender Puder.

---

[1] OPPENHEIM: Arch. f. Dermat. **1908**, 93.
[2] FRANKEN: Rev. méd. Suisse rom. **1930**, 10.
[3] HÜBNER: Dtsch. med. Wschr. **1930**, 13.
[4] *JUNGHANNS: Dtsch. med. Wschr.* **1937**, 25, 963.

Außer der Reihe stehen nach einer Arbeit von KOSCHADE[1] Jod-eiweißverbindungen in einer stabilen, nach einem besonderen Verfahren hergestellten Salbe. Es soll darin die Oberflächenaktivität der Wirk-stoffe vergrößert sein, so daß die Salben das Eindringen der Medikamente durch die Haut in das Blut in jedem Fall gewährleisten. Der Autor hat Vergleichsversuche zwischen Salbenapplikation und intramuskulärer Jodtherapie äquivalenter Dosen angestellt. Danach wurde das Jod bei der ersteren Darstellungsform schon vom ersten Tag an im Harn nach-gewiesen. Die Salbendarreichung wirkte erst nach 7 Tagen, erreichte nach 13 Tagen das Optimum und wurde am 14. Tage abgebrochen.

Der Autor erklärt sich den Befund mit einem überaus langsamen Eindringen des Arzneimittels durch die Haut und nimmt ein langes Verweilen der percutan verabreichten Stoffe, hier also des Jods, in der Blutbahn an.

Zusammenfassend ist festzustellen, daß Jod in elementarer Form aus den verschiedenen Salbengrundlagen infolge seiner Fettlöslichkeit und hohen Dampfspannung resorbiert wird. Fette und Kohlenwasser-stoffe halten das Jod aber verschieden fest zurück; erstere gehen, falls sie ungesättigt sind, organische Verbindungen ein. Die Jodkalisalbe wirkt, wenn sie nur Jodkali enthält, bei intakter Haut nicht, wohl aber bei geschädigter. Bei unverletzter Haut sind jodierte Fette am Platze. Man muß in diesem Fall also Schweineschmalz oder ein anderes un-gesättigtes und ranzig werdendes, nicht ein gesättigtes Fett verwenden, da diese ebensowenig wie Paraffinkohlenwasserstoffe Jod addieren. Jothion und die anderen öllöslichen organischen Jodverbindungen werden aus den verschiedenen zur Verfügung stehenden Salbengrund-lagen von Fett- oder Kohlenwasserstoffcharakter ohne weiteres resor-biert, doch empfehlen sich hier Fette, da die Paraffinkohlenwasserstoffe die Poren der Haut verkleben. Dasselbe gilt für lokal desinfizierende Salben mit Jodoform u. dgl.

Die Verträglichkeit des Jods und seiner Verbindungen ist nicht immer gut; es empfiehlt sich daher eine Vortestung, um Überempfind-liche auszuschalten. Bei Hyperthyreoidismus sind alle Jodsalben kon-traindiziert. Jodacne und Jododerma tuberosum können auch ohne besondere allergische Bereitschaft bei dauernder Darreichung von Jod-salzen auftreten. Jodtoxikosen können auch bei kleinsten Mengen ent-stehen. So hat eine Salbe, die pro Gramm nur 1,4 mg Jod enthielt, in zwei Fällen (Ulcus cruris-Behandlung) Vergiftungen verursacht.

Die percutane Joddarreichung ist wahrscheinlich nicht weniger wirk-sam als die orale (STURM und SCHULTZE[2]). Ob das Jod nun nach HEFFTER[3] durch das bei der Autoxydation der Fette entstehende H_2O_2 in mole-kularer Form in Freiheit gesetzt wird, sich an Eiweiß anlagert und so zur Resorption kommt, oder ob es in fettlöslicher, organischer oder anorganischer Form einwandert, interessiert uns weniger als eben die Tatsache, daß Jod aus Jodsalben überhaupt zur Wirkung kommt. Die

---

[1] KOSCHADE: Münch. med. Wschr. 1924, 34, 1311.
[2] STURM u. SCHULTZE: Z. exper. Med. 90, 173 (1933).
[3] HEFFTER: Arch. f. Dermat. 72 (1904).

Haut ist ein Joddepot (Sturm und Buchholz[1]), das je nach dem Bedürfnis des Körpers das aufgenommene Jod mehr oder minder schnell abgibt. Je langsamer die Einwanderung, um so wirksamer die Medikation. Die Jodausscheidung im Harn ist nur sehr bedingt als Maßstab für die Resorption zu werten, denn sie ist von der Umlaufgeschwindigkeit des Jods weitgehend abhängig. Diese wiederum ist bei Basedow groß, bei Tuberkulose z. B. klein (Sturm und Schultze[2]).

Erwähnt sei noch, daß man, um elementares Jod zur intensiven Wirkung zu bringen, auch Lösungsvermittler, z. B. Diäthylenoxyd, gebrauchen kann. Man löst Jod darin und arbeitet die Lösung in Vaselin ein. Lawall und Tice[3] haben mit einer solchen Salbe, die als Antisepticum dient, Wunden behandelt.

Im allgemeinen wird man Jod nur aus therapeutischen Gründen zufügen. Schneider und Bodensiek gingen in einer Patentanmeldung weiter und fügen 0,0005—0,005% zu, um Wollfettsalben haltbarer zu machen. Der geringe Jodzusatz soll keine Schäden auf der Haut verursachen. (Vorsicht, Toxikosegefahr!)

Sonstige Halogen- und Salzsalben.

Chlor und *Brom* sind Bestandteile zahlreicher Medikamente, die ihrerseits wieder als Wirkstoffe vieler Salben zur Anwendung kommen. Meist handelt es sich um salzsaure Salze, evtl. auch um Bromverbindungen. Man will hier nicht die Wirkung des Halogens oder der Säuren, sondern man verwendet derartige Präparate nur infolge ihrer Löslichkeit. Ausnahmen sind die Chlorkalksalben im Luftschutz und gegen Pernionen und manche Bromverbindungen, durch deren Applikation in Salben man sedative Bromwirkung zu erzielen hofft.

Meerwassersalben, Mutterlaugensalben aus verschiedenen Heilbädern müssen wohl hier oder unter den Jodsalben angeführt werden. Oder soll man sie zu den indifferenten Salben rechnen? Der Zusammensetzung nach handelt es sich durchwegs um Wasser-in-Öl-Salben auf Wollfettbasis, deren Meerwasserkomponente nicht wirksam sein kann, sie sind daher durch Zusätze, z. B. ätherische Öle, „verstärkt" und dann wohl imstande, die Wirkung der Begleitstoffe zu gewährleisten. Eingedicktes Meerwasser oder Mutterlaugen dürften in geringerem Grade auch osmotisch reinigen.

Fluor findet sich in 2 Salben bzw. Salbengruppen: im jetzt kaum mehr verwendeten Fluor-Epidermin (Valentiner und Schwarz), das mit dem Epidermin (Richter) S. 69 nicht zu verwechseln ist, und in den Fissanen. Nach Meitner[4] enthielt das erstere Präparat Fluorpseudocymol und Difluordiphenyl in Vaselin-Lanolin. Es handelte sich um ein Präparat, das öllösliche Produkte enthielt und sowohl nach obigem

---

[1] Sturm u. Buchholz: Dtsch. Arch. klin. Med. **161**, 227.
[2] Sturm u. Schultze: Z. exper. Med. **90,** 173 (1933).
[3] Lawall u. Tice: J. amer. pharmaceut. Assoc. **1931**, 20, 8.
[4] Meitner: Reichsmed. Anz. **1903**, 14.

Autor als auch nach KRAUSS und BASS[1] bei Ulcera und Wunden empfehlenswert war.

Über das Fissankolloid wurde bereits ausführlich berichtet. Es handelt sich um einen oberflächenaktiven Körper, der, selbst unlöslich, die Wirksamkeit zugesetzter Medikamente steigern und physikalisch, aber nicht chemisch, in das Geschehen eingreifen soll.

Ätherische Öle, Balsame und Campherarten.

Ätherische Öle sind lipoidlöslich und durchdringen die intakte Haut, eine Tatsache, die schon von OVERTON[2] festgestellt wurde. Nach FILEHNE[3] nehmen sie ihren Weg wahrscheinlich über die Talgdrüsen, die sie reizen und empfindlich machen.

Man bedient sich der ätherischen Öle in Salben, um ihre desinfizierenden oder lokal reizenden Eigenschaften auszunutzen, aber auch, um interne Fernwirkung zu erzielen. Die lokale Reizung und die damit verbundene bessere Durchblutung der Hautcapillaren werden besonders durch Terpentin und Senföl bewirkt; vorwiegend intern beeinflussen die meisten anderen Öle, wie Methylsalicylat (Wintergrünöl), Eucalyptusöl[4].

Balsame, also Lösungen oder Gemenge von Harzen in bzw. mit ätherischen Ölen, haben durch die Ölkomponente ähnliche Wirkung. Ihr wichtigster Vertreter ist der Perubalsam.

Man kann die erfolgte Resorption der ätherischen Öle auf verschiedene Weise zeigen. PFAFFRATH[5] hat sie nach Salbeneinreibung in der Atmungsluft durch ihren Geruch nachgewiesen.

MACHT[6] hat zahlreiche ätherische Öle aus Fetten und Paraffinkohlenwasserstoffen durch die Tierhaut (weiße Maus) diffundieren lassen und, da sie alle in hohen Dosen giftig sind, ihre Wanderungsgeschwindigkeit an dem Eintritt toxischer Erscheinungen gemessen. Der Tod trat nach der Applikation von Zimt-, Fenchel-, Birken-, Orangen-, Pfefferminz-, Thymian-, Sassafrasöl in durchschnittlich 2 Stunden ein. Am ungiftigsten erwies sich Wintergrünöl, dessen Hauptbestandteil Methylsalicylat ist, ein Ester, der sich zersetzt und im Körper Salicylwirkung entfaltet.

STÄHLI[7] hat die BÜRGIsche Apparatur, eine Glasglocke (siehe S. 144), mit verschiedenen ätherischen Ölen beschickt, auf die geschorene Kaninchenbauchhaut aufgeklebt und die resorbierten ätherischen Öle in der Ausatmungsluft mit Vanillin-Salzsäure nachgewiesen. Er konnte zeigen, daß Thymian-, Citronen-, Terpentin-, Rosmarin-, Bergamott-, Latschenkiefern-, Wacholder-, Lavendel- und Eucalyptusöl wirklich resorbiert und durch die Ausatmungsluft ausgeschieden werden. Die Zeit bis zum

---

[1] KRAUSS u. BASS: Allg. Wien. med. Ztg **1900**.
[2] OVERTON: Pflügers Arch. **42**, 115.
[3] FILEHNE: Berl. klin. Wschr. **1898**, 3.
[4] Literatur bei BÜRGI: Schweiz. med. Wschr. **1937**, 20.
[5] PFAFFRATH: Arch. f. exper. Path. **174**, 143 (1933).
[6] MACHT: J. amer. med. Assoc. **110**, 6, 408 (1938).
[7] STÄHLI: Diss. Bern 1940.

Eintreten der Rotfärbung des Reagens war verschieden lang, diese selbst wechselnd stark.

WAELTI[1] hat ähnliche Versuche mit Campher angestellt und ebenfalls ein positives Ergebnis erhalten.

Bei unseren eigenen Versuchen sollte nicht die Resorption, sondern die lokale Wirkung der Öle aus Salben heraus studiert werden. Wir bedienten uns daher zuerst des Modellversuchs, um auch das Verhalten eines wäßrigen Mediums gegenüber den ätherischen Ölen — in unserem Falle das leicht nachweisbare Methylsalicylat — kennenzulernen.

Wir stellten mit folgenden 5 Salbengrundlagen, nämlich 1. Vaselin, 2. synthetischem Fett von Schweineschmalzcharakter, 3. Vaselin-Wollfett a̅a̅, 4. einer Öl-in-Wasser-Emulsion, 5. einer Wasser-in-Öl-Emulsion, Methylsaliylatsalben her.

Jedes Gramm dieser Grundlagen enthielt einen Tropfen ätherisches Öl. Von den Salben wurde je 1 g mit möglichst gleicher Oberfläche an einem Glasstab in 1proz. Eisenchloridlösung eingetaucht. Die Öl-in-Wasser-Emulsion verteilte sich schon in den ersten Minuten. Es entstand eine starke Violettfärbung. Die anderen 4 Versuchspräparate zeigten in dieser Zeit keinerlei Farbreaktion und wurden deshalb eine Stunde im Brutschrank bebrütet. Nun zeigte die Öl-in-Wasser-Emulsion noch immer die weitaus intensivste Färbung. Die Wasser-in-Öl-Emulsion färbte wesentlich weniger, ebenso das Vaselin. Eine noch schwächere Violettfärbung ergab das Vaselin-Adeps lanae-Gemisch. Keine merkbare Abgabe zeigte der synthetische Fettsäureglycerinester.

Es traten also in dem Modellversuch dem Wasser gegenüber große Unterschiede in der Medikamentenabgabefreudigkeit aus den einzelnen Salbengrundlagen auf. Das sonst diffusionsfreudige Fett löste das Öl zwar am besten, hielt es aber fest, und zwar fester als Vaselin. Die Emulsionen zeigten deutlich die Wichtigkeit der Wahl der richtigen äußeren Phase und des Verteilungsgrades.

Bei den Versuchen an der Haut sollte an Stelle des Resorptionsnachweises der Öle im Organismus ihre lokale Wirkung als Test herangezogen werden. Als geeignet erwies sich hierzu das Allylsenföl. 2 Tropfen dieses Öles wurden mit je 10 g Salbengrundlage verarbeitet, und zwar mit:

1. Vaselinum synth., Schmelzpunkt 62°,
2. Vaselinum album DAB 6, Schmelzpunkt etwa 40°,
3. Vaselinum DAB 6, Adeps lanae a̅a̅,
4. einer Öl-in-Wasser-Emulsion,
5. einer Wasser-in-Öl-Emulsion,
6. einem synthetischen Fett (Glycerinfettsäureester vom Schmelzpunkt 36°),
7. einem synthetischen Fett (Glycerinfettsäureester vom Schmelzpunkt 42°).

Je 0,5 g dieser 7 Salben wurden auf Mull-Läppchen gestrichen und 30 Minuten auf der Unterarmhaut liegen gelassen. In allen Fällen trat nach dieser Zeit unter starkem Brennen gleichmäßig intensive Rötung auf. Es bestand lediglich der Unterschied, daß bei brünetten Versuchspersonen die Rötung schneller verschwand und nicht so intensiv war als bei blonden.

---

[1] WAELTI: Diss. Bern 1939.

Dies ist um so mehr verwunderlich, als das Senföl, infolge seines hohen Dampfdruckes, unverdünnt schwächer reizt als in Kataplasmen oder Salben.

Die Grundlagen, die wir gewählt haben, hemmten das Öl also *praktisch gleich intensiv*. Der Versuch wird jedoch durch die „Unbekannte", die Dampfspannung in den einzelnen Phasen, etwas entwertet. Das Senföl hat aber doch in Salben ähnliche Eigenschaften wie die anderen ätherischen Öle, das zeigen die Beobachtungen von BLISS[1], die er bei mit Methylsalicylat durchgeführten Versuchen machte. Anscheinend haben alle ätherischen Öle diese Eigenschaft, soweit Fette oder Paraffinkohlenwasserstoffe als Trägersubstanzen in Frage kommen. Aus wäßrigen Methylsalicylatsuspensionen hingegen wird, wie BROWN und SCOTT[2] nachwiesen, mehr Salicylat resorbiert als aus einer alkoholischen Lösung und daraus wieder mehr als aus dem reinen Ester. Wasser gibt eben den darin nichtlöslichen Ester leicht an die Haut ab. Seine Anwesenheit fördert die Zersetzung des Esters, so daß nicht nur das ätherische Öl, sondern auch die Säure zur Resorption zur Verfügung steht.

Wenn wir nun die Modellversuchsergebnisse, die Erfahrungen von BLISS und unsere Resultate graphisch gegenüberstellen, erhalten wir folgende Bilder:

Tabelle 5.

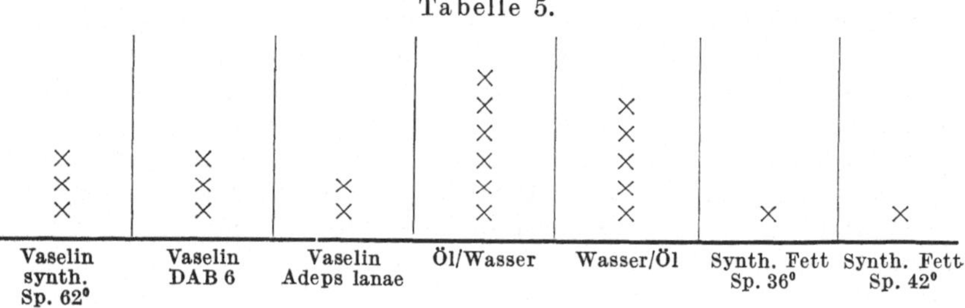

Vaselin synth. Sp. 62°	Vaselin DAB 6	Vaselin Adeps lanae	Öl/Wasser	Wasser/Öl	Synth. Fett Sp. 36°	Synth. Fett Sp. 42°
			X			
			X	X		
			X	X		
X	X		X	X		
X	X	X	X	X		
X	X	X	X	X	X	X

Modellversuch.

Eisenchloridhaltiges Wasser wird von methylsalicylathaltigen Salben verschieden intensiv gefärbt. Je höher die Kolonne der Kreuze, um so intensiver die Färbung.

Tabelle 6.

Vaselin synth. Sp. 62°	Vaselin DAB 6	Vaselin Adeps lanae	Öl/Wasser	Wasser/Öl	Synth. Fett Sp. 36°	Synth. Fett Sp. 42°
X	X	X	X	X	X	X
X	X	X	X	X	X	X
X	X	X	X	X	X	X

Versuche an der Haut.

Die ätherischen Öle beeinflussen die Haut aus verschiedenen Grundlagen heraus praktisch gleich stark. Alle Kolonnen sind gleich hoch.

---

[1] BLISS: J. amer. pharmaceut. Assoc. **25**, 694 (1935).
[2] BROWN u. SCOTT: J. of Pharmacol. **50**, 32 (1934).

Im Wasser ist die Abgabe aus den einzelnen Salbengrundlagen je nach der Löslichkeit des ätherischen Öles im Medium außerordentlich verschieden. Auf der Haut verschwinden die ohne Zweifel vorhandenen Unterschiede. Im Modellversuch geben die Fette als gute Lösungsmittel weniger Öl an Wasser ab als Vaselin, auch weniger als Emulsionen. Beim klinischen Versuch sind die Unterschiede ausgeglichen, die wäßrigen Teile der Haut haben keinen genügend stark hemmenden Einfluß auf die Resorption.

Wenn wir nun die einzelnen Indikationen besprechen, bei denen ätherische Öle appliziert werden, soll zuerst die lokale Wirkung auf die gesunde Haut erwähnt werden. Hier sind das Senföl sowie manche Terpene zu nennen, deren lokal hautreizende Wirkung z. B. bei der Rheumabehandlung ausgenutzt wird. Das Menthol kühlt und wird deshalb manchen Kühlsalben zugefügt.

Einige ätherische Öle, wie Nelkenöl, Anis-, Citronen-, Lorbeer- und Eucalyptusöl, werden gegebenenfalls unter Zusatz von Lebertran lokal neben Chinosol, Naphthalin u. a. in Salbenform als Schnakenschutzmittel empfohlen. Leider wirken sie sehr kurz, denn sie verdunsten nach außen und diffundieren infolge ihrer Lipoidlöslichkeit durch die Haut hindurch in das Innere des Körpers. Es müßte daher nach einer die Schnaken abschreckenden, aber nicht resorbierbaren Substanz gesucht werden, denn die Öle sind nicht indifferent, sie können Nierenreizungen verursachen, ein Umstand, der bei der guten Resorption durch die Haut berücksichtigt werden muß. Oder man bedient sich eines Schnakenschutzmittels mit anderen Wirkstoffen, etwa einer 1proz. Chininsalbe mit Lebertran und Lanolin, wie sie z. B. in der Pharmaz. Z.halle Dtschld **1928**, Nr 69 angeführt wird. Wirksamer. als Lanolinsalben werden auch hier Pflanzenschleime sein. Vielleicht gibt auch das D.R.P. 512665 einen Hinweis, wie die Nachteile der fettlöslichen Mückenschutzmittel zu umgehen sind. Nach ihm wird ein poröser Stein mit ätherischen Ölen getränkt, und diese werden durch Eintauchen in Paraffin fixiert. Außerdem gibt es ein Verfahren, ätherische Öle in Form einer Doppelverbindung mit bestimmten anorganischen Salzen, wie Calcium oder Mg-Bromid, oder ähnlich wirkende Substanzen, wie Cumarin und seine Derivate, auf der Haut zu fixieren, wobei durch die langsam erfolgende Abspaltung der ätherischen Öle ein sich über einen längeren Zeitraum erstreckender Schutz gegen fliegende Insekten erzielen läßt. Dieses im D.R.P. 694681 der I. G. Farbenindustrie A. G. geschützte Verfahren ist im Mückenschutzmittel „Mipax", einer Flüssigkeit, die von der *Curta* herausgebracht wird, ausgewertet.

Die Parfümierung von Salben verursacht in manchen Fällen Reizung der gesunden Haut, noch mehr aber erkrankter Stellen (Ungt. Diachylon und leniens). Kosmetische Artikel werden trotzdem wohl immer parfümiert werden, da sie sonst unverkäuflich liegenbleiben würden. Dermatologische und Gewerbeschutzsalben bleiben aber besser ohne solche Zusätze. Sie müssen nicht duften, sollen aber heilen und reizlos sein, und *diese letzte Eigenschaft kann durch ätherische Öle gefährdet werden,* zumal einzelne Öle oder Ölbestandteile, wie Thymol, geradezu als Antigen wirken können (Hansen[1]).

Hier sei daher darauf hingewiesen, daß fast alle ätherischen Öle in Salben bei längerem Gebrauch eine Allergie hervorrufen können. So sahen wir nach Gebrauch einer aus zahlreichen Ölen zusammengesetzten Patentsalbe eine schwere Gesichtsdermatitis entstehen, die, wie durch Hautteste geklärt wurde, auf die Oleum-Lauri-Komponente zurückzuführen war. Nach Abheilung der allergischen Dermatitis bekam der Patient einige Wochen später ein Rezidiv in Form eines Lippenekzems, das dadurch entstand, daß der Patient sich ein Lorbeerblatt aus einer Sauce durch den Mund gezogen hatte.

Die Wundheilung wird durch ätherische Öle nicht beschleunigt, im Gegenteil, die Tierversuche Stockmanns[2] zeigten, daß stark bactericide Öle das Gewebe schädigen, ohne die Abwehrkräfte zu steigern.

Vielen Salben sind ätherische Öle zugefügt, um die Resorption anderer Heilmittel zu fördern. Exakte Unterlagen für diese Wirkung als Gleitschiene hat Macht in der schon mehrfach zitierten Arbeit geliefert.

Nun kurz die wichtigsten ätherischen Öle, die in Salben vorkommen:

Ol. Anisi, 1—10proz., dient in Salben gelöst als Läusemittel. Da Resorption unerwünscht ist und wir nur die Oberfläche und die Haare behandeln wollen, wird eine abwaschbare Öl-in-Wasser-Emulsion als Salbengrundlage zweckmäßig sein. Es kam im Jahre 1915 durch eine Arbeit Fränkels[3] auf und wurde im selben Jahr von Wesenberg[4] abgelehnt. Heute haben wir wohl wirksamere und leichter erreichbare billigere und sicherere Mittel.

Ol. Arnicae wird meist bei seiner Verwendung als Volksheilmittel in Form von 3—5% der ölhaltigen Tinktur in Salben eingearbeitet. Es ist ferner ein Bestandteil des Ungt. benzidale und zahlreicher Spezialitäten, so der Traumafluidsalbe (Schwabe), Präparaten, in denen es Hyperämie und leichten Reiz erregen soll.

Ol. Cajeputi ist neben Campher, Hyoscyamusöl, Seidelbastextrakt und Salicylsäure zu 0,9% in der Bexuolsalbe, die bei Rheuma empfohlen wird, enthalten.

Ol. Caryophyllorum, Nelkenöl, dient zur Abschreckung der Mücken. Resorption wird nicht angestrebt. Es empfiehlt sich die 5—10proz. Verarbeitung z. B. in einer Mischung von 3 Teilen Wollfett und 7 Teilen Glycerinsalbe.

Ol. Chamomillae ist vorwiegend in Form der Kamillosan- und ähnlichen Salben zur Schmerzbeseitigung als entzündungshemmendes Mittel, mildes Desinfiziens und Desodorans in Verwendung.

Ol. Eucalypti wird zur Abschreckung der Mücken und als Expectorans in Salben, für die bei ersterer Indikation die Ausführungen bei Ol. Caryophyllorum gelten, empfohlen.

---

[1] Hansen: Dtsch. med. Wschr. **1939**, 7.
[2] Stockmann: Diss. Zürich 1937.
[3] Fränkel: Wien. klin. Wschr. **1915**, 313.
[4] Wesenberg: Dtsch. med. Wschr. **1915**, 861.

Ol. Gaulteriae, Wintergrünöl, enthält vorwiegend Methylsalicylat. Es dient zur Rheumatherapie, in der ja auch zahlreiche andere organische Salicylverbindungen, die sich in Salben wie ätherische Öle verhalten, verwendet werden.

Ol. Hyperici, ein Macerat des frischen, an ätherischen Ölen reichen Krautes mit fettem Öl, wird und wurde als Wundmittel unverändert und als Salbenbestandteil verwendet. Über den Wirkungsmechanismus als solches ist nichts bekannt. Es scheint ähnlich wie Arnica und Calendula zu wirken und hat infolge seines Hypericingehaltes lichtsensibilisierende Eigenschaften.

Ol. Juniperi ist neben Kräuterextrakten in dem Ungt. Juniperi enthalten.

Ol. Lauri steht zwischen fetten und ätherischen Ölen und ist ein häufiger Bestandteil von Schnakenschutzsalben. Als Heilmittel steht es vorwiegend in der Veterinärmedizin in Verwendung und ist in manchen Ländern in Salben offizinell.

Ol. Menthae bzw. Menthol wirkt selektiv erregend auf die Kältenerven, „kühlend" und leicht schmerzstillend. Es ist bei akuten Ekzemen zu vermeiden.

Campher ist mit Ungt. molle, Vaselin oder Wollfett und Paraffinsalbe in 10proz. Verarbeitungen als juckstillendes, leicht antiseptisches Mittel, z. B. bei Frostbeulen, in Verwendung, Versuche, derartige Salben als Kreislauftonica zu verwenden, sind bisweilen erfolgreich. Auch bei Tuberkulose ist ein Versuch mit Camphersalben möglich. So berichtet BAUSE[1] von guten Resultaten mit Permeatin, einer Lanolinsalbe, die auch noch Guajacol enthält.

Ol. Terebinthinae wird aus Salben leicht resorbiert (verursacht oft Überempfindlichkeit). Es dient als desinfizierendes, hautreizendes Mittel und z. B. bei Ulcus cruris 4,5proz. in Vaselin zur Granulationsanregung. Bei dieser Indikation ist es auch neben Hexamethylentetramin Bestandteil der Terpestrolsalbe (Deiglmayer). Weitere derartige Mittel sind Cilauphen, Cilaudent, Präparate, über die JENDRISSEK[2] berichtet.

Unguentum populi, die in manchen Gegenden von der Landbevölkerung noch viel verlangte Pappelsprossensalbe, enthält Gerbstoff, Harz und im ätherischen Öl Benzylbenzoat und Salicylat und andere Benzylester. Sie dürfte nach PFAU[3] dieser Komponenten wegen bei Verbrennungen und Hämorrhoiden sehr wohl wirksam sein. Außerdem konserviert das Harz die Grundlage besser als Benzoeharz.

Die Wirkung des **Perubalsam** setzt sich aus der der ätherischen Öle und der Harze zusammen. Er ist lokal desinfizierend, besitzt aber auch Fernwirkung, die nach erfolgter Resorption als Nierenreizung in Erscheinung treten kann. Die vorwiegend antiseptische Eigenschaft, zu der auch eine keratoplastische Komponente hinzukommt, hat ihm in der Dermatologie und Chirurgie einen wichtigen Platz eingeräumt. Trotz der auftretenden Allergien und trotz des Siegeszuges der Leber-

---

[1] BAUSE: Dtsch. med. Wschr. **1925**, 49.
[2] JENDRISSEK: Zahnärztl. Rdsch. **1939**, 6.
[3] PFAU: Helvet. chim. Acta **21**, 1524 (1938).

transalben in der Wundversorgung ist er nicht zu verdrängen. Perubalsam oder seine Nachahmungen sind ein wesentlicher Bestandteil zahlreicher industriell hergestellter Salben. Nach KRÄUTER[1] ist er den Vitaminsalben in der Wirkung gleichwertig. Seine Nachteile bestehen darin, daß 10% der Hautkranken und 2% der Gesunden sowie nach SCHÖNE[2] die Röntgengeschädigten ihn nicht vertragen. Sie reagieren nach ENGELHARDT[3] auf seine sämtlichen Inhaltsstoffe, Benzoeester sowie auch auf Benzoetinktur, so daß auch das Adeps benz. in diesen Fällen Störungen verursachen dürfte. Ferner bildet er mit manchen Substanzen, wie mit Borsäure, unerwünschte Verbindungen.

Perubalsam „buttert" bei längerem Verreiben mit Vaselin, mit dem es zuerst glatte Mischungen ergibt, aus. Man setzt ihn daher zweckmäßig als letzten Bestandteil zu und rührt nur kurz um. Um homogene Perubalsamsalben herzustellen, muß man Ricinusöl zu Hilfe nehmen, man verreibt den Balsam mit dem Öl und fügt diese Mischung der Grundlage zu. Nach BRIDON[4] kann man durch Auflösen von 2 Teilen Balsam in 1 Teil Chloroform und Eintragen dieser Mischung in 8 Teile Vaselin ein Konzentrat machen, aus dem dann die in der Rezeptur üblichen Verdünnungen bereitet werden. Allerdings verlangt die Herstellungsvorschrift für die Mischung ein mehrstündiges Verreiben, bis das Lösungsmittel verdunstet ist. Es befriedigt zudem nur bei manchen, aber keineswegs bei allen Vaselinsorten.

Styrax wird in Salben gegen Läuse und bei Krätze etwa 10 proz. mit oder ohne Schwefelzusatz in einer Mischung von Sapo viridis und Adeps suill. verwendet.

Myrrhensalben sind verschiedentlich im Handel. Das einfache Mischen von Fett oder Vaselin mit Myrrhen führt zu unbefriedigenden, sich auf der Haut trennenden Salben. Die Spezialpräparate enthalten daher „filtrierte Myrrhe', darunter dürfte wohl das gummifreie ätherische Öl gemeint sein, das sich in den Grundlagen unschwer löst.

Resina Elemi (Elemiharz) ist ein Bestandteil mancher im Ausland offizineller Salben.

Terebinthina laricina und Vaselin a͞a sollen als Wundsalbe nach SCHULZ[5] sowie nach MOMBURG alle anderen Salben, auch die Lebertransalbe, übertreffen. Man erhält sie durch Zusammenschmelzen von gleichen Teilen Harz und Fett oder Vaselin (Schmalz[6]). Ein Industriepräparat aus Lärchenharz, Vaselin und Lebertran ist Provulnolan (Lichtenheld), über das RAU und HEINEMANN[7] sowie LANGE[8] berichteten. Die Reichsformeln geben auch ein derartiges Präparat an. Es enthält 10 Teile Lebertran und 25 Teile Harz auf 100 Teile Vaselin.

---

[1] KRÄUTER: Münch. med. Wschr. **1937**, 27.
[2] SCHÖNE: Med. Klin. **1939**, 15, 510.
[3] ENGELHARDT: Münch. med. Wschr. **1935**, 7.
[4] BRIDON: Wien. pharm. Wschr. **73**, 31 (1940).
[5] SCHULZ: Chirurg **1939**, 1, 263.
[6] SCHMALZ: Landarzt **1939**, 12.
[7] RAU u. HEINEMANN: Med. Welt **1937**, 5.
[8] LANGE: Med. Welt **1938**, 1495.

Eine Sonderstellung nimmt das **Bergamottöl** ein, das die UV.-Lichtempfindlichkeit der Haut beeinflußt, eine Beobachtung, die so alt ist wie das Kölnische Wasser, dessen Hauptbestandteil Bergamottöl ist. URBACH und KRAL[1] haben die Desensibilisierung durch das Öl experimentell belegt. Sie stellten fest, daß sie insbesondere bei parenteraler oder auch oraler Vitamin-C-Darreichung intensiv ist. Doch wird anderseits das Öl zur Bräunung bei Vitiligo sowie zur Pigmentierung der anästhetischen Herde bei Lepra herangezogen[2], und MIESCHER[3] stellt die obigen Betrachtungen URBACHS überhaupt in Abrede.

Nun zur *Wirkung der Salben mit ätherischen Ölen bei geschädigter Haut und bei Wunden.* Hier kommt die aus verschiedenen Arbeiten bekannte stark desinfizierende Wirkung zur Geltung. Dies und die Stimulierung der natürlichen Heilungsvorgänge durch ätherische Öle und Harze erklärt die Wirkung zahlreicher Wundsalben. Dazu kommt noch, daß manche Öle, wie dies GONZENBACH[4] an der Ilon-Absceß-Salbe nachgewiesen hat, eine deutliche phagocytosesteigernde Wirkung ausüben sollen.

Der hyperämisierenden Eigenschaften mancher ätherischer Öle, wie des Nadelholzöls, des Rosmarinöls und Thymols, bedient man sich bei Erfrierungen.

Der Internist verwendet Salben mit salicylsäureabspaltenden natürlichen oder synthetischen ätherischen Ölen, z. B. mit Methylsalicylat, zur Erzielung der Salicylwirkung, andere wie die Terpene als „ableitende" Rubefacientia. Hierzu steht ihm eine Unzahl von Fabrik- und Apothekenpräparaten zur Verfügung (Rheumasan u. a.). Die expectorierende Wirkung des Eucalyptusöls und die spasmolytischen Eigenschaften mancher anderer Öle, der Benzylverbindungen und des Camphers, werden zur äußeren Behandlung von Bronchial- und Gefäßleiden herangezogen.

Bei der Herstellung von Salben, die ätherische Öle oder Balsame enthalten, können wir — wie die Versuche zeigten — jede Fett- oder Kohlenwasserstoffgrundlage nehmen. Wir werden eine haltbare, verträgliche, den Wärme- und Gasaustausch nicht behindernde Salbe herstellen und Fette nehmen bzw. Emulsionen vom Wasser-in-Öl-Typ.

Wir müssen uns bei der Herstellung der letzteren aber durch eine Vorprobe überzeugen, daß die Emulsion nicht durch den Ölzusatz zerstört wird.

Die Harze und Balsame haben nach SCHMIDT[5] die wichtige Eigenschaft, echte Fixiermittel für Riechstoffe zu sein, sie absorbieren die riechenden Substanzen an ihrer Oberfläche. Ambra, Zibeth und Moschus scheinen anders zu wirken, und zwar durch Erregung der Geruchsnerven.

---

[1] URBACH u. KRAL: Wien. klin. Wschr. **1937**, 27.

[2] SÉZARY u. GUÉDÉ: Congrès de dermatologistes de langue française **36**, 469 (1931).

[3] MIESCHER: Schweiz. med. Wschr. **1938**, 888.

[4] GONZENBACH: Med. Klin. **1931** I, 58.

[5] SCHMIDT: Dtsch. Parfümerie-Ztg **24**, 21, 61, 161 (1938).

Bei der Herstellung von Glyceridsalben mit ätherischen Ölen und Parfümkompositionen ist auch noch zu berücksichtigen, daß einige, wie Eugenol und Thymol, oxydationshemmend, Anethol, Diphenyloxyd, Isosafrol, Vanillin, Heliotropin und α-Jonon aber fördernd wirken (NAKAMURA[1]).

Nun zu den Industriepräparaten. Wir führen hier einige Mittel an und zeigen, daß manche zahlreiche Stoffe enthalten, wir wollen ferner erwähnen, daß die kasuistische Literatur über diese Produkte Bände füllen könnte, und trachten, im übrigen die schon erwähnte Einteilungsweise zu bewahren.

Ätherische Öle als Gleitschiene enthält die **Diffundolsalbe,** die ferner aus Schwefelverbindungen in Natronseifensalbe, die besonders gute Resorption gewährleisten soll, besteht.

Auf der kranken Haut wirken unter vielen anderen alle Perubalsam enthaltenden Mittel, z. B.

Epithensalbe (Temmler). Sie enthält Scharlachrot und Perubalsam in „besonderer Grundlage".

Histopinbalsam der Nitritfabrik, Berlin, enthält Histopinextrakt aus Staphylokokkenstämmen, Perubalsam, ZnO, Bismut subnitricum.

Ilonabsceßsalbe (Ilon, Freiburg) besteht aus Sesamöl, Talg, gelbem Wachs, Kolophonium, sulfoniertem Terpentin, ätherischen Ölen, Phenol und Polymerisationsprodukten. SCHÖNFELD[2] weist darauf hin, daß diese Bestandteile oft zu Allergien führen. An ihrer Stelle sollte Hg-Salbe, Ichthyol oder Borvaselin verwendet werden. FRÜHWALD[3] hat diese Schäden jedoch an seinem umfangreichen Material nie beobachtet. Loos und OTTO[4] hingegen gehen wieder mit SCHÖNFELD parallel, so daß Vorsicht am Platze sein wird. Auch wir haben schwere Dermatitiden nach der Verwendung von Ilonsalbe gesehen und schlagen vor, daß sie dem Handverkauf entzogen und nur mehr auf Grund von Rezepten abgegeben wird.

Kamillosansalbe (Bad Homburg) enthält die ätherischen Öle der Kamille in einer nicht näher bezeichneten Salbengrundlage und ist sowohl als Medikament als auch selbst wieder als Salbengrundlage verwendbar. Kamillocreme ist eine dieselben Öle enthaltende Stearatcreme.

Kamichtal Byka besteht aus Ungt. molle, Glycerin, Kamillen- und Terpentinöl — das erstere soll die Entzündung hemmen, das letztere sie fördern —, ferner aus Karwendol, Natriumsalzen und Ameisensäure.

Lyssiasalbe enthält nach KUHN[5]

ZnO—Amyl. āā 150,0, Vaselin flav. 350,0, Naphthalan 160,0, Balsam peruv. 60,0, Chinolin. sulf. 5,0, Ichthyol 10,0, Extr. Hamamelidis 30,0, Ol. Cacao 30,0, Bismut. oxyjodogallic. 10,0, Adeps lanae ad 1000,0.

---

[1] NAKAMURA: J. chem. Ind. **36**, 2600, 3353 (1933).
[2] SCHÖNFELD: Münch. med. Wschr. **1942**, 24.
[3] FRÜHWALD: Med. Klin. **1942**, 51.
[4] OTTO: Dermat. Wschr. **1942**, 40, 824.
[5] KUHN: Münch. med. Wschr. **1932**, 1, 27.

Remedia externa (Obermeyer), wie Mamillon, Parvulan, Ungt. herbale, enthalten in öligen und wäßrigen Auszügen Pflanzenextrakte, teilweise mit ätherischen Ölen.

Terpestrolsalbe (Deiglmayr) besteht aus Terpentinöl, Hexamethylentetramin und einer „Salbengrundlage" und dient als Granulations- und Epithelisierungsmittel.

Varikosansalbe (Kermes) enthält laut Angabe „Albuminolipoide", Fette, Bitumen- und Teeröle, Kolloidschwefel, Hamamelisextrakt, ZnO, Anästhesin, Bismut. subnitric., Campher, Perubalsam, Lanolin, Vaselin flav., Vaselinöl.

An der Menge der Bestandteile gemessen, wird sie von der **Sprätinsalbe,** die 17 Komponenten enthält, noch übertroffen.

Zu nennen sind dann noch Combustin, Philonin.

Internen Indikationen dienen die zahlreichen Methylsalicylatsalben, wie Rheusolex, Rheumasan. Der Geruch verrät häufig ihren Wirkstoff schon von weitem.

Als Husten- und Kreislaufmittel, die teilweise auch mechanisch durch Massage wirken sollen, sind zu nennen

Präparat:	*Inhaltsstoffe:*
Antitussin-Salbe (Täschner)	Eucalyptus- und Rosmarinöl sowie Thymol
Eukolesin (Bavaria Würzburg)	Eucalyptus- und Terpentinöl, Kreosot, Menthol
Hustensalbe Tancré	Eucalyptus- und Terpentinöl, Benzyl-Benzoat, Menthol und Campher
Mafera Herzsalbe (Schwabe)	Campher und Menthol, Anylnitrit, Zimtöl, Baldrian in Paraffinsalbe
Recorsansalbe (Bavaria Würzburg)	Menthol, Nicotin, Campher, Baldrian, Senföl

Lerminol (Schwabe), ein Rheumamittel, enthält Latschenkiefernöl, Salicylester, Rhus toxicodendron und Arnica in Lanolin-Vaselin, also Mittel, die das Körperinnere durch die Haut hindurch beeinflussen sollen.

Einige aus der Volksmedizin übernommene Salben seien noch erwähnt; sie enthalten entweder ätherische Öle oder Reizstoffe, die sich ähnlich verhalten.

Unguentum calendulae ist bei den Ärzten fast vergessen, wird aber von Laien und Heilkundigen, wie z. B. auch von Kneipp und Pfarrer Künzle, der in der Schweiz außerordentliches Ansehen beim Publikum besitzt, sehr empfohlen. Nach Hager wird sie aus 1 Teil Calendula-Fluidextrakt und 9 Teilen Adeps lanae hergestellt. Kneipp empfiehlt die Herstellung aus den Blüten, Olivenöl und Wachs. Da der Wirkstoff vermutlich das ätherische Öl ist, werden wohl durch diese letztere Vorschrift, in der die Öle geschont werden, bessere Resultate erzielt werden.

Majoransalbe wird meist mit Vaselin hergestellt. Hage[1] ersetzte dieses durch Adeps suillus und betont die Überlegenheit der Salbe auch in ihrer dermatologischen Wirkung.

---

[1] *Hage: Dtsch. Apotheke* **1934,** 4, 58.

Ungt. Rosmarini comp. wird nach dem DAB 6 mit Schweinefett, nach anderen Vorschriften auch mit Vaselin bereitet und enthält neben Rosmarinöl noch Lorbeeröl, Terpentin und andere ätherische Öle.

Auch unter den **Harzsalben** gibt es Industriepräparate, so die Mischung von Vaselin und Harz $\overline{aa}$, die MÜLLER-MERNACH[1] empfiehlt und Lichtenheld herstellt; sie sollte nach SCHMALZ[2] mit Wollfett statt mit Vaselin bereitet werden. Ferner ist die Cilauphensalbe (Bika), die Kolophonium, Terpentin, Phenol und ätherische Öle enthält und von SCHARF-BILLIG[3] eingeführt wurde, zu nennen.

Feste Hautreizstoffe. *Gewisse hautreizende Stoffe* kristalliner Form verhalten sich ähnlich wie die ätherischen Öle, so daß sie geradezu als Untergruppe geführt werden können. RUHMANN[4], der sich mit der Hautreizwirkung eingehend befaßt hat, teilt deshalb nicht chemisch in Alkohole, Aldehyde, Amine, ebensowenig in feste und flüssige, sondern vom Standpunkt der Therapie aus in Substanzen ein, die entzündliche Hautrötung (Senfmehl, Meerrettich), Nesselausschläge (Brennesseln, Histamin), Pustelausschläge (Cutivaccine, Pondorfimpfung, Seidelbast, Cardol), Blasen (Cantharidin) verursachen. Wir wollen aber hier bei der Trennung in flüssige und feste Hautreizstoffe bleiben und müssen feststellen, daß auch die letzteren durch die intakte Haut eindringen. Es war daher nur zu klären, ob sie aus den verschiedenen hier interessierenden Medien heraus gleich schnell und intensiv zur Wirkung gelangen. Um dies zu erkennen, wurden Versuche mit Cantharidin-Merck-Salben angestellt, und zwar mit 1prozentigen Verreibungen mit folgenden Grundlagen:

1. Synthetisches Vaselin . . . . Fp. etwa 60°
2. Vaselinum album DAB 6 . . . . $\overline{}$,, ,, 40°
3. Vaselinum album DAB 6 Adeps lanae $\overline{aa}$,, ,, 40°
4. Synthetisches Fett . . . . ,, ,, 36°
5. Synthetisches Fett . . . . ,, ,, 42°

Die Salben wurden in Dosen von je 0,5 g auf vierfach gelegte Mullläppchen von 1 qcm Größe gestrichen und auf die Unterarme der Versuchspersonen mit Leukoplast fixiert. Nach 5 Stunden wurden die Salben entfernt. Alle Stellen zeigten Rötung. Die intensivste Rötung war durch die Salben Nr. 1, 2 und 5 verursacht. Etwas geringere Reaktion machte die Salbe Nr. 3, die weitaus geringste zeigte die Salbe Nr. 4. Nach weiteren 3 Stunden schossen an den Stellen, an denen die Salben Nr. 1, 2, 3 und 5 gelegen hatten, große Blasen auf. Bei Salbe Nr. 4 blieb die Reaktion schwach (s. Abb. 12).

Weitere Versuche sollten uns klarstellen, ob der Unterschied zwischen der Abgabe aus den Salben Nr. 4 und 5, also aus zwei ganz gleichartig gebauten, nahe verwandten Glyceriden, seine Ursache in dem Wesen der Fette habe oder ob ein äußerlicher Grund dafür haftbar zu machen sei. Der Versuch wurde deshalb wiederholt, doch wurden die beiden Fette an Stelle von Mulläppchen auf kleine Cellophanplatten aufgestrichen.

[1] MÜLLER-MERNACH: Münch. med. Wschr. **1935**, 11, 405.
[2] SCHMALZ: Landarzt, zit. in Dtsch. Apoth.-Ztg **1940**, 46.
[3] SCHARFBILLIG: Dtsch. med. Wschr. **1937**, 4, sowie Hippokrates: **1935**, 1.
[4] RUHMANN: Drastische Hautreizbehandlung. Leipzig: Krüger 1937.

Bei sonst gleichen Bedingungen wie in der oben geschilderten Versuchs-reihe zeigte sich nun auch eine völlig gleiche Reaktion, ein Beweis dafür, daß hier der zu niedere Schmelzpunkt der Salbe für das Versagen des Präparates verantwortlich war. Der Fp. von nur 36° ließ die Salbe Nr. 4 auf der Haut schmelzen, sie wurde durch die Dochtwirkung der Gaze abgesaugt und kam auf der Haut nicht zur Wirkung.

Hier zeigte sich besonders deutlich, daß die Wahl eines Fettes mit niederem Schmelzpunkt in der Verbandtechnik berücksichtigt werden muß. Ein Fett, das unter Hauttemperatur schmilzt, verhält sich auf ihr wie ein Öl und nicht wie eine Salbe.

Es muß noch erwähnt werden, daß im Selbstversuch, der zweimal mit einem Zwischenraum von vier Tagen wiederholt wurde, keinerlei Nierenstörungen aufgetreten sind, obwohl die pro Arm bei gleichzeitiger Anwendung aller 5 Salben applizier-te Menge von $2 \times 5 \times 0,025$ g Can-tharidin nahe an die nach LESCHKE[1] letale Dosis von 0,3 g heranreicht. Infolge seiner Nichtflüchtigkeit ist die Resorption langsamer als die Blasenbildung. Es bleibt oberfläch-lich länger haften als z. B. Senföl,

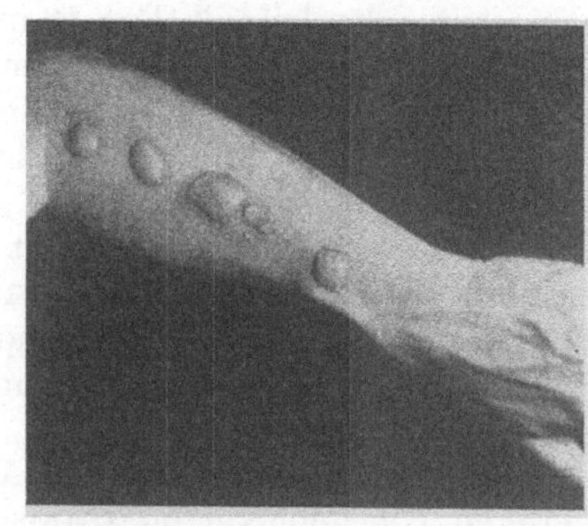

Abb. 12. Versuche mit 1proz. Cantharidin-salben.

das auch viel schmerzhafter wirkt. Der Versuch kann daher rechtzeitig abgestoppt werden. Aus diesem Grunde war von den beiden einzigen Fällen der Literatur über die Vergiftung durch Cantharidinsalben nur der eine von SWAINE im Jahre 1846 tödlich. Der Fall von WYSOKY[2] war infolge der Hautschäden bedrohlich, aber nicht tödlich, obwohl nach Berechnung des Autors etwa 11 g Canthariden in der aufgewendeten Salbe verstrichen wurden. Akute Schäden sind nach diesen Erfahrungen daher weniger zu fürchten als chronische.

. Das Cantharidin spielt in der Dermatologie vorwiegend als haar-wuchsförderndes (Hyperämie-) Mittel eine Rolle. Seine Wirkung auf die Haut wird in manchen Fällen ausgenützt, um „die Haut zu er-wärmen". So wird die Tinktur manchen Salben in Mengen von 1—5% zugegeben. Doch ist bei derartigen Versuchen, insbesondere bei wieder-holter Applikation, Vorsicht am Platze, da Cantharidin auf der Augen-schleimhaut ätzt und resorbiert wird. Auch zur Resorptionssteigerung oder um sonst nichtresorbierbare Salze zur Aufnahme durch die Haut zu bringen, etwa Alkaloidsalze, gibt man Cantharidentinktur zu Salben oder Alkaloidlösungen hinzu.

Derartige Versuche sind meist fehl am Platze, da sie zu schweren Schädigungen führen können, und zwar sowohl von seiten des Canthari-dins als auch von seiten des zugesetzten Alkaloids, dessen Resorption

---

[1] LESCHKE: Münch. med. Wschr. **1932**, 1835.
[2] WYSOKY: Wien. klin. Wschr. **1932**, 31.

zwar verbessert wird, aber deshalb noch lange nicht gesteuert und exakt dosiert werden kann. So hat z. B. MILCO[1] eine chronische Pilocarpinvergiftung nach Gebrauch eines Haarwassers beschrieben, das 0,5% Pilocarpin, Cantharidentinktur und Alkohol enthielt. Genau dieselben Schädigungen wären natürlich auch bei der Darreichung einer Salbe zu erwarten.

Die blasenziehende Wirkung des Cantharidins wird zusammen mit der des Crotonöls in der Paste Öttinger forte, der Bimssteinpulver zur Hautrauhung zugefügt ist, und in der BAUNSCHEIDTschen Salbe, die als Grundlage Lanolin-Vaselin enthält, verwendet, um Krankheitsstoffe auf die Haut „abzuleiten". Das BAUNSCHEIDTsche Öl soll laut Angabe eine Dispersion „pustulanter Eiweißstoffe" sein. RUSSMANN[2] stellt fest, daß seine Zusammensetzung unbekannt ist, so daß es als Geheimmittel zu werten ist. Eine ähnliche Cantharidintherapie verfolgt SCHARFBILLIG[3] mit „künstlichen Brandblasen", deren Füllung dem Patienten i. m. injiziert werden kann. Er erziehlt damit gute Ergebnisse bei den meisten inneren Krankheiten. RUSSMANN hat ebenfalls eine derartige Salbe entwickelt, sie enthält Crotonöl, Seidelbastrindenauszug, Cajeputöl und wird mit Tafelsalz, das mechanisch Läsionen verursacht, eingerieben.

Die Cantharidinsalben der Arzneibücher werden meist durch Digerieren von gepulverten spanischen Fliegen mit Schweinefett 6proz. hergestellt. Die neueren Arzneibücher lassen Cantharidin in Chloroform lösen. Die Lösung wird dann in Benzoeschmalz oder Öl-Wachs-Mischungen eingetragen, so daß das Endprodukt 0,5 g Wirkstoff auf 1 kg Salbe enthält.

Neben Cantharidin werden auch Capsaicin, Extrakte aus Rhus toxicodendron und Veratrin in Salben als die Durchblutung fördernde Mittel verwendet (Alopecie). Die Dilste-Salbe, die in Alpenländern sehr beliebt ist, besteht aus Leinöl 8,0, Wollfett 70,0, Ol. Arnicae 3,0, Ol. Rosae, Ol. Cinnamomi aa 1,00, Ol. Terebintinae 2,0, Capsicum pulv. 15,0.

Die Reichsformeln führen eine Capsaicinsalbe mit Rosmarinöl, Menthol und Capsaicin in Tyloseschleim zur Rheumabehandlung an. Man verwendet mit Recht das reine Capsaicin und nicht einen unkontrollierbaren Auszug, ließe aber besser das Menthol weg, da die Wirkung der beiden Antagonisten im Hinblick auf die „Erwärmung" zusammen 0 ergibt. Sonst ist der neue Weg, derartige Präparate in Tylose- (Adulsion-) Salbe zu applizieren, sicher brauchbar und erfolgversprechend.

Zusammenfassend ist über die ätherischen Öle und fettlöslichen Hautreizstoffe in Salben zu sagen, daß sie aus Fetten, Paraffinkohlenwasserstoffen und Emulsionen praktisch gleich schnell zur Wirkung kommen. Niedrig schmelzende Salbengrundlagen ziehen leicht in den Verband, so daß dessen Beschaffenheit diese Eigenschaft ausgleichen soll. Wird schnelle Diffusion angestrebt, so ist die Verwendung wasser-

---

[1] MILCO: Klin. Wschr. **1930**, 4, 170.
[2] RUSSMANN: Drastische Hautreizbehandlung. Leipzig: Krüger 1931.
[3] SCHARFBILLIG: Die Cantharidenblasenbehandlung. Hippokrates-Verlag.

freier Salben empfehlenswert, da in Emulsionen die Diffusion fettlöslicher Substanzen nach PATZSCHKE und HAHN[1] verzögert ist, wenn auch die langsamere Wirkung nach unseren Versuchen keinerlei Rolle spielt. Je größer die Löslichkeit eines Körpers in Lipoiden und je kleiner sie im Wasser ist, um so schneller erfolgt die Resorption. Doch darf die Wasserlöslichkeit den Wert Null nicht erreichen. Alle ätherischen Öle sind giftig, auch das Methylsalicylat, das bei äußerer Anwendung nach LAWSON und KAISER[2] erst voriges Jahr zum Tode eines Kindes geführt hat.

Bei Verwendung von Salben oder Emulsionen mit ätherischen Ölen muß besonders bei desepithelisierter Haut oder bei Ulcerationen mit dem Zustandekommen einer Überempfindlichkeit gegen die ätherischen Öle durch Bildung von sessilen Antikörpern in der Epidermiszelle gerechnet werden. Diese Feststellung erklärt zwanglos die nicht so seltene Tatsache, daß gelegentlich bisher gut vertragene Salben plötzlich eine starke Reizwirkung entfalten und zu Ekzemschüben Anlaß geben[3].

Hormone und körpereigene Substanzen, Vitamine und verwandte Stoffe.

a) Weibliche Sexualhormone (Follikel).

Ausfallserscheinungen, insbesondere die Störungen an der Oberfläche des Körpers, die durch Unterfunktion der Hormonproduktion verursacht werden, legen einen Versuch mit Sexualhormonsalben nahe, da die hormonhaltigen Bäder (Franzensbader Moor) und die Erfolge der lokalen Therapie aussichtsreiche Behandlung erwarten lassen. Die Follikelhormone sind zudem in manchen Anwendungsformen, z. B. als Benzoat, öllöslich, so daß Resorption zu erwarten war und von ITO HAJAZU KON[4] nachgewiesen wurde. Auch KUN[5] hat nach Applikation von Follikelhormonsalben mit 1500 Benz.-Einheiten pro ccm im Tierversuch Wirkungen, nämlich Hyperämie und Verdickung der Haut an den Einreibestellen, beobachtet. Die percutane Hormonzufuhr kann die orale Zufuhr ergänzen und bis zu einem gewissen Grad ersetzen. Sie wird jedoch die in die Salbe eingearbeiteten Einheiten nicht voll ausnützen. ZONDECK[6] hat hierfür genaue Zahlen angegeben. Ihnen zufolge soll die Ausnützung der in Salben zugefügten Östronmengen etwa 14% betragen. In Benzol, Äther, Alkohol aufgenommenes Hormon kam zu 100 % zur Wirkung. Auf die Salbengrundlage wird bei der Herstellung einer Follikelhormonsalbe kein so großes Gewicht zu legen sein wie bei einem nichtöllöslichen Präparat; man wird Versuche anstellen und das am besten verträgliche

[1] PATZSCHKE u. HAHN: Zit. im Handbuch für Haut- und Geschlechtskrankheiten 5 (1), 920. Berlin: Springer 1930.

[2] LAWSON u. KAISER: Zbl. Kinderheilk. 34, 11, 413 (1938).

[3] SCHMIDT-LA BAUME: Das Ekzem im Lichte der neueren Forschung. Z. ärztl. Fortbildg 1937, Nr 18.

[4] ITO HAJAZU KON: Zbl. Gynäk. 1937, 1094.

[5] KUN: Wien. klin. Wschr. 1937, 12.

[6] ZONDECK: Lancet 1938 I, 1107.

Medium wählen. In der Literatur finden sich deshalb auch keine Hinweise auf die Art der zweckmäßigsten Grundlage. Nur SCHWARZ[1] erwähnt, wohl auf die von ZONDECK gemachten Erfahrungen zurückgreifend, daß die wirksamste Form die einer Lösung in 60proz. Alkohol sei, dann folgt die wäßrige Lösung und dann die Zubereitung mit Cold Cream; zuletzt steht Vaselin. Die Resultate sind mit Vorsicht zu werten, denn anderseits wirkt Erdnußöl nach ESPINASSE[2] an kastrierten Mäusen lokal begrenzt pseudoöstrogen auf dem Vaginalepithel, so daß die Resultate verwischt werden.

Die Literatur über Sexualhormonsalben ist groß. KLAFTEN[3] wendet Follikelhormonsalben bei klimakterischen Dermatosen, JAFFÉ[4] bei Acne an; er empfiehlt derartige Präparate bei schlaffer Haut. Bei dieser Indikation findet REIFFERSCHEID[5] keine Wirkung, wohl aber bei einer schweren Dermatitis dysmenorrhoica symmetrica, bei der 1—2 mal täglich 5000 IBE. Progynon in Eucerin appliziert wurden. Doch auch dieser Erfolg wurde mit Unterstützung parenteral applizierter Hormonmengen erreicht. TSCHERNE[6] hat Östroglandolsalbe bei Craurosis vulvae auf die Schleimhaut aufgestrichen und dort Resorption beobachtet. MACBRYDE[7] empfiehlt, große Dosen von Follikelhormonsalben auf unterentwickelte Brüste zu streichen und berichtet von guten Erfolgen dieser Behandlung. BAUER[8] gab kleinere Dosen der Salbe zur Behandlung und Verhinderung von Rhagaden. WOBKER[9] berichtet, daß er mit Follikelhormonsalben außergewöhnlich gute Erfolge bei Erfrierungen 1. und 2. Grades erzielt habe; er erklärt diese Beobachtung mit den gefäßerweiternden Eigenschaften des Hormons.

Die Industrie brachte verschiedene Follikelhormonsalben heraus und hat auch die Stilbene in Salben eingearbeitet.

Follikulin Menformon-Salbe (Degewop) enthält im Gramm 1000 IE. = 2 mg Dihydrofollikelhormon und wird bei Pruritus vulvae und ovariell bedingten Dermatosen empfohlen.

Granormonsalbe, ein ungarisches Präparat, besteht aus Lebertran, Testes, Hautextrakt, Ovar, Hypophyse, Thyreoidea. Soviel Komponenten, so universell nach FRENKEL und HEKS[10] die Wirkung.

Östroglandolsalbe (Roche) enthält pro Gramm 1000 IE. Die nicht näher definierte Salbengrundlage soll eine optimale Resorption gewährleisten. Die Wirksamkeit ist im Tierversuch überprüft, die Verwendung der Salbe wird bei Acne vulg., Seborrhöe und Pubertätsdermatosen empfohlen. Die Salbe ist einzumassieren (SCHRATTENBACH[11]).

---

[1] SCHWARZ: Parfumeur **1938**, 34.
[2] ESPINASSE: Nature **144**, Nr 3659, 1013 (1939).
[3] KLAFTEN: Med. Klin. **1937**, 17, 566.
[4] JAFFÉ: Schweiz. med. Wschr. **1937**, 21.
[5] REIFFERSCHEID: Münch. med. Wschr. **1937**, 43, 1700.
[6] TSCHERNE: Zbl. Gynäk. **1938**, 3.
[7] MACBRYDE: J. amer. med. Assoc. **112**, 1045 (1939).
[8] BAUER: Münch. med. Wschr. **1939**, 621.
[9] WOBKER: Dtsch. med. Wschr. **1940**, 1267.
[10] FRENKEL u. HEKS: Therapia **1930**, 7, 437.
[11] SCHRATTENBACH: Wien. med. Wschr. **1938**, 34.

Östromonsalbe wird von WAGNER[1] bei chronischen Ulcerationen empfohlen.

Progynonsalbe (Schering) kann nach MALLOW[2] mit gutem Erfolg bei Kolpitis und Craurosis vulvae in die Schleimhaut eingerieben werden.

Rugalonsalbe (Sanabo Chinoin) hat HALLA[3] geprüft. Es ist eine Hormoncreme, die besonders wirksam sei, da sie als Grundlage Fette und nicht Vaselin, das nach BOURGET[4] praktisch nichts zur Resorption gelangen lasse, enthalte. Die Ansicht trifft jedoch bei fettlöslichen Medikamenten, wie wir zeigen konnten, nicht in dieser apodiktischen Form zu.

Suppletansalbe (Böhringer-Mannheim) enthält Perlatan und Lactationshormon in Vaselin-Lanolin-Gemisch. Sie dient zur Behandlung der Blutdrüsen bei Milchsekretionsstörungen und wird von verschiedenen Kliniken empfohlen.

Undensalbe (Bayer) enthält pro Gramm Salbe 1000 IE. Östron. Sie wird mehrmals täglich intensiv am Erkrankungsherd eingerieben,

Mit **Fissansalben,** die 100 und 200 I E. im Gramm Salbe enthielten, hat BAUER[5] Brustwarzenrhagaden behandelt bzw. verhindert. Die beiden Salbenkonzentrationen waren in gleicher Weise wirksam; gegenüber hormonfreien Fissansalben ist die hormonhaltige aber deutlich überlegen.

Cyrensalben, die pro Gramm Salbe 0,05 mg des synthetischen Produktes Cyren, das östrogen wirkt, enthalten, können als Ersatz für Follikelhormonsalben verwendet werden. Sie wirken lokal, wie LEINZINGER[6] zeigte, gut lactationshemmend. Für den Fall, daß sie nur einseitig angewendet werden, stellen sie nur eine Brust ruhig. Auch bei Erfrierungen sind sie brauchbar (HEYDE[7]).

Insbesondere die amerikanische kosmetische Industrie hat sich der Hormonsalben bemächtigt und empfiehlt Präparate, die Follikelhormon u. dgl. enthalten, zur Hautpflege. Da dieses Vorgehen zu Störungen des Cyclus und anderen Schäden führen kann, hat sich das J. amer. Assoc. 1940 (Maiheft) veranlaßt gesehen, eine Warnung, in der für derartige Mittel Rezeptzwang gefordert wird, zu veröffentlichen. Auch ELLER und WOLFF[8] bekennen sich zu diesen Forderungen, da die Wirkung von Hormonzusätzen nicht übersehen werden könne.

b) Testespräparate.

Auch über derartige Salben liegen schon Erfahrungen vor. BECKER[9] berichtet von guten Erfahrungen mit 20 proz. Testosteronsalbe, die das Allgemeinbefinden hob. ZONDECK (loc. cit.) hat im Tierversuch die Resorption des Progesterons durch die Haut festgestellt. An Präparaten ist

[1] WAGNER: Klin. Wschr. **1939,** 1500.
[2] MALLOW: Münch. med. Wschr. **1938,** 39, 1313.
[3] HALLA: Wien. med. Wschr. **1931,** 43, 1414.
[4] BOURGET: Rev. méd. Suisse rom. **1930,** 10.
[5] BAUER: Münch. med. Wschr. **1939,** 16.
[6] LEINZINGER: Zbl. Gynäk. **1941,** 49.
[7] HEYDE: Fortschr. Ther. **1941,** 7.
[8] ELLER u. WOLFF: J. amer. med. Assoc. **114,** 20 (1940).
[9] BECKER: Med. Klin. **1938,** 51, 1692.

unseres Wissens das *Anertanöl* (Böhringer), das 5 mg Testosteronpropionat pro Gramm enthält und insbesondere bei Prostatahyper-
trophie und Potenzstörungen empfohlen wird, sowie die Scheringsche
Testosteronsalbe, die 2,5 mg im Gramm enthält, im Handel. Bei letzterer
fehlt der Hinweis auf eine besonders zusammengesetzte Grundlage nicht.
Beide werden bei Migräne empfohlen.

Welche Wirksamkeit männliche Hormone in Salben besitzen können,
zeigt eine Arbeit von Foss[1]. Ihr zufolge waren, um die Potenz eines
Kastraten zu heben, subcutan 40 mg Testosteronpropionat nötig, in
Salben die 2—3fache Menge, per os die 20fache.

c) Hypophyse.

Nun sollen Hypophysenpräparate besprochen werden. Sie werden
nach KOSCHADE[2] resorbiert. Die Salben „*Spascut* und *Astmocut*" von
Lutze & Co., Berlin, werden an einer beliebigen unverletzten Hautstelle eingerieben; der Asthmaanfall wird damit ebensogut beseitigt wie
mit der gleichen Menge eingespritzten Asthmolysins, nur mit einer Ver-
spätung von 10—20 Minuten. Astmocut wirkt in der Dosis von 1 g so
intensiv wie eine Asthmolysininjektion, hält aber 2—8 Stunden länger
an. Die Salbe enthält außer dem Hormon noch Eiweißprodukte und
kleinste Mengen Jodkali, Arsen und Kieselsäure und ist nach unseren
Erfahrungen bei Bronchopathia allergica gut wirksam.

Allergicut, ein ähnliches Präparat, enthält außer Hypophysen-
hinterlappen noch Nebenschilddrüsen- und Pollenextrakte. Die Salbengrundlage ist offenbar dieselbe, die KOSCHADE[3] bei seinen Jodversuchen
(s. Jod) verwendet hat. Sie wird zu unserem Bedauern nicht beschrieben,
denn eine solche Salbe, die Jod erst nach 8 Tagen, Hypophysin aber fast
so schnell wie eine Injektion abgibt, wäre einer eingehenden Prüfung
unbedingt wert. Nach ROJAHN[4] handelt es sich um eine Lanolinsalbe,
die 10% Alkohol enthält, eine Analyse, die verblüfft, denn die Wirkung ist klinisch nachzuweisen.

Neben diesen Produkten werden nach einer ungarischen Patentanmeldung noch wäßrige HHL-Extrakte mit Salbenemulsionen verarbeitet, um Präparate zu gewinnen, die, auf die Schleimhaut aufgestrichen, Diabetes insipidus „heilen" sollen. Wenn genügend HHL-Hor-
mon vorhanden ist, kann man die Therapie auch auf diese ziemlich
komplizierte Art betreiben.

d) Insulin.

Da es trotz aller Anstrengungen noch nicht gelungen ist, ein oral wirksames Insulinpräparat herzustellen, versuchte man schon immer, auf
anderen Wegen Insulin zuzuführen. Es lag nahe, Insulin direkt auf die
Haut zu streichen oder in Salbenform zu applizieren. Das Aufstreichen

---

[1] Foss: Lancet **1939**, 502.
[2] KOSCHADE: Münch. med. Wschr. **1934**, 34, 1311.
[3] KOSCHADE: Münch. med. Wschr. **1937**, 16, 614, sowie **1939**, 21, 817.
[4] ROJAHN: Arch. Pharmaz. **273**, 179 (1935).

auf die Haut ergab in Tierversuchen TANIGAWAS[1] auch bei Zusatz von Seifen negative Resultate, und langes Liegenlassen von Lappen auf der Haut, die mit HCl und Insulin getränkt waren, ergab schwache Blutzuckersenkungen. Manche Autoren, wie BRUGER und FLEXNER[2], verneinen daher jede Resorption von Insulin aus Salben durch die intakte Haut. HERMANN und KASSOWITZ[3] wiederum bejahen sie auf Grund eingehender Versuche und haben darauf ein Handelspräparat, eine Insulinsalbe Ilocutan, aufgebaut.

Auf diese Untersuchungen muß kurz eingegangen werden. Die Autoren (Engl. P. 439856) wiesen nämlich nach, daß nur die lebende Haut unter gewissen Bedingungen Insulin durchläßt, nicht aber die tote. Die Resorption ist also eine Funktion des Lebens, eine Erklärung für viele Fehlschläge bei Modellversuchen. Die Haut über Muskeln resorbierte besser als die über dem Peritoneum und den Knochen. Säuren schädigten oder verbesserten die Diffusion. Zu ersteren gehören Essig-, Propion-, Valerian-, Milch- und Oxalsäure, zu letzteren Butter-, Bernstein-, Apfel- und Citronensäure. Indifferent waren Wein- und Gluconsäure. Die Hemmung war um so stärker, je besser die Lipoidlöslichkeit der Säure war. Sauer reagierende Haut muß vor Insulinanwendung neutralisiert werden. Ein Zusatz von 1,5% Cholesterin verminderte oder verhinderte die Insulinresorption, desgleichen das Hautcholesterin, das daher vorher mit Petroläther entfernt wurde. Die Feststellung dieser Tatsache besitzt außerordentliche Tragweite, denn sie beschränkt sich nicht auf Insulin allein. Die Resultate von HERMANN und KASSOWITZ sind allerdings nicht unbestritten. MAIER-WEINERTSGRÜN[4] hat im Gegensatz zu PŘIBRAM[5] bei Gesunden und Kranken keine Wirkung erzielt.

Auch mit anderen Mitteln gelingt es, Insulin zur Resorption zu bringen. So halten WILKOEWITZ und LENUWEIT[6] die Behandlung leichterer Diabetiker mit Insulin-Triäthanolamin-Gemischen für aussichtsreich.

In neuerer Zeit berichten KINGISEPP und TALLI[7], daß es gelinge, mit einem anscheinend saponinartigen Resorptionsförderer Insulin aus Salben zur Resorption zu bringen. Etwa 25% der applizierten Menge kamen zur Wirkung, ein Resultat, das nicht eindeutig überzeugen kann. WUHRMANN[8] glaubt, durch Zusätze zur Kakaobutter die Insulinresorption aus Suppositorien zu ermöglichen. Auch seine Versuche, die eine Ausnützung von 10% der zugefügten Mengen ermöglichen, interessieren nur den Theoretiker, da sie wirtschaftlich nicht tragbar sind.

Die Anwendung des Insulins in Salbenform ist nicht nur auf Überlegungen der Internisten zurückzuführen, sondern sie wurde auch von

---

[1] TANIGAWA: Mitt. Akad. Tokio **30**, 273 (1940).
[2] BRUGER u. FLEXNER: Proc. Soc. exper. Biol. a. Med. **35**, 429 (1936).
[3] HERMANN u. KASSOWITZ: Arch. f. exper. Path. **179**, 524, 529ff. (1935).
[4] MAIER-WEINERTSGRÜN: Klin. Wschr. **1936**, 1246.
[5] PŘIBRAM: Klin. Wschr. **1935**, 1534.
[6] WILKOEWITZ u. LENUWEIT: Z. klin. Med. **1933**, 2, 54.
[7] KINGISEPP u. TALLI: Klin. Wschr. **1939**, 1323.
[8] WUHRMANN: Schweiz. med. Wschr. **1939**.

168 Salben als Medikamententräger.

Chirurgen, z. B. von LEVAI[1], vorgeschlagen, um bei Diabetikern und Nichtdiabetikern torpide Geschwüre zur schnellen Abheilung zu bringen. Die Insulinsalbentherapie bei diesen Indikationen geht auf die Arbeiten von ADLERSBERG und PERUTZ[2], in denen die lokale Insulinwirkung belegt wurde, zurück. Die Insulin-Fornet-Salbe, die erst wieder von HEDEN[3] bei Ulcus cruris empfohlen wurde, ist ein geeignetes derartiges Präparat. GOMEZ DA COSTA[4] verwendet zur Vernarbung von Hautgeschwüren eine Salbe, die 20 klin. E. pro Gramm enthält. GOSACESCU und Mitarbeiter[5] haben eine Salbe aus 30 g Insulinlösung (zu 20 E. pro Kubikzentimeter), 30 g Lanolin und 60 g Vaselin bei atonischen und varicösen Geschwüren mit Erfolg verwendet. TABANELLI und MINGAZZINI[6] haben 10 E. Insulin neben unspezifischer Salbenbehandlung in septische Wunden eingespritzt. Die guten Erfolge dieser lokalen Zufuhr werden mit der Steigerung des örtlichen Stoffwechsels erklärt. Man darf bei der Behandlung aber nicht vergessen, daß Wunden das Insulin resorbieren können, so daß es zu Hypoglykämien kommen kann.

Wenn wir also zusammenfassen, so spricht für die Insulinbehandlung von Wunden und Geschwüren der Erfolg verschiedener klinischer Untersuchungen. Die Diabetesbehandlung hingegen ist auf diesem Wege zum mindesten mit großer Insulinverschwendung verbunden. BÜRGI[7] geht sogar noch wesentlich weiter und spricht ihr jeden Wert ab. Insulin als Eiweißkörper habe ein viel zu großes Molekül, um die Haut zu durchdringen, und die Tierversuche seien mit so vielen Fehlerquellen behaftet, daß ihr positiver Ausfall nichts beweise. Eigene Versuche haben wir nicht angestellt, unsre ganzen Erfahrungen mit anderen Medikamenten veranlassen uns aber, der Ansicht BÜRGIS zu folgen.

e) Sonstige Hormone.

Adrenalin gelangt nach MIGAZAKI[8] aus Salben durch die gesunde Haut praktisch nicht zur Resorption, hat jedoch als Mittel gegen Rosacea —0,5—1,0 g der Lösung 1 : 1000 in 30 g Ungt. leniens—historisches Interesse. Infolge seiner chemischen Empfindlichkeit wird es sonst nur in Schleimhautsalben zur Anämisierung (UNNA) mit Resorcin bei subnasaler Sykosis verwendet. Bei seinen Indikationen kommen ihm chemisch nahestehende Körper je nach Indikation und Anwendungsart in Frage. Es sei nur an Lenirenin, Stryphnon, Adrianol, Xylidrin und Ephedrin erinnert. In Augensalben dient es anscheinend zur Protrahierung der Wirkung zugesetzter Medikamente. In Hämorrhoidalsalben finden sich oft Adrenalinderivate, die lokal anämisieren sollen (Lenirenin-

[1] LEVAI: Wien. klin. Wschr. **1930 I**, 362.
[2] ADLERSBERG u. PERUTZ: Dtsch. med. Wschr. **1930 II**, 1905.
[3] HEDEN: Wien. med. Wschr. **1938**, 24.
[4] GOMEZ DA COSTA: Münch. med. Wschr. **1934**, 35.
[5] GOSACESCU u. Mitarbeiter: Ref. in Zbl. Hautkrkh. **33**, 379 (1930).
[6] TABANELLI u. MINGAZZINI: Losp. Magg. **1939**, 16.
[7] BÜRGI: Die Durchlässigkeit der Haut f. Arzneimittel und Gifte. Berlin: Springer 1942.
[8] MIGAZAKI: Jap. J. of Dermat. **1931**, 31.

Belladonna-Salbe). BENESI[1] streicht adrenalinhaltige Salben außen auf die Nase auf und glaubt damit nach erfolgter Resorption Sistieren des Schnupfens zu erreichen. Bei Erfrierungen sollen sich Adrenalin und auch ähnliche Verbindungen wie Priscol bewähren.

Hauthormon. Das in der Kosmetik eine große Rolle spielende Hormon, dessen Existenz noch nicht unumstritten feststeht, wird aus Hautextrakten von Amphibien, insbesondere Schildkröten, hergestellt und ist auch in Deutschland schon Handelsartikel. Das Schildkrötenöl sei reich an Vitaminen, fette nicht und adstringiere[2]. Der Hauptgrund seiner Verwendung ist aber wohl ein Schluß, wie wir ihn in der Signaturenlehre kennen. Die Schildkröte hat einen Panzer, also panzert sie unsere Haut. Von der Pharmazie (z. B. von ROJAHN[3]) und der Dermatologie wird es meist abgelehnt. SCHWARZMANN[4] berichtet von guten Ergebnissen mit Glanducutin (Richter). MILBRADT[5] weist auf günstige Beeinflussung von Allergieerscheinungen hin.

Im **Eukutol,** das BICKEL[6] beschreibt, soll ein „Regenerationshormon" zusammen mit Cholesterin die Zellteilung begünstigen. Das Cholesterin ist mit UV.-Licht aktiviert, „es zieht die sauren Valenzen an sich, wirkt dadurch günstig auf den Säuremantel der Haut und ist ein wichtiger Zellbaustoff". Amor Skin ist eine Salbe mit Schildkrötenöl[7].

Epidermin (Richter, Berlin) ist laut Angabe eine Mischung von Follikel- und Gelbkörperhormonen, der Hoden-, Placentar-, Brustdrüsenwirkstoffe und Hautextrakt junger Tiere beigefügt werden. Die letztere Komponente wurde auf Grund der Versuche von KATAOKA[8] und HAAG[9] sowie anderer in der Epiderminbroschüre gebrachter Argumente eingearbeitet. Epidermin wird in Cetiol gelöst und ist temperaturempfindlich, bei orientierenden Vorversuchen sahen wir keine positive Wirkung.

Mit der Herstellung von Hauthormonen befaßt sich auch die Chemische Fabrik Gedeon Richter in Budapest. Sie hat Hormonzusätze für Salben und Cremes in den Handel gebracht, und zwar:

1. **Gynodermin,** weibliches Sexualhormon, pro Gramm 2% ME. Da man von dem Konzentrat 10—20% in Salben verarbeitet, führt man pro Einreibung etwa 50 Einheiten zu.

2. **Hormodermin.** Enthält Hautextrakt sowie Gehirnlecithin; ein Zusatz dieses Hormons soll das Gynodermin aktivieren.

3. **Androdermin** enthält Testishormon. Die Grundsubstanz enthält pro Milligramm 4 Hahnenkamm-E. Wie stark diese Grundsubstanz im Androdermin verdünnt ist, gibt AUGUSTIN[10], der sich ausführlich damit beschäftigt, nicht an.

---

[1] BENESI: Wien. med. Wschr. **1938**, 11.
[2] Notiz in Pharmac. J. **132**, 592 (1934).
[3] ROJAHN: Pharmaz. Ztg **1934**, 15.
[4] SCHWARZMANN: Dermat. Wschr. **1936**, 36.
[5] MILBRADT: Dermat. Wschr. **1935**, 22.
[6] BICKEL: Dermat. Wschr. **1928**, 86, 849.
[7] Pharmaz. Z.halle Dtschld **1930**, 160.
[8] KATAOKA: J. med. Coll. Knijo **1940**.
[9] HAAG: Med. Welt **1937**.
[10] AUGUSTIN: Parfumeur **1936**, 9, 169.

Gynodermin und Hormodermin sind hauptsächlich bei Frauen wirksam, bei Männern wirken sie „langsamer".

Adenosinphosphorsäure, Histamin und **Acetylcholin** werden aus einer hauttalgähnlichen, sehr gut eindringenden cholesterinesterhaltigen Emulsion nach Hopf[1] resorbiert. Aus der Salbe, die 20% feste Bestandteile enthält, wurden durch die Substanzen die Capillarfunktionen beeinflußt, so daß entzündliche Reize auf der Haut nur wenig zur Wirkung kommen konnten. Im Tierversuch sind sie ferner nach Greve[2] in der Lage, das Haarwachstum in den meisten Fällen zu verstärken. Derartige körpereigene, chemisch den 3 Substanzen nahestehende Präparate enthält auch das *Akrotherm* (Klinke), das zur Behandlung von Durchblutungsanomalien und von Eder[3] gegen Frostbeulen empfohlen wird. Die *Imadylsalbe* (Roche) enthält Histamin und wird einmassiert. Bettmann[4] hat sie bei Muskel- und Gelenkerkrankungen empfohlen. Die Elektrophorese der Salbe ist besonders wirksam.

Histaconsalbe (Rhenania) enthält 1% Histamin und Aconitdispert in einer elektrisch leitfähigen Salbengrundlage, also wohl in einer Öl-in-Wasser-Emulsion. Die Salbe wird durch Iontophorese oder nach Abfeilen der obersten Hornhautschichten durch Massage in die Haut hineingearbeitet.

Eine 10proz. *Acetylcholinsalbe* kann man nach einer Vorschrift von Hoffmann-La Roche auch selbst mit Paraffinöl und Wollfett sowie Vaselin herstellen. Der Wirkstoff ist sehr hygroskopisch.

Atmungsfermentsalben nennt Zajicek[5] seine frisch bereiteten Präparate, mit denen er Schwerhörigkeit günstig beeinflußt. Seine Erfahrungen bestätigt Echtermeyer[6] teilweise, die Behandlung muß öfter wiederholt werden. Das Präparat ist nur wenige Tage haltbar und muß auf Eis gelagert werden. Menzel[7] empfiehlt diese Salben ebenfalls. Dem Schwed. P. 104976 Zajiceks zufolge gelangt man durch Mahlen der frischen Drüsen, Filtrieren des Preßsaftes und Verarbeiten desselben mit Agar und Nelkenöl jetzt auch zu haltbaren Produkten mit guter Resorbierbarkeit.

Euterextrakte frisch geschlachteter junger Kühe können nach der englischen Patentanmeldung der CIBA, Basel, als Salbenbestandteile verwendet werden. Sie sollen die Blutzirkulation fördern und so tonisch wirken.

Embryonalextrakt hat G. Kühne[8] als Salbenzusatz bei Ulcus cruris geprüft. Sie fand, daß der Auszug anfangs die Heilung beschleunigte, das Endergebnis war aber nicht über den Rahmen hinausgehend.

Schilddrüsenhormon fanden wir in der Literatur nur als Bestandteil einer „Entfettungscreme für zu starke Brüste". Wirksam dürfte ein

---

[1] Hopf: Münch. med. Wschr. **1936**, 691.
[2] Greve: Dermat. Wschr. **1937**, 5.
[3] Eder: Dtsch. Mil.arzt **1938**, 8.
[4] Bettmann: Med. Klin. **1933**, 7.
[5] Zajicek: Wien. klin. Wschr. **1938**, 8.
[6] Echtermeyer: Med. Klin. **1939**, 545.
[7] Menzel: Schweiz. med. Wschr. **1942**, 289.
[8] Kühne, G.: Diss. Frankfurt/M. 1940.

solches Mittel sein. Daß wir solchen Unfug nicht empfehlen wollen, ist selbstverständlich.

Zusammenfassung: Die Diffusion öllöslicher Hormone ist möglich. Wasserlösliche Hormone wirken auf der Schleimhaut und der beschädigten Haut. In den meisten Fällen ist die percutane Hormontherapie durch parenterale Darreichung zu ergänzen.

Vitamine in Salben.

Da, wie wir wissen, wasserlösliche Körper ganz anderen Resorptionsgesetzen folgen als öllösliche, müssen die Vitamine nach ihren Verteilungskoeffizienten in 2 Gruppen eingeteilt werden. Zur ersteren der wasserlöslichen gehören der Vitaminkomplex B, das Vitamin C, zur öllöslichen Vitamin A und D und das umstrittene Hautvitamin F, ungesättigte Fettsäuren.

Zunächst seien die *wasserlöslichen Präparate* besprochen, und zwar als erstes das *Vitamin B_1*, das durch Iontophorese ohne weiteres zur Wirkung gebracht werden kann. KASAHARA und Mitarbeiter[1] haben es auch in Form einer 30proz. Betaxinsalbe mit Ungt. Wilsoni (Ungt. adipis suill. benz. mit 16% H_2O) als Grundlage zur Heilung Beri-Beri-kranker Tauben herangezogen. Die Tiere standen nach Einreibung mit 20 E. nach 2½—17 Stunden auf, liefen nach weiteren 2 bis15 Stunden. Die Heilung hielt 2—9 Tage an. Die Resorption ist also ungleichmäßig und therapeutisch nicht verwertbar, wenn nicht überhaupt ein Fehler unterlaufen ist und die Tauben Vitamin B_1 per os zu sich genommen haben.

Anders ist die Resorption natürlich im Schleimhautmilieu der Augen. Hier ist lokale und vielleicht auch resorptive Wirkung zu erwarten und von CZUKRÁSZ[2] bei Herpes corneae auch beobachtet worden. Er gab 0,03—0,1proz. Salben, die er durch Mischen der den Ampullen entnommenen Lösung mit Eucerin gewann.

Lactoflavin (B_2), das unseres Wissens bisher als Salbenbestandteil geringe Bedeutung hatte, wird für interne Indikationen auch keine erhalten, da LAUBER[3] keine Resorption nachgewiesen hat. *Vitamin C*, wird aus WILSONscher Salbe, wie KASAHARA und KAWASHIMA[4] nachwiesen, resorbiert. Sie rieben eine 30proz. (!) Ascorbinsäuresalbe auf die Brusthaut stillender Mütter und wiesen das Vitamin C in der Milch nach. Sie bringen Tabellen, denen zufolge die Milch aus der mit Salbe eingeriebenen Brust in den ersten 6 Stunden nach der erfolgten Maßnahme insgesamt im Durchschnitt 6 mg mehr ausschied als die Norm. In den Tabellen fällt auf, daß die bestrichene Brust in 2 Fällen wesentlich mehr Vitamin C in die Milch abgab als die unbestrichene, nämlich 32,1 : 26,0 mg bzw. 38 : 30 mg. In den anderen beiden Fällen betrug die Differenz nur 0,1 bzw. sogar 0,7 mg mit negativem Vorzeichen. Die be-

---

[1] KASAHARA u. Mitarbeiter: Klin. Wschr. **1938**, 27, 939.
[2] CZUKRÁSZ: Orv. Hetil. (ung.) **1939**, 15.
[3] LAUBER: Münch. med. Wschr. **1937**, 24, 927.
[4] KASAHARA u. KAWASHIMA: Klin. Wschr. **1937**, 4, 135.

handelte Brust gab weniger ab als die unbehandelte. Die Beobachtung, daß die behandelte Brust mehr Vitamin abgab, läßt einen technischen Fehler vermuten, denn so direkt und einfach liegt der Weg der resorbierten Ascorbinsäure wohl nicht. Leider fehlen C-Vitamin-Bestimmungen im Harn, so daß die Resultate der Japaner noch ergänzt werden müssen. Die Herstellung von Vitamin C-haltigen Salben ist zudem zwecklos, da das Vitamin in derartigen Verreibungen ohne besondere Schutzmaßnahmen schnell zersetzt würde. Da der Vitaminmangel die Heilung verhindern kann, ist seine Zufuhr oft nötig, aber nach LAUBER und ROSENFELD[1] nicht in Salbenform durch die gesunde Haut hindurch.

MALINOWSKI[2], der als einziger umfassendere dermatologische Versuche mit einer 1proz. Ascorbinsäuresalbe in Eucerin durchführte, hatte bei Ekzemen nur von Versagern oder Reizungen berichtet; bei Seborrhöe waren die Erfolge besser, und bei Impetigo contagiosa konnten von 10 Fällen 8 geheilt werden. Anders bei Salben für die Mundschleimhaut, die Merck herausbringt. Das Cebion aus dieser Paste wird durch die Mundschleimhaut resorbiert oder geschluckt und kommt aus der Paste direkt oder indirekt auf alle Fälle zur Wirkung. Daß die Schleimhaut Vitamin C resorbiert, wußte schon 1535 EUCHARIUS RÖSSLIN, der das Einreiben des Zahnfleisches mit gepulverten Hagebutten empfahl. MAYER[3] berichtet über gute Erfahrungen nach Massage des Zahnfleisches mit einem 1½ cm langen Pastenstück bei Gingivitis, Stomatitis, Schwangerschaftsaffektionen der Mundschleimhaut und Paradentose.

Nun zu den *öllöslichen Vitaminen*. Hier ist vor allem das luftsauerstoff- und säureempfindliche Vitamin A zu nennen, das als Wirkstoff in Vaselin-Lanolin-Salben in der Pharmaz. Ztg[4] besprochen wird. Nach dieser Literaturstelle sollen derartige Salben 0,5—2% Vogan-Öl-Lösung auf 100 g Salbe enthalten. MÜLLER[5] berichtet von guten Erfolgen mit einer solchen Verarbeitung bei Dermatitis exfoliat. generalis. Wilson Brocqu, MONACELLI[6] von Erfolgen bei Ulcus tropicum. Das Leolan und das Infadolan der Leowerke sind derartige Produkte, doch soll nach der Apoth.-Ztg[7] auch die Leocreme Vitamin A- und bestrahlte Lanolinfraktionen enthalten. Das Vitamin A ist auch ein Bestandteil einer Salbe, die 2000 E. pro Kubikzentimeter enthält und von HORN und SANDOR[8] zur Wundheilung empfohlen wurde. Auch Vitaraminsalbe enthält in Vaselin-Lanolin-Gemisch Vitamin A. bzw. die Vorstufe Carotin und soll Brandwunden günstig beeinflussen. UENO[9] arbeitete bei dieser Indikation mit 1proz. Salben. Die Beschleunigung der Wundheilung durch Vitamin A-Salbe haben im Tierversuch CHEVALIER und ESCARRAS[10] nach-

---

[1] LAUBER u. ROSENFELD: Klin. Wschr. 1938, 45, 1587.
[2] MALINOWSKI: Diss. Berlin 1940.
[3] MAYER: Dtsch. zahnärztl. Wschr. 1938, 41.
[4] Pharmaz. Ztg 1935, 22, 285.
[5] MÜLLER: Münch. med. Wschr. 1936, 52, 2116.
[6] MONACELLI: Med. Welt 1937, 50, 1738.
[7] Dtsch. Apoth.-Ztg 1933, Nr 41.
[8] HORN u. SANDOR: Dtsch. med. Wschr. 1934, 27.
[9] UENO: Pharmac. Ber. 1938, 4, 120.
[10] CHEVALIER u. ESCARRAS: C. r. Soc. Biol. Paris 1937, 23, 1073.

gewiesen. In der Augenheilkunde hat HEINSIUS[1] mit einer 2 proz. Vogan-
salbe (2% Voganlösung auf 100 g Salbe) bei Wunden und Verätzungen
der Hornhaut gute Erfolge erzielt. Eine solche Verarbeitung ist 2—4 mal
so Vitamin A-reich als guter Lebertran, da 1 ccm Voganöllösung
120 000 IE. enthält. In vielen Fällen wird man mit ½—1 proz. Salben
ausreichen. Man kann Zinkpaste, Borsalbe, Ungt. molle oder wasserfreies Eucerin als Grundlage nehmen und gegebenenfalls Scharlachrot,
Perubalsam u. dgl. als zusätzliche Medikamente beifügen. Das Carotin,
also das Provitamin A, ist öllöslich und wird von GATTEFOSSE[2] auch
in einer neueren Arbeit, die JANNAWAY[3] zitiert hat, nachdrücklichst
empfohlen. Es soll Wund- und Frostschäden heilen, antiseborrhoisch
wirken, Hautschlaffheit und Runzeln zurückbilden. Es zersetzt sich
im Licht, die Salben müssen daher im Dunkeln aufbewahrt werden
(HAJMARK[4]).

Zu beachten ist bei der Verwendung des Carotins und des Vitamin A
in Salben, daß Fette mit hoher Peroxydzahl das Vitamin weitgehend
zerstören[5]. Es empfiehlt sich daher als Vitaminträger ein haltbares, indifferentes, z. B. synthetisches Fett oder ein Paraffinkohlenwasserstoff.
Über 100° erhitzte Glyceride dürfen nicht mit dem Vitamin zusammengebracht werden, da sie dieses nach HARRELSON[6] zerstören. Ob das Vitamin A noch erhalten ist, kann man nach W. R. FEARON[7] durch P_2O_5
nachweisen. Man erhält einen tiefvioletten Farbstoff, der in einem vo-
luminösen Niederschlag ausfällt und durch Zentrifugieren abgesondert
werden kann. Wird dieser Niederschlag vom Farbstoff befreit, so gibt
er keine Reaktion mehr auf Vitamin A, und Öle, die auf diese Weise
entfärbt werden, verlieren ihre wachstumfördernde Wirkung. Vitamin A enthaltende Öle geben auch mit in trockenem, hellem Petroleum
aufgelöstem Pyrogallol und anderen mehrwertigen Phenolen bei Gegenwart von Trichloressigsäure Farbreaktionen[8].

Das Wissen über Vitamin A-haltige Salben ist, wie die Literatur-
übersicht zeigt, nicht unbedeutend. So sind Versuche von LAUBER und
ROCHOLL[9] angestellt worden. Sie zeigten, daß Lanolin-Vaselin- bzw.
Cholesterinsalben bei weißen Mäusen für sich allein verzögernd auf die
Wundheilung wirkten. Lediglich das Vitamin A in mittleren und kleinen
Dosen in Verbindung mit einer Cholesterinsalbengrundlage wirkte
stark beschleunigend. Größere Dosen sollen die Wundheilung sogar verzögern, was von PUESTOW, PONCHER und HAMMAT[10] nicht bestätigt
werden konnte. LAUBER und ROCHOLL hatten im Tierversuch bei
künstlich gesetzten Verbrennungen mit Tanninlösung und vitamin-

[1] HEINSIUS: Münch. med. Wschr. 1937, 24, 937.
[2] GATTEFOSSE: Parf. moderne 1936, Nr 11, 473.
[3] JANNAWAY: Soap. perf. a. Cosmetics 10, 955.
[4] HAJMARK: Maslob. Shirow 1937; zit. Seifensieder-Ztg 1938, 40.
[5] LEASE u. a.: Chem. Abstr. 32, Nr 8, 2987 (1938); Nr 5 (1939).
[6] HARRELSON: Chem. Abstr. 39, 6 (1940).
[7] FEARON, W. R.: Biochemic. J. 19, 888 (1925).
[8] Pharmaz. Z.halle Dtschld 68, 124 (1927).
[9] LAUBER u. ROCHOLL: Klin. Wschr. 1935, 1143.
[10] PUESTOW, PONCHER u. HAMMAT: zit. Zbl. Hautkrkh. 60, 112, 42 u. 938.

freien Ölen keine Verstärkung des Heilungsverlaufes gegenüber den
Kontrollen festgestellt. Lebertran und Öle bzw. Salben, die einen hohen
Prozentsatz Vitamin enthielten, beschleunigten die Heilung um 25%,
und zwar sowohl in Verarbeitungen, die A und D, als auch in solchen,
die D allein enthielten. Das Vitamin A wäre nach diesen Autoren daher nicht der wichtigste Faktor bei der Wundheilung.

Vitamin D ist öllöslich und oxydationsempfindlich. Salbenhersteller
müssen dies berücksichtigen. Es dürfte in Wollfettsalben bei Bestrahlung
auf der Haut in geringen Mengen gebildet werden, doch steht diese
Ansicht noch keineswegs unumstritten fest. Das eine aber ist wohl
sicher, daß diese unbedeutenden Quantitäten, wenn sie zur Resorption
kommen, keinen Schaden verursachen können. Zwar hat GORDONOFF
im Versuch beobachtet, daß Vitamin D durch die Haut resorbiert wird
und schwere Sklerosen verursachen kann. Er äußerte gegen derartige
Salben Bedenken, blieb aber nicht ohne Gegenstimmen. Denn MON-
CORPS[1] pflichtet ihm zwar prinzipiell bei, kommt dann aber später zum
Schluß, daß das in derartigen Salben und Cremes aktivierte Vitamin D
in zu geringen Dosen resorbiert wird und keine Schäden zu erwarten
sind. Auch MEMMESHEIMER[2] hält Salben mit Vitamin D-Zusatz eher für
nützlich als für schädlich, und SCHIEBLICH und PALLASKE[3] haben nachgewiesen, daß Wollfett bei Bestrahlung kein D-Vitamin bildet. Jedenfalls empfiehlt insbesondere in Amerika eine umfangreiche Laien-
propaganda dem Publikum als Schönheitsmittel Vitamin D-haltige
Cremes; doch werden derartige Präparate auch in Deutschland hergestellt, z. B. die Blendea-Hautcreme. Die Präparate gehen wohl auf
eine Arbeit von NAVARRE[4], ferner auf die Ergebnisse von NORDMANN
und HÖGER[5] sowie auf BISCEGLIE (ebenda zitiert) zurück, der an Gewebs-
kulturen deutliche Wachstumssteigerung durch Vitamin D bzw. A + D
erzielen konnte. Die Autoren erwähnen, daß Vitamin D-haltige Salben
das Aussehen der Haut verbessern. Doch auch die Dermatologie hat sich
schon mit Vitamin D-Salben beschäftigt. Es sei nur erwähnt, daß gute
Erfahrungen mit 0,5—1% Vigantolöl enthaltenden Salben bei Ekzemen
mitgeteilt wurden. Vitamin D ist in Salbenform auch bei Rachitis wirksam. ASTROW und MORGAN[6] berichten darüber. Allerdings war die
45fache orale Menge nötig. MONCORPS erhält in der oben[7] zitierten Arbeit im Tierversuch ähnliche Resultate.

Nach HELMER[8] dringt das Vitamin D sogar sehr leicht in die Haut
ein, wird aber durch Waschungen auch sehr leicht entfernt. Die Ansicht von KOCH und ENGELS[9], daß Vitamin D in Paraffinöl nicht zur

---

[1] MONCORPS: Münch. med. Wschr. **1933**, 33.
[2] MEMMESHEIMER: Dtsch. med. Wschr. **1933**, Nr 44; ferner Arch. f. Dermat.
1934, 170, 2.
[3] SCHIEBLICH u. PALLASKE: Dtsch. med. Wschr. **1935**, 24.
[4] NAVARRE: Amer. Parfumeur **27**, 83 (1932).
[5] NORDMANN u. HÖGER, zit. durch JENCIO: Münch. med. Wschr. **1935**, 37, 1485.
[6] ASTROW u. MORGAN: Zit. nach Parfumeur **1935**, Nr 44.
[7] MONCORPS: Münchn. med. Wschr. **1933**, 33.
[8] HELMER: Ref. Pharmaz. Z.halle Dtschld **1940**, 104.
[9] KOCH u. ENGELS: Zbl. Chir. **1938**, Nr 6.

Resorption gelangt, da das Vehikel nicht aufgenommen wird, ist unseres Erachtens nicht stichhaltig. Die Erfahrung spricht dagegen und auch die Beobachtung, die wir an anderen öllöslichen Wirkstoffen machen konnten.

Das „*Vitamin F*", das nach HINSBERG[1] in allen natürlichen Fetten und im Weizenkeimöl vorkommt, besteht chemisch aus mehrfach ungesättigten Fettsäuren bzw. deren Glyceriden oder Seifen und kann nach WOCKER[2] auf Grund seines ungesättigten Charakters nachgewiesen werden. KUHN und GERHARD[3] haben jedoch festgestellt, daß die angegebenen Reaktionen, wie zu erwarten war, unspezifisch sind.

Es ist öllöslich und wird insbesondere in Amerika sowohl in der Kosmetik als auch in der Dermatologie als Zusatz zu Salben empfohlen. Cremes enthalten nach AUGUSTIN[4] pro Gramm zweckmäßigerweise 1000 Shepherd-Linn-E. (ein Rattentest, der etwas verfrüht ausgearbeitet und mehr-minder kritiklos ausgeschrotet wird). Bei Dermatosen werden bis zu 5000 Sh. L. E. pro Gramm empfohlen. Die Haut soll[5] vor der Applikation der Vitamin F-haltigen Salbe entfettet werden. Vitamin F-Konzentrate, die pro Gramm bis zu 250000 E. enthalten, bringen die Ölwerke Noury van der Lande, Emmerich, wie auch Henning, Berlin, heraus. Die erstere Firma propagiert insbesondere Vitamin FO, das auch Vitamin A, Provitamin A und Vitamin D enthalten soll.

Über gute Wundheilung mit aus derartigen Konzentraten hergestellten Salben berichten GRANDEL[6] und SPEIERER[7], der die FRENKEL-sche Salbe, die 2,5 IE. Insulin und die Vitamine A, D, E, F enthält, insbesondere bei Ulcus cruris und bei Hautschäden auf diabetischer Grundlage empfiehlt, sowie SCHNEIDER[8]. In Amerika ist die Literatur über die Vitamin F-Wirkung weitaus reichhaltiger. Allein die Bibliography of the Scientific Evolution of Vitamin F, die von der Archer Daniels Midland Company Chicago 1936 ausgegeben wurde, zählt 66 Publikationen auf.

Wenn man an das Vitamin glaubt, so kann man auch das Calciumlinoleat verwenden; es soll nach GLENNAN[9] Vitamin F-Wirkung haben. Die Therapie wird dadurch einfacher, die Erklärung der Wirkung aber noch schwieriger, denn wenn das Ca-Salz wirkt, müßte ja eigentlich die gewöhnliche Linolsäure das Vitamin sein. Jedenfalls können wir die Haut- und Wundwirkung des Vitamin F heute nicht mehr als Schwindel abtun. SCHNEIDER geht sogar weiter und hält Vitamin F-Salben für wertvoller als Lebertransalben. Über den Wirkungsmechanismus wissen wir noch wenig. RUFF[10] meint, daß die ungesättigten Fett-

---

[1] HINSBERG: Diss. Jena 1931.
[2] WOCKER: Helvet. chim. Acta **24** F, 98, Nr 1 (1941).
[3] KUHN u. GERHARD: Vitamine und Hormone **3**, 3/4 (1942).
[4] AUGUSTIN: Parfumeur **1937**, 29.
[5] Chemist a. Drugist **1938**, 679.
[6] GRANDEL: Fette u. Seifen **1938**, 10, 573.
[7] SPEIERER: Münch. med. Wschr. **1938**, 50.
[8] SCHNEIDER: Med. Klin. **1941**, 17.
[9] GLENNAN: J. amer. pharmaceut. Assoc. **28**, 305 (1939).
[10] RUFF: Dtsch. Apoth.-Ztg **54**, 872 (1939).

säuren als Sauerstoffüberträger wirken. Man wird der Wahrheit am nächsten kommen, wenn man den Vitamincharakter negiert und die ungesättigten Fettsäuren als lebenswichtige Bausteine der körpereigenen Lipoide, als nötigen Nahrungsbestandteil auffaßt. Wie das „Vitamin" von außen her appliziert wirken soll und kann, wissen wir nicht. Trotzdem beginnt auch in Deutschland die kosmetische Literatur über die Vitamin F-Wirkung reichhaltiger zu werden. AUGUSTIN[1] ist der Ansicht, daß Haut und Haare „Bedürfnis" nach dem Vitamin hätten. Um Schäden zu verhindern, genüge ein Zusatz von 0,05% (der Lösung zu 250000 Einheiten) im Gramm Hautcreme. Die Arbeiten wie auch die Testung des „Vitamins" sind vorläufig noch mehr spekulativ als beweisend, man sollte sich mit dem Problem aber doch beschäftigen, zumal wir durch KARRER und KÖNIG[2] heute wesentlich weiter sind. Ihnen zufolge gibt es kein Vitamin F, sondern nur „essentielle" Fettsäuren, nämlich Linol, Linolen und Arachinsäure. Diese sind in der Lage, die Rattenacrodynie zu heilen.

Das **Vitamin E,** also das Antisterilitätsvitamin, ist ebenfalls fettlöslich und dürfte demnach zu einem Teil wenigstens resorbiert werden. Es besitzt bei uns in der externen Therapie noch wenig Bedeutung, ebensowenig als Cremezusatz, doch soll es nach amerikanischen Literaturangaben die Wirksamkeit von Salben bei Acne erhöhen. Zur Wundheilung wurde es von MARCHESI[3], PEGREFFI[4] und PACINI[5] herangezogen. Vitamin E wird durch ranzige Fette zerstört (WEBER[6]).

Das **Vitamin H,** der „Hautfaktor", besitzt noch keine Bedeutung in der sonst schnell arbeitenden Kosmetik. Es ist auch den Kosmetikern am Menschen noch zu hypothetisch, zu schwer greifbar und hat die Hoffnungen GYÖRGYIS[7], bei Seborrhöe wirksam zu sein, nicht erfüllt. Es ist nicht, wie MILBRADT[8] meint, fettlöslich, sondern wasserlöslich, wird nach SCHULZ durch die Haut resorbiert[9] und steht in der Dermatologie, auch intern verabreicht, noch nicht in Verwendung. Auch wir konnten klinisch bei mehreren Seborrhöen und frühexsudativen Ekzematoiden mit seborrhoischen Erscheinungsbildern selbst bei großen Dosen keine Wirkung feststellen. VARGA[10] hat bessere Erfahrungen gemacht, er empfiehlt es bei seborrhoischen Ekzemen in Zusammenhang mit B- und C-Vitamin-Konzentraten.

Gemische von Vitaminen enthalten die Lebertransalben, die im nächsten Abschnitt besprochen werden. In Amerika hat ferner noch das Avocadoöl, ein fettes Öl aus Persea gratissima, einer Lauracee des tropischen Amerikas, Bedeutung als Zusatz zu den Cremes. Es soll die Vitamine A, B, D und E enthalten.

---

[1] AUGUSTIN: Seifensieder-Ztg **1939,** Nr 13, 253.
[2] KARRER u. KÖNIG: Helvet. chim. Acta **26,** 2 (1943).
[3] MARCHESI: Ber. Physiol. **90,** 91 (1936).
[4] PEGREFFI: Zbl. Chir. **1936,** Nr 38, 2287.
[5] PACINI: Wheat Germ. oil. New York: Verlag The American Physician Inc.
[6] WEBER: Chem. Abstr. **33,** 3853 (1939).
[7] GYÖRGYI: Z. ärztl. Fortbildg **1931,** 377.
[8] MILBRADT: Dermat. Wschr. **1936,** 41.
[9] SCHULZ: Med. u. Chem. **3,** 197.　　　[10] VARGA: Dermat. Wschr. **1938,** 1453.

Natürlich sind auch Kombinationspräparate, die z. B. Vitamin A und D enthalten, im Handel. Ein solches Produkt ist die Riccovitansalbe, die GASSMANN[1] bei Verbrennungen, Quetschungen und Ulcera empfiehlt.

Chlorophyll ist ebenfalls Bestandteil von Salben, die zur Wundheilung dienen. Wirksam sind insbesondere Chlorophyll-Natrium und reines Chlorophyll, Mg-freie Abkömmlinge sind wertlos. Die Zusätze von 0,05—2,0% werden meist in Vaselin verrieben. BÜRGI[2], der das Chlorophyll als Wachstumsvitamin mit dem Charakter eines echten Vitamins auffaßt, bringt in seinen diesbezüglichen Arbeiten recht instruktive Bilder, die zeigen, daß Dermocetyl dem Vaselin als Grundlage vorzuziehen ist. Die 1—10proz. Chlorophyllsalben waren dem Unguentolan bedeutend überlegen und wurden auch von Vitamin A-Salben nicht erreicht (Tierversuche). In der Klinik sind die Versuche noch nicht abgeschlossen, aber vielversprechend. Man scheint stark individualisieren zu müssen und im einen Fall starke, im andern schwache Salben, im einen diese, im anderen jene Grundlage wählen zu müssen. Die Veröffentlichung klinischer Unterlagen stellt der Autor in naher Zukunft in Aussicht. Man wird ihnen mit Spannung entgegensehen, zumal die vorläufigen Berichte außerordentlich aussichtsreich erscheinen.

Die Firma Sell, Deggendorf (Anima-Präparate), hat in ihrer Anima Schrundenkur Chlorophyll, Lebertran und Harze eingearbeitet. Diese Gewerbeschutzsalbe, die für Stein- und Waldarbeiter gedacht ist, haben wir an zahlreichen Versuchspersonen geprüft und recht gute Erfolge gesehen. Die Versuchspersonen, die schon die verschiedensten Mittel verwendet hatten, sagten übereinstimmend aus, daß die Schrundenkur überlegen wirke. Sie verklebt die Rhagaden zuerst mechanisch, regt dann die Granulation an. Sie ist nachts zu verwenden und wird durch eine tagsüber gebrauchte prophylaktische Pflegesalbe ergänzt.

Neben dem Chlorophyll sind noch andere Porphyrine wirksam, so das Hämatoporphyrin. Die beiden wichtigsten Porphyrine, Chlorophyll und Hämatoporphyrin, enthält eine Salbe **Porphyrol** des Schweizer Serum- und Impfinstitutes und die gleichnamige Salbe der Firma Klinke, Hamburg. Man kann sich solche Salben auch selbst bereiten, muß dann aber darauf achten, daß man nicht gekupfertes — unwirksames Chlorophyll verwendet. In wäßrigen Lösungen verwendet man das Natriumsalz des Chlorophylls.

Die Beobachtungen GRUSKINS[3], daß Chlorophyll auch desinfiziere, konnte BÜRGI und seine Mitarbeiter nicht bestätigen.

Die **bestrahlten Salben,** die um das Jahr 1930 aufkamen, sind eine besondere Gruppe, die in ihrer Wirkung am ehesten zu den Vitaminsalben passen. Man soll mit ihnen gute Granulations- und epithelisierende Wirkung erzielen, z. B. bei Ulcus cruris.

---

[1] GASSMANN: Schweiz. med. Wschr. **68,** 437 (1939).

[2] BÜRGI: Das Chlorophyll als Pharmakon 1932; ferner Schweiz. med. Wschr. **67,** 1173 (1937); 483 (1938); Klin. Wschr. **1921,** 3. Bull. Soc. Therapeut. **1938,** Nr 7; Schweiz. med. Wschr. **72,** 239 (1942); Ber. des Vereins Schweizer Physiologen 1942; Dtsch. med. Wschr. **1942,** 893.

[3] GRUSKIN: Amer. J. Surg. **1941** u. a. O. (zit. durch BÜRGI).

FASAL[1] hat Metuvitsalbe (Chemosan, Wien) in dieser Richtung geprüft. Es handelt sich um eine kurz- und langwellig bestrahlte Salbe aus Schweinefett, Kakaobutter und Metallsalzen. Ihre Wirkung ist laut Angabe auf eine Art mitogenetische Strahlung, die nach unseren Versuchen photographisch nicht nachweisbar ist und von bestrahltem ZnO und Fetten ausgeht, zurückzuführen (MARCONI[2]). Die Salbe wird auf Leinenlappen aufgetragen und dann aufgelegt. Bei starker Sekretion ist nach dem Erfinder RIED nicht entfettete Gaze statt der Leinwand zu nehmen[3].

In der Chirurgie hat FASAL die granulations- und epithelwachstum-anregende Wirkung der Philoninsalbe, die 0,25 Teile bestrahltes Cholesterin enthält, festgestellt; in der Kinderheilkunde empfiehlt sie ERKENS[4] und in der Dermatologie STAMER[5].

Lebertran wird durch Bestrahlung mit UV.-Licht inaktiviert. ADAM[6] wies nach, daß dadurch die antirachitische Wirkung zerstört wird. Aber auch die Jodzahl sinkt während der Bestrahlung, so daß wir annehmen können, daß auch die ungesättigten Anteile, insbesondere die Sterine, abgesättigt werden. Da zudem freie Säuren auftreten, ist durch die Bestrahlung kein Nutzen, sondern nur Schaden zu erwarten.

Fermente, wie Pepsin[7] (1—10% mit HCl-Zusatz) und Pancreatin, werden in Wundsalben zur Verdauung nekrotischer Partien sowie zur Erweichung der Keloide verwendet. Erwähnt sei die Pankreasdispert-salbe, die u. a.[8] für diese Indikationen, gegebenenfalls nach vorheriger Pepsin-Salzsäure-Behandlung, empfohlen wird. Denselben Zweck verfolgt auch das Ungt. encymi comp. Röhm und Haas, die Pankreas-enzymsalbe derselben Firma, die FEHR[9] bei Ulcus cruris empfiehlt, ferner die Pyosolvasalbe, die von FISCHER[10] auch bei Lupus verwendet wird. Sie enthält Pankreasdispert 2proz. in Vaselin und dient zur Behandlung von Wunden, zur Erweichung von Schwielen und Narben. Die Salbe wird messerrückendick auf die zu behandelnde Stelle aufgetragen und mit Mull bedeckt. Täglicher Verbandwechsel. Läsiolan (Kalichemie) enthält Rhodan- und Kalisalze, tryptisches Enzym und ein Lokalanaestheticum in „neutraler Salbengrundlage". Regenitsalbe (Curta) enthält 1½% Pankreasferment in einer „Salbe" und dient der Behandlung derselben Indikationen. Von guten Erfolgen berichtet ULICZKA[11]. Pankrederma-Wundsalbe (Stockhausen) enthält Pankreas-ferment in Lebertran-Lanolin-ZnO-Paste; sie wird bei Ulcus cruris und

[1] FASAL: Med. Klin. **1930** I, 595.
[2] MARCONI: Med. Klin. **1932**, 125.
[3] RIED: Wien. klin. Wschr. **1930**, 29.
[4] ERKENS: Münch. med. Wschr. **1932**, 27.
[5] STAMER: Dermat. Wschr. **1936**, 51, 2085.
[6] ADAM: Klin. Wschr. **36**, 5.
[7] SCHÜSSLER: Münch. med. Wschr. **1921**, 3.
[8] Med. Klin. **1928**, 24, 67.
[9] FEHR: Münch. med. Wschr. **1936**, 22, 896.
[10] FISCHER: Dermat. Wschr. **1937**, 11.
[11] ULICZKA: Fortschr. Med. **1937**, 15.

bei Verbrennungen empfohlen. Alle die Salben sind meist Wasser-in-Öl-Emulsionen auf Cholesterinbasis, sie sollen, um ihre Haltbarkeit zu steigern, mit einem Desinfiziens versehen sein.

Ochsengalle, 1proz. in 10 Teilen Wachs und 90 Teilen Lanolin, wird bei Ulcus cruris, Decubitus und Intertrigo in Form der Uwe-Salbe (Dippold, München) angeraten.

Hefe findet sich in manchen von den Kosmetikern empfohlenen Acnecremes. Die Firma Suvek hat sich z. B. ein solches Präparat aus Hefe, Glycerin und Lanettewachs schützen lassen[1]. Das Franz. P. 870386 schützt einen Hefeextrakt, der die Zellatmung und Zellteilung förden soll und durch Alkoholextraktion oder ähnliche Arbeiten gewonnen wird. Auch in Gärung befindliche Bierhefe soll auf Grund ihrer mitogenetischen Strahlenwirkung Ulcera cruris günstig beeinflussen. KAINZL[2] läßt bei seiner Therapie Bierhefe mit Zucker gären und trägt den Brei auf.

Es hat den Anschein, als würden alle Hormon- und Vitaminsalben vorwiegend über den Gesamtorganismus und nicht lokal wirken (LAUBER[3]). Die meisten Salbengrundlagen hemmen die Wundheilung, am wenigsten Fissan und Eucerin. Man muß daher bei der Wundbehandlung mit Salben auch an die Grundlage denken. Vogan z. B. ist im Vaselin unwirksam, ebenso Carotin, in Fissan und Eucerin beschleunigen sie den Heilvorgang (LAUBER). Da anderseits mit Schleimen (Tylose) nach dem Vortrag von STÖHR[4] besonders gute Wundheilung zu erzielen ist und die Ansicht, daß Salben bei der Wundbehandlung nicht am Platze sind, oft zu hören ist, wird sich in dieser Richtung möglicherweise eine vollkommene Ablehnung der Salben entwickeln.

Lebertransalben.

Diese Präparate dienen fast ausschließlich der Behandlung von Wunden und der geschädigten Haut. Sie sollen trotzdem, da ein wesentlicher Teil ihrer Wirksamkeit auf Vitamine zurückzuführen ist, hier schon behandelt werden. Der Tran wurde, wie das Lehrbuch für Kriegschirurgie von FRANZ mitteilt, schon im Kriege 1870/71 und früher zur Wundbehandlung verwendet. Auch die Desitinsalben sind seit vielen Jahren in Verwendung. Doch hat die Lebertransalbentherapie im Jahre 1932 durch DE MUTH[5] und insbesondere durch LÖHR[6], vorwiegend bezüglich der Applikationsart, Auftrieb erhalten. Gegenwärtig gibt es wohl über keine Salbe so viel Literatur, wie über die mit Lebertran, denn schon die Unguentolanbroschüre, welche das Wissen über die Salbe, insbesondere in therapeutischer Richtung, bereichert, in pharmazeutischem Sinne aber weniger bietet, zählt 59 Originalarbeiten auf. Die Zusammensetzung der Unguentolansalbe, die nach der Vorschrift LÖHRS

---

[1] Nach JANISTYN: Kosmetisches Praktikum.
[2] KAINZL: Čas. lék. česk. **1939**, 791.
[3] LAUBER: Hippokrates **1940**, 20.
[4] STÖHR: Chirurgen-Kongreß Berlin 1940.
[5] DE MUTH: Nat. eclect. med. Assoc. Quart. **23**, 103.
[6] LÖHR: Chirurg **1933**, 29, 1612; **1934**, 5, 263.

hergestellt wird, ist nicht genau bekannt. Die Angabe, daß die Salbe Lebertran in einer indifferenten Grundlage enthalte, befriedigt nicht völlig, wenn auch aus den Arbeiten LÖHRS zu schließen ist, daß Vaselin verwendet wurde.

Der Lebertran, der gleichzeitig Träger der Wirkung und Grundlage ist, sowie Fette oder Kohlenwasserstoffe sind die Bestandteile der sonstigen Lebertransalben. Wäßrige Emulsionen sind bei der Herstellung der Lebertransalbe zu vermeiden, da der Tran dadurch in seiner Haltbarkeit ungünstig beeinflußt wird, ein Leitsatz, der leider immer wieder unberücksichtigt bleibt. Unbestritten ist diese Beobachtung MECKELBACHS[1] allerdings nicht, denn STÖHR[2] gibt an, daß eine Lebertransalbe aus 30% Tran und 70% einer Adulsionslösung 5:95 mindestens so geeignet ist wie ein Präparat auf Vaselingrundlage. Ursache hierfür mag der starke Verbrauch in einem Krankenhaus sein, durch den eine allzulange Lagerung verhindert wird. Die Lebertranemulsion, die per os gegeben wird, ist ja auch einige Monate lang wirksam. Dazu kommt noch, daß neben den Vitaminen auch die Fettsäuren, die ja durch die Tylose nicht geschädigt werden, wirksam sind. Der Ausfall der Vitamine, der in ungünstigen Fällen sicher eintritt, wird zudem durch die Adulsion, das bessere, der Wunde entsprechendere Medium, bestimmt wettgemacht. MECKELBACH empfiehlt folgendes Rezept für eine wasserfreie kombinierte Salbe:

Ol. jecoris aselli standard. 30,0
Adeps lanae anhydr. 50,0
Vaselinum alb. 18,0
Balsam peruv. 2,0

DZEMBROWSKY[3] hingegen wählt eine Mischung von 40 Teilen Tran und 60 Teilen Vaselin. Erstere Vorschrift ergibt nicht unbedingt das optimale Produkt, da der Perubalsam Reizungen verursachen kann und das Vaselin nach LÖHR für sich allein günstiger zu wirken scheint als wollfetthaltiges. Dazu kommt noch, daß z. B. MUTSCHLER[4] Kombinationen überhaupt ablehnt und dem Unguentolan die beste Wirkung zuschreibt.

LUNDH[5] beobachtete im Tierversuch an Meerschweinchen, daß Vaselin, Vaselin-Lanolin und Ungt. molle die Heilung von Wunden verlangsamen, Lebertransalben sie aber beschleunigen. Ähnliche Resultate erhielt SCHUBERT[6], der an Kaninchen gelbes DAB. 6-Vaselin, wasserfreies Adeps lanae und eine Mischung von Adeps lanae, Vaselin und Erdnußöl mit Wasser, die letzte bei Luftzutritt ohne Verband, geprüft hat. Am besten wirkte die letzte Salbe, dann das Wollfett, am langsamsten das Vaselin, unter dem die Wundränder öfters gerötet waren und teilweise auch Infiltrate aufwiesen. Derselbe Versuch, am Menschen angestellt, zeigte anfangs die gleichen Ergebnisse. Auch hier trat eine gewisse Verzögerung bei Wollfett und Vaselin ein. Später verwischten sich die

---

[1] MECKELBACH: Schweiz. Apoth.-Ztg **1938**, 19.
[2] STÖHR: Chirurg **12**, 15 (1940).
[3] DZEMBROWSKY: Z. org. Chir. **1935**, 70, 336.
[4] MUTSCHLER: Münch. med. Wschr. **1937**, 18, 692.
[5] LUNDH: Zbl. Chir. **1936**, 63, 2860.
[6] SCHUBERT: Dermat. Wschr. **1937**, 39, 1251.

Resultate aber mehr und mehr, so daß noch einmal Versuche angestellt
werden mußten. Es wurden allerdings teilweise andere Salben verwendet, doch konnte durch Unguentolan- und Pellidolsalbe (letztere mit
der oben geschilderten Wasser-in-Öl-Emulsion als Grundmasse) eine
Beschleunigung der Wundheilung erzielt werden. Die anderen Salbengrundlagen hatten, wenn auch keine Beschleunigung, so doch auch keine
Verzögerung der Wundheilung bewirkt. Interessante Versuche stellte
auch Puestow[1] an. Er beobachtete an Tieren, daß Lebertransalben
die Wundheilung um 50% beschleunigen, Vitamin-A- und -D-Salben
verbessern sie um 25%. Tanninsalben sind den Kontrollen nicht überlegen. Lauber[2] wiederum hat an Kaninchen durch die verschiedensten
Lebertransalben keine Heilbeschleunigung beobachtet. Die Grundlagen hemmen sogar die Abheilung, nur Eucerin und eine „Cholesterin-
salbe" (Merck) wirkten günstig. Er kam daher in einer anderen Arbeit
zur völligen Ablehnung der Salbe, da sie mehr Nachteile (Geruch, Maceration der Wundränder) als Vorzüge besitze. Löhr und Unger[3] haben
Lebertran mit den verschiedensten Salbengrundlagen gemischt und
fanden, daß Cholesterin und seine Derivate in Salben die Wundheilung
hemmen. Lebertran kann diese Eigenschaft nur kompensieren, wenn
nicht zu hohe Cholesterinmengen zur Verwendung kommen. Ein weiterer
Grund also, um das oben angegebene Rezept als nicht optimal anzu-
sehen. Am besten hat sich nach Löhr in dieser Versuchsreihe das Vaselin
bewährt. Fette scheinen nicht in Erwägung gezogen worden zu sein,
da sich alle Versuche um das Cholesterin und das Vaselin mit und ohne
Zusätze gruppieren. Löhr, Unger und Zacher[4] betonen, daß im Gegensatz zu anderen Autoren von ihnen keine Hemmung der Wundheilung durch Vaselin beobachtet werden konnte. Da die wirksamen
Bestandteile alle fettlöslich sind, ist auch keine Verzögerung durch die
unwirksame Komponente zu erwarten, wohl aber könnte die allzusehr
deckende und luftabschließende Vaselinwirkung nachteilig sein.

Welche Komponenten sind nun eigentlich im Lebertran wirksam?
Sicher kommt dem Vitamin A-Anteil ein sehr wesentlicher Faktor zu.
Dafür sprechen u. a. die Versuche von Horn und Sandor[5].

Drigalski[6] verglich die Heilwirkung einer Vitamin A-haltigen
Lebertransalbe mit einem Präparat, in dem das Vitamin zerstört war.
Heilwirkung im Sinne einer Lebertrantherapie kam nur dem ersteren
Präparat zu. Ähnliche Ergebnisse gibt Heinsius[7] an und glaubt, daß
das Vitamin A der alleinige epithelisierende Faktor der Lebertransalbe
sei. Das Vitamin D dürfte nur zusätzlich günstig wirken.

Seiring[8] schreibt die Hauptwirkung den freien Doppelbindungen
zu und scheint damit bis zu einem gewissen Grad recht zu haben, denn

---

[1] Puestow: Lag. Gyn. a Obst. **66**, 563.
[2] Lauber: Med. Welt **1937**, 415; Hippokrates **1940**, 20.
[3] Löhr u. Unger: Pharmaz. Ztg **1937**, 73, 910.
[4] Löhr, Unger u. Zacher: Münch. med. Wschr. **1937**, 97.
[5] Horn u. Sandor: Dtsch. med. Wschr. **1934**, 27.
[6] Drigalski: Z. Vitaminforsch. **1934**, 4.
[7] Heinsius: Arch. Ophthalm. **1936**, 1.
[8] Seiring: Münch. med. Wschr. **1936**, 40, 1632.

auch Koch und Engels[1] haben auf Grund ihrer Studien an der Multivalsalbe Gehe, die keine Vitamine, sondern nur ungesättigte Fettsäuren enthält, gleichsinnige Beobachtungen gemacht. Die Salbe soll den vitaminhaltigen Lebertransalben, diese wieder den vitaminfreien gleichwertig sein. Koch und Engels sowie Fervers[2] haben ihre Verwendung auch bei frischen infizierten Wunden empfohlen, die nicht zuletzt auf Grund der Desinfektionswirkung heilen.

Auch Jecel[3] meint, daß die ungesättigten Fettsäuren, die nach seiner Ansicht Sauerstoff aufnehmen und dadurch reduzierend und bactericid wirken, die wichtigste Komponente des Lebertrans seien. Verfasser bewegt sich dabei aber in Spekulationen, denn der Lebertran ist kein Desinfiziens im engeren Sinne, wenn auch Fischer[4] ein staphylokokkentötendes wasserlösliches (!!) Prinzip darin nachweisen konnte. Schneider[5] ist auf Grund seiner Versuche ebenfalls ein Vertreter der Ansicht, daß die ungesättigten Fettsäuren, insbesondere die Octadiensäure, das „Vitamin FO", das aus dem Provitamin, der Linolensäure entstehen soll, als Wirkungsträger für die Lebertranwirkung haftbar zu machen seien.

Manche ungesättigte Fettsäuren haben also an sich starke granulationsanregende Wirkung, eine Beobachtung, die auch bei bestimmten Kohlenwasserstoffen gemacht wurde und im Granugenol Knoll seit 1915 ausgenützt worden ist. Dazu kommen noch die physikalischen Eigenschaften derartiger Lebertransalben, die auf Wunden rasch schmelzen, nekrotische Gewebe durchdringen und Keime fixieren[6], ja nach Drigalski sogar abtöten[7] sollen. Löhr weist weiter darauf hin, daß zwischen Vitaminen und den ungesättigten Fettsäuren ein Synergismus besteht, also Lebertran in seiner Totalität wirksam ist. Kästner[8] hingegen meint, daß nicht so sehr die Lebertransalbe als vielmehr die Verbandtechnik die Ursache für die guten Erfahrungen sei.

Eine Eigenschaft der ungesättigten Fettsäuren soll noch erwähnt werden. Sie hemmen nach Jensen und Wiese[9] die Blutgerinnung. Paraffinöl ist indifferent, Leinöl hemmt bereits, Lebertran in noch stärkerem Maße. In manchen Fällen ist dies sicher sogar ein Vorteil, im anderen wieder nicht. Die Autoren schreiben die Nachblutungen bei Lebertranverbänden zum Teil dieser Eigenschaft des Tranes zu.

Man suchte die Lebertranwirkung auf verschiedenen Wegen, z. B. durch Chlorierung, noch zu steigern. Ein solcher chlorierter Lebertran wirkt anscheinend nicht auf Grund seines Vitamingehaltes, der durch die Chloranlagerung zerstört werden soll[10], eine Beobachtung, die aller-

---

¹ Koch u. Engels: Zbl. Chir. **1938**, 6.
² Fervers: Münch. med. Wschr. **1938**, 42.
³ Jecel: Wien. med. Wschr. **1940**, 20.
⁴ Fischer: Mikrobiol. Epidemiol. Immunbiol. **1941**, 4, 105.
⁵ Schneider: Klin. Wschr. **20**, 18 (1941).
⁶ Bosse: Münch. med. Wschr. **1936**, 15, 601.
⁷ Drigalski: Sitzgsber. Berl. med. Ges. 4, 12, 35.
⁸ Kästner: Münch. med. Wschr. **1940**, 6, 167.
⁹ Jensen u. Wiese: Zbl. Chir. **1939**, Nr 18.
¹⁰ Pharmaz. Ztg **1935**, 98, 1286.

dings von Bamberger[1] nicht bestätigt wird. Seine Erfahrungen stehen aber wieder zu neuen Untersuchungen von Diller[2], der nachgewiesen hat, daß beim Chlorieren die Vitamine geschädigt werden, sobald das Chlorion einen Prozentgehalt von über 0,1 erreicht, in Widerspruch. Der Zusatz von Zinkoxyd zu derartigen Salben, die chlorierten Tran enthalten, läßt den Vitamingehalt weiter absinken. Dasselbe bewirkt Talcumzusatz. Man kann auch Kalomel, Borsäure und Zinkoxyd zu Lebertransalben zufügen. Rezepte bringt das Pharm. Weekblad f. Ned. India[3].

Die ältesten Lebertransalben sind die jetzt ohne Chlorzusatz herauskommenden **Desitinpräparate**, über die u. a. Baer[4] berichtet. Nach Ansicht des Autors dringt die Salbe infolge des Lebertranzusatzes besonders tief in das Gewebe ein und verursacht dort eine Hyperleukocytose, die die Heilung günstig beeinflußt. Die Desitinolansalbe enthält Lebertran, die Desitinsalbe noch Zinkoxyd, Wollfett, Talcum, die Desitin-Honigsalbe hat noch Zusätze von Bienenhonig. Die Desitin-Strahlenschutzsalbe, um nur noch eine der Desitinkombinationen zu nennen, besteht aus Lebertran und Milchfett, Talcum und Vaselin. Ferner ist das **Unguentolan** (Heyl) anzuführen. Darin soll insbesondere das Vitamin A geschont und haltbar gemacht worden sein[5], und zwar nach einer Vorschrift, die sich rezepturmäßig durch Dampftranverarbeitung nicht ersetzen lasse.

Novalanpaste (Reiss) enthält Lebertran, Lecithin, Lenicet und Tumenol. **Scottinsalbe** (Scott u. Bowne, Frankfurt) wird mit 25 und 50% Lebertran herausgebracht und soll geruchlos, aber voll wirksam sein. Man kann Lebertransalben durch zusätzliche Medikamente noch spezifischer wirksam machen. Ein derartiger Versuch ist die **Argiodlebertransalbe**, die Junghans[6] empfiehlt. Sie enthält 1,5% Jodsilber. Ferner ist die **Fissanlebertransalbe** zu nennen, die auch auf Schleimhäuten bei Portioerosionen von Baumgart, Platz und Tsutsubopulos[7] empfohlen wird. Sie soll nach Altenkamp[8] besser wirken als Lebertran-Vaselin.

Madaus empfiehlt in seinem Lehrbuch der biologischen Heilmittel Bals. Peruv., Mellis dep. $\overline{aa}$ 5,0, Jecorol ad 50,0 (Jecorol ist ein Rohlebertran). **Vulpuransalbe** enthält Lebertran, „Oxy"cholesterin, Emplastr. Plumbi, Perubalsam. Ihre Herstellung wurde von Wasicky angeregt, ihre Anwendung von Kopf[9] empfohlen.

Die **Salmarsalbe** begnügt sich mit der Lebertranwirkung nicht, es wird daher Meerwasser zugesetzt, denn der Fisch muß schwimmen. Unterlagen, denen zufolge Meerwasser besonders günstig auf die Wund-

[1] Bamberger: Dermat. Wschr. **1936**, 28.
[2] Diller: Dtsch. Apoth.-Ztg **1938**, 57 u. 58.
[3] Dtsch. Apoth.-Ztg **54**, 930 (1939).
[4] Baer: Fortschr. Ther. **1927**, 9, 326.
[5] Pharmaz. Ztg **1935**, 12, 152.
[6] Junghans: Dtsch. med. Wschr. **1937**, 25.
[7] Baumgart, Platz u. Tsutsubopulos: Münch. med. Wschr. **1936**, 19.
[8] Altenkamp: Hippokrates **1938**, 2.
[9] Kopf: Wien. med. Wschr. **1936**, 19.

heilung wirkt, sind uns nicht bekannt. Hingegen ist es, wie schon oben erwähnt, unzweckmäßig, zum Tran Wasser hinzuzufügen.

Die **Riccortansalbe,** die GRASSMANN[1] empfiehlt, enthält die ungesättigten Fettsäuren aus dem Tran, die Vitamine aber aus anderer Quelle. Auch Vitamin C ist zugefügt.

Intrigon (Penaten) enthält Lebertran in der Penatencreme und ist bei Intertrigo und Dermatosen angezeigt.

Man kann also die verschiedensten Substanzen den Lebertransalben zufügen, auch Tanninverbindungen (*Tannovitol*salbe). Ob alle diese Zusätze aber wirkliche Vorteile zeigen, wird sich kaum beweisen lassen.

Das Hauptanwendungsgebiet der Lebertransalben liegt in der Wundbehandlung. LÖHR und ZACHER[2] traten auch für die Tranbehandlung der Verbrennungen ein, da sie der Tanninapplikation überlegen sei.

Es gibt Stimmen, die im Gegensatz zu LÖHR dem Lebertran an sich die beste Wirkung zuschreiben (SAUERLAND[3]). Will man aber eine zusammengesetzte Salbe, so sind nach der vorstehenden Übersicht die bisher besten Lebertranverarbeitungen mit Vaselin zubereitet. Der Zusatz von geringen Mengen Wollfett dürfte nicht schaden. Wachse scheinen als Grundlage für Lebertransalben ganz allgemein brauchbar zu sein, und zwar sowohl auf Grund ihrer Reizlosigkeit als auch infolge ihrer Eigenschaften, den Schmelzpunkt zu erhöhen. Sie sind so ein notwendiges Gegengewicht gegen den Tran, der den Schmelzpunkt erniedrigt, und ermöglichen es, besonders hochprozentige Salben herzustellen. Unter den wachshaltigen Rezepten für Lebertransalben findet sich eines, das 1 Teil gelbes Wachs und 5 Teile Vaselin zusammenschmelzen läßt. Die Schmelze wird dann wieder abgekühlt und nahe an ihrem Erstarrungspunkt mit 4 Teilen Lebertran verrührt[4]. Glyceride sind als Zusatz zu Lebertransalben bisher von SIDO in seinem Manual in Erwägung gezogen worden. Außerdem hat die Firma Wander, Bern, in ihrer *Intensyl*salbe, die neben Lebertran noch Thymol, Salol, Resorcin und ätherische Öle enthält, als Grundlage Fette gewählt, um bessere Bedingungen auf der Haut und im Wundbett zu erzielen.

Wir haben 30proz. Vaselin-Lebertran-Salben mit gleichprozentigen Fettsäureglycerinester (synth.)-Lebertranverarbeitungen parallel zur Wundheilung in der Chirurgie herangezogen. Therapeutisch zeigte sich kein wesentlicher Unterschied zwischen den beiden Präparaten. Es sei denn, daß in dem einen oder anderen Falle eine leichte Rötung der Wundränder, die bei dem Vaselinpräparat auftrat, bei der Fettgrundlage nicht beobachtet wurde. Dermatologisch wurden gleichlautende Resultate erzielt. Doch zeigte sich hier wie auch in der Chirurgie die angenehmere Konsistenz der Fettmischung, die nicht so schmierte wie das Vaselinpräparat.

Als Geruchsverbesserer für Lebertransalben wird von den Reichsformeln Cumarin genannt, eine Substanz, die auch sonst in käuflichen

---

[1] GRASSMANN: Schweiz. med. Wschr. **1939,** 437.
[2] LÖHR u. ZACHER: Zbl. Chir. **1939,** 1.
[3] SAUERLAND: Dtsch. Mil.arzt **1938,** 9.
[4] Krk.hausapotheke **10,** 18 (1937).

Salben enthalten zu sein scheint. Schädigungen durch dieses schmückende Beiwerk sind zwar nicht beschrieben, aber möglich.

Zusammenfassend ist über Lebertransalben zu sagen, daß die Grundsubstanz sowohl Fett oder Wachs als auch Vaselin oder eine Mischung sein kann. Die Unterschiede sind nicht sehr wesentlich. Welcher Bestandteil nun eigentlich im Lebertran wirkt, steht noch nicht fest. Man wird am besten fahren, wenn man nicht eine Komponente, sondern den Komplex „Lebertran" als Wirkstoff auffaßt. Die wichtigen Träger der Wirkung scheinen die ungesättigten Anteile des Trans zu sein. Den Vitaminen kommt zumindest eine zusätzliche synergistische Wirkung zu.

Die Meinungen über Wundsalben sind außerordentlich geteilt. Den Verfechtern steht eine große Anzahl von Gegnern gegenüber. MAGNUS[1] z. B. ist der Ansicht, daß Ruhigstellung besser sei als Salbenbehandlung. CANNADAY[2] berichtet, daß Luft und Licht mehr leisten. UFER[3] hat Unguentolan, Vaselin und zwei Wundheilungstinkturen im Tierversuch geprüft und immer nur eine Verzögerung, nie eine Beschleunigung der Herstellung bei den behandelten Wunden feststellen können.

Bienen- und Schlangengiftsalben.

Zur Rheumatherapie wird Bienengift sub-, intra- und percutan sowie intramuskulär verwendet. Für die percutane Darreichung haben die Hersteller der Präparate auch Salben in den Handel gebracht, da, wie MADER berichtet[4], das Einreiben keine Schmerzen verursacht.

Da das Cholesterin und dessen Derivate, die einen wesentlichen Prozentsatz der Hautfette ausmachen, die wirksame Substanz neutralisieren und das Gift wasserlöslich ist, also nicht durch die Haut hindurchgelangen kann, bediente man sich der verschiedensten Kunstgriffe, um Resorption zu erzielen. So setzte MACK — der Hersteller der **Forapinsalbe** — zunächst, allerdings mit negativem Ergebnis, Salicylsäure als Gleitschiene zu. Resorption trat erst ein, als feine Kristalle zugegeben wurden, welche die durch die Salicylsäure keratolysierte Haut verletzten und so dem Bienengift einen direkten Weg eröffneten, oder man bedient sich nach SCHWAB eines Spezialreibers, der die Haut lädiert, um Resorption zu erreichen[5]. In letzter Zeit ist auch eine Forapinsalbe mit Histaminzusatz aufgetaucht; sie wird zur Iontophorese empfohlen.

Die **Apicursalbe** (Hoffmann-La Roche) enthält zur Verbesserung der Resorption 10% eines Salicylsäurederivates, ferner 1% Histamindihydrochlorid, das, wie HERMANN[6] berichtet, die Capillaren erweitert und die Resorption verbessert, und ätherische Öle, die, wie wir aus der Arbeit MACHTS wissen (s. oben), die Resorption wasserlöslicher Medikamente verstärken. Es wird empfohlen, die Salbe einzumassieren oder

---

[1] MAGNUS: Münch. med. Wschr. **1934**, 1172.
[2] CANNADAY: Amer. J. Surg. **1934**, 288.
[3] UFER: Hippokrates **1940**, 9.
[4] MADER: Münch. med. Wschr. **1936**, 32, 1311.
[5] SCHWAB: Münch. med. Wschr. **1934**, 793.
[6] HERMANN: Dtsch. Apoth.-Ztg **1938**, 95.

sich der Iontophorese zu bedienen, ein Verfahren, das auch mit Forapin nach RUTENBECK die Erfolge verbessert[1].

Apisartron (Dr. Blell, Magdeburg) enthält Bienengift und „milde Hautreizstoffe in neutraler Salbengrundlage" und wird in 2 Stärken geliefert.

Neben den internen Indikationen hat das Bienengift anscheinend auch eine gute Wirkung auf die Wundheilung, die veterinär nach WAGNER[2] bereits ausgenützt wird.

Viperin (Schlangengiftsalbe) des Staatl. Seruminstituts Wien wird gegen Schnupfen in die Armbeuge eingerieben (JESCHEK[3] und MECHNER[4]).

Phenylchinolincarbonsäuresalben.

Phenylchinolincarbonsäuresalben werden zur Behandlung gichtischer Erkrankungen empfohlen. Die zugefügte Säure ist, sofern man große Dosen (20 g Salbe täglich) verabreicht, im Harn aufzufinden[5]. Bei kleineren Mengen war keine positive Reaktion im Harn nachzuweisen. SZANTO[6] hat daher eine einfachere Methode erdacht. Er applizierte eine atophanhaltige Salbe und beobachtete die Harnsäureausscheidung. Da diese vermehrt war, wurde seiner Ansicht nach das Atophan resorbiert. Die Salbe enthält außer Atophan noch Salicylat, Chloroform und ätherische Öle, wie sie MACHT zur Resorptionssteigerung verwendet hat. Auch KIONKA[7] hat mit einem derartigen Präparat Atophan im Tierversuch nachgewiesen. Allerdings mußte er 0,25 g der Säure in 5 g Salbe einreiben, um eine deutliche Reaktion zu erzielen. Im Parallelversuch ohne ätherische Öle war sogar die doppelte Menge notwendig, so daß die Öle tatsächlich die Resorption gefördert haben.

Die Salben sind also, wenn auch unökonomisch, wirksam. Mancher Arzt wird sich nun fragen, ob die Applikation derartiger innerlich wirksamer Medikamente durch die Haut zweckmäßig ist. Die percutane Resorption hängt von der Beschaffenheit der Haut in hohem Grade ab. Sie tritt außerordentlich langsam ein, hält lange an und ist nicht steuerbar. Man erreicht mit verzettelten oralen Dosen mehr und bedient sich dabei noch einer einfachen Methode. Die zusätzlich wirksamen anderen Salbenbestandteile können nach wie vor angewendet werden. Beantwortet können diese Einwände nur im Rahmen der Therapie werden, denn gegen die orale oder die Injektionsbehandlung können äußere Gründe sprechen.

Die Industrie hat, um Freunden der Salbentherapie Rechnung zu tragen, einige derartige Salben herausgebracht.

Atophansalbe (Schering) enthält 10% Atophan (Phenylchinolin-

[1] RUTENBECK: Münch. med. Wschr. **1935**, 24, 957.
[2] WAGNER: Berl. u. Münch. tierärztl. Wschr. **1939**, 23.
[3] JESCHEK: Klin. Wschr. **1938**, 16, 583.
[4] MECHNER: Wien. med. Wschr. **1936**, 38, 1065; Münch. med. Wschr. **1936**, 32.
[5] HORSTERS u. ROTHMANN: Med. Klin. **1926**, 15.
[6] SZANTO: Med. Welt **1928**, 1782.
[7] KIONKA: Fortschr. Ther. **1929**, 6, 173.

carbonsäure), 10% Phenylsalicylat und 5% Campher in einer Fett-Seifen-Grundlage. Die Tagesdosis beträgt 10 g. Salbenreste müssen abgewaschen werden.

Atochinolsalbe (Ciba) enthält 20% des Allylesters der Phenyl-chinolincarbonsäure.

Resorptionsfördernde bzw. -hemmende Substanzen und Maßnahmen.

Öllösliche Körper diffundieren durch die gesunde Haut aus Salben heraus nach den unter dem Kapitel über die ätherischen Öle geschilderten Gesetzen. Danach ist bei solchen Substanzen das Medium, sofern es sich um wasserfreie Salben handelt, für den Grad der Resorption nicht so wichtig, als man annehmen sollte. Die resorptionsfördenden physikalischen Maßnahmen, wie die Massage, die Wahl des richtigen Schmelzpunktes, die Iontophorese und die richtige Verbandtechnik, können die Wirkung verbessern. Die zur Steigerung der Resorption zugesetzten chemischen Präparate haben bei den öllöslichen Stoffen aber weniger Bedeutung, wohl aber das Einmassieren, das Schädigen der Haut, die Erzeugung von Hyperämie.

Ganz anders verhält es sich bei den wasserlöslichen Körpern. Auch hier können wir zunächst mit physikalischen Hilfsmitteln die Resorption erleichtern. Wir können die Haut entfetten, durch luftdichte Verbände, vorhergehende Bäder macerieren und auflockern, die Salbe einmassieren. Ökonomisch wird die Behandlung mit Hormonen, Alkaloiden und Vitaminen, sofern sie auf Fernwirkung abzielt, dadurch noch nicht. Die percutane Darreichung in Salbenform wird nie eine exakte Dosierung gestatten; sie wird die Erwartungen FLURYS[1], ein neuer Zugang zum Körper zu sein, im Hinblick auf die Wirkung zufriedenstellen, aber die zugefügten Dosen bei keinem Präparat auch nur annähernd ausnützen.

Die cholesterinhaltige Schranke der Haut, deren mit zunehmender Tiefe sich ändernde Wasserstoffionenkonzentration, die äußere Beschaffenheit der Haut, die Außentemperatur, die Löslichkeit der Substanz im Salbenmedium, in den Hautfetten und den Sekreten, alle diese Faktoren sind nicht genau zu fassen. Sie bilden Fehlerquellen, die sich nicht ausschalten lassen; sie sind Inaktivatoren der Medikamente, die eine exakte Berechnung der tatsächlich zur Wirkung gelangenden Mengen unmöglich machen.

Als wichtige chemische Maßnahme zur Resorptionssteigerung ist der Zusatz von *Emulgatoren* zu nennen, mögen sie nun wie Seifen Öl-in-Wasser- oder Wasser-in-Öl-Emulsionen ergeben. Die Emulgierung erleichtert auf jeden Fall das Eindringen der Salbe, vergrößert die Kontaktfläche und legt ihre Ebene in tiefere Hautschichten. Welchen Emulgator man nimmt, ist vom Medikament und dessen Phasenlöslichkeit in Öl oder Wasser, seiner Empfindlichkeit und seinem Verhalten zu dem in Aussicht stehenden Medikament abhängig.

---

[1] FLURY: Vortrag am Physiologentag in Zürich 1938.

Ätherische Öle und hautreizende Substanzen, wie Kohlensäure, Ammoniak, Alkalien, erhöhen die Resorptionsgröße, sofern sie Emulgatoren sind, als solche, sie lockern aber auch das Gewebe auf, verbessern die Durchblutung, zerstören evtl. Schranken und verstärken dadurch auch die Aufnahmebereitschaft. Die diesbezüglichen Untersuchungen von MACHT[1] sind unter dem Kapitel „Ätherische Öle" ausführlich zitiert. Der Autor konnte sonst nicht resorbierbare Alkaloide durch Zusatz von ätherischen Ölen als Gleitschiene zur Aufsaugung bringen. Eine Bestätigung hierfür ist auch in den Angaben von LEHMANN[2] zu sehen, in denen nachgewiesen wird, daß Jod, Jodkali, Insulin und Vitamin B resorbiert werden, sofern man ihnen Fichtennadelextrakt zufügt. Der Extrakt hat hier die Funktion ätherischer Öle, die die Durchblutung fördern und hiermit die unterschwelligen Wirkungseffekte steigern.

Die *Saponine*, die, schon lange als Therapeutica bekannt, von KOFLER[3] besonders studiert wurden, die Permeabilität der Schleimhaut wesentlich steigern, dürften die Durchdringungsfähigkeit der gesunden Haut zunächst als Emulgatoren beeinflussen[4]. Es kommt ihnen aber auch eine Wirkung zu, welche der der Hautreizstoffe bzw. der ätherischen Öle nahesteht. Ein Teil wird zwar vom Hautcholesterin entgiftet, also inaktiviert; ein anderer verbessert aber die Resorptionslage, denn sonst wären die Untersuchungsergebnisse von MILBRADT[5] nicht zu erklären. Er stellte fest, daß Saponine bis zu einem gewissen Grad in der Lage sind, die Hautpermeabilität für Adrenalin und Insulin zu erhöhen. Als Vehikel wurden Mattan oder Eucerin gewählt. Die Ergebnisse zeigten jedoch auch hier, daß der Effekt in keinem Verhältnis zur angewandten Hormonmenge stand.

Farbstoffe, in Eumattan und Vaselin feinst verrieben oder in Wasser gelöst, zeigten aus den saponinhaltigen Zubereitungen eine weit größere Penetrationskraft, die MILBRADT durch Auflockerung und Quellung der Haut erklärte, die zum Teil aber durch die Emulgierwirkung zustande kommt. Saponine ergeben Öl-in-Wasser-Emulsionen, die Farbstoffe viel tiefer eindringen lassen als Wasser-in-Öl-Emulsionen. Jod, Salicylsäure, Pyrogallol und Naphthalin werden durch die aufgelockerte und gequollene Haut bei Saponinzusatz vermehrt aufgenommen. Sie passierten rascher die Haut, die lokal-dermatologische Wirkung war nicht besser als bei Salben ohne Saponinzusatz. Der Zusatz interessierte dementsprechend mehr den Internisten als den Hautarzt. Bei Anästhesinsalben hatte eine 5—6proz. Mattansalbe mit 3% Saponinzusatz etwa die Wirkung einer 10proz. Salbe ohne Saponin. Die Einsparung ergab demnach praktisch keine Vorteile. Bei Novocainsalben verursachte der Saponinzusatz überhaupt keine Beeinflussung.

Als Erklärung für die verstärkende Wirkung dürfte mit MILBRADT die Bindung der Sterine, also die Inaktivierung des Cholesterins, ferner

---

[1] MACHT: J. amer. med. Assoc. **110**, Nr 6, 408 (1938).
[2] LEHEANN: Schweiz. Apoth.-Ztg **80**, 8 (1942).
[3] KOFLER: Arch. f. exper. Path. **109**, 362; **116**, 35 (sowie das Buch: Die Saponine).
[4] Pharmaz. Z.halle Dtschld **69**, 651 (1928).
[5] MILBRADT: Z. exper. Med. **1933**, 87, 795.

die Auflockerung des Gewebes und schließlich die Emulgierwirkung heranzuziehen sein. Therapeutisch gesehen sind saponinhaltige Salben also wahrscheinlich kein Fortschritt. Wir wissen dies allerdings noch nicht genau, da saponinhaltige Salben doch immer wieder empfohlen werden. So hat LECLERC[1] eine Salbe aus Origanumöl, Vaselin-Lanolin und Efeuextrakt, das ja bekanntlich größere Mengen Hederasaponin enthält, als Mittel gegen Zellgewebsentzündungen empfohlen.

Pharmazeutisch gesehen ist der Zusatz von Saponinen sehr wohl zu vertreten. Im Liquor Carbonis detergens ermöglicht das Saponin die feine Verteilung des Teers. Hierzu wird zum Teil Quillajatinktur verwendet, HERXHEIMER[2] hat Roßkastaniensaponin vorgezogen, KOFLER und PERUTZ[3] lassen 1 Teil Oleum Cadini in 20 Teilen Primulatinktur lösen. Dieses Präparat wie auch die anderen sind in Salben gut anwendbar, nur ist darauf zu achten, daß die Salbe zweckmäßigerweise mit Cetylalkohol oder als Stearatcreme zu bereiten ist, da Cholesterinderivate und Saponine sich beeinflussen. Eine Salbe, wie sie im Franz. P. 848958 beschrieben ist: 55 g Vaselin, 25 g Wasser, 5 g Cetylalkohol, 5 g Cholesterin, 10 g Heilbuttleberöl, 0,25 g Saponin und Riechstoffe, ist ein Unsinn, da sich die Saponine und Cholesterin gegenseitig inaktivieren.

Durch *Adrenalinzusatz* kann in besonderen Fällen bei Augensalben eine verstärkte protrahierte Wirkung, die im Endeffekt eine verbesserte Resorption vortäuscht, erzielt werden. So gibt die Chemische Fabrik Heißler in Chrast bei Chrudim an, daß ein Cocain-Adrenalin-Gemisch die „Tiefenwirkung" des Argentum nucleinicum in ihrer Akutinsalbe (eine Augensalbe) bedeutend verbessert. Die Tiefenwirkung wird aber auf der Schleimhaut wohl nicht verstärkt, sondern die „Verweildauer" erhöht, die Gesamtwirkung verlängert und dadurch natürlich intensiver.

Die *richtige Wahl des Schmelzpunktes* ist für die Intensität der Salbenwirkung ebenfalls wichtig. UNNA schlägt vor, Salben aus hoch- und niederschmelzenden Komponenten zu mischen. Die niederschmelzende Komponente dringe leicht ein, insbesondere natürlich, wenn ihr ein Emulgator als Vermittler zugefügt wird. Bedingung für das Funktionieren dieser Maßnahme ist das richtige Verbandmaterial und seine zweckmäßige Anwendung, wodurch die Dochtwirkung ausgeschaltet wird.

P. UNNAS Erklärung, daß die niedrig schmelzende Substanz eindringe, die höher schmelzende aber oberflächlich haften bleibe, ist nicht immer aufrechtzuerhalten. In den meisten Fällen trennen sich die beiden Substanzen nicht, sie schmelzen gemeinsam bei einem Mischschmelzpunkt. Der niedrigere Fp. des Gemisches, der unter der Hauttemperatur liegt, erleichtert die Penetration, so daß der Endeffekt richtig, der Schluß aber falsch war. Die ganze Frage der Schmelzpunktbestimmung und die

---

[1] LECLERC: Zit. durch PEYER: Pflanzliche Heilmittel. Deutscher Apoth.-Verlag.
[2] HERXHEIMER: Münch. med. Wschr. **70**, 1275 (1923).
[3] KOFLER u. PERUTZ: Pharmaz. Z.halle Dtschld **66**, 364 (1925).

des Erweichungspunktes rechtfertigt eine eingehende Besprechung, denn der Schmelzpunkt einer Substanz von Fettcharakter ist weitgehend von der Vorbereitung für die Bestimmung abhängig. Es ist daher nötig, die vorgeschriebenen Maßnahmen genau durchzuführen.

In wie weiten Grenzen die Schwankungen, die allein auf die Technik des Füllens der Bestimmungsröhrchen zurückzuführen sind, sich bewegen können, zeigt eine Arbeit von PYTALO[1]. Er hat jedesmal die Glashülse der UBBELOHDEschen Tropfpunktapparatur mit Naturvaselin in verschiedener Weise gefüllt und erhielt je nach der Technik verschiedene Werte. Bei der ersten Versuchsreihe wurde die Glashülse vorschriftsmäßig mit Vaselin gefüllt, wobei Luftblasen nicht ganz vermieden wurden. Er fand hierbei 39,0°; 39,3°; 39,2°; 39,0°. Bei der zweiten Bestimmung wurde die Hülse gefüllt wie bei 1. unter möglichst genauem Vermeiden von Luftblasen und 39,8°; 39,6°; 39,8°; 39,7° gefunden. In der dritten Serie wurde das Vaselin geschmolzen in die Glashülse gegossen und bei Zimmertemperatur (+ 28° C) erkalten gelassen. Gefunden: 41,3°; 41,4°; 41,3°; 41,3°. Bei der 4. Reihe wurde das Füllen wie bei 3 vorgenommen, aber die gefüllte Hülse wurde 2 Tage bei Zimmertemperatur (+ 28° C) stehengelassen. Die Resultate waren: 42,0°; 42,2°; 42,1°; 42,0°. Füllen wie bei 3. und Lagern der Glashülse im Eisschrank bei 0° durch 24 Stunden. Es wurden gefunden: 42,4°; 42,5°; 42,3°; 42,4°. Nach Füllweise Nr. 6 wurde von dem geschmolzenen Vaselin ein Teil auf eine Glasplatte in dünner Schicht gegossen, erstarren gelassen und hierauf in die Hülse wie bei 1. eingefüllt. Gefunden: 41,4°; 40,8°; 41,2°; 41,1°. Die Versuche zeigen, daß durch die verschiedene Art des Füllens auch die Tropfpunkte verschieden ausfallen. Von den Füllarten ist 6. vorzuziehen, weil es vorschriftsmäßig geschieht, nur mit dem kleinen Unterschied, daß das Vaselin vor dem Einstreichen erst geschmolzen und auf einer Glasplatte erstarren gelassen wird. Diese kleine Manipulation hat den Zweck, das Vaselin homogener zu machen, als es in der Blechbüchse ist, wo das Vaselin beim längeren Lagern usw. strukturelle Veränderungen erleidet, die eben durch Verschiedenheit der Tropfpunkte zum Ausdruck kommen können.

Geringe Zusätze von anders zusammengesetzten Stoffen von Fettcharakter sind in der Lage, den Schmelzpunkt (Tropfpunkt) und auch den Erweichungspunkt (Methode Krämer-Sarnow) weitgehend zu beeinflussen. Gerade im Kriege, wo Austauschstoffe unklarer Zusammensetzung zur Materialstreckung herangezogen werden, kann man da, sofern man die nötigen Vorversuche nicht anstellt, unliebsame Überraschungen erleben. Mischt man ein Glyceridfett vom Schmelzpunkt 37° mit einem härteren von 54°, so nehmen Schmelzpunkt und Erweichungspunkt genau proportional zum Zusatz des Hartfettes zu. Der Schmelzpunkt 37° und der Schmelzpunkt 54° können durch eine Gerade verbunden werden und der Erweichungspunkt des bei niederer Temperatur erweichenden ist mit dem des höher erweichenden Fettes geradlinig zu verbinden (Kurve *1A* und *1B*).

---

[1] PYTALO: Petr. **1922**, Nr 27.

Die Bildung von Eutecticis, die sich in Schmelzpunkten, die niedriger liegen als die der beiden Komponenten, anzeigen, ist bei den Salbengrundstoffen und ihrer Kombination nur selten zu verwerten. Sehr häufig tritt aber ein anderes, noch viel merkbareres Symptom ein, das bald erwünscht, bald unerwünscht sein kann. Es ist dies die plötzliche Änderung des Schmelzpunktes, sobald man den Zusatz des schwerer schmelzenden Produktes über ein gewisses Maß steigert. In solchen Fällen steigen Schmelzpunkt und Erweichungspunkt nicht gerade an, sondern bilden eine Kurve (Abb. *2B* und *1B, 3A* und *3B*). Die Erklärung für dieses Phänomen, das man beobachtet, wenn man Glyceride mit langkettigen Fettsäuren, Ozokeriten und besonders gearteten Paraffinen zusammenschmilzt, ist in der geringen Löslichkeit der beiden Komponenten ineinander gelegen. Die härtere höherschmelzende Substanz bildet beim Festwerden eine Art Gitter, in der der weiche Anteil hängt. Bienenwaben aus Wachs schmelzen ja auch erst dann, wenn der Schmelzpunkt des Wachses erreicht ist, und sind nicht flüssig, obwohl der Honig darin flüssig ist. Solange die Gitterkonstruktion noch dünn ist, hält sie Belastungen nicht aus; der Schmelzpunkt des weichen Fettes gibt den Ausschlag. Erhöht man ihre Resistenz aber durch Vergrößerung der harten Komponente, so weist der Schmelzpunkt und Erweichungspunkt bald die Höhe der harten Komponente auf.

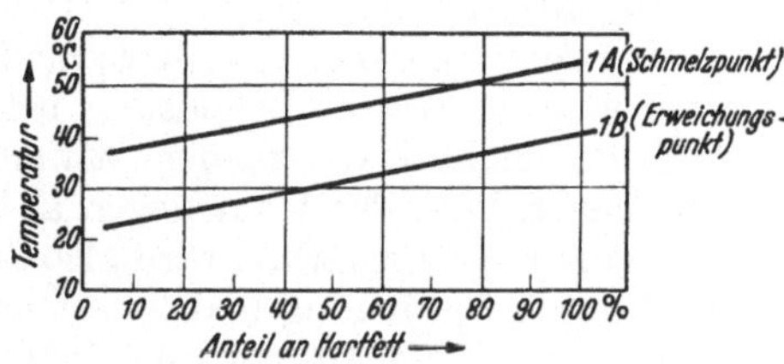

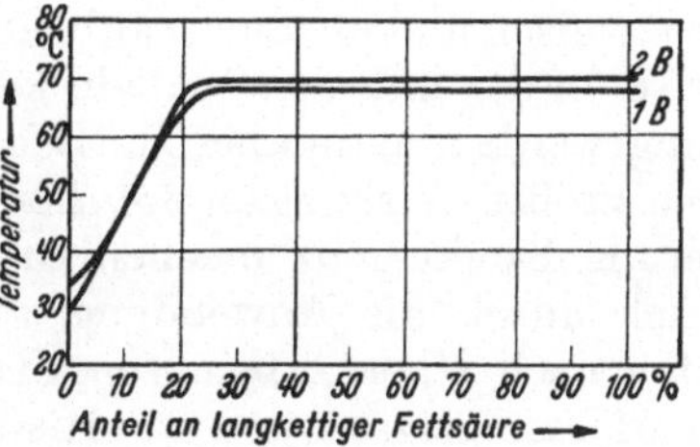

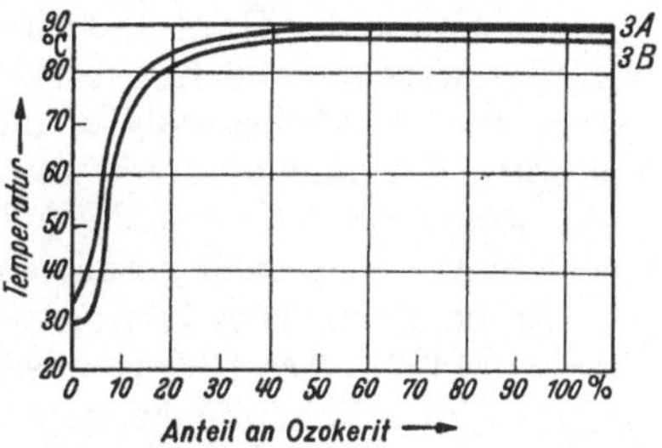

Abb. 13. Beeinflussung von Schmelzpunkt und Erweichungspunkt durch verschiedene Zusätze zu Glyceridfetten.

Man kann also durch Zusammenschmelzen verschiedener Fette, Wachse, Paraffine ganz wechselnde Effekte erzielen und muß sich jeweils vom Ausfall des Endproduktes durch Vorversuche und Prüfung des Resultates überzeugen.

Vorläufig lediglich theoretisches Interesse haben die Versuche von G. P. Unna[1], in denen ein neuer Weg zur percutanen Darreichung von verschiedenen, sonst unresorbierbaren Salzen gewiesen wurde. Er verdaute durch Umschläge mit salzsaurem Pepsin die Eiweiße der Haut, so daß diese für Arzneimittel, wie Alkaloidsalze, Elektrolyte, Atropin,

---

[1] Unna, G. P.: Berl. klin. Wschr. 77 (1920).

Adrenalin, Borsäure, Pyrogallol u. dgl., durchlässig wird. Die Methode hat keine große Bedeutung erlangt, wohl weil die Resorption, wenn sie bestätigt werden sollte, nur unsteuerbare Resultate ergeben kann. Ihr haften zudem Mängel an, denn dem exakten Nachweis einer tatsächlichen Resorption mancher der angegebenen Körper, wie des Kochsalzes, dürften große Schwierigkeiten entgegenstehen. Wie dem aber auch sei, für Alkaloide und andere Substanzen standen UNNA Reaktionen zur Verfügung, die ein einwandfreies Arbeiten ermöglichen. Die Versuche UNNAS könnten daher vielleicht, modifiziert in Form von pepsinhaltigen Salben, noch einmal Bedeutung bekommen. Jedenfalls zeigt der Versuch, daß nicht das Fett, nicht Eiweiß oder Wasser, sondern die Gesamtheit den Schutz der Haut gegen äußere Einwirkung übernommen hat. Ist der Komplex zerstört, wird also das Fett durch Emulgierung, das Eiweiß durch Verdauung inaktiviert oder vernichtet, wird eine Scarifikation gesetzt, eine Auflockerung oder Entzündungsbereitschaft geschaffen, dann ist die Resorption sonst unresorbierbarer Körper möglich. Unökonomisch und unsteuerbar bleibt die percutane Darreichung immer. Sie wird in der internen Medizin keine neue Applikationsform von Bedeutung werden, kann aber zur Behandlung interner Fälle mit Medikamenten großer Wirkungsbreite dienlich sein, ohne der oralen exakten Dosierung Konkurrenz machen zu können.

Auch durch die Anwendung von Ultraschall kann man die Resorption nach einer Arbeit von FLORSTEDT und POHLMANN[1] steigern. Die Verfasser zeigten dies an Histamin, Bienengift und Cantharidin. Leider haben sie den Unterschied zwischen Substanzen, wie Cantharidin, die sowieso durch die Haut hindurchgehen, also nur in ihrer Passage beschleunigt werden, und Substanzen, die sonst nicht durch die Haut passieren, wie etwa Elektrolyte, nicht herausgearbeitet.

Resorptionshemmend wirken Tanninzusätze, in manchen Fällen auch Glycerin. Produkte, die entweder kein Lösungsmittel für eine Substanz sind oder sich darin nicht lösen, sind ebenfalls in der Lage, die Resorption zu hemmen. Dies kann gewerbehygienisch von Wert sein. Das Blankonin und die Arretile, Gemische von Glykolestern, die auf Vorschlag des einen von uns herauskamen, haben hautpflegende Eigenschaften wie Fette, sind aber in vielen organischen Lösungsmitteln unlöslich, so daß diese damit nicht in Berührung kommen. Sie stoßen sie ab wie Wasser ein fettes Öl und verhindern so in vielen Fällen Hautschäden, die durch Entfettung verursacht werden.

Salben mit vorwiegend lokaler Wirkung.

Ohne scharfe Übergänge kommen wir von den Salben mit großenteils interner, mit „Fernwirkung", zu den vorwiegend lokal wirkenden. Zwischen beiden ist der eine Unterschied wesentlich: die ersteren Salben bringen nach Möglichkeit öllösliche Substanzen zur Resorption, die anderen müssen und sollen in den meisten Fällen gar keine Aufsaugung bewirken, sie tun dies aber als Nebenwirkung vielfach doch, sie bringen

---

[1] FLORSTEDT u. POHLMANN: Z. exper. Med. **107**, 2, 213 (1940).

sogar nicht nur öllösliche Medikamente zur Fernwirkung in den Körper hinein, sondern unter bestimmten Bedingungen auch wasserlösliche; es sei denn, ein allzu starker Sekretstrom hemmt die sonst bei geschädigter Haut nach NAKAGAVA KIYOSHI[1] und allen Erfahrungen verstärkte Resorption. Wir haben hier also lokale Wirkung anzustreben; die Fernwirkung, die bei Wunden und geschädigter Haut immer eintreten wird, ist meist unerwünscht.

Borsalben.

Die Borsalben sind die ersten Vertreter der Gruppe von Salben, die vorwiegend lokal wirken sollen. Das Ungt. acid. boric. kommt in allen Arzneibüchern vor. Die Salbe wird 1—10proz. verordnet, die Pharmakopöen schreiben sie 10proz. vor, doch wechselt die Grundlage. Deutschland, Frankreich, Spanien, Holland und Norwegen verlangen Vaselinum album, England Paraffinsalbe, Dänemark Adeps suill.; Wachssalbe mit Glycerinzusatz ist in Ungarn offizinell.

Die Borsalbe soll, wie schon erwähnt, nur örtlich wirken. Eine gewisse Borresorption, insbesondere aus Borwasser[2] und beim Aufstreuen von Borsäurekristallen auf Wunden, ist nachgewiesen, aber nicht erwünscht. BOSSE[3] glaubt, vor Borsalben geradezu warnen zu müssen, da die resorbierte Säure, für deren Resorption in toxischen Mengen aus Salben er allerdings den Beweis schuldig bleibt, schwere Störungen und Todesfälle verschuldet hat. Ihm ist wahrscheinlich der Fall von GISSEL[4] in Erinnerung. Einem Kinde wurden 30 g Borsäure auf eine Brandwunde aufgestäubt. Nach schlagartiger Verschlechterung trat innerhalb von 5 Tagen Exitus ein. Es muß daher betont werden, daß eindeutige Versuche mit Salben nicht vorliegen und kaum ein Fall von Borvergiftung aus Salben in der Literatur bekannt ist. Um aber sicher zu gehen, haben wir den Harn Gesunder und Kranker, die mit Borsalbe behandelt worden waren, auf Borausscheidung zuerst nach üblichen qualitativen Methoden, und als dies kein Ergebnis zeitigte, spektrographisch untersucht. Die Versuche wurden mit vier verschiedenen Borsalben angestellt.

Salbe 1 enthielt in Vaselin 10% Borsäure,
Salbe 2 enthielt in synthetischem Fett 10% Borsäure,
Salbe 3 enthielt in einer Wasser-in-Öl-Emulsion 3% Borsäure (gelöst),
Salbe 4 enthielt in einer Öl-in-Wasser-Emulsion 3% Borsäure (gelöst).

Jeder Gesunde und jeder Kranke erhielt 10 g der Salben eingerieben (bei Gesunden auf Brust und Arme, bei den Hautkranken auf die geschädigten Stellen). Dabei fiel zunächst auf, daß die Borsalbe auf Fettgrundlage keine, die auf Vaselinbasis hergestellte dagegen eine recht unangenehme Verschmierung, Wärmestauung und Behinderung der Abdunstung verursacht. Die beiden Emulsionen verhielten sich wie Hautcremes der Typen, denen sie zugehörten. Gesunde schieden,

---

[1] NAKAGAVA KIYOSHI: Jap. J. of Dermat. **44**, 16 (1938).
[2] KALENBERG: J. of biol. Chem. **62**, 199 (1924).
[3] BOSSE: Münch. med. Wschr. **1936**, 15, 601.
[4] GISSEL: *Zbl. Chir.* **1933**, 28.

ob ihnen Borsalbe appliziert worden war oder nicht, im Durchschnitt 1—2 mg Bor pro Liter Harn aus. Keine der 4 Salben war also imstande, durch die gesunde Haut hindurch Borsäure zur Resorption zu bringen. Bei Erythrodermien gelangte die Säure zur Resorption und Ausscheidung: aus Fett und Vaselin durchschnittlich 30 bzw. 34 mg, aus der Wasser-in-Öl-Emulsion 6,5 mg und aus der Öl-in-Wasser-Emulsion 95 mg. Die letzteren beiden Salben sind aus technischen Gründen nur 3 proz. gewesen, die Resultate müssen also mit 3,3 multipliziert werden, um sie auf die Werte der 10 proz. Salben zu bringen. In einer Tabelle sehen die Unterschiede folgendermaßen aus:

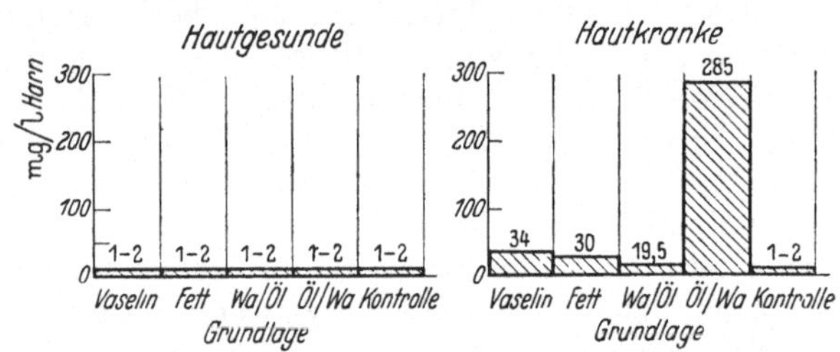

Abb. 14. Resorption der Borsäure aus 10 proz. Salben.

Wir sehen also, daß bei unverletzter Haut keine Borresorption zu erwarten ist. Bei geschädigter Haut ist die Aufnahme der Säure aus allen Anwendungsformen möglich und aus Öl-in-Wasser-Emulsionen am intensivsten. Es könnte hier bei Behandlung sehr großer Flächen unter Umständen tatsächlich zur Aufnahme schädigender Mengen kommen. Abgesehen von den Schäden, die *resorbierte* Borsäure verursachen kann, treten, wenn auch selten, doch bisweilen auch Überempfindlichkeitserscheinungen auf. SIEMENS[1] beschreibt solche Fälle im Rahmen einer Arbeit, in der auch Idiosynkrasien gegen Liqu. carbon. detergens, Quecksilber + Salicylsäure besprochen werden. In einer neueren *Arbeit*[2] weist derselbe Autor außerdem nach, daß Borwasserumschläge bei nässenden Ekzemen völlig wirkungslos sind (Simultan- oder, wie er sie nennt, Rechts-, Links- bzw. Einseitenversuche). Er hält die Borsäure hier für ein Relikt aus der voraseptischen Zeit, eine Einstellung, die den Wert der gesamten Borsäuretherapie überprüfenswert erscheinen läßt.

Die Borsalbe, die bei Ekzematisationen, Allergosen u. dgl. als mildes Desinfiziens, ansäuerndes Mittel und zur Entquellung (HERMANN[3]) verordnet wird, ist unter allen Salben der Apotheke einer der wichtigsten Handverkaufsartikel, so daß eine eingehende Prüfung ihrer Wirksamkeit in bezug auf die Salbengrundlage gerechtfertigt erscheinen muß. Wir haben uns dieser Aufgabe unterstellt und drei wasserfreie Salbengrundlagen mit 10 % Borsäurepulver verarbeitet:

1. Vaselinum alb. synth. — 2. Ungt. Paraffini. — 3. Adeps synth.

---

[1] SIEMENS: Münch. med. Wschr. **1939**, 30, 1145.
[2] SIEMENS: Arch. f. Dermat. **183**, 2 (1942).
[3] HERMANN: Dermat. Z. **1927**, 50.

Mit diesen 3 Salben wurden ausgedehnte Ekzematisationen behandelt und sowohl das subjektive als auch das objektive Befinden genau registriert. Es zeigte sich, daß die Borsalbe auf Adepsgrundlage am schnellsten in die Haut eindringt. Sie war schon nach 1 Stunde von den obersten Hautschichten aufgenommen worden und behinderte den Wärmeaustausch in keiner Weise, was von den Patienten sehr angenehm empfunden wurde. Die Borsalbe auf Vaselingrundlage verursachte in einer Anzahl von Fällen Juckreiz. Ursache hierfür war vielleicht die Wärme- oder Sekretstauung, denn die Vaselinschicht befand sich noch nach vielen Stunden unverändert auf der Hautoberfläche. Die Paraffinsalbe entsprach in ihrer Wirkung dem Vaselinpräparat. Diese Beobachtungen wurden in allen Fällen gemacht, so z.B. bei einer Terpentinallergose, bei der ebenfalls die Adepsgrundlage als am angenehmsten empfunden wurde und die größte Heilwirkung zu haben schien. Die Versuche ergaben, daß die Adepsgrundlage bei akuten Ekzematisationen am angenehmsten wirkt. Es zeigte sich jedenfalls auch in unseren Versuchen der Unterschied, den ZUMBUSCH (zitiert nach RAPP) hervorhebt, daß Borsalben, die nicht mit echten Fett-, sondern mit Vaselin- oder Paraffinsalben hergestellt wurden, die empfindliche Ekzemhaut zuweilen reizen. ZUMBUSCH verwendete für seine Borsalben deshalb Schweinefett. Wir haben die besser haltbaren synthetischen Produkte zur Prüfung herangezogen. Sie bewährten sich sehr gut, so daß ihre Einführung in die Therapie mit Borsalben empfohlen werden kann.

Eine Ausnahme bilden die Fälle, in denen durch die Borsalbe Luftabschluß erzielt werden soll. Hier sind die unter 36° schmelzenden Fette ebensowenig brauchbar wie Vaselin-Paraffinöl-Mischungen, die sich trennen und nicht abdecken[1]. Hier dienen uns höher als bei 37° schmelzende Vaselinsorten.

In all diesen Borsalben ist die Borwirkung verhältnismäßig gering, denn Vaselin löst nach MÜLLER[2] nur wenig Borsäure auf, und die verriebenen Teilchen sind vom fetten Medium umhüllt und kommen mit den Sekreten nur in kleinen Mengen in Berührung. Man betreibt mit der Borsalbe also nicht so sehr Bortherapie, als Behandlung mit der Salbengrundlage.

Will man die Borwirkung verstärken, so muß die Säure gelöst in Wasser-in-Öl- oder Öl-in-Wasser-Form vorliegen. Bei ersterem Typ ist nur sehr geringe, bei letzterem starke Borresorption durch die geschädigte Haut und das Gewebe zu erwarten.

Nach FÜRST ist folgende Borsalbe sehr beliebt, die als Typ für Wasser-in-Öl-Emulsionen mit Borzusatz angeführt sei:

> **Rp.** Acid. boric.
> Glycerin $\overline{aa}$ 2,0—4,0
> Vaselin
> Lanolin $\overline{aa}$ 20.

In ihr ist die Säure wie bei Borsäurecremes vom Öl-in-Wasser-Typ gelöst und die Acidität durch Glycerin verstärkt oder, besser gesagt,

---

[1] FEIST: Dtsch. Apoth.-Ztg **1937**, 19.
[2] *MÜLLER: Dtsch. Apoth.-Ztg* **1898**, 88, 768.

die Löslichkeit verbessert, so daß wir Resorption erwarten müssen, andererseits aber mit erhöhter Wirkung rechnen können. Er empfiehlt auch eine Bor-Zink-Paste, doch muß hier die Reagierfähigkeit der beiden Bestandteile, über die auf S. 275 Näheres ausgeführt wird, berücksichtigt worden.

Borax, Natriumtetraborat, wird durch die gesunde Haut nicht resorbiert. Es ist ein wichtiger Bestandteil zahlreicher Cosmetica, in denen es als schwacher Emulgator und als Konservierungsmittel verwendet wird; es ist alkalisch.

Borolan L.P.C. (Lupocid-Ges.) enthält außer Borsäure noch Bienenwachs, Honig und pflanzliche Öle in Vaselin-Lanolin und wird bei Ekzemen, Rhagaden, Fissuren empfohlen.

Zur Prophylaxe im Gewerbe ist es nach FINKENRATH[1] nicht geeignet, da es reizt und nicht schützt.

Die *Perosalbe* (Opfermann) besteht nach HAECKEL[2] aus Bienenwachs und „Glycerinborsäure", worunter wohl ein Ester ähnlich denen, die in den Gesichtswässern gelöst sind, zu verstehen ist. Sie soll bei Schweißekzemen, Rhagaden und Ulcus cruris brauchbar sein.

Zusammenfassung. Die Borsalbe, ein mildes Desinfiziens, die auch als Ersatz für den fehlenden Säuremantel der Haut in Frage kommt und teilweise auch deshalb günstig wirkt, wurde bisher meist mit Vaselin bereitet. Die Wirkung der Fette als Grundlage ist besser, so daß deren Verwendung empfohlen werden kann. Da die Säureteilchen vom Fett oder Vaselin umschlossen sind, kommen verhältnismäßig geringe Mengen mit der Haut und den Sekreten in Berührung. Wir sehen bei der Borsalbe also teilweise den Effekt der Grundlage und nicht nur den des Medikaments. Wollen wir die lokale *Bor*wirkung verstärken, so müssen wir als Lösungsmittel Glycerin zufügen, oder wir bedienen uns einer Wasser-in-Öl- oder Öl-in-Wasser-Emulsion als Grundlage und lösen die Säure in der wäßrigen Phase. Borresorption ist durch die gesunde Haut aus keiner Salbenform heraus zu erwarten. Bei geschädigtem Corium wird die Borsäure vom Körper aufgenommen. Sie kann bei großen Flächen in differenten Mengen resorbiert werden, so daß in solchen Fällen Vorsicht am Platze sein kann.

Pyrogallolsalben.

Pyrogallol = Trioxybenzol, das 5—10 proz. (aber nicht höher) in Salben auf Grund seiner Ätzwirkung auf das Lupusgewebe in der Dermatologie vielfach Verwendung findet, hat die Eigenschaft, mit manchen Grundlagen schwarze Reaktionsprodukte zu bilden. Nur erstklassige Vaselinsorten und Fette, die keine reagierenden Substanzen enthalten, sind für Pyrogallol- und Silbersalze verwendbar[3]. Allerdings ist die Verfärbung mehr für den Apotheker von Interesse als für den Hautarzt, der mit ihr rechnet und dieser Eigenschaft nur geringe Bedeutung zumißt.

---

[1] FINKENRATH: Zbl. Gewerbehygiene **1937**, 14, 206.
[2] HAECKEL: Wien. med. Wschr. **1940**, 991.
[3] Pharmaz. Z.halle Dtschld **69**, 288 (1928).

Trotzdem interessieren Haltbarkeitsversuche. Hierbei wurden acht verschiedene 5proz. Pyrogallolsalben hergestellt und 1 Monat lang in Petrischalen in diffusem Zimmerlicht bei durchschnittlich 25° stehengelassen.

Salbe Nr. 1, mit synth. Vaselin, war nach dieser Zeit noch unverändert weiß.

Salbe Nr. 2, mit Vaselinum album DAB 6, wies ganz leichte Bräunung auf.

Salbe Nr. 3, mit Paraffinsalbe, war leicht gebräunt, innen jedoch noch annähernd farblos.

Salbe Nr. 4, eine Wasser-in-Öl-Emulsion, mit Adeps lanae zubereitet, war außen dunkelbraun, innen hellbraun.

Salbe Nr. 5, eine Öl-in-Wasser-Emulsion, mit Adeps synth. zubereitet, war äußerlich etwas gebräunt, innerlich unverändert.

Salbe Nr. 6, mit Adeps suillus, war außen und innen schwarzbraun.

Salbe Nr. 7, mit Adeps synth., war äußerlich leicht gebräunt, innerlich unverändert.

Salbe Nr. 8, aus wasserfreiem Lanolin bereitet, war äußerlich dunkelbraun, innerlich nahezu unverändert.

Der Versuch zeigt, daß mit natürlichen Glyceriden keine haltbare Pyrogallolsalbe herzustellen ist und daß die Haltbarkeit der aus syn-

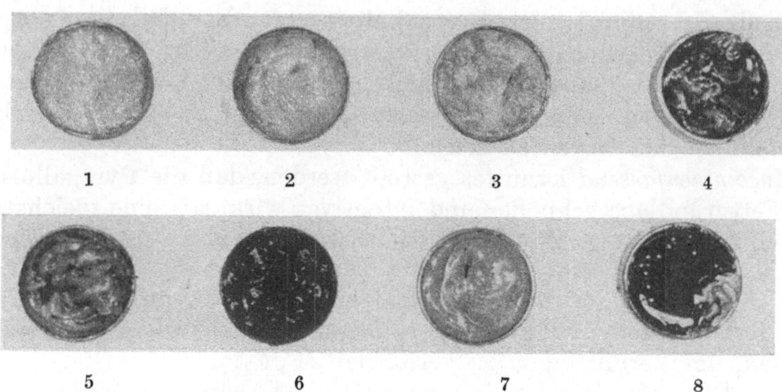

Abb. 15. Haltbarkeitsversuch mit verschiedenen Pyrogallolsalben.

thetischem bzw. natürlichem Vaselin bzw. Paraffinsalbe sowie auch der Salbe aus synthetischem Fettsäureglycerinester bedeutend überlegen ist.

Im Anschluß an diese Versuche wurden die 5proz. Salben Nr. 1 und Nr. 7 obiger Klassifikation klinisch geprüft. Bei Psoriasis wirkte die Salbe mit der Fettgrundlage in 2 Fällen rascher als die mit Vaselin bereitete. Die Infiltrate wurden schneller resorbiert. Bei den anderen Fällen war der Unterschied im Sinne der Heilung nicht so deutlich, doch war die Adepssalbe symptomatisch angenehmer.

Bei Tbc. cutis luposa wurden 10proz. Pyrogallolsalben geprüft. Die mit Adeps bereitete Salbe verursachte bedeutend größere Macerationen, aber auch größere Schmerzen. Die Ätzung war mit dieser Salbe nach 6, mit der Vaselinsalbe erst nach 10 Tagen beendet.

Die Haltbarkeitsversuche sind dermatologisch wahrscheinlich nicht so wichtig wie pharmazeutisch, denn das oxydierte Pyrogallol (Pyraloxin) soll dem nicht oxydierten überlegen sein, eine Beobachtung, die den UNNAschen Theorien von den reduzierenden Substanzen schwere Erschütterungen bereitete.

Erwähnt sei noch, daß 2 proz. Pyrogallolsalben in Vaselin als Sonnen-bräunungsmittel empfohlen und hergestellt werden. Ein derartiges Vor-gehen muß verurteilt werden. Pyrogallol ist kein Cosmeticum, kein Färbemittel, sondern ein differentes Medikament, das — resorbiert — Nierenschäden verursachen kann. Eine derartige Salbe müßte übrigens, wenn sie mit Alkalien, z. B. Seife, in Berührung kommt, schwarz wer-den, so daß der bedauernswerte Sonnenbadende fleckig wird. Außerdem reagieren 75% der Menschen nach ZURHELLE[1] schon auf niederer dosierte als 10 proz. Salben mit gemischt ekzematös toxischen Er-scheinungen. Nur 8% der Fälle reagierten auch auf 40 proz. Salben nicht.

Nun zu den Präparaten der Industrie:

Psorigallol Herxheimer (Hirschapotheke Frankfurt) ist eine 10% Pyrogallol enthaltende Kombination mit Teer (Lithantrol). Es dient in 2—10 proz. Salben zur Psoriasisbehandlung.

Pyraloxin Unna (Mielk, Hamburg), ein oxydiertes Pyrogallol, wird bei Ekzemen und Pityriasis capitis in 0,5 proz. Salben empfohlen. Es soll angenehmer wirken als Pyrogallol.

Lenigallol (Knoll) ist Pyrogalloltriacetat. Es wird in 2—5 proz. Salben bei Ekzemen empfohlen und gut vertragen. SIEMENS[2] weist darauf hin, daß dieses Mittel bei Lupus zur Ätzung sehr geeignet sei, bei Psoriasis aber ist Pyrogallol meist besser, wenn auch nicht zu seltene Ausnahmen das Gegenteil zeigen.

Zusammenfassend kann festgestellt werden, daß die Pyrogallolsalbe auf Fettgrundlage schneller und intensiver wirkt als eine gleichstarke Vaselinverarbeitung. Man kann bei Verwendung von Fetten als Grund-lage mit der Dosierung herabgehen. Die Schmelzhaftigkeit der Salben wird durch Zusätze von Lokalanaestheticis herabgemindert. Alkalien sind fernzuhalten und pro Tag sollen nicht mehr als 5 g verwendet werden, um Vergiftungen zu vermeiden (FÜRST).

Die Pyrogallolschäden äußern sich in Methämoglobinbildung und Nephritis und können tödlich sein. So berichtet PEWNY[3] von einem Todesfall, in dem ein Salicylsäurezusatz zu einer Pyrogallol-Zink-Paste die Resorption anscheinend verstärkt hat. Die Intoleranz ist nach RUSCH[4] in der Gravidität besonders groß. Nach UNNA[5] ist durch Salz-säuregaben per os die Vergiftungsgefahr herabzumindern.

Tanninsalben.

Als Lichtschutzmittel wurde die Gerbsäure schon besprochen. Sie wird ferner in Salben auf Grund ihrer entquellenden und gerbenden Wirkung in der Dermatologie therapeutisch und prophylaktisch ver-wendet. 10 proz. Salben sollen der wässerigen Lösung nach KREUTZ-BERG[6], der SAEGESSER zitiert, überlegen sein (leider ist die Grundlage

---

[1] ZURHELLE: Arch. f. Dermat. **183**, 130 (1942).
[2] SIEMENS: Münch. med. Wschr. **1939**, 30, 1145; Arch. f. Dermat. **183**, 2 (1942).
[3] PEWNY: Med. Klin. **1925**, 26.
[4] RUSCH: Wien. klin. Wschr. **1901**, 52.
[5] UNNA: Mschr. f. prakt. Dermat. **1885**, 21, 601.
[6] KREUTZBERG: Dtsch. med. Wschr. **1939**, 8, 263.

nicht angegeben). Gerbung findet insbesondere auf der Schleimhaut statt, ferner bei Verletzungen und Brandwunden, aber nicht auf der gesunden Haut, da dort die eiweißfällende, also die gerbende Wirkung sich nicht entfalten kann. Man verwendet das Tannin nach DAVIDSON[1], dem Neuentdecker der Gerbstoffbehandlung, die NIKOLSKY schon vor 60 Jahren empfohlen hatte, in Brandsalben, in der ROSENTHALschen Schwefel-Tannin-Salbe, die 5—10% Gerbsäure und 10—20% Schwefel in Vaselin enthält. Sehr wirksam ist hier das Tannin allerdings ebensowenig wie in der von SAEGESSER[2] gelobten 0,5proz. Vaselin-Lanolin-Salbe, denn es ist vom Vaselin umschlossen und durchdrungen und kann ohne Wasser, dem der Zugang verwehrt ist, nicht wirken. Daher wurde die 20proz. Tanninsalbe der neuen 11. Ausgabe der USA.-Pharmakopöe mit 20% Glycerin bereitet. Mehr zu erwarten ist bei einzelnen Indikationen vom Tactocut, das JÄGER bei Verbrennungen[3] empfiehlt und das eine Öl-in-Wasser-Emulsion, die auf bzw. in der Haut zu einer Wasser-in-Öl-Emulsion umschlägt, darstellt. Auch KÖST[4] empfiehlt bei Verbrennungen eine 20proz. Tanninsalbe mit Trypaflavinzusatz 0,1% in Glycerinsalbe als Grundlage. Da er dies sonst selten verwendete Unguentum glycerini wählte, hat er die Vorteile einer Tanninlösung vor der Suspension ohne Zweifel richtig erkannt, er folgt zudem den Erfahrungen von FASEL[5], der diese Salbe schon ein Jahr früher empfohlen hat. BALTIN[6] hat ein Gelee entwickelt: 5,4 Teile Tannin, 165 Teile Glycerin, 3 Teile Tragant; er verwendet diese Masse bei Verbrennungen im Gesicht.

Tannin macht auf der Wäsche dunkle Flecken, es ist lichtempfindlich und soll bei der Bearbeitung und Verwendung nicht mit Eisen in Kontakt kommen. Es wird nicht resorbiert, da es in den eiweißhaltigen Schichten gebunden wird. Die Wirkung der Tanninsalben als Schutzmittel gegen Gewerbeallergosen ist nicht unbeschränkt, ja es verursacht in allerdings seltenen, bei PERUTZ im Handbuch zitierten Fällen sogar selbst allergische Reaktionen.

Ratanhia-Gerbsäure wurde von OPPENHEIM[7] und von FRIED[8] in Form einer 10% Ratanhia-Extrakt oder -Tinktur und 0,5% Thymol enthaltenden Vaselinsalbe zur Überhäutung empfohlen. GOLDHAMMER[9] modifizierte das Präparat, indem er das Vaselin durch Unguentum simplex ersetzte. Doch wird über Idiosynkrasie gegen solche Salben berichtet[10]. Die Haut läßt sich gegen Ratanhia bei 86% der Versuchspersonen leicht sensibilisieren.

Großer Beliebtheit erfreuen sich die *Auszüge aus* **Hamamelis vir-**

---

[1] DAVIDSON: Amer. J. Surg. 1925, 41; 1926, 40.
[2] SAEGESSER: zit. bei HARTTUNG: Med. Klin. 1941, 129.
[3] JÄGER: Münch. med. Wschr. 1936, 39.
[4] KÖST: Med. Welt 1939, 49.
[5] FASEL: Chirurg 1938, 13.
[6] BALTIN: Mschr. Unfallheilk. 49, 65 (1942).
[7] OPPENHEIM: Wien. klin. Wschr. 1918, 16, 146.
[8] FRIED: Dermat. Wschr. 1921, 1.
[9] GOLDHAMMER: Dermat. Wschr. 1927, 16.
[10] GROLNICK: J. amer. med. Assoc. 1938, 110, 951; J. invest. Derm. 1938, 179.

giniana, einem nordamerikanischen Strauch, mit dem viel Unfug getrieben wird. Sie enthalten Gerbstoffe, die teilweise glykosidisch gebunden sind und Spuren eines ätherischen Öles sowie Schleimstoffe, die emulgierende Eigenschaften besitzen. Der Zusatz von Hamamelis ist oft der Stolz eines Cremeherstellers. Welche eindeutigen Vorzüge das Mittel gegen Tannin zeigt, liegt nicht fest. Wahrscheinlich ist es wertvoll, weil es als wäßriger Auszug die Salbenerzeuger zwingt, Emulsionen, bei Tanninsalben die einzige wirksame Form, herzustellen. Im Ungt. Hamamelidis F.M.B.: Rp. Extr. Hamamelid. 5,0, Lanolin 5,0 und Vaselin 40,0 erfreut es sich auch in der Pharmazie einer gewissen Beliebtheit, so daß derartige Präparate auch in die neuen Reichsformeln übernommen wurden. Dabei ließ sich in der Literatur keine einzige wirklich beweisende Arbeit finden, die zugunsten des Hamamelis sprechen würde, sondern ausschließlich Annahmen, Behauptungen und Redereien, die zu nichts verpflichten.

Hamamelisdestillate sind gerbstofffrei und lediglich als Geruchsträger von Interesse; sie sind aber trotzdem nach wie vor geschätzt und nicht zu vertreiben.

Man kann Tanninsalben natürlich auch in Kombination mit anderen Mitteln anwenden. WINN[1] z. B. schlägt eine Gerbsäurewundsalbe zur Behandlung infizierter Alveolen in der Zahnheilkunde vor. Sie besteht aus je 30 Teilen Vaselin und Tannin, je 0,9 Teilen Chlorphenolcampher und Jodtinktur, 0,45 Teilen Aconittinktur und 1,8 Teilen Chloroform.

Die *Tannovitolsalbe* der Byk-Guldenwerke enthält Tanninalkylen und Lebertran und wird vom Herstellerwerk als Brandsalbe empfohlen. Es schwebte dem Erfinder wohl die fettgare Gerbung vor, die nacheinander Gerbstoffe und Trane anwendet. Nach Schilderung des Prospektes wirkt die Salbe vorwiegend als Lebertranpräparat, das Tannin ist von der Fettkomponente umschlossen und wird dadurch weniger zur Geltung kommen.

Unter den einheimischen Gerbstoffdrogen, die in der Kosmetik gebraucht werden können, ist vor allem die Tormentillwurzel zu nennen. SCHWARZ[2] nennt den Salbei, bei dem der Gerbstoffgehalt sehr gering und umstritten ist, Borretschwurzeln, Geumarten als einheimische, für die Kosmetik geeignete Gerbstoffdrogen, doch denkt er vorwiegend an Mundwässerzusätze und nicht an Salbenbestandteile. Tormentillextrakt hingegen wird in der Südd. Apoth.-Ztg **1940**, Nr 49 neben Eichenextrakt als 10proz. Salbenbestandteil (Unguentum molle als Grundlage) angeführt.

Tannoform (Merck)-Salbe, 10proz., mit Vaselin-Lanolin, dient als Antisepticum und Adstringens.

Captol (Jacobi, Elberfeld), eine Verbindung von Chloralhydrat und Tannin, kommt in 1—2proz. Salben, die den Haarausfall bekämpfen sollen, vor.

Bromocollsalbe (Curta) enthält Bromocoll, das durch Fällung einer Dibromtanninlösung durch Leim bereitet wird. In Resorbin, in einer

---

[1] WINN: Dtsch. zahnärztl. Wschr. **1939**, 42.
[2] SCHWARZ: Fette u. Seifen **1939**, 9.

Menge von 20% aufgenommen, dringt es laut Angabe in die Haut ein und entfaltet dort aufgespalten juckstillende Bromwirkung auf den Nervenendapparat, die durch das Tannin verlängert wird.

Chemocollsalbe (Curta) enthält den bromierten Gerbstoff Chemocoll. Die Wirkung der Salbe geht der obengenannten Bromocollsalbe parallel.

Dulgon (Benckiser), eine Kombination polymerer Phosphate, die in drei Einstellungen, nämlich sauer, neutral und alkalisch, zur Verfügung steht, wird als Bäder- und Salbenzusatz verwendet, um Gerbwirkung zu erzielen (Brandwunden). Da es sich um ein wasserlösliches Produkt handelt, gelten für die Salbenbereitung dieselben Gesetze wie für Tanninsalben. Auch andere Gerbstoffe dürften verwendbar sein, doch müßte ihre Reizlosigkeit und therapeutische Wirkung in jedem Falle erst erprobt werden.

Zusammenfassung. Tannin und seine Glycerin-, Alkohol- und wasserlöslichen Ersatzprodukte entfalten ihre Wirkung als fettunlösliche Substanzen vorzüglich in wässerigem Milieu, also in Öl-in-Wasser- oder in Wasser-in-Öl-Salben, deren Frischbereitung empfehlenswert ist.

Chrysarobinsalben.

Chrysarobin = *Dioxymethylanthranol* ist in Wasser unlöslich, in fetten Ölen schwer löslich. Es hat antiparasitäre Wirkung und wird deshalb auch bei Mykosen verwendet, wenn auch seine Hauptindikation infolge seiner reduzierenden Eigenschaften die Psoriasis ist. Es wirkt auf die Herde intensiver ein als auf die umgebende gesunde Haut.

·*Chrysarobinsalben* sind 0,1—5,0proz., in der neuen amerikanischen Pharmakopöe, 11. Ausgabe, 6proz. und werden meist mit gelbem Vaselin, evtl. unter Zusatz von Teer, bereitet. Als weiteres Adjuvans dient bisweilen Sapo viridis, so in der DREUWschen Salbe, die auch Salicylsäure enthält. SIEMENS[1] lehnt den Seifen- und Alkalizusatz ab, da dadurch die Chrysarobinwirkung aufgehoben wird. In einer weiteren ausführlichen Arbeit desselben Autors[2] wird auch der Salicylzusatz abgelehnt, da er die Heilwirkung kaum verbessert, aber zu Reizungen führt. In Vaselin ist die Heilwirkung besser, aber auch die Reizung stärker. Er schlägt daher eine Leydener Chrysarobin-Teer-Salbe vor, die je 1 Teil Chrysarobin, Ol. Rusci und Zink-Vaselin enthält. Man soll mit kleinen Dosen beginnen und rasch zu 20proz. Salben ansteigen.

Lanolin ist als Grundlage für Chrysarobinsalben nicht so geeignet wie Vaselin, das wissen wir aus den Arbeiten von SIEMENS. Ob Fette nicht besser wirken als Vaselin, sollte ein Versuch klarstellen.

Zunächst wurden drei gleichstarke (5proz.) Salben aus

   1. synthetischem Fett, Fp. 37°,
   2. Vaselin alb. DAB 6, Fp. 37°,
   3. Vaselin synth., Fp. 62°

hergestellt. Bei der Verarbeitung zeigte sich kein Unterschied, nur scheint das Chrysarobin bei etwa 70° im Fett etwas besser löslich zu

---

[1] SIEMENS: Münch. med. Wschr. **1938**, 1.
[2] SIEMENS: Arch. f. Dermat. **179**, 6, 580 (1939).

sein als in den beiden Vaselinsorten. Alle 3 Salben sind gut haltbar. Im Modellversuch im ammoniakalischen Wasser verändert sich 1 g der Salbe 2, auf einem Objektträger verstrichen, kaum, sie gab auch keine Färbung an das umgebende Wasser ab. Salbe 3 färbte sich etwas dunkler und rötete das wäßrige Medium. Salbe 1 wurde oberflächlich braunschwarz, das Wasser tiefrot. Man sollte nun annehmen, daß auf der gesunden Haut und am Krankenbett die Salbe 1 am besten wirkt; doch schon am gesunden Arm der Versuchsperson zeigte sich nach 5 stündiger Applikation der 3 Präparate, daß die Verreibungen 2 und 3 eine intensivere Bräunung hinterlassen hatten als Salbe 1.

Simultanversuche bei Psoriasis mit 5 proz. Chrysarobinsalben, bei denen auf der einen Seite Adeps synth., auf der anderen Vaselin synth. mit gleichem Schmelzpunkt verwendet wurde, ergaben, daß die Adeps- seite früher die für Chrysarobin typische Verfärbung der Haut zeigte, während die Vaselinseite eine schnellere Resorption der Psoriasispapeln aufwies. Auf der Vaselinseite trat in manchen Fällen überhaupt keine Violettfärbung ein, in anderen verspätet.

Diese Beobachtungen sind wohl so zu deuten, daß die Adepsgrund- lage das Chrysarobin schneller durch die Haut diffundieren läßt, wobei in manchen Fällen die Diffusion des Chrysarobins so schnell ist, daß sie im Heileffekt hinter der vaselinhaltigen Grundlage zurückbleibt. Die Salbengrundlagen waren auf denselben Schmelzpunkt eingestellt, so daß Fehlerquellen durch die Schicht- bzw. Dochtwirkung von Verband- stoffen ausgeschaltet werden konnten. Dieses Verhalten der Chrysaro- binsalben ist geradezu als klassisches Beispiel zu werten. Es zeigt ein- deutig, daß alle Modellversuche, ja selbst Resorptionsversuche keinen Anhaltspunkt geben, der irgendwie auf das klinische Verhalten Schlüsse ziehen läßt.

SIEMENS[1] hat in Simultanversuchen ähnlicher Anordnung Chrysaro- bin-Vaselin und Chrysarobin-Zink-Paste verglichen. Die erstere Salbe reizte stärker, war in der Heilwirkung aber nicht überlegen. Ein Zusatz von Salicylsäure verstärkte die Heilwirkung nur wenig, reizte aber stark. Chrysarobinsalben und -pasten sollen nach demselben Verfasser nicht mit Pflaster und nur in besonders hartnäckigen Fällen mit Ver- bänden abgedeckt werden, da dadurch die Reizung verstärkt wird. Chrysarobin-Traumaticin ist den Salben unterlegen, auch die Cignolin- firnisse seien der Paste nicht gleichwertig. Ob man ein- oder dreimal täglich Chrysarobin verwendet, scheint nicht sehr ausschlaggebend zu sein.

Cignolin (Bayer) ist ein entmethyliertes Chrysarobin, also Dioxy- anthranol. Es wirkt 2—5 mal stärker als das Naturprodukt, so daß die Dosis erniedrigt werden kann.

Da es einerseits Chrysarobin-Überempfindliche gibt, die auf Cignolin nicht reagieren und andererseits auch gegenteilige Fälle beobachtet wurden (SIEMENS), kann man durch Wechsel dieser beiden Medikamente noch dort Erfolge erzielen, wo ohne Austauschmittel die Medikation mit den wirksamsten Antipsoriaticis eingestellt werden müßte.

---

[1] SIEMENS: Münch. med. Wschr. **1938 I, 1939 I,** 1145; Arch. f. Dermat. **183,** 2 (1942).

Es ist hier bei der Besprechung der Chrysarobinsalben wohl die geeignetste Art, kurz auf die von TROPLOWITZ eingeführten von UNNA[1] empfohlenen· Salbenstifte einzugehen. Die Stifte, deren Wirkstoff Chrysarobin, Cignolin, Pyrogallol oder Salicylsäure ist, haben den Zweck, engumschriebene Hautstellen sehr energisch zu behandeln.

Die Stiftengrundmasse besteht aus 1 Teil Wachs und 2 Teilen Wollfett. Das Medikament wird wie in Salben dosiert. Die Konsistenz ist so bemessen, daß man ohne große Kraftanstrengung Salbenstriche auf der Haut ziehen kann, ohne daß der Stift beim Gebrauch seine Konsistenz völlig verliert. Man·verwendet die Stifte bei Alopecia areata, bei umschriebenen Mykosen und Psoriasisherden. Die Salicylstifte eignen sich zur Behandlung von umschriebenen Hornschichtverdickungen der Hohlhand. Will man nur fetten, so sind einfache Salbenstifte ohne Medikamentenzusatz gut brauchbar.

Chrysarobin ist ein sehr differentes Mittel, das auf der gesunden Haut, an den Genitalien, insbesondere aber auf der Schleimhaut und in den Augen schwere Schäden verursachen kann. Bei der Bereitung und Anwendung der Salbe ist dies zu berücksichtigen. Man muß mit niederen Konzentrationen beginnen. IGERSHEIMER[2] empfiehlt, die Hände der Kranken nachts verbinden zu lassen, um die unwillkürliche Berührung der Augen zu verhindern.

Resorption des Chrysarobins kann zu Nierenreizungen führen, der Harn muß daher kontrolliert werden[3]. Als Salbengrundlage für Chrysarobinsalben bleiben nach wie vor Vaselin bzw. Zinkpaste empfehlenswert.

Resorcinsalben.

Resorcin ist in der Dermatologie einerseits ein Ätz-, Schäl- und Epithelisierungsmittel, andererseits ein Desinfiziens. Hier sollen vorwiegend die ersteren Indikationen besprochen werden, die desinfizierende Wirkung hingegen, die später eingehend behandelt wird, sei jetzt nur als Test herangezogen. Sie ist bei gleichem Resorcingehalt aus Fetten und Vaselin gleich befriedigend. Wasserfreie Verarbeitungen dürften vorzuziehen sein, da in solchen Fällen das Gefälle Fett-Wasser auf der Haut wirksam ist und diese Kraft nicht vorweg verbraucht ist. In der Literatur hat sich daher auch keine Angabe gefunden, die für Resorcinsalben eine bestimmte Grundlage besonders empfiehlt. So ist eine 2,5proz. Resorcin-Zink-Paste mit Vaselin-Lanolin als Grundlage in manchen Fällen in Gebrauch. Bei Acne schlägt NEISSER folgende Rezepte vor:

Rp. Resorcini 0,1	Rp. Resorcini 0,2—0,6
Zinci oxydat.	Amyli
Bismut. subnitr. aa 2,0	Zinci oxydat. aa 4,0
Ungt. lenient.	Vaselini flav. 20,0.
Ungt. simpl. aa ad 20,0.	

[1] UNNA: Mschr. prakt. Dermat. 1886, 157.
[2] IGERSHEIMER: Klin. Mbl. Augenheilk. 1912, 50, 518.
[3] LINDE: Dtsch. med. Wschr. 1898, 539.

Eine Salbe mit Resorcin, Salicylsäure, Carvacrol, β-Naphthol in Vaselin wird unter dem Namen *Lupocid* (Meinzer u. Peter, Karlsruhe) von Vonno[1] und Wendelborn[2] zur Ätzung bei Lupus und bei Allergosen zur Desensibilisierung des Epithels, bei dem die 33proz. Salbe schon lange in Verwendung steht, in vier verschiedenen Stärken empfohlen.

Euresol (Knoll), Monoacetylresorcin, wird in 10proz. Salben verwendet.

Resorcin und seine öllöslichen Abkömmlinge können aus Salben zur Resorption kommen und Vergiftungen verursachen. Kaminsky und Etcheverry[3] berichten von einer solchen Vergiftung, die nach Behandlung von Hyperpigmentationen mit einer 30proz. (!) Resorcin-Seifen-Mixtur eintrat und akute, teilweise bedrohliche Symptome zeigte. Die Salben sind mit besonderer Vorsicht herzustellen, da unverriebene Kristalle ätzend wirken. In den ersten drei Lebensmonaten ist die Anwendung von Resorcinsalben wegen der Vergiftungsgefahr nach Libenam[4] zu unterlassen.

β-Naphtholsalben.

β-Naphthol wurde von Kaposi 1881 in die Dermatologie eingeführt. Es ist öllöslich, bactericid, leicht juckstillend und in höheren Konzentrationen ein Schälmittel, das die gesunde Haut resorbiert. Es wird in 1—10proz. Salben angewendet. So gibt die französische Veterinärpharmakopöe eine 10proz. β-Naphthol-Vaseline an. Unna hat für sein β-Naphthol-Präparat Glycerin-Gelatine, Lassar für seine Schälpaste Vaselin und Kaliseife $\overline{aa}$, Kaposi $^1/_3$ Schweinefett, $^1/_3$ Kaliseife als Grundlage angegeben. Unnas Gelatine war 6proz., Lassars Schälpaste 10proz., Kaposis Krätzensalbe 9proz.

Als Krätzemittel wird β-Naphthol für sich allein oder mit Schwefel zusammen verwendet. Die Reichsformeln z. B. führen zwei derartige Präparate, in denen die Wirkung noch durch Schmierseifenzusatz verstärkt ist, an. Als Salbengrundlage dient dort Unguentum molle. Ob der Schmierseifenzusatz, der einen Teil des Naphthols zu Naphtholaten umwandelt, tatsächlich die Wirkung steigert, ist u. W. noch nicht geprüft worden. Man gibt ihn aus Überlieferung, sollte sich nach den Erfahrungen von Siemens mit der Dreuwschen Salbe aber doch einmal mit der Frage eingehend beschäftigen (siehe S. 201).

β-Naphthol-Salben werden auch von Gerhardt[5] als Schälkuren empfohlen; man muß aber bedenken, daß sie bei Nierenkranken kontraindiziert sind, und daß auch bei Gesunden schon 3 g β-Naphthol tödliche Nephritiden verursachen können[6]. Auch Schädigungen der Augen

---

[1] Vonno: Med. Welt **1936**, 4.
[2] Wendelborn: Dermat. Wschr. **1937**, 11.
[3] Kaminsky u. Etcheverry: Rev. argent. Dermato Sifilol. **22**, 148 (1938).
[4] Libenam: Med. Welt **1935**, 34, 1217.
[5] Gerhardt: Parfumeur **1932**, 39.
[6] Starkenstein, Rost, Pohl, zit. nach Schwarz: in Parfumeur **41**, 659.

wurden beobachtet. In der Hand des Kosmetikers, der nicht Arzt ist, sind solche Salben gefährlich.

Zur Brandwundenbehandlung empfiehlt TUNGER[1] eine β-Naphthol-Salbe auf Paraffinsalbengrundlage mit Eucalyptusöl. Durch den Öl-zusatz wird die Resorption beeinflußt und evtl. das Gewebe gereizt; er ist daher wohl abzulehnen.

β-Naphthol ist lichtempfindlich, die Salben werden zweckmäßiger-weise in dunklen Gefäßen aufbewahrt. β-Naphthol ist kein indifferentes Mittel, resorbiert kann es die Nieren und die Augen schädigen. Da es öllöslich ist, kann aus allen Fetten und Paraffinkohlenwasserstoffen mit einer genügenden Wirkung gerechnet werden. Die verschiedenen Salben-grundlagen eignen sich wohl gleich gut zur Herstellung der β-Naphthol-Salben.

Teersalben.

Die verschiedenen Teersorten, deren wichtigste Pix liquida (Holz-teer) und Pix lithanthracis (Steinkohlenteer) sind, werden in zahlreichen Salben zur Anwendung gebracht. Diese wiederum enthalten die ver-schiedensten Salbengrundlagen. In Amerika und England wird Holz-teer āā mit einer Wachs-Schweinefett-Mischung verrieben; Frankreich und Portugal schreiben eine 10 proz. Holzteer-Schweinefett-Salbe vor, Spanien dieselbe Grundlage, aber 15% Teer, Belgien 20% Teer und 80% Ungt. simplex. LASSAR gab eine alkalische 15 proz. Teer-Vaselin-Seifensalbe an.

Wir müssen, um die Wirkung des Teers in Salben zu analysieren, dessen Bestandteile und ihr Verhalten in Fetten kennen und zugrunde legen, denn seine Gesamtwirkung resultiert aus den Einzelkomponenten.

Der Steinkohlenteer enthält Phenole, Kohlenwasserstoffe, Naphthalin und Anthracenderivate, basische Substanzen vom Pyridintyp, also fast durchweg fettlösliche Substanzen, und reagiert alkalisch. Holzteer ent-hält Phenole, Terpene, Homologe der Essigsäure, Kresole. Die Basen und Anthracenderivate fehlen. Er reagiert sauer.

Die Phenole des Teers scheinen die Ursache der anästhesierenden und juckstillenden sowie antimykotischen Wirkung zu sein; den Kohlen-wasserstoffen, der Benzol-, Naphthalin- und Anthracenreihe sowie dem Schwefel dürfte die heilende Wirkung zukommen, wogegen die Pech-bestandteile keine nennenswerte Wirkung ausüben (FÜRST). Die Pyridine sind giftig.

Birkenteer ist ein Bestandteil der mit Adeps suill. bereiteten WILKIN-SONschen Salbe, da der Schwefel die Teerwirkung verstärkt.

Sulf. depurat.
Pix betul. āā   30,0
Sapo med.
Adeps suill. āā 60,0
Creta alba   20,0.

In dieser Salbe soll die Seife die Hornschicht zum Quellen bringen, die Kreide die Abschilferung erleichtern, die sauren Teerbestandteile neu-

---

[1] TUNGER: Med. Welt 1922, Nr 3.

tralisieren. Der Schwefel keratolysiert die Parasiten, die auch der Teer abtötet.

Die alte WILKINSONsche Salbe ist jedoch infolge ihrer schmierigen Beschaffenheit und des Geruchs wegen nicht beliebt. Die Pharmaz. Ztg **1934**, 6, 71 gibt an ihrer Stelle folgendes Rezept an:

Bals. peruv. 30,0
Sulf. praecip. 10,0
Ichthyoli   5,0
Sagrotani   2,0
Ol. Lavend.
Ol. Anisi $\overline{aa}$ 0,2
Ungt. molle 100,0.

Es ist dies natürlich ein völlig anderes Rezept, das erst geprüft werden muß. In ihm werden die Öle den Geruch verbessern, die Fernwirkung aber verstärken, sie bleiben besser weg.

Da die Teersalben nicht dauernd verwendet werden, ist nach BÖHME[1] keine Carcinomgefahr bei ihrer Anwendung gegeben. Es gibt aber auch Autoren, die alle Teerprodukte aus der Dermatologie ausscheiden wollen. REDING[2] geht noch weiter und wendet sich auch gegen die Hormontherapie mit hohen Dosen und gegen die Behandlung mit radioaktiven Stoffen und Vitaminen.

Über die Resorption der Teerbestandteile sind in der Literatur exakte Angaben von MONCORPS, SCHMIDT und THOLEY[3] gemacht worden. Nach dem Aufstreichen einer 2—5 proz. Ol. Rusci-Zink-Paste auf die gesunde Haut läßt sich 1—2 Tage lang eine geringe Mehrausscheidung von Gesamtphenol im Harn nachweisen. Bei Verwendung des unverdünnten Teers war die Mehrausscheidung 5 Tage lang zu beobachten. Sie betrug das $1\frac{1}{2}$—3 fache der normalen Phenolausscheidung. Aus Steinkohlenteer wurde wesentlich weniger resorbiert. Bei Guajacolbelastung ergab sich ein Resorptionsausmaß von 3—6% der aufgetragenen Menge. Eucerin, also die Wasser-in-Öl-Emulsion, ergab bessere Resorption als Teginsalbe, eine Öl-in-Wasser-Verreibung. Die Resorption wechselt stark und ist insbesondere von der sehr unterschiedlichen Teerbeschaffenheit abhängig. Es ist verständlich, daß die Bestandteile je nach der Kohlensorte und der Schweltemperatur schwanken, und daher am Platze, für die Teere genauere Konstanten auszuarbeiten.

Außer dem Teer kennt das DAB 6 noch 5 Teerbestandteile, wasseroder öllösliche Produkte, die, soweit sie in Salben verwendet werden, in getrennten Kapiteln besprochen werden. Je nach der Löslichkeit wird auch die Resorption verschieden sein. Öllösliche Produkte werden rasch durch die gesunde Haut resorbiert werden, wasserlösliche hier oberflächlich bleiben.

Von den zahlreichen Teerprodukten der Industrie sollen nur Anthrasol (Knoll), entfärbter Teer, Cadogel (Homburg), Carboneol, Carboterpin (Fresenius), Empyroform (Schering), Liantral, Lithantrol,

<hr>

[1] BÖHME: Med. Welt **1937**, 18.
[2] REDING: Strahlenther. **64**, 540.
[3] MONCORPS, SCHMIDT u. THOLEY: Arch. f. exper. Path. **185**, 573 (1937).

Pittylen, Pittalon, das Pitral (Lingner) und kolloider Teer (Heyden) sowie Sulfanthren, das Teer und Schwefel enthält, genannt werden. Pix solubilis ist ein Teersulfonat, Liquor carbon. detergens ist eine alkoholische Lösung, die, mit Wasser verdünnt, Teer-in-Wasser-Emulsionen ergibt und Quillajasaponin als Emulgator enthält. Dieses wird vom Wollfett inaktiviert, so daß damit nur schwer Salben bereitet werden können.

Da die juckstillenden ebenso wie die sonstigen dermatologischen Wirkungskomponenten, die keratoplastischen, keratolytischen ätzenden Eigenschaften durch den lokalen Kontakt mit dem Teer und dessen Bestandteilen, nicht aber durch Fernwirkung verursacht sind, empfiehlt sich bei gleicher Wirksamkeit eine Salbengrundlage, die keine allzu starke Resorption, insbesondere der giftigen Phenole, erwarten läßt. Die meisten Salben sind daher wohl aus reiner Empirie mit Vaselin bereitet. Die schmierige und unsaubere Teerbehandlung hat schon vielfach zur Suche nach Auswegen angeregt. JAKOB und WEBER[1] versuchen einen synthetischen Teer, der 1,10% Anthracen, 10,9% Naphthalin, 4% Phenanthren, 2,3% Carbazol, sowie Phenol, Pyridin, Picolin, Chinolin und Kresol in 100 Teilen Vaselin enthält. Diese Mischung sei frei von „Ballaststoffen" und wird mit essigsaurer Tonerde, Wollfett und Zinksalicylpaste zusammen verwendet.

TRUTTWIN[2] hat schon lange vor diesen Amerikanern ein ähnliches Präparat ausgearbeitet, indem er die niedersiedenden Teerbestandteile einarbeitete, die höheren aber wegließ. Dieses Pixalbin der Treibacher Chemischen Werke hat DUFKE[3] mit gutem Erfolg in Salben, Schüttelmixturen und Lösungen bei Ekzemen, Psoriasis, Lichen ruber planus und Alopecia pityrodes angewandt. Es wird zur Zeit von der Otto Stumpf A.G., Leipzig, vertrieben.

Teer ist kontraindiziert bei Nierenkranken. Die Teerbehandlung größerer Flächen als ein Viertel des Körpers kann zu Intoxikationen führen. Lokale Reizungen werden bisweilen beobachtet, ebenso Teeracne durch Verstopfen der Talgdrüsen durch die Pechbestandteile. Im Teer sind die einzelnen Komponenten, die Phenole, Naphthene, Kohlenwasserstoffe, beim Nadelholzteer nach WASICKY[4] die ätherischen Öle wirksam. Die Schwarzfärbung des Urins sowie gelegentlich auftretende Cylindrurien sind den Klinikern bekannt und erfordern besondere Beobachtungen. Teere und Schieferöle sind in Fettlösern teilweise löslich, man kann mit Äther-Chloroform Tinkturen herstellen, die von KNIERER empfohlen werden. Um alkoholische Lösungen herzustellen, sind Lösungsvermittler wie das Saponin im Liquor carb. det. nötig. In Wasser sind die Naturprodukte unslöslich, man wandelt sie daher chemisch durch Schwefelsäurebehandlung um und erhält Präparate, denen der nächste Abschnitt gewidmet ist.

---

[1] JAKOB u. WEBER: Arch. of Dermat. **40**, 90 (1939).
[2] TRUTTWIN: Münch. med. Wschr. **1939, 24.**
[3] DUFKE: Dermat. Wschr **100**, 19 (1935).
[4] WASICKY: zit. bei PERUTZ: Handbuch für Haut- und Geschlechtskrankheiten.

Sulfonierte Teer- und Schieferölpräparate in Salben.

Medizinisch verwendete Schieferöle werden in den verschiedensten Orten Europas gewonnen. Die teilweise ungesättigten wasserlöslichen Ammon- oder Alkalisalze ihrer Sulfosäuren und der Teere bilden in Fetten meist lösliche bzw. damit gut mischbare Produkte und sind auch in Wasser löslich. Infolge ihrer Schwefelkomponente und der ungesättigten Bestandteile wirken sie reduzierend, gefäßverengernd, verhornend, antiseptisch und austrocknend. Es seien nur einige der bekanntesten Vertreter genannt:

Das *Eutirsol*, ein Schieferöl. *Ichthyol*, das von Cordes-Hermanni, Hamburg, herausgebrachte Ammonium sulfoichthyolicum, das aus Seefelder Schiefern stammt, ferner *Isarol* (Ciba), *Karwendol*, das aus bayerischen Schiefern gewonnen wird; das entfärbte *Leukichtol*, *Thigenol* (La Roche), ein Teeröl, *Tumenol* (Bayer), ebenfalls ein Ammonsalz eines Schieferölsulfonates, *Tiol* (Riedel), ein Teeröl, *Eufosyl* (Pharmepha), ein Schieferöl-Schwefel-Präparat und Wirkstoff der Fosidermprodukte, die als verbesserte Teerprodukte bezeichnet und von SCHÖSSKE[1] empfohlen werden. Ein weiteres Schieferölsulfonat ist Ichtynat Heyden, das ebenfalls in Wasser und Glycerin löslich ist und in Salben eingearbeitet werden kann.

Plesiol ist ein Schieferöl der Firma Stockhausen, Krefeld, das erst jetzt neu herausgekommen ist.

Diese Präparate werden als Salben mit allen gebräuchlichen Grundlagen verarbeitet: mit Glycerin-Gelatine (nach UNNA), Zinkpaste (NEISSER), Vaselin-Lanolin-Adeps suill., 2% Salicylsäure und 10%. Ichthyol in Lanolin-Adeps suill. $\overline{aa}$ 44 Teile enthält das Ungt. Ichth. comp. UNNA. Alle Grundlagen bringen die Präparate zur Wirkung; bedeutende Vorteile der einen oder anderen Form sind kaum zu erwarten, die gleichmäßige Verteilung des Medikamentes in der Grundlage wird aber durch Wollfettzusatz bedeutend verbessert (BRANDRUP[2]). Ob dieser Zusatz an sich die Wirkung der Salbe steigert oder hemmt, ist noch ungeklärt. KREILOS-REITZ[3] glaubt, daß Fissanöl und Fissansalbe als Grundlagen für Liquor carbonis detergens und Tumenolsalben die Wirkstoffe schneller und sicherer zur Geltung bringen. Liquor carb. detergens werde besser vertragen als das Sulfonat.

Unter den schieferölhaltigen fertigen Präparaten der Industrie sollen nur einige Beispiele, die im In- oder Ausland Bedeutung haben, erwähnt werden.

Dermichtol (Cordes-Hermanni) besteht aus Leukichtol, Acid. carbolic. und Acid. salicyl., Terpenen, Ungt. basilicum (VOLKMANN[4]).

Ichtyolan (Cordes-Hermanni, Hamburg) heißen die 10-, 20- und 50proz. fertigen Ichthyolsalben der Ichthyolhersteller.

Inotiol (Dr. Debat) enthält ein Schieferölderivat, Hamamelisextrakt, Zink- und Titanoxyd; anscheinend ohne Fett oder Kohlen-

---

[1] SCHÖSSKE: Landarzt **1941**, 12, 148.
[2] BRANDRUP: Pharmaz. Ztg **1933**, 78.
[3] KREILOS-REITZ: Münch. med. Wschr. **1940**, 51.
[4] VOLKMANN: Dtsch. med. Wschr. **1934**, 60.

wasserstoffe. In Deutschland heißt das Präparat *Inoton* und wird von Klinge, Berlin, hergestellt.

Ichtynat ist ein ähnliches Produkt, das von SPIETHOFF[1] in 10proz. Vaselinverarbeitungen gegen Erfrierungen empfohlen wird.

Lyssiasalbe (Lyssia-Werk, Freiburg) besteht aus Schieferölabkömmlingen, Zinkoxyd, Naphthalan, Perubalsam, Hamamelisextrakt, Bismut. oxyjodogallic., Dioxychinolin. sulf. in Vaselin-Lanolin-Mischung.

Varikosansalbe (Kermes, Hainichen in Sachsen) enthält außer Albuminen, Lipoiden, Fetten, bituminösen Teerölen „andere bei derartigen Produkten übliche Bestandteile".

Thiosept der Thiosept-Ges. Wien wird aus Tiroler Schiefern gewonnen. ROTHAUG und HEIN[2] empfehlen es neuerlich bei Ekzemen, Dermatitiden u. dgl. Es ist nicht sulfoniert, also nicht wasser-, sondern lipoidlöslich. RUETE[3] hat derartige 5—10proz. Salben im Simultanversuch mit anderen üblichen Pyodermiemitteln verglichen und betont die Überlegenheit des Präparates.

Bezüglich der Resorption müssen wir unterscheiden, ob wir die Schleimhaut, die gesunde oder kranke Haut behandeln wollen. Im ersteren Falle ist die Resorption noch nicht geklärt[4], aber wahrscheinlich, da die Präparate vom Fett zum Wasser, in dem sie löslich sind, ziehen. Bei beiden letzteren durchdringt nach PINCUSSEN[5] das Ichthyol sowohl wäßrige als auch, wie er angibt, fette Schichten. Da die Resorption hier nicht schädlich oder unerwünscht ist und derartige Präparate auch innerlich in günstigem Sinne wirken, braucht gegen eine die Resorption besonders fördernde Salbengrundlage kein Bedenken erhoben zu werden. Wenig wirksam scheint nur das reine Vaselin als Salbenbasis zu sein, da das Ichthyol nach dem Schmelzen der Salbe auf der Haut wie ein Firnis zurückbleibt und dort die therapeutische Wirkung nicht entfalten kann, weil es gar nicht mit den wäßrigen Schichten der tieferen Hautpartien in Kontakt kommt.

In Emulsionen ziehen die Schieferölpräparate ins Wasser und kommen aus diesem zur Wirkung. An sich sind die Sulfonate der Schieferöle keine oder nur äußerst schwache Emulgatoren, die nur sehr unstabile Pseudoemulsionen, die gut kühlen, ergeben. In vielen Fällen kann man die Stabilität durch Zusatz von Öl-Wasser-Emulgatoren, z. B. 2% Lanettewachs N, verbessern. Manche Teere bzw. Teerpräparate haben die Eigenschaft, die Haut gegen Licht zu sensibilisieren. BAYER[6] hat darüber eingehende Untersuchungen angestellt und im Versuch nachgewiesen, daß Schieferteeröl und Holzteere hierzu nicht in der Lage sind. Pix lithantracis, Carboneol und Liathral sensibilisieren stark, Acetonteer, Carboterpin und Sulfanthren dunkel, schwach, Sulfanthren hell, Anthrasol und Liquor carb. det. nicht. Man wird dies berücksich-

---

[1] SPIETHOFF: zit. von GOLDHAHN: Med. Welt **1942**, 46.
[2] ROTHAUG u. HEIN: Wien. med. Wschr. **1938**, 39.
[3] RUETE: Münch. med. Wschr. **1940**, 20.
[4] LIEF: Münch. med. Wschr. **1935**, 5.
[5] PINCUSSEN: Dermat. Z. **1931**, 62.
[6] BAYER: Arch. f. Dermat. **183** II (1942).

tigen müssen, sofern an die Teertherapie eine Lichtbehandlung an-
geschlossen werden soll, und in solchen Fällen ein unbedenkliches Produkt auswählen.

Metallsalzsalben.

Ganz allgemein wird man auch die Metallverbindungen in wasserlösliche, wie Kochsalz, fettlösliche (fettsaures Kupfer) und fettemulgier-
bare, wie Diachylon, in vollkommen unlösliche, wie Titandioxyd, einteilen können. Die wasserlöslichen dringen durch die gesunde Haut
praktisch nicht durch. Die fettlöslichen sind hierzu eher in der Lage, die
Pigmente hingegen bleiben an der Oberfläche, es sei denn, durch Reaktionen innerhalb des Komplexes Salbe-Medikament-Haut treten Umsetzungen ein, die eine Veränderung der Permeabilitätsverhältnisse bedingen. BÜRGI[1] bringt die älteren Arbeiten, die dieses Thema behandeln,
zur Besprechung. Am interessantesten ist das Zitat der Publikation
von ANTONIBON ARRIGO[2]. Der Verfasser tauchte seine Hand 10 Minuten
lang in eine genau titrierte Lösung verschiedener Substanzen und konnte
durch Rücktitration die Absorption gewisser Mengen von Salzen feststellen. Dies gelang ihm ohne Zweifel mit dieser Methode. Die Resorption von Chlor, Jod aus Jodkalium, Phenol, Salicyl- und Pikrin-
säure kann man aber auf diesem Wege nicht nachweisen, denn die Haut
ist als amphoterer Eiweißkörper in der Lage zu neutralisieren, zu
puffern, zu absorbieren, so daß ein aus der Lösung verschwundenes
Salz noch lange nicht resorbiert sein muß.

BÜRGIS eigene Untersuchungen sind für den Balneologen wichtig. Er
konnte zeigen, daß Salze aus hochkonzentrierten, etwa 20 proz. Lösungen
zu einem gewissen Prozentsatz aufgenommen werden. Darüber und darunter wird die Resorption wesentlich geringer; er wies allerdings die
Resorption auch nur indirekt nach, indem er die Konzentration der
Lösungen vor und nach dem Handbad bestimmte.

Nun zu den einzelnen Metallsalzen und deren Verwendung in Salben.

Salben mit Aluminiumsalzen.

Wichtig ist das *Aluminium aceticum*, das als $^2/_3$-Acetat der Träger
der Wirkung des Liquor alum. acet. ist. Dieses Präparat ist mit Wollfett, wie schon erwähnt, Bestandteil mancher Kühlsalben, wirkt entquellend bzw. quellungshemmend und ist durch seine saure Reaktion
bzw. durch die Puffereigenschaften imstande, Störungen im Säuremantel
der Haut zu·beheben.

Alsol (Athenstaedt u. Redecker) ist eine 50 proz. Al. acet. tart.-
Lösung, die in der Alsolcreme verwendet wird.

Lenicet (Reiss) ist ein polymerisiertes Al.-Subacetat, das in verschiedenen Salben zur Anwendung kommt und dort durch seine Puffer-

---

[1] BÜRGI: Die Durchlässigkeit der Haut für Arznei und Gifte. Berlin: Springer.
1942.

[2] ANTONIBON ARRIGO: Arch. internat. Pharmacodynamie **31**, 351.

wirkung ein p_H von 3,5 erhält. Ähnlich zusammengesetzt ist die Tanacet-Vaseline (Hageda).

Ormicet (Tempelhof), ameisensaures Aluminium, wird in Cremes verarbeitet.

Eine große Anzahl weiterer Aluminiumpräparate geht den genannten in der Wirkung parallel.

Chlorsaures Aluminium ist in der *Pertugan*salbe enthalten, die von BOERNER[1] zur Wundbehandlung empfohlen wird. Sie spaltet Chlor und Sauerstoff ab und soll im Anschluß daran die adstringierende Aluminiumwirkung entfalten.

Mallebrin $(AlClO_3)_3$, der Wirkstoff der Mallebrinsalbe, ist ein Adstringens und Antisepticum und wird zu 10% in *Mitin* verarbeitet.

Aluminiumstearat ist ein Adstringens und leichtes Desinfiziens und häufiger Bestandteil alkalifreier wasserhaltiger Cremes (3proz.). Ein Zusatz von 3% des Stearates zu Hautölen soll diesen entkeimende Eigenschaften geben.

Alaun ist ein uralter Bestandteil von Bleichcremes und wird in neuerer Zeit als Mittel gegen Hyperhydrosis empfohlen. UNNA empfiehlt eine Paste aus Hühnerei, Alaun und Mandelöl, die auf der Haut trocknet und stark bleicht.

Aluminiumchlorid ist nach MONTENIER (Engl. P. 527439) ein wirksames Adstringens in Salben. Seine Reizwirkung kann durch Harnstoffzusatz beseitigt werden.

Aluminiumhydroxydgelsalben wurden von uns zu Versuchszwecken hergestellt. Sie enthielten zuerst 10% Aluminiumhydroxydgel; dieses wiederum besteht aus Aluminiumhydroxyd und 90% Wasser, so daß die Salbe — berechnet auf wasserfreies Aluminiumhydroxyd — 1proz. war. Zur Entquellung akuter Dermatitiden erwies sich diese Konzentration noch als zu hoch. Mit zwei Salben, die erste auf Adeps synth.-Grundlage, die andere mit Vaselin synth. bereitet, wurden simultan in 10 Fällen Versuche angestellt. Die mit Adeps bereitete Salbe erwies sich als weit besser entquellend oder quellungshemmend, die Vaselinsalbe war deutlich schlechter. Eine entquellende und heilende Wirkung trat bei letzterer Salbe nicht ein, es schien, als ob der Kontakt zwischen Medikament und Haut durch das Vaselin unüberbrückbar unterbrochen sei.

Die Versuche hatten kein neues Präparat zum Ziel, sondern sollten nur klarstellen, in welcher Grundlage wäßrige Arzneimittel dieses Typs besser wirksam sind. Sie fielen eindeutig zugunsten des Fettes aus, so daß dieses bei all diesen Gelen dem Vaselin vorgezogen werden kann.

Aluminiumsulfocarbolat — $Al(C_6H_4 \cdot H_2SO_4)_3 \cdot 9\,H_2O$ — wird in Amerika bis zu 10proz. Salben als schweißhemmendes Mittel verwendet. Es ist nach NAVARRE[2] gut verträglich, soll jedoch mit Alkali, Oxydantien und Eisensalzen nicht zusammengebracht werden.

---

[1] BOERNER: Zbl. Chir. **1934**, 48.
[2] *NAVARRE: Amer. Parf.* **38**, 5, 36 (1939).

Bolus alba, Al.-Silicat, soll die Wundsekrete auch in Salbenform aufsaugen (Einzelheiten unter Zinkpaste). Der rote Bolus dient als Färbemittel in der Kosmetik. Bolus ist unlöslich.

Resorption der Aluminiumsalze aus Salben ist auf Grund der Indifferenz der unlöslichen, der eiweißfällenden Eigenschaften der wasserlöslichen Salze nicht zu erwarten und ist auch nicht anzustreben.

Arsen

wird in Form von arseniger Säure in Ätzpasten bisweilen verwendet. Als Muster kann das Ungt. Arsenici destruens F.M.G.

> **Rp.** Acid. arsenicosi 2,0
> Sulfur. dep.   2,0
> Ungt. Cerei   15,0

dienen, doch gibt es auch andere Ätzpasten, die mit Fett, Harzen und Wachsen bereitet werden. Eine von ihnen wurde von einem kroatischen Lehrer erfunden und bei Carcinom als besonders wirksam empfohlen. Die Nachprüfung an verschiedenen Kliniken bestätigte die Erwartungen aber nicht, doch kommen Erfolge vor. So beschreibt LINSER[1] ein Röntgencarcinom, das durch die KÜLZsche Paste zur Abheilung kam.

Antimon

bzw. dessen weinsaures Salz wird in manchen Ländern in Form des Ungt. Tartari stibiati zur Ätzung angewendet. Der fein gepulverte Brechweinstein wird nach dem DAB 6 mit 4, sonst je nach dem Lande mit 5 Teilen Vaselin, Schweinefett, Lanolin oder mit 3 Teilen Schweinefett angerieben. Die Salbe ätzt nur in saurem Milieu, so daß insbesondere die Ausführungsgänge der Follikel angegriffen werden; dadurch haben mit ihr vorgenommene Ätzungen ein variolaähnliches Aussehen. Um zu sehen, inwieweit die Salbengrundlage auf die Intensität der Wirkung einen Einfluß hat, wurden fünf verschiedene 20proz. Ätzsalben bereitet:

> 1. mit Vaselin flav., Fp. 38°,
> 2. mit Vaselin synth., Fp. 60°,
> 3. mit Adeps synth., Fp. 35°,
> 4. mit Adeps synth., Fp. 45°,
> 5. mit Adeps lanae.

Die Salben wurden wie die Cantharidensalben geprüft. Es zeigte sich nach 5—24 Stunden keine Reaktion. Die Salben 2, 3 und·5 wurden dann nochmals 48 Stunden lang unter Luftabschluß appliziert; die intensivste Ätzung hatte Präparat 3, also die Fettsalbe, die Salbe 2 stand ihr kaum nach, Salbe 5 wirkte nicht. Auf der gesunden Haut ist also die beste Wirkung aus Fett zu erwarten, sie tritt aber erst nach 48 Stunden ein.

Bei Hautleishmaniose, also bei geschädigter Haut, wird 10proz. Salbe nur 30 Minuten lang appliziert. Die Behandlung ist schmerzhaft und gefährlich, auch wenn mit der Dosierung bis auf 2proz. Salben herabgegangen wird. SELMANOWITSCH warnt deshalb vor der Anwen-

---

[1] LINSER: Dermat. Wschr. 1938, 12.

dung[1]. Die 10proz. Salbe wird zur Behandlung der Mikrosporie von OPPENHEIM[2] empfohlen. Der Autor glaubt mit Recht, daß die Herde intensiver geschädigt werden als die umliegenden nicht befallenen Partien. Doch ist diese Behandlungsart auf Grund verschiedener Nachteile und unsicherer Wirkung verlassen worden.

Antimonsalze werden wie Arsensalze von der geschädigten Haut resorbiert, es kann zu schweren, ja zu tödlichen Vergiftungen kommen. In alten Präparaten können die durch die Ranziditätsprodukte entstehenden Antimonseifen, die öllöslich sind, auch durch die gesunde Haut hindurch resorbiert werden.

Barium.

Bariumsulfid wird als Wirkstoff mancher Depilatorien empfohlen. Seine Verwendung steht mit dem § 3 des Gesetzes über die Verwendung gesundheitsschädigender Farben vom 5. Juli 1887 im Widerspruch und ist verboten[3]. Die anderen Bariumsalze, außer dem Sulfat, sind stark giftig; dieses ist unlöslich und therapeutisch unwirksam. Es findet sich zur Abschirmung in manchen Röntgenstrahlenschutzsalben.

Blei.

Die wichtigste Bleisalbe ist das *Ungt. Diachylon*, das von HEBRA mit Leinöl bereitet wurde. Jetzt wird es je nach dem Lande durch Zusammenschmelzen von gleichen Teilen Bleiseife = Emplastr. diachylon und Vaselin bzw. Schweinefett hergestellt und kann gegebenenfalls 2% Phenol oder 5—10% Salicylsäure enthalten. Nach ZUMBUSCH (zitiert von RAPP) wie auch nach WINTERNITZ[4] und RUNGE[5] ist die Fettsalbe, die z. B. die alte österreichische Pharmakopöe vorschrieb, der Vaselinsalbe des DAB 6, die von KAPOSI eingeführt wurde, überlegen. Die Vaselinsalbe sei nicht imstande, bei der Ekzembehandlung die Krusten zu durchdringen und zu lösen, sie reizt auch häufiger.

Ungt. Diachylon wird zweckmäßigerweise ohne Zusatz von Lavendelöl hergestellt, da dieses Reizungen verursachen kann. Das Ungt. Diachylon Hebra, das durch Zusatz von Olivenöl geschmeidiger gemacht werden kann, stellt auch nach ZUMBUSCH und MONCORPS[6] eine brauchbare Grundlage dar und wird ausschließlich als Salbenverband angewendet.

Es interessierte nun die Frage, ob das sonst dem Schweinefett gleichwertige Adeps synth. auch hier dieses zumindest ersetzen kann. Zu diesem Zweck wurde je eine Diachylonsalbe mit Fett und Vaselin hergestellt. Bei der Verschmelzung zeigten sich keine Unterschiede. In der Konsistenz war die Salbe mit Fettgrundlage angenehmer, sie drang leichter in die Haut ein. Therapeutische Versuche ergaben nicht immer die zu erwartenden deutlichen Unterschiede zwischen den beiden Salben,

---

[1] SELMANOWITSCH: Dermat. Wschr. 1936, 50.
[2] OPPENHEIM: Zbl. Hautkrkh. **3**, 428 (1922).
[3] Seifensieder-Ztg **1939**, 4, 60.
[4] WINTERNITZ, in TRUTTWIN: Handbuch der kosmetischen Chemie.
[5] RUNGE: Dtsch. Apoth.-Ztg **1936**, 101.
[6] ZUMBUSCH u. MONCORPS: Jkurse ärztl. Fortbildg **1932**, 4, 8.

wohl aber den Vorteil (Schmidt[1]), daß aus der synthetischen Grundlage um 10% weniger Blei resorbiert wird als aus dem offizinellen Unguentum Diachylon. Dieses abweichende Verhalten gegenüber den von Zumbusch geprüften Salben erklärt sich vielleicht in der besseren Qualität des jetzt im Handel erhältlichen Vaselins. Die andere Möglichkeit, daß das Schweinefett hier nicht von dem sonst überlegenen synthetischen Fett ersetzt werden kann, ist unwahrscheinlicher. Zwar gibt es solche Fälle, z. B. bei Jodkalisalben, doch ist hier die Notwendigkeit freier Fettsäuren oder von Doppelbindungen, durch die sich das Naturprodukt unterscheidet, nicht einzusehen.

Das Ungt. Diachylon ist keine einfache Lösung oder Mischung, sondern eine Emulsion bzw. ein Mittelding zwischen Suspension und Emulsion, zu deren Herstellung kleine Wassermengen nötig sind. Aus völlig trockenen Bestandteilen kann die Salbe nicht bereitet werden.

Ungt. Plumbi, Bleisalbe (Bleiessigsalbe), wird nach dem DAB 6 mit *Ungt. molle* 1:9 bereitet. In England ist sie 2,5proz. und wird mit Paraffinsalbe hergestellt. In der Schweiz werden 10 Teile Bleiessig, 20 Teile Wasser und 70 Teile Cetylsalbe zusammengearbeitet. Die Salbe ist rein weiß, schmutzt nicht wie die DAB 6-Salbe und soll besser kühlen. Sie wird von Sido[2] empfohlen. Die Italiener verwenden Adeps benz. oder Vaselin. Über die Unterschiede zwischen den einzelnen Salben ist nichts bekannt. Es ist aber anzunehmen, daß die mit Adeps bereiteten Salben insbesondere bei längerer Lagerung die Resorption eher gestatten. Die Vaselinsalbe dürfte ungefährlicher sein. Die vom DAB 6 angeführte Salbe ist daher, wie auch Wojahn betont, zweckmäßig, da sie nur geringe Intoxikationsgefahr in sich birgt. Mit Fetten empfehlen sich nur die frisch bereiteten Präparate.

Ungt. Cerussae, Bleiweißsalbe, wird nach dem DAB 6 1:9 mit Vaselin bereitet. Manche Länder schreiben Adeps suillus als Grundlage vor; in Frankreich muß sie mit Schweinefett jedesmal frisch bereitet werden. Als Konzentration des Bleiweißes wird meist 1:2 gewählt. Um die Resorptionsgefahr nicht zu vergrößern, ist bei den mit Fett bereiteten Salben Frischherstellung des Ungt. Cerussae und des *Ungt. Cerussae camph.* angezeigt.

Plumbum oleinicum empfiehlt Behnt[3] mit Phenol und Quecksilberchlorid bei Lichen planus hypertrophicus.

Ungt. Plumbi tannici. 1 Teil Gerbsäure wird mit 2 Teilen Bleiessig verrieben und der Brei in 17 Teilen Schweinefett eingearbeitet. Frischbereitung ist vorgeschrieben. Manche Länder nehmen Vaselin als Grundlage.

Öllösliche flüchtige Bleisalze diffundieren besonders leicht. Laves[4] hat dies neuerdings bei Bleitetraäthyl nachgewiesen. Natürlich handelt es sich bei diesem Körper nicht um ein Therapeuticum, sondern um ein

---

[1] Schmidt: Klin. Wschr. **1942**, 7.
[2] Sido: Pharmaz. Ztg **1936**, 81, 1197.
[3] Behnt: Arch. of Dermat. **1932**, 25.
[4] Laves: Dtsch. med. Wschr. **1939**, 48, 1746.

Antiklopfmittel der Technik, das keine therapeutische Breite, sondern rein toxische Eigenschaften besitzt.

Die Bleibehandlung, insbesondere mit Wasser oder öllöslichen Salzen, sollte weder bei der kranken noch bei der gesunden Haut allzulange fortgesetzt werden, da sie zu chronischen Bleivergiftungen führen kann[1]. Dies bestreitet allerdings SPRINZ[2]. Auch SCHMIDT[3] ist der Ansicht, daß die Bleiresorption durch die Haut hindurch im Rahmen der normalen Therapie unterschwellig bleibt und nur bei Mißbrauch zu Schäden führen kann. Alle Bleisalben, insbesondere die mit Fetten hergestellten, sollten jeweils frisch bereitet werden, denn beim Lagern können Umsetzungen eintreten, die lösliche und resorbierbare Produkte ergeben. Die Salben sollen nicht in der Nähe des Mundes zur Anwendung kommen. Über Nacht sind sie zu bedecken, um jede Intoxikation durch Verschlucken auszuschließen. Doch ist auch sonst die drohende Bleivergiftung mit allen Mitteln zu bekämpfen. Es muß daran gedacht werden, daß Säuglinge sehr oft durch bleihaltige Cosmetica und Salben, die die Mutter gebraucht, gefährdet sind (GERLACH). Alle Grundlagen sind praktisch gleich gut verwendbar.

Cadmium.

Ungt. leniens mit 2—5% Jodcadmium besitzt nach WINTER[4] gewisse Verbreitung als Mittel gegen Rosacea.

Calcium.

Die Salze dieses Metalles besitzen in Salben inkorporiert untergeordnete Bedeutung. Es sei nur an die Nährsalbe von v. NOORDEN, die in dem Abschnitt „Hautnährsalben" erwähnt wurde, gedacht. Sie wird das **Calciumchlorid** nicht durch die gesunde Cutis zur Resorption bringen, wohl aber die Haut lokal beeinflussen. So haben LAMPRONTI[5] und RASCH[6] eine 6proz. Chloridsalbe in Vaselin bzw. eine 6proz. Salbe mit Menthol und Lanolin und Mandelöl bei schuppendem Ekzem bzw. bei Milchschorf beschrieben. UNNA hat eine weitere Chlorcalciumsalbe auf der Basis von Wachssalbe-Adeps lanae entwickelt. Auch an Calciumgluconatsalben wäre bei denselben Indikationen zu denken.

Calciumsulfide in Vaselin werden in Leuchtsalben verwendet; sie sollen auch u. a. Brandwunden heilen. In Öl-in-Wasser-Emulsionen und Gallerten sind sie (zu etwa 40%) oft in Depilatorien zu finden.

Aqua calcis, mit Leinöl $\overline{aa}$ 20,0, Kreide und Zinkoxyd $\overline{aa}$ 30,0 vermischt, ergibt die UNNAsche Kühlpaste. *Kalkseifen* dienen in seltenen Fällen als Emulgator (Brandliniment).

Chlorkalk (Calcaria chlorata) wird im Luftschutz in Salbenform mit Vaselin verwendet, ferner 5—10proz. bei Frostbeulen und mit Schweinefett bereitet bei Favus.

[1] FÜHNER: Dtsch. Apoth.-Ztg **1937**, 451.
[2] SPRINZ: Handbuch der kosmetischen Chemie, 2. Aufl.
[3] SCHMIDT: Klin. Wschr. **1942**, 7.
[4] WINTER: Handbuch der gesamten Parfümerie und Kosmetik, 2. Aufl.
[5] LAMPRONTI: Riforma med. **1923**, 39.
[6] RASCH: Dermat. Wschr. **1923**, Nr 49, 50.

Calciumhypochlorit (Caporit) in 5—10proz. Salben ist ein mildes Desinfiziens.

Calciumgluconicum in einer „geeigneten Salbengrundlage" (hydriertes Erdnußöl) verwendet KÜNZLE[1] bei Ekzemen. Die juckstillende Wirkung soll sehr angenehm empfunden werden.

Die Resorption von wasserlöslichen Calciumsalzen durch die gesunde Haut ist unwahrscheinlich, durch die epithelberaubte Haut möglich und eher nützlich als schädlich.

Cersalze.

Nach einer Patentanmeldung der Cirinewerke, Chemnitz, werden wasserlösliche Cersalze, wie z. B. das Chlorid (1% in 2% Wasser), an Stelle von Phosphaten den Salben zugesetzt, um die Haftfestigkeit auf der Haut zu erhöhen. Das Cersalz soll den Waschmittelfilm, der immer auf der Haut haftet und die Haftfestigkeit stört, verdrängen. Außer diesen Cersalzen sind noch fettsaure Verbindungen, wie Cerstearat, bekannt, sie dienen als Salbengrundlagen.

Eisen.

Am häufigsten werden Eisensalze zu Salben aus kosmetischen Gründen zugefügt, da Ocker u. dgl. den Präparaten einen bräunlichen Hautton geben, so daß ihre Anwendung weniger sichtbar wird. FANTUS und DYNIEWICZ[2] geben hierzu eine große Anzahl von Rezepten an.

Doppeltkohlensaures Eisen wird ferner von PIGNOT[3] 5proz. in Vaselin zur Behandlung atonischer Wunden, die dadurch rasch heilen sollen, empfohlen. HAGERS Handbuch nennt eine Frostsalbe auf Fettbasis, die 5% Eisenoxyd und ebensoviel Terpentinöl enthält.

Resistanwundsalbe enthält laut Angabe 5% aktive „FePH-Ionenkomplexe". Art, Zweck und Wirkung des Präparates sind nicht ersichtlich.

Sonst hat Eisen in der Dermatologie als Salbenbestandteil keine Bedeutung. Denkbar wären Eisenchloridsalben als leichtes Adstringens. IANAGAKI und Mitarbeiter haben sich im Jap. P. 3357/37 die Herstellung öllöslicher Mangan- und Eisensalze schützen lassen. Es wäre möglich, daß diese Präparate später einmal als Salbenbestandteile verwendet werden. Neu sind sie nicht, denn SCHÖNMACKER[4] hat derartige Oleate schon vor 60 Jahren empfohlen. Wir haben sie als Emulgatoren geprüft. Sie geben Wa/Öl-Emulsionen von geringer Haltbarkeit.

Kupfer.

Cuprum aceticum ist wasserlöslich und dient in Salben 2proz. als Ätzmittel. Cuprum subaceticum, das basische Salz (Grünspan), 1:20, ferner Kupferjodür (1:10), Kupferoxyd (1:10 in Fett) und Kupfersulfat dienen ebenfalls als Ätzmittel, in geringen Konzentrationen zur Granulationsanregung.

---

[1] KÜNZLE: Schweiz. med. Wschr. **1939**, 21.
[2] FANTUS u. DYNIEWICZ: J. amer. pharmaceut. Assoc. **27**, 878 (1938).
[3] PIGNOT: Actas dermo-sifiliogr. **29**, 463 (1938).
[4] SCHÖNMACKER: Mschr. f. prakt. Dermat. III/9 **1884**.

Über die Resorptionslage der Metalle der Gruppe, zu welcher Eisen und Kupfer gehören, finden sich in der Literatur nur wenig Angaben. Das Cu spielt in der Salbentherapie eine wichtigere Rolle als das Mangan und das Eisen, die nur Bestandteile des einen oder anderen Rezeptes sind. Ihre wasserlöslichen Salze gelangen auf epithelentblößter Haut sicher zur Aufsaugung. Man bedient sich aber vorwiegend der gut penetrierenden, ja sogar durch die gesunde Haut zur Resorption gelangenden öllöslichen Kupfersalze in niedriger Dosierung als Heilmittel. Schmidt-München[1] hat ihre Resorption aus Vaselin-Adeps lanae-Gemisch gemessen. Er verwendete Cuprum oxyoleinicum, das fettlöslich ist, und erreichte bei Versuchen an der Haut Gesunder (Rücken, 10 g Salbe auf 1000 qcm) nach Einreibung der Salbe eine Steigerung des Cu-Gehaltes des Harnes. Bei Eczema marginatum, dyshidrotischem Ekzem u. dgl. war die therapeutische Wirkung der Salbe gut, die Cu-Resorption wurde bedeutender.

Cupricininsalbe (Dr. Degen u. Kuth) enthält in Ungt. molle fettsaures Kupfer gelöst. Die Salbe ist sauer, farblos und wird von Aretz[2] bei Epidermophytien empfohlen. Ein ähnliches Präparat hat Doumar[3] bei Pityriasis versicol. angewandt.

Lecutyl, eine Kupfer-Lecithin-Verbindung, dient in 5proz. Salben mit 10% Cycloform als Ätzmittel.

Philoninsalbe enthält neben zahlreichen anderen Bestandteilen jodorthochinolinsulfosaures Kupfer.

Kupfer-Dermasan wird als kolloide Kupfer-Lebertran-Verbindung bezeichnet. Es handelt sich also ebenfalls um ein organisches Cu-Salz, dessen Verarbeitung in Salbenform in zwei Formen mit Tiefenwirkung bzw. mit Oberflächenwirkung geliefert wird. Brandwunden reinigen sich im Tierversuch mit dem ersten Präparat innerhalb von 24 Stunden. Nach 5 Tagen konnte zur Applikation des zweiten geschritten werden, so daß nach 8 Tagen glatte Epithelisierung erzielt wurde. Bei Kontrolltieren trat erst nach Wochen Heilung ein[4]. Zur Ätzung bei Lupus verwendet man das Kupfer-Dermasan mit Tiefenwirkung.

Prieto, Azcona und Azua Dochao[5] haben die interessante Beobachtung gemacht, daß eine 10proz. Kupferchloridsalbe in Wasser, Wollfett-Vaselin-Gemischen aa die Sonnenstrahlen der Wellenlänge von 3000—3400 Å völlig absorbiert. Da dieser Bereich gerade die Strahlen umfaßt, die die Urticaria solaris verursachen, konnte sich eine damit geschützte Patientin ohne Schaden im vollen Sonnenlicht bewegen. Alle anderen Lichtschutzmittel hatten völlig versagt.

Zusammenfassend kann gesagt werden, daß die Kupfersalben, die organische, fettlösliche Kupfersalze enthalten, nicht nur lokal wirken, sondern auch resorbiert werden. Anorganische Salze werden infolge ihrer Ätzwirkung in Salbenform verwendet. Bei geschädigter Haut ist Resorption zu erwarten.

---

[1] Schmidt: Klin. Wschr. **1938**, 559.   [2] Aretz: Dermat. Wschr. **1936**, 40.
[3] Doumar: Bull. Soc. franç. Dermat. **1928**, 7.
[4] Hermann: Ther. Gegenw. **1926**, Nr 3.
[5] Prieto, Azcona u. Azua Dochao: Arch. f. Dermat. **183**, II (1942).

Lithium.

Bestrahlte Lithiumsalze und Zinkoxyd enthält die *Metuvitsalbe* (Chemosan-Wien). Die bestrahlten Metallsalze sollen nach MORAN-DELL[1] die zugeführten Energien wieder abgeben und zum Unterschied von Zinksalbe auf der gesunden Haut ein Erythem verursachen.

Die Resorptionsverhältnisse sind dieselben wie bei Calcium.

Magnesium.

Als Streupulverbestandteil sind verschiedene Magnesiumsalze in Verwendung. In Salben wird *Talcum* (Magnesium-Polysilicat) eingearbeitet. Es ist vollkommen unlöslich in den Grundlagen und dient zur Konsistenzänderung und Streckung in Pasten. *Magnesiumcarbonat* wird als weicher, reizloser Bestandteil mancher Kühlsalben geschätzt (UNNA).

Ein gewisses Interesse beanspruchen noch Salben bzw. Cremes mit *Magnesiumhydroxyd*, die das D.R.P. 658166 schützt. Das Hydroxyd scheint in diesem Fall vorwiegend den Zweck zu haben, die Wasserstoffionenkonzentration und die Tiefenwirkung der mineralischen Kohlenwasserstoffe der Grundlage zu beeinflussen und leicht adstringierend zu wirken. Es wird in einer Wasser-in-Öl-Emulsion eingearbeitet.

Magnesiumhypochlorit (Magnocid), mit Glycerin zu einer Paste verrieben, ist ein Desinfiziens.

Magnesiumstearat ist vorwiegend ein Puderbestandteil, findet sich aber auch bisweilen in Hautcremes.

Mangan.

Mangan ist als Salbenbestandteil im Simanit, einer Silber-Mangan-Verbindung zur Wundheilung (s. unter Silber), enthalten. In Dänemark hat darüber hinaus im Winter 1941/42 eine Mangansalbe als Frostschutzmittel von sich reden gemacht; nach Umfragen der Gesundheitsführung[2] ist das „Metallosan Mangan" ohne Wirkung auf die Frostschäden.

Natrium

ist als Salbenbestandteil wohl in vielen Salben vertreten. Als Wirkungsträger kommt es insbesondere bei intakter Haut nicht in Frage. Es findet sich daher auch kaum namentlich aufgeführt. Nur eine Firma nennt Natrium- neben Lithiumsalzen und den üblichen Bestandteilen als Komponente einer Rheumasalbe.

Nickel.

Eine komplexe Jod-Uran-Nickel-Kobalt-Verbindung ist im Niuran enthalten, einem Präparat, das nach DUFKE[3] in Zinkpaste, Ungt. Diachylon, Vaselin oder Lanolin 10—50proz. appliziert wird und den Jod-Uran-Verbindungen bei Ekzemen überlegen sein soll. Es stammt von TRUTTWIN.

---

[1] MORANDELL: Münch. med. Wschr. **1935**, 24, 995.
[2] Gesundheitsführung **1942**, 5, 154.
[3] DUFKE: Dermat. Wschr. **1940**, Nr 50, 1054.

Quecksilbersalze.

Die große Menge der in Salben verwendeten Hg-Salze zwingt uns, nur die wichtigsten anzuführen, vor allem das weiße und das gelbe Präcipitat.

Hydrargyrum praecipitatum album. Die daraus hergestellte Salbe ist 1—10 proz. Als Grundlage dient in Deutschland und in USA. Vaselin-Lanolin, in England und Holland Vaselin alb., in Portugal und Ruß-land Schweinefett. Die Salbe muß mit frischgefälltem feuchtem Präcipitat bereitet werden, denn die fertigen konzentrierten Verreibungen und die Vorschrift des DAB 5 (trockene Verreibung) geben nicht die Gewähr kleinster Korngröße, zumindest nicht ohne Dreiwalzenmühle. Die Herstellung kann man sich durch Verwendung einer Glasfilternutsche vereinfachen (UBRIG[1]).

Obwohl Hydrargyrum praecip. alb. nicht öllöslich ist, verhält es sich in Salben bis zu einem gewissen Grade ähnlich wie derartige Substanzen. Die Salben geben einen geringen Teil des Quecksilbers an den Körper ab. MONCORPS beobachtete, daß es, wahrscheinlich durch die sauren Sekrete löslich gemacht, vorwiegend den Haarbälgen entlang wandert. Die Wahl der Salbengrundlage hatte im Tierversuch keinen Einfluß auf die Resorptionsgröße. Es ist aber nicht empfehlenswert, Präcipitatsalben mit Wasserzusatz herzustellen, da sie in dessen Gegenwart Ammonchlorid und eine Oxydomercuriverbindung (MONCORPS[2]) bilden, die im Statu nascendi wahrscheinlich erwünscht, im vorgebildeten Zustand aber unerwünscht sein soll. Allerdings darf nicht vergessen werden, daß auch die offizinelle Salbe Wasser enthält und daß Lanette-wachssalben mit Präcipitatzusatz nach unseren Versuchen sich in der Wirkung vom DAB 6-Präparat nicht unterschieden. Nach FIERO[3] sind gehärtete Öle als Salbengrundlagen wirksamer als Vaselin.

Das Präcipitat in der Salbe wirkt aber nicht nur als Hg nach erfolgter Resorption, sondern vorwiegend lokal, ansäuernd, keratoplastisch bzw. ätzend. Die Resorption geht im allgemeinen außerordentlich langsam vonstatten. So konnten nach täglicher Applikation der 10 proz. Salbe erst nach 22 Jahren Vergiftungserscheinungen beobachtet werden, ja GIBBS und Mitarbeiter[4] halten die Resorption durch die gesunde Haut für praktisch gleich Null. Andererseits kann es aber auch zu akuten Vergiftungen kommen. BLUM[5] berichtet über eine tödliche Vergiftung nach viermaligem Bestreichen einer etwa 40 qcm großen, an Folliculitis erkrankten Hautstelle mit der 10 proz. Salbe.

Weiße Präcipitatsalbe wird häufig als Mittel gegen Sommersprossen empfohlen und darf zu kosmetischen Zwecken wegen der Resorptionsgefahr in nicht höherer als 5 proz. Verarbeitung verwendet und verkauft werden. Ein ausgesprochenes Heilmittel stellt sie in dieser Konzentration und bei diesen Indikationen nicht dar, sondern nur ein Schäl-

---

[1] UBRIG: Dtsch. Apoth.-Ztg **45**, 899 (1930).
[2] MONCORPS: Arch. f. exper. Path. **155**, 51.
[3] FIERO: Chem. Abstr. **35**, 278, 1 (1941).
[4] GIBBS, SHANK, POND u. HAUSMANN: Arch. of Dermat. **44**, 862 (1941).
[5] BLUM: Sammlung der Vergiftungsfälle **8**, 181 (1937).

mittel, denn es ist unmöglich, die gefärbte Pigmentschicht zu entfernen, ohne die umgebende Haut zu beeinflussen[1]. Eine 3proz. Salbe auf Vaselinbasis mit Liquor carb. detergens-Zusatz wird gegen Psoriasis des Kopfes empfohlen und leitet damit zu den Teersalben über.

Welche Grundlage für die offizinellen Salben die beste ist, stand bisher nicht zur Debatte, da nach dem oben Gesagten die Unterschiede gering sein werden. P. Lu-Li und Kuever[2] haben außer Fiero Versuche angestellt; sie beobachteten, daß Hg-Salzsalben, die 2% Cholesterin in Vaselin enthalten, einen größeren sterilen Hof auf Agarplatten entwickeln als die ohne Cholesterin. Ob dieser Beobachtung auch praktische Vorzüge der teueren Salben zukommen, muß erst der Versuch zeigen. Jod und Salicylsäurezusätze sind in Präcipitatsalben nicht unbedenklich, da sie die Reizwirkung bedeutend verstärken.

Hydrargyrum oxydatum flavum bzw. rubrum ist 2proz. in Rußland mit Schweinefett frisch zu verarbeiten, die Belgier schreiben 5proz. Salbe mit Vaselin vor, die Amerikaner 0,9—1,1%, die anderen Länder schließen sich diesen Vorschriften an. In Deutschland ist die 10proz. rote und die 5proz. gelbe Salbe offizinell. Diese Salben sollen alle nur in kleinen Mengen und nur kurz aufbewahrt werden und dürfen mit Eisen nicht in Berührung kommen. Sie dienen weitaus in den meisten Fällen der Behandlung von Pyodermien, wobei das gelbe Salz infolge seiner feineren Verteilung bei gleicher Konzentration wirksamer ist.

Bergvall[3] hat nachgewiesen, daß Quecksilberoxydsalben auch in braunen Gläsern vor Zersetzung nicht geschützt werden. Er schlägt daher vor, die Salben nicht nur in lichtabhaltenden Gefäßen aufzubewahren, sondern auch diese Gefäße in besondere, dicht abschließende Holzkistchen zu stellen. Auch die Patienten sind auf die Lichtempfindlichkeit der Salben hinzuweisen[4]. Noch besser ist die Frischbereitung. Das gelbe Hg-Präcipitat bewährt sich 1proz. in Agargallerte, die 24 Stunden aufgetragen bleibt, zur Kopfläusevertilgung. Die salbenartige Masse, die, bei 50° geschmolzen, aufgetragen wird, läßt sich mit Seifenwasser leicht abwaschen[5]. Über die Resorption aus den Präcipitatsalben ist nur eine Arbeit zu finden, der zufolge Quecksilberoxyd und Quecksilbersalicylat von der Haut, als Salbe aufgetragen, annähernd gleich schnell aufgenommen werden; das Metall wird langsamer, Kalomel am langsamsten resorbiert[6]. Danach ist die Resorption also u. a. auch hier eine Funktion der Öl- bzw. der Wasserlöslichkeit, die sich auf gesunder und epithelberaubter Haut in der üblichen Weise auswirkt. Doch müssen die Zersetzungsgefahr und die Bildung von Hg-Seifen mit in Rechnung gestellt werden, da sie die Lage auf der gesunden Haut grundlegend ändern. Bei der Verwendung der gelben Präcipitatsalbe ist ärztliche

<hr>

[1] Pharmaz. Z.halle Dtschld **68**, 192 (1927).
[2] P. Lu-Li u. Kuever: J. amer. pharmaceut. Assoc. **27**, 1217 (1938).
[3] Bergvall: Sv. farmac. Tidskr. **1927**, 303.
[4] Pharmaz. Z.halle Dtschld **68**, 667 (1927).
[5] Wikulill: Wien. klin. Wschr. **1932**, 6.
[6] Wild u. Roberts: Brit. med. J. **1926** I, 1076; Pharmaz. Z.halle Dtschld **69**, 24 (1928).

Kontrolle nötig, denn GREUER[1] beschreibt einen Todesfall, der lang-andauernde Applikation des Ungt. hydrarg. oxydati flavi zur Ursache hatte. Er konnte in 500 g Leber 0,75 g Hg und in 60 g Niere 0,5 mg Hg nachweisen.

Sublimat in Schweinefett 0,2 %, in Lanolin (UNNA) 0,1—1 % und in Vaselin 0,1 % dient zur Desinfektion. In ½—3 proz. Vaselin-Lanolin-Salben kann es nach vorhergehender Prüfung der Haut (Über-empfindlichkeit) als Bleichmittel bei Sommersprossen verwendet werden, es übertrifft an Wirkung die 10 proz. Präcipitatsalbe weitaus. Die 0,3 proz. NEISSER-LIEBERTsche Sublimatsalbe, ein Desinfiziens, ist eine Gelatine-Glycerin-Gallerte. Sie ist so stark wie die PRAUSNITZsche Salbe, die zur Verhütung der Geschlechtskrankheiten verwendet wird. RUGE hat 1936 ein Sublimat-Eucerin eingeführt, es hat nach HAHN[2] als Go.-Prophylakticum in über 200 Fällen nie versagt. Auf Wunden u. dgl. sind solche Salben natürlich nicht brauchbar.

Phenylmercurisalben sind, mit Unguentum molle bereitet, besonders wirksam (JENSEN[3]).

Kalomel 2:8, mit Schweinefett verarbeitet, ist in England offizinell. Verwendet man statt gewöhnlichem Kalomel kolloidales, das keine größeren Teilchen als 8 μ besitzt, so erreicht man den Effekt einer Sublimatsalbe 1:100, ohne den Toxitätsgrad zu erhöhen. Man löst 3 Teile Mercurnitrat in 1:100 verdünnter Salpetersäure. Unter Um-rühren läßt man diese Lösung in mit 1,2 g NaCl enthaltende 2 proz. Gelatinelösung eintropfen. Dann wird bis zum Verschwinden der Salze dialysiert und eingedampft, bis 3 g = 1 g Kalomel enthalten. Die Sus-pension wird dann in die Salbengrundlage eingearbeitet[4]. Sie wird in Amerika gerne verwendet, denn auch CORNBLEET und Mitarbeiter[5] be-richten von guten Erfolgen.

Sozojodol-Quecksilbersalben dienen 1 proz. als Adstringens bei Ulcus cruris.

Quecksilberjodür (gelb) wird 1:30 in Schweinefett verarbeitet.

Quecksilbernitrat ist als Salbenbestandteil im Ausland gebräuchlich. Eine solche Salbe ist in Amerika in die NF 6 aufgenommen. Eine weitere, die wesentlich wirksamer sein soll und 11,34 % Nitrat, 1,35 % Salpeter-säure, 32 % Wasser, 5 % Wachs, 1,5 % Cholesterin und 58 g Petrolatum enthält, wird von KUEVER und KUHL[6] bzw. KUEVER und BURNSIDE[7] empfohlen.

Ölsaures Quecksilber, 10 proz. mit Adeps oder 10—30 proz. mit Vaselin verdünnt, steht an Stelle der Hg-Metallsalben in Verwendung.

Fettlösliche Hg-Salzsalben sollen bei Nierenkranken nicht verwendet werden, doch empfiehlt sich bei allen Patienten die Kontrolle des Har-

---

[1] GREUER: Dermat. Wschr. **111**, 44 (1940).
[2] HAHN: Dermat. Wschr. **1939**, 1114.
[3] JENSEN: Arch. Pharmac. og Chem. **42**, 547 (1940).
[4] VICHER, SNYDER, GATECOAL: J. amer. pharmaceut. Assoc. **26**, 1241 (1937).
[5] CORNBLEET, SLEPYAN, EBERT: J. amer. med. Assoc. **113**, 1804 (1939).
[6] KUEVER u. KUHL: J. amer. pharmaceut. Assoc. **29**, 325 (1940).
[7] KUEVER u. BURNSIDE: J. amer. pharmaceut. Assoc. **29**, 325 (1940).

nes, um Vergiftungen vorbeugen zu können. Bei wasserlöslichen Salzen und bei Präparaten, aus denen auf der Haut öllösliche Verbindungen entstehen können, gilt bei geschädigter Haut dasselbe.

Radium
(Emanationssalben).

Radioaktive Salben werden auf Grund der therapeutischen Wirkung der α-Strahlen angewendet. Sie können sowohl Radium als auch andere radioaktive Stoffe oder Emanation enthalten.

Das *Element* wird in Salben infolge seiner Gefährlichkeit, und um Verluste zu vermeiden, selten verwendet. Eine Schwachstrahlensalbe soll nicht unter 1 mg pro 5 g Salbe enthalten[1]. Häufiger verarbeitet man radioaktives Uran mit Jod (Andriol-Uran-Salbe), Thorium und die Emanation, die in Fetten 36—100 mal löslicher ist als in Wasser. Der *Emanationssalben* hat sich auch die Kosmetik angenommen, doch soll hier nur kurz von den dermatologisch verwendeten Präparaten die Rede sein. Ihre Herstellung kann nach verschiedenen Verfahren vorgenommen werden. So hat die Allgemeine Radium A.G. Berlin den Universalemanator nach HAPPEL herausgebracht. Mit ihm kann man nach WIEBERING[2] emanationshaltige Fette und Flüssigkeiten jeder gewünschten Dosierung herstellen.

In einem Bleikasten befinden sich in zwei kleinen Glaskölbchen emanierende Radiumpräparate, welche dauernd täglich dieselbe Menge Emanation abgeben. Eine Vorlage wird evakuiert und mit den Radiumkölbchen verbunden. Die gesamte Emanation geht nun als Gas in das Vakuum der Vorlage über. Hat man hier z. B. 10000 ESE. (Elektrostatische Einheiten; 1 Elektrostatische = 1000 Mache-E.) und bringt 10 ccm flüssige Salbe hinein, so erhält man nach gründlicher Mischung ein Präparat mit der Dosierung von 1000 ESE. pro Kubikzentimeter.

Die normale Dosierung beträgt 200 ESE. pro Kubikzentimeter, bei Schleimhäuten und Fisteln 100 ESE., bei Neoplasmen 1000 ESE., bei Röntgenschäden ansteigend je nach Zustand der Wunde 60—100 ESE. maximal.

LANGER[3], [4] empfiehlt 200 ESE. pro Gramm Salbe bei Hautkrankheiten und 500 ESE. pro Gramm bei Neubildungen. PRANTNER[5] wendet bei Arthritiden 7—25000 Mache-Einheiten, also 7—250 ESE. an.

An sich könnte man also derartige Salben selbst herstellen[6], doch empfiehlt sich in vielen Fällen der Bezug frischer Präparate, wie der Ra-Emanationssalbe oder Radonsalbe, in der die Emanation an Vaselin gebunden ist.

---

[1] Schweiz. Apoth.-Ztg **1934**, 202.
[2] WIEBERING: Strahlenther. **67** (1939).
[3] LANGER: Dermat. Wschr. **1934**, 29.
[4] LANGER: Vortrag auf dem Radiologenkongreß in Zürich 1934.
[5] PRANTNER: Wien. med. Wschr. **1940**, 3.
[6] HAPPEL: Dtsch. med. Wschr. **1934**, 34, sowie Vortrag auf dem Radiologenkongreß Zürich 1939.

Der erwähnte Apparat wird nur den Krankenhäusern geliefert. Außerhalb der Anstalten können daher nur Präparate verwendet werden, die von der **Allgemeinen Radium A.G.** direkt bestellt werden. Die Firma sendet dann, um die Halbwertszeit der Emanation zu berücksichtigen, entsprechend überdosierte Salben an den Verbraucher.

Einen anderen einfachen Apparat zur Herstellung von Radonsalbe gibt PERLMAN[1] an. Er besteht aus einer Saugflasche mit 2 Stutzen, von denen einer mit einem kleinen Gefäß mit 2 Hähnen verbunden ist. Man gibt in die Flasche geschmolzenes Vaselin und evakuiert. Dann wird ein Rohr mit Radon in den Raum zwischen die Hähne gelegt und durch Schütteln zerbrochen. Man läßt die Emanation in das Vakuum einströmen und schüttelt, bis es gelöst wird. Nimmt man statt Vaselin Wachs, so erhält man radioaktive Moulagen.

Nach PRANTNER[2] muß bei der Herstellung von Emanationssalben berücksichtigt werden, daß infolge des raschen Zerfalls der Emanation immer nur kleine Mengen bereitet werden sollen und daß auch das öftere Öffnen zu großen Verlusten führt. Die Salbenkruken sollen nicht mehr als 5—10 ccm fassen, gasdicht und weithalsig sein, damit sie schnell entleert werden können. Die Emanationslösung darf nicht zugerührt werden, sie muß vielmehr durch Schütteln im geschlossenen Gefäß eingearbeitet werden.

Als Salbengrundlagen sind nach PRANTNER das Eucerin anhydr. und eine flüssige Öl-in-Wasser-Emulsion, die Saponin enthält, sehr geeignet. EIDINOW[3] erwähnt, daß mit Emanation beladene Wachstäfelchen schon seit Jahren in Verwendung stünden, überlegen seien allerdings Salben, die in Deutschland bereitet und angewendet werden.

Thorium-Degea-Salbe, die früher Doramad hieß und auf JADASSOHN zurückgeht, wird von der **Auer-Gesellschaft, Berlin,** dem Verbraucher auf dem schnellsten Wege zugeleitet. 1 g Salbe enthält 1000 ESE. Soll die Behandlung durch mehrere Tage fortgesetzt werden, so wird auch hier, um der kurzen Halbwertszeit entgegenzuwirken, die Salbe vom Werk aus überdosiert.

Die Literatur über dieses Präparat ist sehr umfangreich. Es sei nur an die Arbeiten von SCHOLZ und FISCHER[4], LINSER[5], LEIPOLD[6] und STÜHMER[7] erinnert.

Die **Gasteiner Kursalbe,** die ZIMMERMANN[8] empfiehlt, enthält Emanation in einer besonderen Grundlage mit Tiefenwirkung. Sie ist ortsgebunden, kann nicht transportiert werden und bildet eine Zusatzbehandlung zur Badetherapie. Ihre Wirkung wird durch Abdecken der Verbände mit Metallfolien wesentlich verstärkt.

---

[1] PERLMAN: Amer. J. Roentgenol. **43**, 780 (1940).
[2] PRANTNER: Wien. med. Wschr. **1940**, 3.
[3] EIDINOW: Proc. roy. Soc. Med. **32**, 553 (1939).
[4] SCHOLZ u. FISCHER: Berl. klin. Wschr. **1921**, 38.
[5] LINSER: Dermat. Z. **1928**, 53.
[6] LEIPOLD: Dermat. Wschr. **1935**, 11.
[7] STÜHMER: Dermat. Wschr. **1935**, 46, 49.
[8] *ZIMMERMANN: Wien. med. Wschr.* **1938**, 19.

Da die α-Strahlen aus allen Medien in den Körper eindringen, so wird die Wahl der Salbengrundlage bei Präparaten mit emanierenden festen Körpern nicht ausschlaggebend sein. Diejenigen Salben, die gasförmige Emanation enthalten, sind schwieriger optimal herzustellen. Vaselin z. B. nimmt davon wesentlich weniger auf als Schweineschmalz, Paraffinöl, Unguentolan oder gar Olivenöl, aber mehr als Rindertalg[1]. Die Strahlen dringen nicht tief in den Körper ein; man soll daher vor der Anwendung der Salben die in Betracht kommenden Stellen von Borken und Krusten befreien. Um Pigmentierung der Haut zu vermeiden, sind möglichst nur die erkrankten Stellen zu behandeln; sie werden im allgemeinen mit einer messerrückendicken Schicht bedeckt. Luftdicht abschließende Verbände verstärken die Wirkung.

In einer Kritik des Buches über Salben und Salbengrundlagen weist ein amerikanischer Autor darauf hin, daß strahlenaktive Salben nur unter besonderen Versuchsmaßregeln verwendet werden sollen. Da für diese Warnung in der deutschen Literatur keine Anhaltspunkte zu finden waren, unterblieb bisher ein derartiger Hinweis. Er sei nachgetragen, da mittlerweile von SCHMITZ[2] Hautschädigungen durch einen Thoriumlack beschrieben wurden.

Silbersalben.

Argentum nitricum dient in Salben in der Dermatologie und in der Augenheilkunde verschiedenen Zwecken. In der Augenheilkunde wird eine 5proz. Silbernitratsalbe mit Bleiessig in Schweinefett angewendet.

Eine Wundsalbe mit 1—3% Silbernitrat, je 10% ZnO und Perubalsam in Adeps suill. oder Vaselin wird bei geschädigter Haut angewendet. Resorption des Silbersalzes ist hier nicht zu erwarten, da es vom Eiweiß unlöslich gebunden wird, wohl aber können Überempfindlichkeitserscheinungen auftreten. Sie wird beim Lagern bzw. im Wundsekret durch Silberausscheidung schwarz, ein Schönheitsfehler, der, wie wir wissen, aus therapeutischen Gründen in Kauf genommen werden muß, da das elementare Silber teilweise Träger der Wirkung ist. Darauf beruhen ja die kolloidalen Silbersalben, die durch Lösen (nicht Verreiben) des Silbers in Wasser und Einarbeiten der Lösung in mit Wachs versteiftem Schweineschmalz bereitet werden sollen. HAGER[3] empfiehlt diese DAB 6-Salbe nicht, er rät zu einem Präparat auf Wollfett-Schweineschmalz-Basis.

Bei den Höllensteinsalben stand die Wahl verschiedener Grundlagen noch nicht zur Debatte. Wir haben daher 6 Salben und eine wäßrige Vergleichslösung hergestellt und zuerst ihre Haltbarkeit und ihr Verhalten im Modellversuch überprüft.

Nr. 1 war eine 0,2proz. wäßrige Silbernitratlösung.
Nr. 2 enthielt 0,2 g $AgNO_3$ in Tyloselösung und Vaselin $\overline{aa}$ 4,4 g.
Nr. 3 enthielt 0,2 g $AgNO_3$ in einer Stearatcreme ad 10 g.
Nr. 4 enthielt 0,2 g $AgNO_3$ in einer Wasser-in-Öl-Emulsion aus 1 g H_2O in
9 g Fett.

---

[1] SCHRODT: Röntgenprax. 1938, 743.
[2] SCHMITZ: Dermat. Wschr. 1941, 15.
[3] HAGERS Handbuch der Pharmaz. Praxis 1, 533.

Nr. 5 enthielt 0,2 g $AgNO_3$ in einer Wasser-in-Öl-Emulsion aus 1 g H_2O in 9 g Adeps lanae.

Nr. 6 enthielt 0,2 g $AgNO_3$ in einer Wasser-in-Öl-Emulsion aus 3 g H_2O 2 g Wollfett, 5 g Vaselin.

Nr. 7 enthielt 0,2 g $AgNO_3$ in Vaselin suspendiert.

Die 7 Präparate verhielten sich, 29 Stunden an Licht und Luft belassen, folgendermaßen:

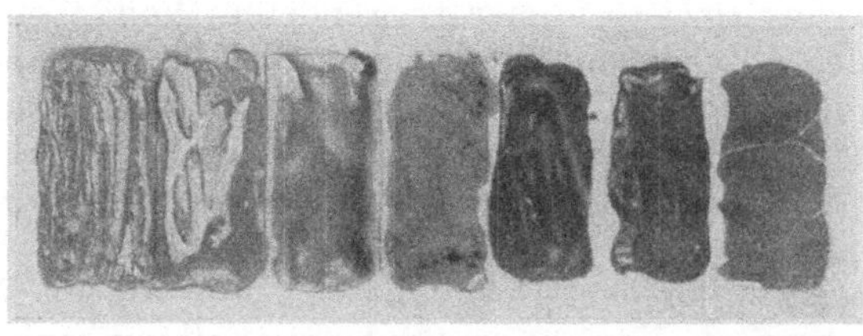

Abb. 16. Haltbarkeit verschiedener $AgNO_3$-Salben an Licht und Luft.
Nr. 1: wäßrige Lösung, Nr. 2 u. 3: Öl-in-Wasser-Emulsionen, Nr. 4, 5 u. 6: Wasser-in-Öl-Emulsionen, Nr. 7: Suspension in Vaselin.

Die Abbildung zeigt eindeutig, daß sich das Silbernitrat in wäßrigen Lösungen bei Licht- und Luftzutritt schon in 24 Stunden verändert. Unter Luftabschluß bleibt es in einwandfreien fett- und vaselinreichen Verarbeitungen nahezu unverändert, reagiert aber mit Wollfett und ranzigen Produkten.

Im Modellversuch mit Wasser geben, abgesehen von der Lösung und den beiden Öl-in-Wasser-Salben, nur die Salbe mit Fett und die Suspension von $AgNO_3$ in Vaselin mit HCl nachweisbare Silberspuren an das Wasser innerhalb von 2 Stunden ab.

Am gesunden entfetteten Arm zeigten sich innerhalb von 2 Stunden die in folgender Abbildung festgehaltenen Reaktionen:

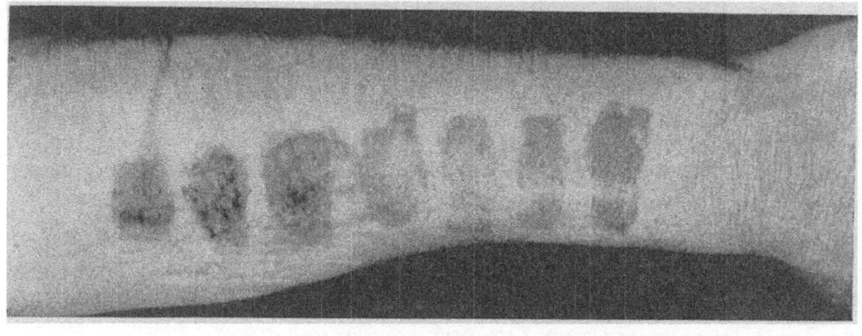

Abb. 17. Unterarm mit Silbernitratverarbeitungen, 2 Stunden lang behandelt.
Nr. 1: wäßrige Lösung, Nr. 2 u. 3: Öl-in-Wasser-Emulsionen, Nr. 4, 5 u. 6: Wasser-in-Öl-Emulsionen, Nr. 7: Suspension in Vaselin.

Es erwies sich also, daß, sofern man die Schwarzfärbung als Maßstab nehmen kann, die Öl-in-Wasser-Emulsionen Nr. 2 und 3 besonders reaktionsfähig sind. Eine so dunkle Färbung wird nicht einmal durch das Aufpinseln der 5proz. Lösung erreicht. Eine Bestätigung hierfür bilden die Angaben STÖHRS[1], der die Tylose-(Adulsions-)Salbe als Träger so wirksam fand, daß er die Silbernitratkonzentration bei gleicher Wirkung auf $^1/_3$ herabsetzen konnte. Den Wasser-in-Öl-Emulsionen steht, keineswegs erwartungsgemäß, die Suspension festen Silbernitrats in Vaselin kaum nach. Von den Wasser-in-Öl-Emulsionen war die mit Fett bereitete den beiden Wollfett enthaltenden eindeutig unterlegen. Die aus Überlieferung sowieso immer verwendeten Wollfettsalben sind — frisch bereitet — bezüglich ihrer Verwendbarkeit allen anderen weit voraus, sie sind mild und gleichmäßig und vor allem schmerzlos. Die intensiver angreifenden Öl-in-Wasser-Emulsionen sind ihnen, insbesondere anfangs, überlegen, aber in der geprüften Konzentration zu intensiv wirksam und brennen auf der gesunden Haut. Die Silbernitratsalben werden wir daher in üblicher Dosierung nach wie vor mit Wollfett und Vaselin *frisch* bereiten. Von ersterer Substanz soll nur soviel genommen werden, als zur Emulgierung nötig ist. Öl-in-Wasser-Emulsionen sind, um gleiche Wirksamkeit zu erreichen, wesentlich niedriger zu dosieren.

Sowohl die Silbernitratsalben als auch die mit anderen Ag-Verbindungen wirken wohl größtenteils durch ihren Gehalt an fertigem oder auf der Applikationsstelle entstehendem metallischem Silber und Silbereiweiß. So das Ungt. nigrum:

Rp. Argent. nitr.   0,3
Bals. peruv.   3,0
Vaselin. flav. ad 30,0.

Protargolsalbe muß aus Lösungen, die nach der bekannten Vorschrift bereitet sind, hergestellt werden. Die rein lokale Wirkung wird mit 5—10proz. Salben erreicht, ohne daß Resorption zu befürchten ist. Es empfiehlt sich, Protargol und kein Argentum proteinicum zu verwenden, denn gerade bei diesen Salben hat HEID[2] die Vorzüge des Originalproduktes gegenüber Ersatzmitteln nachgewiesen.

Der Typ der Protargolsalbe vertritt verschiedene Silberverbindungen, die in ähnlicher Weise verwendet werden, so das Ichtargan (Silber-Ichthyol), das Targesin, das vorwiegend in der Augenheilkunde verwendet wird.

Silbersulfid ist ein Bestandteil der Philoninsalbe.

Eine *Silbermanganverbindung* enthält die Simanitsalbe, die zur Wundbehandlung empfohlen wird[3].

Die *Argolavalsalbe* enthält Silberhexamethylentetraminnitrat und ist farblos. Sie wird bei Intertrigo, Ekzemen und in besonders dafür hergestellten Verreibungen als Augensalbe empfohlen. Die 2proz. Salbe wurde bei Ulcus cruris von OPFER[4] verwendet.

Eine *Jodsilberverbindung* Argyjod (Linde, Wiesbaden) in Lanolin ist nach JUNGHANS[5] zur Wundbehandlung sehr geeignet.

---

[1] STÖHR: Chirurg **12**, 15 (1940).
[2] HEID: Tidsskr. norske Laegefor. **1933**, 2.
[3] Schweiz. med. Wschr. **1935**, 36.
[4] OPFER: Dtsch. med. Wschr. **1935**, 31.
[5] JUNGHANS: Dtsch. med. Wschr. **1937**, 25.

Ungt. Argenti colloidalis DAB 6 wird durch Verreiben von 15 Teilen kolloidalen Silbers in 5 Teilen Wasser und Zufügen einer Schmelze von 7 Teilen gelbem Wachs und 73 Teilen Adeps suill. benz. bereitet. Dem Ungt. Credé fehlt bei sonst gleicher Zusammensetzung der Wachsanteil. Die Austriaca IX sollte eine Salbe aus 15 Teilen Silber in 75 Teilen Cetylalkohol-Vaselin-Gemisch und 75 Teilen Wasser enthalten.

Außer den genannten Silbersalzen gibt es noch zahlreiche andere brauchbare Präparate, die das Citrat, Fluorid, Lactat, Phosphat, Ichthyolat und andere Ag-Salze enthalten.

Die Versuche mit Silbersalzen ergaben keine neuen Vorschläge, sie zeigten aber eindeutig den großen Unterschied zwischen Wasser-in-Öl- und Öl-in-Wasser-Emulsionen. In den mit Silbersalzen bereiteten Salben ist neben Silbereiweiß kolloides freies Silber wirksam.

Thallium.

Salze dieses Metalles kommen in Salben hier und da als Depilatorien zur Anwendung. Bei langer Anwendung kann es zu Allgemeinvergiftungen kommen. So beschreibt RAMOND[1] einen Fall, der nach dreimonatiger äußerer Anwendung eines Depilatoriums, das etwa 2% Thalliumacetat enthielt, polyneuritisartige Lähmungserscheinungen aufwies. Besser als Salben sind nach LIBERMANN[2] 5—10—20proz. Lacke. Derartige Verarbeitungen seien die wirksamsten Depilatorien, die keine Nebenwirkungen verursachen.

Titan.

Ein dem Zinkoxyd ähnliches Produkt ist das Titandioxyd TiO_2, ein Körper, der in verdünnten Säuren unlöslich ist, größere Deckkraft besitzt als Zinkoxyd und leichter als dieses ist. Es hat in der Kosmetik das Zinkoxyd weitgehend verdrängt[3] und findet sich in manchen Spezialpräparaten, z. B. im Inoton. Im Gegensatz zu Zinkoxyd ist es in Wasser auch nicht in Spuren löslich, übt so keinerlei chemische Wirkung aus und ist auch mit organischen Säuren nicht zur Reaktion zu bringen, so daß durch den sauren Schweiß keine Salze, die evtl. zur Resorption gebracht werden können, gebildet werden. Überall dort, wo man also lediglich die physikalische Wirkung des Zinkoxyds und nicht dessen chemische Wirkung erzielen will, wird zweckmäßigerweise das Titandioxyd verwendet werden. Wenn wir aber chemisch und physikalisch gleichzeitig vorgehen wollen, bleibt weiter das Zinkoxyd das wichtigere Präparat. Albuminurien kommen in besonders gelagerten Fällen bei löslichen Titansalzen vor (PETGES, LABAT und LECOULANT[4]).

Titanborat und das Salicylat sind in der einen oder anderen Ekzemsalbe enthalten. Über eine besonders überlegene Wirkung der Salze fand sich in der Literatur kein Hinweis, doch berichten NICOLAS und LEBEUF[5] von einer guten juckstillenden Wirkung der 3proz. Salicylat-

---

[1] RAMOND: Presse méd. **1929**, 42, 692.
[2] LIBERMANN: Vestn. Venerol. i Dermatol. 9/10, 10 (1939).
[3] SCHWARZ: Parfumeur **1930**, 14, 265.
[4] PETGES, LABAT u. LECOULANT: Presse méd. **1934**, 99, 233.
[5] NICOLAS u. LEBEUF: J. méd. Lyon **1928**, Nr 204.

Lanolin-Salbe. Bei stark juckender Dermatitis blieb aber sowohl die Salicylat- als auch eine Salbe mit Titan-Chrysophansäure-Verbindungen unwirksam.

Uran.

Die günstigen Wirkungen, die mit manchen Uransalzen bei Hautaffektionen erzielt werden, sind auf die Radioaktivität zurückzuführen.

Das Uran hat TRUTTWIN in die Therapie eingeführt. Seinen Arbeiten zufolge[1] wirkt es antiparasitär und radioaktiv und ist bei Impetigo cont. Balanitis, Lupus erythematodes, Sycosis simpl. u. a. angezeigt (DUFKE[2]). Man verwendet es nach TRUTTWIN nicht als sauerstoffhaltiges Salz, da dieses zu toxisch wirkt, sondern als *Andriol*. Das Andriolprinzip enthält neben Uran noch Jod, das im Körper abgespalten „nascierend" wirkt. Katalysatoren (Nickel und Kobalt) beschleunigen die Wirkung in den Niuranpräparaten, die die Grundkomponente Andriol enthalten. Andriol- bzw. Niuransalben werden auch bei Ekzem verwendet. DUFKE mischt das Niuran mit Lanolin-Vaselin, Ungt. Diachylon, Zinkpaste. Auch fertige Andriol-, Uran- und Niuranpräparate sind im Handel. Zu nennen sind die Andriol-Uran-Salbe mite, normal und forte, Andriol-Wismut-Salbe, das Antipruriginosum Calmuran und die Chronexasalbe, alles Produkte, die von der Otto Stumpf A.-G., Leipzig, vertrieben werden.

Im Calmuran ist das Jod durch Brom ersetzt. Chronexon ist eine Natrium-Jod-Uran-Verbindung.

Andere Autoren haben später ebenfalls Uransalben empfohlen. ARONSTAMM[3] bespricht eine 3proz. Uran-Nitrat-Salbe und FREISCHMIDT[4] sowie O. DONOVAN[5] geben bei Acne, Lupus erythemat. und Psoriasis, also bei den Indikationen der Andriole, Uranerzsalben.

Wismut.

Wismutoxychlorid, in England offizinell, dient 5—10proz. in Vaselin oder in Fettsalbe als mildes Schäl- und Bleichmittel.

Das wichtigste adstringierende und sekretionsbeschränkende Salz ist das *Bismutum subnitricum*, das auch als Ersatz des Zinkoxyds dient, wenn letzteres nicht vertragen wird. Im *Dermatol* kommen die fäulnishemmenden antiparasitären Komponenten zur Entfaltung.

Bismut. subnitric.-Salben und Dermatolsalben (Bismut. subgallicum) werden in den verschiedensten Konzentrationen allein, erstere z. B. in der BECKschen Paste, 30proz. in Vaselin, Paraffin und Wachs, die ANDERL[6] bei Analekzemen als juckstillend besonders empfiehlt, mit ZnO, Teer und anderen Zusätzen in Vaselin, Ungt. leniens, Ungt. simplex und anderen Grundlagen verordnet. Es wird lediglich lokale Wirkung der Wismutsalze angestrebt, doch dürften sich unter den Salbenmassen

---

[1] TRUTTWIN: Münch. med. Wschr. 1925, 5; Dermat. Wschr. 112, 20, 26 (1941).
[2] DUFKE: Dermat. Wschr. 111, 50 (1940).
[3] ARONSTAMM: Zbl. Hautkrkh. 1931, 821.
[4] FREISCHMIDT: Dermat. Wschr. 1931, 22.
[5] DONOVAN, O.: Zbl. Hautkrkh. 1931, 779.
[6] ANDERL: Münch. med. Wschr. 1939, 1643.

auch hier Unterschiede zuungunsten des Vaselins zeigen. Durch die gesunde Haut ist bei keinem therapeutisch verwendeten Wismutsalz, sofern die Salbengrundlage nicht verdorben ist, Resorption zu befürchten. Bei großen epithelberaubten Wundflächen gelangen die sonst unlöslichen Salze durch unbekannte Reaktionen zur Lösung und Diffussion, sie können zur Bi-Vergiftung, die der Hg-Intoxikation ähnelt, führen. Unter den desinfizierenden Wismutsalzen sind Xeroform und Noviform zu nennen. Letzteres ist Tetrabromcatechinwismut und wird als Puderbestandteil sowie in der 5proz. (Augen-) Salbe angewandt.

Lokale Überempfindlichkeitserscheinungen auf Wismutsalze sind zwar selten, aber schon beschrieben worden (SCHIPKE[1]).

Zinksalben und Zinkpasten.

Der Unterschied zwischen den Pasten und Salben ist pharmazeutisch gesehen nur gradueller Art. Pasten sind genau wie die Salben Verarbeitungen von Fetten oder Paraffinkohlenwasserstoffen mit bestimmten Zusätzen; nur sind die Zusätze fester Körper bei den Pasten wesentlich größer. Die Dermatologen unterscheiden aber auf Grund der verschiedenen Indikationen ziemlich scharf zwischen beiden. So trennt ZIELER im Textband des Lehrbuches der Haut- und Geschlechtskrankheiten die Pasten und Salben und erwähnt, daß man sowohl mit Vaselin als auch mit Ungt. leniens oder Öl Pasten erhalte. Die Salben sollen rein physikalisch die obersten Schichten der Haut durchtränken und entspannen. Pasten hingegen tun dies nach der allgemeinen Ansicht weniger, sie saugen aber mit ihren festen Bestandteilen Sekrete auf und dunsten sie an der Außenseite wieder ab. Da die Sekrete zudem gerinnen, entsteht eine Deckschicht. Diese Meinung geht auf LASSAR zurück, der in seiner ersten Publikation über die Zinkpaste[2] als wesentlichsten Vorteil ihre Porosität anführt. Während Fette das Wasser nicht durchlassen, wirke die Paste geradezu absaugend, lasse auf Grund der Capillarwirkung der festen Bestandteile plasmatische Flüssigkeit durchtreten, sei also Salbe und Puder gleichzeitig, eine Ansicht, der auch PERUTZ im neuesten Handbuch noch beipflichtet und die sich trotz der Modellversuche von VEYRIÈRES[3], der zeigen konnte, daß Methylenblaulösung nicht in die Paste eindringt, immer wieder behauptet. Sie widerspricht aber der Anwendungsvorschrift verschiedener Autoren, wie von DIETEL[4], ferner von FÜRST. Beide empfehlen die Zinkpaste zum luft- und feuchtigkeitsdichten Abschluß feuchter Verbände, wozu sie, sollte die Paste tatsächlich porös und aufsaugend sein, sehr wenig geeignet wäre.

Wir wollen, um die Widersprüche zu klären, zunächst die alte LASSARsche Paste besprechen, ihr Rezept lautet:

$$\text{Zincum oxydatum, Amylum } \overline{aa}\ 10{,}0$$
$$\text{Vaselinum flavum } \quad 20{,}0.$$

[1] SCHIPKE: Dermat. Wschr. 1938, 5, 141.
[2] LASSAR: Mschr. f. prakt. Dermat. 1883, Nr 4, 97.
[3] VEYRIÈRES, zit. bei PERCIVAL: Brit. J. Dermat. 41 (1929).
[4] DIETEL: Dtsch. med. Wschr. 1939, 2.

Schon UNNA suchte das Präparat zu verbessern, da eine Paste nach der Vorschrift LASSARS in ihrer Trockenwirkung nur schwach sei. Er empfielt deshalb[1] folgende Vorschrift und höfft damit geradezu ein salbenartiges Löschblatt gefunden zu haben:

Zinkoxyd	24,0
Kieselgur	4,0
Ol. benzoatum	12,0
Adeps benz.	60,0.

Er gibt dann noch andere Rezepte an, für Kleisterpasten, die man als Glycerinsalben mit Zinkoxydzusatz auffassen kann, und Gummipasten aus Mucilago Gummi arab., Glycerin $\overline{aa}$ 1 Teil, Pulvis 2 Teile. Man mußte Stoffe einarbeiten, die mit dem Gummi nicht reagierten, und hat die Vorläufer der Trockensalben vor sich.

Das Ungt. Zinci des DAB6 besteht aus 1 Teil Zinkoxyd und 9 Teilen benzoiniertem Schweinefett. Die UNNAsche Pasta Zinci mollis besteht aus Kalkwasser, Leinöl, Kreide und Zinkoxyd.

HERXHEIMER[2] hält die LASSARsche Paste für zu trocken und zu fest, er führte daher zuerst eine überfettete Zinkpaste, also ebenfalls eine „molle"-Form, ein, dann die Cetosan-Zinkpaste. (Cetosan nennt er ein Gemisch von 95% Vaselin und 5% Cetyl- und Oktodecylalkohol.)

RAPP hat das Vaselin, das auch in Pasten verarbeitet noch reizen kann, durch folgende Vorschrift umgangen:

Zincum oxydatum	54,0
Talcum	4,0
Adeps lanae	32,0
Ol. jecoris as. benz.	10,0.

Diese beiden Autoren gehen davon aus, daß das Vaselin nicht die richtige Grundlage für eine Trockensalbe sei, und verwenden Fette bzw. Öle oder Wachse, die Emulgatoren enthalten. SCHMATOLLA hingegen weist darauf hin, daß die Reizwirkung der heutigen Zinkpaste dem Mineralpulver Talcum, das die Stärke der Originalvorschrift LASSARS im Krieg verdrängt hat und geblieben ist, zuzuschreiben ist. LASSAR habe nach vielen Versuchen die Stärke als Zusatz gewählt, denn gerade sie hatte die beste kühlende Wirkung auf die Haut und beseitigt die Impermeabilität der Paste[3].

Die Hersteller der „Mattan"-Präparate gehen wahrscheinlich von der Überlegung aus, daß eine Zinksalbe mit Wasserzusatz Vorteile besitze, und bringen die Mischung aus Vaselin, Wasser und Gleitpuder heraus.

Aus dieser kurzen Übersicht geht hervor, daß zwischen der Zinkpaste, der „molle"-Form und der Salbe laufend Übergänge vorhanden sind, daß die Paste ferner aus den verschiedensten Gründen nicht optimal wirkt. Sie befriedigt den Dermatologen nur, solange nichts Besseres da ist. Es steht fest, daß das Vaselin vielfach nicht das geeignete Medium ist, daß die Verwendung von Talcum an Stelle von Stärke keinen Vorteil brachte.

---

[1] UNNA: im TRUTTWIN, 2. Aufl., S. 149: ferner Mschr. f. prakt. Dermat. **1884.**
[2] HERXHEIMER: Münch. med. Wschr. **1931,** 5, 195.
[3] SCHMATOLLA: Pharmaz. Ztg **1934,** 79, 1007.

Wenn man nun unter Berücksichtigung des bisher über Salben Gesagten sich die Eigenschaften der Zinkpaste vor Augen führt und die
Deutungsversuche überlegt, die uns die Wirkung des Präparates klären
sollen, so müssen wir feststellen, daß die übliche Erklärung der aus-
trocknenden Wirkung der Paste äußerst unwahrscheinlich ist. Sowohl
Zinkoxyd als auch Talcum und Stärke sind mit Vaselin umgeben und
durchtränkt und kommen mit dem Sekret doch überhaupt nicht in Berührung. Wie können sie da nach Art eines Filtrierpapiers die Sekrete
von innen heraus aufnehmen und nach außen hin durch Verdunstung
abgeben? Eine Zinkpaste, die mit Stärkezusatz lege artis hergestellt
wurde, ohne aber nachträglich noch durch eine Maschine zu laufen,
hatte bei 300facher Vergrößerung folgendes Aussehen (s. Abb. 18).

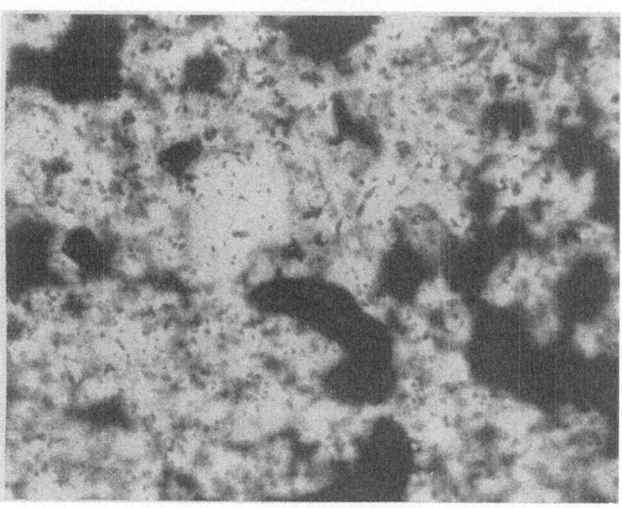

Abb. 18. Zinkpaste, Vergr. 1:300, gefärbt. Die dunklen größeren Flecke
sind Zinkoxyd, die kleinen Talcumteilchen. Der weiße Fleck etwas oberhalb der Mitte ist ein Stärkekorn.

Der Abbildung ist zu entnehmen, daß die festen Teile von dem im
Präparat rot gefärbten Fett durchdrungen sind. Lediglich die Stärke, die
vorher, um sie zu kennzeichnen, blau gefärbt worden war, ist nicht
durchtränkt, sondern nur umschlossen. Daran ändert auch die feinere
Verteilung durch nochmaliges Durcharbeiten der Paste, z. B. durch
eine Dreiwalzenmühle, nichts. Hier haben Capillarkräfte wäßriger Medien keine Möglichkeit zur Entfaltung.

Die Wirkung der Zinkpaste muß auf anderen Gründen beruhen,
denn auch Kieselgur oder sonst ein poröser Stoff kann innerhalb einer
Vaselinsalbe kein Wasser aufnehmen. Diesbezügliche Modellversuche
seien zunächst beschrieben. In ihnen wurden 2 Zinkpasten, die eine mit
Fett und die andere mit Vaselin, bereitet, auf Glasplatten von 10 qcm
in einer Schichtendicke von 1 mm aufgestrichen. Diese beiden Pasten

wurden in Bechergläsern mit 5proz. Essigsäure 2 Stunden lang behandelt, dann herausgenommen und in der Essigsäure das evtl. vorhandene Zinkacetat durch Schwefelwasserstoff gefällt. Denn wenn die
Essigsäure mit dem Zinkoxyd in Berührung kommt, so müßte sich Acetat
bilden und dieses nachgewiesen werden können. Es zeigte sich jedoch,
daß aus der mit Vaselin zubereiteten Paste überhaupt kein Zink in
Lösung gegangen war, aus der Fettpaste nur Spuren. Es war deshalb
zweckmäßig, nicht nur einen Modellversuch, sondern auch Versuche an
der Haut anzustellen[1].

Hierzu wurden zunächst 2 Salben aus Kieselgur und Talcum āā 10,0,
Kobaltchlorür 2,0, Vaselin 20,0 bzw. Fettsäureglycerinester 20,0 hergestellt. Jeder einzelne Bestandteil wurde vor der Verarbeitung voll-

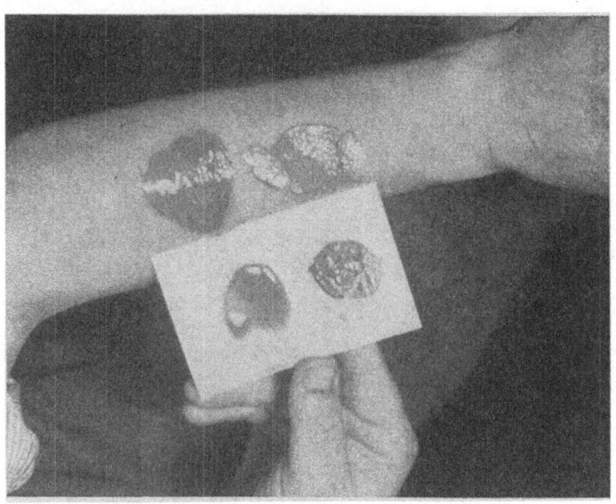

Abb. 19. Verfärbung einer Kobaltchlorürpaste durch Wasseraufnahme. Links aus Fett, rechts aus Vaselin bereitet. Oben
auf der Haut, unten Kontrolle auf Papier.

kommen wasserfrei gemacht. Die im Exsiccator erkalteten Salben wurden unter Ausschluß von feuchter Luft aufbewahrt. Das Kobaltchlorür
war in dieser Salbe in der wasserfreien blauen Form adsorptiv an die
Kieselgur gebunden worden, da es dieser vor dem Trocknen in Lösung
zugefügt wurde. Die beiden Salben wurden nun in gleichen Mengen auf
gleich große Partien der gesunden Unterarmhaut aufgetragen. Nach
2 Stunden war die mit Fett bereitete Salbe rosarot geworden, die Vaselinsalbe hatte sich kaum verändert; die Kontrollen, die statt auf die Arm-
haut auf Papier aufgestrichen und im Zimmer aufbewahrt worden
waren, hatten sich überhaupt nicht verfärbt. Der Versuch zeigte zunächst, daß die Kieselgur im Fettmedium oder das Fett imstande ist,

---

[1] v. Czetsch-Lindenwald: Dermat. Wschr. 1939, 13, 365.

aus der Haut Wasser aufzunehmen; Kieselgur und Vaselin sind dazu nicht in der Lage.

Um zu klären, woher dieser Unterschied kommt, wurde dieselbe Versuchsanordnung mit 3 anderen Salben wiederholt. Alle 3 Salben enthielten Talcum und Kieselgur $\overline{aa}$ 10,0, Kobaltchlorür 5,0 mit 30 g Fett bzw. Kohlenwasserstoffen. Als Salbengrundlage diente bei Salbe 1 synthetisches Vaselin, Salbe 2 enthielt dasselbe Vaselin $+ 5\%$ Cetylalkohol als Emulgator, Salbe 3 enthielt einen Fettsäureglycerinester mit demselben Zusatz. Die Vaselinsalbe verhielt sich genau so wie im ersten Versuch; die beiden mit Emulgatoren versetzten Pasten 2 und 3 aber nahmen, wenn auch verschieden schnell, Wasser auf, was durch das Umschlagen der blauen Kobaltchlorürform in die rosarote bewiesen werden konnte. Es zeigte sich also, daß das Vaselin durch den Cetylalkoholzusatz dem Fett in bezug auf wasseraufnehmende Wirkung ähnlich geworden war.

Wenn wir also aus der Haut, und zwar sowohl aus der gesunden als auch aus der kranken, geschädigten, in eine Zinkpaste hinein Wasser eintreten lassen wollen, so müssen wir ihr Emulgatoren zusetzen. Es kommt hier sowohl auf den Emulgator als auch auf die Salbengrundlage an. Um dies zu beweisen, haben wir drei weitere Salben hergestellt, die in 10 g je 2 g Kobaltchlorür, Bolus alb. und Wollfett enthielten. Alle 3 Präparate wurden wie bisher nun in der Menge von 1 g auf die gesunde Unterarmhaut aufgestrichen, und es wurde beobachtet, in welcher Zeit das wasserfreie, blaue Kobaltsalz sich in die wasserhaltige rote Form umgewandelt hat. Es zeigte sich, daß die Vaselin- und Paraffinsalbe trotz eines Zusatzes des Wollfettes nicht einmal Spuren von Wasser aus der Haut aufgenommen hatte, wogegen die Salbe mit dem Glycerid innerhalb 1 Stunde rosa geworden war. Ähnlich verhielten sich die Kontrollen, die statt auf die Haut auf weißes Papier aufgestrichen worden waren. Die Vaselin- und Paraffinsalben hatten, obwohl sie 24 Stunden in feuchter Luft lagen, keinerlei Farbumschlag gezeigt. Die Fettsalbe war auch blau geblieben, doch wies sie insbesondere an den Rändern eine leicht rötliche Tönung auf. Cetylalkohol verbesserte also die wasseraufnehmenden Eigenschaften des Vaselins in diesem besonderen Fall, dagegen war Adeps lanae, sonst ein ausgezeichneter Emulgator, dazu nicht in der Lage.

Die Versuche zeigen, daß die Zinkpaste vom Typus des LASSARschen Präparates, mit Vaselin bereitet, aus der Haut überhaupt kein Wasser aufnimmt. Verwendet man statt des Vaselins Fett oder einen mit bestimmten Emulgatoren versehenen Paraffinkohlenwasserstoff, so erhält man zwar eine wasseraufnehmende Paste, doch dürfte es außer Zweifel sein, daß diese geringen Spuren von Wasser, die nicht durch Capillar-, sondern durch Emulgierwirkung aufgenommen werden, aber niemals wieder durch bloße Verdunstung, auch nicht im Vakuum, entfernt werden können, überhaupt keinen therapeutischen Effekt zeigen können. Der Lehrsatz: ,,Pasten sind Pulvergemische in einem die Plastizität gewährenden Mittel", den WINTERNITZ im Handbuch zitiert, kennzeichnet *das Wesen* zumindest der mit Fetten bereiteten Pasten vollkommen falsch. Er muß umgekehrt lauten: „Pasten sind Salben, die durch feste Bestandteile in ihrer Konsistenz verändert sind."

Die ohne Zweifel vorhandene Wirkung der Zinkpaste beruht also nicht auf der bisher angenommenen Theorie, sondern auf einem anderen physikalischen Mechanismus und auch auf chemischer Einwirkung. Die Zinkpaste ist auf der kranken Haut zunächst eine Schicht, die infolge der Zusätze von festen Bestandteilen lockerer ist und den Sekreten nicht den Widerstand entgegensetzen kann wie z. B. eine zähere Salbe. Die Sekrete dringen, da sie unter einem, wenn auch minimalen Druck stehen, durch die Paste, die ihnen nur einen geringen mechanischen Widerstand entgegensetzt, hindurch und können dann außen an der Oberfläche eintrocknen, ein ganz einfacher Mechanismus, der natürlich auch mit anderen geeigneten ähnlich porösen Salben und Pasten erreicht werden kann. Die Schicht, die Flüssigkeiten von innen heraus durchläßt und diese dann zur Verdunstung freigibt, ohne aber selbst eine Vermittlerrolle auszuüben, ist ein Klappenventil, das nach außen keinen, nach innen einen nicht überwindbaren Widerstand entgegensetzt. Dazu kommt die chemische Wirkung des Zinkoxyds, es ist ein leichtes Desinfiziens und Adstringens, das als Pigment Strahlen abhält.

Ist das Fett der Paste bei Hauttemperatur flüssig oder ein Öl (ZIELER nennt in seinem Buch das Zinköl auf Grund seiner Wirkung mit Recht eine Paste), so wird ein Teil abgeschmolzen und durch Emulgierung entfernt; der oberflächlich bleibende Pastenkörper enthält nicht mehr 20, 30 oder 50, sondern vielleicht 70% fester Bestandteile, er nähert sich einer festen Paste, einem Puder. Spuren von ZnO kommen nun mit dem Gewebe in Kontakt und die zweite, die chemische Wirkung der Paste setzt ein. Das Oxyd verbindet sich, soweit es mit den Hautsekreten in Berührung kommt, zu Zinkaten und ähnlichen Verbindungen, wenigstens in Spuren, und diese üben dann eine gerbende, entquellende Wirkung aus. Auch diese Erklärung ist naheliegend. Sie wird von der Tatsache bestätigt, daß die Salben von RAPP oder von UNNA, die mit Fetten, also emulgierbaren Substanzen oder direkt mit Zusatz von Emulgatoren hergestellt sind, besser wirken als die Vaselin-Zinkpaste. Durch die Emulgierung ist die Berührung der Sekrete, der Fette und des Zinkes inniger, die chemische Wirkung wird intensiver. Nicht die Kieselgur ist es, die jetzt mehr Wasser ansaugt, sondern die Wirkung der Zinkate wird intensiver, die semipermeable Schicht wird noch besser durchlässig. Die Stärke wirkt nicht deshalb besser als Talcum, weil sie mehr Wasser aufnimmt, sondern weil sie eine günstigere Oberfläche besitzt, weil sie immer etwas feucht von Fett nur umhüllt, nicht durchdrungen wird. Die kleinen scharfkantigen Talcumteilchen sind dem Durchwanderungsdrange der Sekrete nicht so freundlich wie die größeren rundlichen Stärketeilchen, die wie eine Schicht groben Schotters von Wasser leichter durchdrungen werden als eine gleich dicke Schicht irgendeines scharfkantigen Splitts. Bei Berücksichtigung dieser Ansicht wird es möglich sein, die alte LASSARsche Paste, die dem Dermatologen unentbehrlich ist, noch optimaler zu gestalten, ein Präparat, das die Pastenwirkung vollinhaltlich zeigt, ohne Nebenwirkungen zu verursachen. Die Rezepte ändern sich weniger als die Erklärung der Wirkung. Diese war auf Fehlschlüssen aufgebaut und muß revidiert werden.

Zu den Zinkpasten kann auch das *Esiderm* (Klinke) gerechnet werden, eine Paste, die Zinkoxyd, Talcum, Kieselsäure, Glycerin und Wasser enthält und Vorläufer besitzt, nämlich die Lotio Zinci (Fresenius) sowie die Mikulicz-Pasten, die aus Glycerin, Bolus, Gummischleim und Zinkoxyd bestehen. MULZER[1] hat es in die Therapie eingeführt; es wird gegebenenfalls mit Zusätzen messerrückendick aufgetragen und trocknet in kurzer Zeit ein, so daß ein Verband meist überflüssig ist. Erneuerung zweimal täglich. Diese mit Wasser abwaschbare Paste verhält sich durch ihren Glycerinzusatz natürlich ganz anders als die mit Fetten bereitete Zinkpaste. Das Glycerin bewirkt einen osmotisch bedingten Flüssigkeitsstrom aus dem Gewebe heraus, die festen Bestandteile, die nicht vom Fett umhüllt sind, sondern vom wasseranziehenden Glycerin, treten mit den Sekreten in Berührung. Die angestrebte Austrocknung kann durch diese Paste besser erreicht werden. Inwieweit und in welchen Fällen die Wirkung derjenigen anderer Pasten überlegen ist, muß der Kliniker entscheiden. Dasselbe gilt wohl auch von der von STÖHR[2] empfohlenen Adulsionspaste, die aus je 26% Zinkoxyd und Talcum und 48 Teilen 2,5proz. Adulsionslösung besteht. Auch hier liegt eine „salbenförmige" Schüttelmixtur vor, in der man durch Glycerinzusatz das Eintrocknen, eine meist unerwünschte Eigenschaft, verhindern könnte.

Auch mit Wachsen und Walrat können Zinkpasten bereitet werden (LEE und DE KAY[3]).

Mollositin. Nach „jahrelangen Versuchen" gelang es KLÖVEKORN[4], dieses Zinköl in Tuben, das als Ölkomponente Lebertran enthält, herzustellen. Es soll u. a. auch kühlend wirken. *Metuvit*salbe (Chemosan, Wien), die schon mehrmals erwähnt wurde, besteht vorwiegend aus Zinkoxyd, Lithiumsalz, Wachs und Schweinefett und gegebenenfalls einem Lebertranzusatz (Metuvit cum Ol. jecoris). Das Produkt wird mit UV.-Licht bestrahlt und erhält so neuartige biologische Eigenschaften, die sich in einer verstärkten Heilungstendenz der mit der Salbe behandelten Wunden u. dgl. äußern. RIED[5] sowie WOLFRAM und RIED[6] haben die besondere Wirkung des bestrahlten Präparates sowohl botanisch als auch pharmakologisch nachgewiesen. Photochemisch gelingt der Nachweis etwa von Strahlen, die photographische Platten schwärzen, nach unseren Versuchen weder bei 2- noch bei 4-, 6- oder 12stündiger Exposition.

Bezüglich der Indikationen der Zinkpasten soll nur auf einen Punkt verwiesen werden. Viele Chirurgen verwenden, wie MORANDELL[7] ausführt, die Zinkpaste als Hautschutz, um gesunde Haut vor Schädigung

---

[1] MULZER: Dermat. Wschr. **1936**, 20; **1937**, 37.
[2] STÖHR: Chirurg **12**, 15 (1940).
[3] LEE u. DE KAY: J. amer. pharmaceut. Assoc. **21**, 1022 (1932).
[4] KLÖVEKORN: Dtsch. med. Wschr. **1939**, 16.
[5] RIED: Wien. med. Wschr. **1937**, 48.
[6] WOLFRAM u. RIED: Wien. klin. Wschr. **1937**, 22, 52.
[7] MORANDELL: Münch. med. Wschr. **1925**, 24, 955.

durch Sekrete oder Harn zu bewahren. Hierzu ist sie nicht optimal geeignet, da sie viel zu spröd ist. Sie ist aber ein gutes Beispiel für unsere Ansicht, daß die Pasten kein Wasser annehmen, denn würde sie Wasser aufnehmen, so wäre sie als Deckpaste denkbar ungeeignet. Hier gelten die Regeln, die unter dem Kapitel „Decksalben" auf S. 119 angeführt sind. Zinkoxyd ist in verschiedenen Sorten im Handel, pharmazeutisch interessieren die Sammelbezeichnungen purum und crudum. Ersteres ist überall dort zu verwenden, wo nicht ausdrücklich crudum verordnet wird.

Auch die *Pasta Zinci salicylata*, in der die Salicylsäure ursprünglich nur den Zweck hatte, Zersetzungserscheinungen (Ranzigwerden) in der Salbengrundlage zu verhindern, gehört zu den Zinkpasten, wenn ihre Wirkung auch nicht aus der der Zinkpaste und derjenigen der freien Salicylsäure zusammengesetzt ist, sondern auf das Reaktionsprodukt Zinksalicylat, das auch in reiner Form als Adstringens und Desinfiziens verwendet wird, zurückzuführen ist. Es war ja naheliegend und wurde von KUNZ KRAUSE[1] bewiesen, daß sich das ZnO und die Säure zum Salz umwandeln. Dieses wird durch die gesunde Haut hindurch nicht resorbiert (GROTHE[2]).

Es sei noch erwähnt, daß außer dem Zinkoxyd auch das *Zinksulfat* therapeutisch verwendet wird. So enthält die Lupohealsalbe der Firma Richter, Budapest, 10% Zinksulfat, 3% NaCl und Anästhesin in Vaselin-Lanolin. Sie wird von SCHLAMMADINGER[3] bei Lupus zur Ätzung messerrückendick auf Billroth-Batist aufgetragen und wirkt nach 48 stündiger Behandlung.

Eine 0,25 proz. *Zinksulfat*salbe mit Vaselin wird in der Augenheilkunde angewandt.

Bemerkt sei noch, daß an Stelle von Zinkoxyd in der Kosmetik des In- und Auslandes das **Zinkstearat** und andere fettsaure Zinksalze Eingang gefunden haben. In der Pharmazie und Therapie sind die Präparate, die physikalisch vor dem leicht klumpenden Zinkoxyd Vorteile zeigen, in Ausnahmefällen als juckstillende Medikamente, z. B. von HERXHEIMER 5:95 in Vaselin-Lanolin, empfohlen worden.

Die 5 proz. Zinkstearatsalbe mit Vaselingrundlage wird auch als Brandsalbe verwendet. Wir haben in zahlreichen klinischen Fällen von Pruritus sowie zur Nachbehandlung von Ekzemen und Allergosen in nicht mehr entzündlichem Stadium, bei der sog. Neurodermitis flexurarum, 5 proz. Zinkstearatsalbe mit Adeps- und Vaselingrundlage auch simultan verwendet. Fast immer wurde die juckstillende Zinkstearatkomponente, der in besonderen Fällen auch Percain. basic. zugegeben wurde, als sehr angenehm empfunden. Salben mit Adepsgrundlage waren bei Kranken mit spröder, trockener Haut bevorzugt, weil sich die Triglyceride leichter in die Haut einreiben lassen. Im allgemeinen wurde jedoch ein wesentlicher Unterschied der Salbengrundlagen subjektiv und objektiv in diesen Fällen nicht festgestellt.

---

[1] KUNZ KRAUSE: Arch. Pharmaz. **1924**, 2, 115.
[2] GROTHE: Diss. München 1937.
[3] SCHLAMMADINGER: Wien. klin. Wschr. **1930**, 17.

Vergiftungen durch Zinksalben, Pasten und Leime sind nicht zu befürchten, da keine Resorption löslicher Zinksalze zu erwarten ist. Für Zinkleime ist dies schon von G. P. UNNA[1] hervorgehoben worden.

Als Streupulver und eingeatmet ist Zinkstearat nicht ungefährlich. Als ersteres hat es nach einer Umfrage des J. amer. med. Assoc. **1925**, 84 damals 28 Todesfälle verursacht.

Galmei besteht aus Zinkcarbonat und Silicat und ist der Wirkstoff der in der Volksmedizin bei Ulcus cruris verwendeten Galmeisalbe. **Zinkacetat** dient in 1—5proz. Salben als Adstringens und Bleichmittel bei Sommersprossen.

Zincum jodatum wird 5proz. bei Psoriasis verwendet.

Zincum subgallicum-Salben stehen bei Ekzemen in Gebrauch.

Zinksuperoxyd, mit Talcum gemischt in 5—10proz. Salben auf Vaselinbasis, dient als mildes Adstringens und Desinfiziens. In tierischen Fetten wandelt es sich allmählich in reizende Zink-Fettsäure-Salze um.

FREEMAN[2] hat auf Grund weiterer amerikanischer Arbeiten eine Paste aus 60% Zinkperoxyd und 40 Teilen Wasser zur Wundheilung herangezogen. Die damit hergestellten Verbände, die täglich zu erneuern sind, wirken durch den entstehenden Sauerstoff insbesondere bei jauchigen Geschwüren günstig. Nach HOGLE[3] genügen 2—10proz. Salben in Vaselin oder Öle bzw. Gelatine.

Zinkoxyd wird nur ausnahmsweise von der Haut nicht vertragen, die Substitution durch Titanoxyd kann in solchen Fällen günstig sein. Von großen Wundflächen kann so viel Zink resorbiert werden, daß es zu Vergiftungen kommt (LEWIN[4]). Die intakte Haut läßt kein Zink durch[5].

Zusammenfassend kann festgestellt werden, daß die wasserlöslichen Zinksalze in Salben vorwiegend als Ätzmittel, die schwer- bis unlöslichen als juckstillende milde Adstringenzien und Pastenbestandteile verwendet werden. Die Zinkpaste ist nicht porös wie ein Löschblatt, sondern wirkt klappenventilartig. Die Zinkpaste mit nicht zu nieder schmelzendem Fett und mit Stärke statt Talcum ist dem Arzneibuchpräparat vorzuziehen. Das Zinkoxyd wirkt vor allem physikalisch durch Konsistenzänderung, die chemische Wirkung tritt dagegen zurück, auch die desinfizierende Wirkung des Oxydes, die HAXBAUM[6] beobachtet hat, dürfte in Salben- und Pastenform nur sehr gering sein, da das Medikament allseits von der Salbe umschlossen ist. PROUND und STIRKLAND konnten sogar feststellen, daß Zinkpaste keinerlei desinfizierende Wirkung besitzt[7].

Schwefelsalben.

Der wasserunlösliche, in Schweinefett zu 0,92%, in Olivenöl zu 0,58% lösliche (MONCORPS[8]) Schwefel ist auf Grund seiner kerato-

[1] UNNA, G. P.: Mschr. f. prakt. Dermat. 1888, 651.
[2] FREEMAN: J. amer. med. Assoc. **115**, 3, 181 (1940).
[3] HOGLE: Lancet **1942**, 3.
[4] LEWIN: Die Nebenwirkungen der Arzneimittel, S. 173.
[5] GROTHE: Diss. München 1937.   [6] HAXBAUM: Brit. J. Dermat. **1928**, 12.
[7] PROUND u. STIRKLAND: J. amer. pharmaceut. Assoc. **26**, 730 (1937).
[8] MONCORPS: Arch. f. exper. Path. **141**, 67.

lytischen, keratoplastischen, quellungsfördernden, juckstillenden und antiparasitären sowie seiner internen Stoffwechselwirkung eines der wichtigsten Heilmittel der Dermatologie, ein häufiger Bestandteil fertiger Spezialpräparate, vieler Pasten, Salben und Schüttelmixturen. Uns interessieren die Salben und Pasten, in die gereinigter, gefällter, sublimierter oder kolloidaler Schwefel eingearbeitet wird. Seine Resorption und Wiederabscheidung durch die gesunde Haut kann auf verschiedenen Wegen nachgewiesen werden. MONCORPS hat im Tierversuch Wismutsalze subcutan eingelagert und ihre Schwärzung als Test herangezogen. BIER[1] schlägt vor, eine konstant gewogene Silberplatte von 200 qcm 10 Tage lang auf der Brust zu tragen. Ihre Gewichtszunahme und Schwärzung ist ein Maßstab für die H_2S-Ausscheidung. Er fand auf diese Weise, daß bei Kranken ganz andere Bedingungen als bei Gesunden vorhanden sind. So hat ein Patient bei mengenmäßig gleicher Schwefeldarreichung per os bei Seborrhöe 600 mal soviel Schwefel ausgeschieden als Gesunde, ja 600 mal soviel als er selbst 2 Jahre später nach Abheilung und Wiederherstellung des S-Stoffwechselgleichgewichts.

Man kann aber auch 3 Minuten lang durch einen Apparat atmen, in dem H_2S durch Salpetersäure (1 : 1000) aufgenommen wird. Nach Eindampfen mit Wasser ist das Sulfat ausfällbar.

All diese Methoden sind bei Berücksichtigung der Fehlerquellen brauchbar, sie zeigen, daß bei sonst gleichen Bedingungen für die Wirkungsintensität des Schwefels auf der Haut die Feinheit seiner Verteilung in der Salbe maßgebend ist. In den Polysulfiden eingelagerter oder sonst gelöster Schwefel stellt die feinste Verteilung dar. Viel grober ist der kolloidale Schwefel, dann folgt die Schwefelmilch und endlich die Schwefelblüte. Die schnellste Resorption wird man also, wie BUCHHOLD schon betont, mit gelöstem Schwefel der feinst verteilten Form erzielen[2]. Dies erklärt die gute Wirkung der Thermalbäder, über deren Wirkung u. a. im Boll. Sez. region. Soc. ital. Dermat. 5, 284 (1932) eingehend berichtet worden ist. Zur Wirkungsweise und dem Mechanismus der Schwefelresorption haben MONCORPS, HEUBNER, BÜRGI und andere Autoren, die von PERUTZ zitiert und besprochen wurden, Stellung genommen. Uns interessiert hier die Wirkungsintensität aus Salben, sie hängt vom vorliegenden Ionenzustand ab[3]. So kommt die quellungsfördernde Wirkung des Sulfhydrations im wesentlichen bei alkalischer Reaktion zur Geltung. Wir werden dies daher bei der Einstellung des p_H der Salbe berücksichtigen müssen.

Um auf die rezepturmäßig herstellbaren Salben und Pasten zurückzukommen, interessiert vor allem eine Arbeit von BRANDRUP[4], die zeigt, daß sich der Schwefel im Adeps suill. und im Oleum oliv. molekular löst, im Paraffin und Vaselin zum Teil molekular, im Adeps lanae wenig kolloid. Auch SCHUBERT[5] rät von Vaselin-Schwefel-Salben ab,

---

[1] BIER: Münch. med. Wschr. 1930, 38.
[2] BUCHHOLD: Dermat. Wschr. 1929, 43.
[3] MILBRADT: Münch. med. Wschr. 1937, 38, 1492.
[4] BRANDRUP: Dtsch. Apoth.-Ztg 1933, 993.   [5] SCHUBERT: Hippokrates 1941, 30.

er empfiehlt wasserhaltige Salben, da Wasser zur Reaktion nötig sei, Eucerin oder Lanolin + 10% präcip. Schwefel. Unter Berücksichtigung dieser Ergebnisse und der Eigenschaften der Salbengrundlagen ist die Arbeit von MONCORPS eine Bestätigung des oben Gesagten. Nach MONCORPS wurde nämlich der Schwefel percutan aus Pasta Zinci am wenigsten resorbiert, dann in steigender Reihenfolge aus einer Öl-in-Wasser-, aus einer Wasser-in-Öl-Emulsion, dann aus Vaselinum flav., Adeps benz. Der Schwefelgehalt des Blutserums stieg naturgemäß am stärksten bei Adeps benz. als Salbengrundlage an, dann kam Vaselinum flav., dann die übrigen Medien in umgekehrter Reihenfolge.

Man wird also theoretisch mit einer Schwefelsalbe auf Fettgrundlage mehr *Fernwirkung* erreichen als mit einer Emulsion gleicher Schwefelkonzentration, denn wir werden bei der Verarbeitung von Salben die Form wählen, die eine molekulare Lösung erwarten läßt, also eben Fette und Öle, die als Lösungsmittel des Schwefels auch zur Injektionsbehandlung am empfehlenswertesten[1] sind. Rein empirisch ist dies ja längst festgestellt, und die Krätzensalbe des DAB 6 enthält als Grundmasse Schweinefett mit einem Zusatz von Teer und Kaliseife. Der Seifenzusatz soll einerseits das Abwaschen erleichtern, andrerseits alkalisieren, da im alkalischen Milieu stärkere Schwefelwirkung erwartet wird.

Es war von Interesse, zu prüfen, ob Schwefelsalben in der Lage sind, im Modellversuch Schwefelwasserstoff zu bilden. Zu diesem Zweck wurden 5—30 proz. Schwefelsalben hergestellt. Die Grundlage der 1. bestand lediglich aus Vaselin, die der 2. aus Lanolin, die der 3. aus synthetischen Glyceriden, die der 4. aus Cetiol und die der 5. aus Lanettewachssalben. Die 5 Salben wurden mehrere Tage lang in luftdicht abgeschlossenen Räumen bei 30° verwahrt; über ihnen hing ein mit 5 proz. Bleiacetatlösung getränktes Filterpapier. Eine eventuelle Schwärzung desselben hätte auf Schwefelwasserstoffabspaltung schließen lassen. Das Papier blieb erwartungsgemäß weiß. Im Anschluß an diese Versuche wurde den 5 Salben 1% Kaliumcarbonat und 5% Eiweiß in Form von Milei G zugefügt. Nun blieben die Papiere über den ersten 4 Salben weiß, das über der 5. Salbe hingegen färbte sich innerhalb von 24 Stunden schwarz. Bei der Wiederholung des letzten Versuches, in der jedoch der Salbe 0,1% Nipasol zugefügt worden war, blieb das Papier farblos.

Zweck des Versuches war, zu sehen, ob der Schwefel im neutralen oder alkalischen Milieu in der Lage ist, in Gegenwart von Eiweiß zu Schwefelwasserstoff reduziert zu werden. Tatsächlich gelingt dies nur in desinfektionsmittelfreien Öl-Wasser-Emulsionen. Man wird dies bei der Beurteilung von Salben und bei der Kombination derselben berücksichtigen müssen, wobei dahingestellt sei, ob die Schwefelwasserstoffbildung, die anscheinend durch Vermittlung von Bakterien vor sich geht, erwünscht oder unerwünscht ist.

An Schwefelpräparaten steht uns eine große Auswahl zur Verfügung. Wir nehmen zur Salbenverarbeitung, falls wir Resorption anstreben, die feinste Schwefelform, also gefällten Schwefel, denn sie löst sich am

---

[1] Chem. Weekblad **1928**, 310.

ehesten noch weiter molekular, der Wert des kolloidalen Schwefels als lokales Therapeuticum ist unumstritten, als fernwirksames Mittel aber durch die Ansicht HAHNS[1], der berichtet, daß Kolloide nicht in der Lage sind, zu diffundieren und dadurch tiefere Schichten zu erreichen, in Frage gestellt. Lokal kann man an Stelle des gelösten oder fein verteilten Schwefels auch chemisch gebundenen verwenden. So berichtet THIEME in einer Patentanmeldung, daß sog. Edeleanu-Extrakte, das sind mit schwefeliger Säure gewonnene Auszüge aus Mineralölen, denen 10% Schwefel unter Erwärmen zugefügt wird, in Salben in der Lage seien, Acne in 12 Stunden zum Verschwinden zu bringen. Das Präparat enthält im Gegensatz zu den Seefelder Schieferölen, die in anderen Abschnitten (siehe S. 208) besprochen werden, keine Sulfogruppe mit Kern, sondern einfache Additionsprodukte. Schwefel kann mit Teer, Resorcin und anderen Medikamenten kombiniert werden, nicht aber mit Schwermetallsalzen und Oxydationsmitteln.

Ob die Thermalwasserkonzentrate, die ROTHMANN[2] empfiehlt, genügende Konzentrationen ergeben und ob sie in Emulsionsform, in die sie verarbeitet werden müssen, noch genügend wirksam sind, muß wohl erst der Versuch ergeben. Thiosulfat scheidet in Gegenwart von Säuren Schwefel ab (WENDT[3]); man bedient sich dieser Eigenschaft in Salben, um nascierenden Schwefel zur Wirkung zu bringen (Sulf. Hydril-Salbe Lawes). Durch Erhitzen von Wollfett und Schwefel erhält man ein Additionsprodukt, Thilanin, aus Leinöl und Schwefel ein anderes Produkt; beide können zur Schwefeltherapie in Salben herangezogen werden.

An Präparaten der Industrie sind zu nennen:

Aulinogen (Böhringer-Waldhof). Bisäthylxanthogenat (mit 52% Schwefel) wird bei Acne empfohlen, und zwar 6% in Vaselin. 5proz. Dixanthogenvaselin empfiehlt HAXTHAUSEN[4] bei Scabies, wo es ohne vorbereitendes Bad gebraucht werden kann.

Blancosulf (C. Blank) ist ebenfalls ein Polysulfid, also eine echte Lösung.

Cathaminsalbe (Riedel) enthält 5% kolloiden Schwefel und 10% Zinkoxyd in „neutraler Salbengrundlage".[5]

Detoxin (Wülfing) stellt ein schwefelreiches Eiweißderivat dar, das durch Hydrolyse keratinhaltiger tierischer Decksubstanzen gewonnen und auch in Salbenform bei Ekzemen, Dermatosen, Ulcus cruris und zur Wundbehandlung verwendet wird.

Die **Heil- und Wundsalbe** Dr. WOLFFS ist eine Zink-Stärke-Paste mit Glycerin-Lanolin als Salbengrundlage, Schwefel und rotem Quecksilberoxyd.

Septiolan, ein dänisches Produkt (Salbe und Puder), enthält Dibenzoyldisulfid, das auf der Haut Schwefel abspaltet (BONNEVIN[6]).

---

[1] HAHN: Zbl. Hautkrkh. **21** (1926).
[2] ROTHMANN: Parfumeur **1937**, 15, 270.
[3] WENDT: Fortschr. Ther. **1938**, 14.
[4] HAXTHAUSEN: Ugeskr. Laeg. (dän.) 18. 9. 1941.
[5] WERR: Med. Klin. **1937**, 7.
[6] BONNEVIN: Acta dermato-vener. (Stockh.) **23**, 185 (1942).

Mitigal (Bayer), Dimethyldiphenylendisulfid, ist eine Flüssigkeit zum Einreiben, eine echte Schwefellösung. Es kann auch in Salben angewendet werden. GRONQUIST[1] empfiehlt 6 Teile Mitigal, 1 Teil Salicylsäure, 23 Teile Eucerin anhydric. (Acne rosacea). Weitere Verordnungen mit Zinkoxyd, Mitigal und Eucerin sowie mit diesen Bestandteilen und Talcum werden ebenfalls angegeben.

Sulfidal (Heyden) wird 2—10proz. in Salben verwendet und ist kolloidaler Schwefel. Ein ähnliches Präparat ist auch das *Schwefeldiasporal* (Klopfer).

Die **Sulfide** des Bariums, Strontiums und Calciums sind die Grundkörper der Depilatorien, die das Haar zu einer leicht abwaschbaren Masse verwandeln.

Aus unseren klinischen Simultanversuchen sei hervorgehoben, daß wir im allgemeinen bei Verwendung des viel gebräuchlichen, frisch bereiteten Sulf.-Präcipitats in Pasta Zinci oxyd. molle oder durum sowie in Adeps- und Vaselingrundlagen bei den meisten symmetrisch lokalisierten Mykosen und Pyodermien lokal keinen wesentlichen Unterschied beobachteten. Es zeigte sich aber bei Behandlung der kindlichen Pyodermien, daß auf einen ausreichend hohen Schmelzpunkt der Salbengrundlage besonderer Wert zu legen ist. Die Grundlagen mit niederem Schmelzpunkt um 35° C erwiesen sich in der Wirkung deshalb als schlechter, weil sie leichter von der Haut durch kleine Bewegungen des Verbandes abgewischt werden können oder durch Dochtwirkung in den Verband aufgesaugt werden. Auch bei Schälkuren, die über Nacht z. B. auf dem Gesicht bei Acne angewendet werden, ist ein möglichst hoher Schmelzpunkt (etwa 45° C) zu wählen (z. B. bei Pasta Zinci oxyd. durum), damit die Salbengrundlage auch ohne Verband haftet.

Besonders erwähnenswert erscheint die Simultanbehandlung einiger symmetrisch lokalisierter Fälle, die zur Gruppe des Erythema exsudativum multiforme zu rechnen sind. Es handelte sich in einem Falle um ein nach einer Angina follicularis hämatogen entstandenes Mikrobid in Form von symmetrisch lokalisierten Pustelschüben, die palmar und plantar angeordnet waren. Hier wurde nun zum Studium der Diffusion des Schwefels auf der einen Hand eine 2- bzw. 5proz. Schwefel-Vaselin-Salbe, auf der anderen Seite die gleichprozentigen Adeps synth.-Salben angewendet (s. Abb. 20). Dabei zeigte sich eine deutlich schnellere Desepithelisierung der Pusteln auf der Adepsseite, die wohl durch schnellere Diffusion des Schwefels in den Pustelraum hinein zu erklären ist. Der ganze Heilungsvorgang verlief auf der Seite der Adepsgrundlage um einige Tage schneller.

Bei einem zweiten ähnlich gelagerten Fall eines Erythema exsudativum multiforme, das neben den Prädilektionsstellen ebenfalls palmar und plantar lokalisiert war, sahen wir bei der gleichen Simultanbehandlung wieder auf der Adepsseite deutlich Hämorrhagien in den Pusteln und kleinen Vesikeln entstehen, die auf der Vaselinseite einige Tage später nicht in demselben Ausmaße, nur angedeutet, erschienen. Auch

---

[1] GRONQUIST: Sv. Läkartidn. **1926**, 12.

hier muß eine schnelle Diffusion des Schwefels aus der Fettgrundlage
registriert werden, wobei man das Auftreten der Hämorrhagien wahrscheinlich mit der Schwefeldiffusion und der Bildung von Sulfohämo-
globin in Zusammenhang bringen kann.

Die Frischbereitung aller Schwefelsalben ist nötig, da der Schwefel
in den Grundlagen durch OSTWALDsche Alterung, das sind Rekristalli-
sationsvorgänge, aus der feinen Verteilung sich zu immer größeren,
mechanisch reizenden und therapeutisch unwirksamen Aggregaten und
Einzelkristallen zusammenschließt (R. MÜLLER[1]). Erwärmen der Salbe
bei der Herstellung leistet der schnellen Rekristallisation Vorschub.

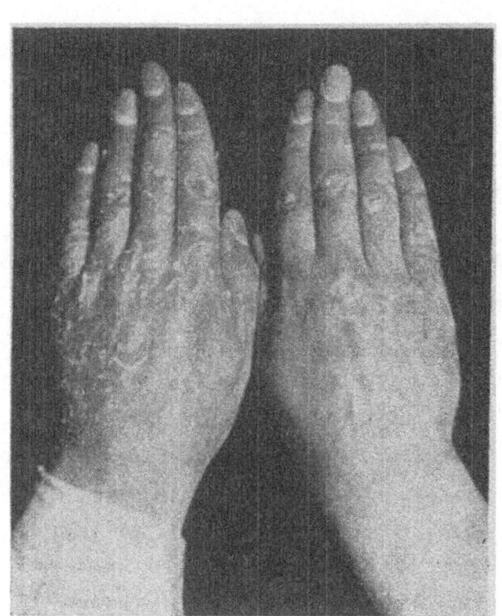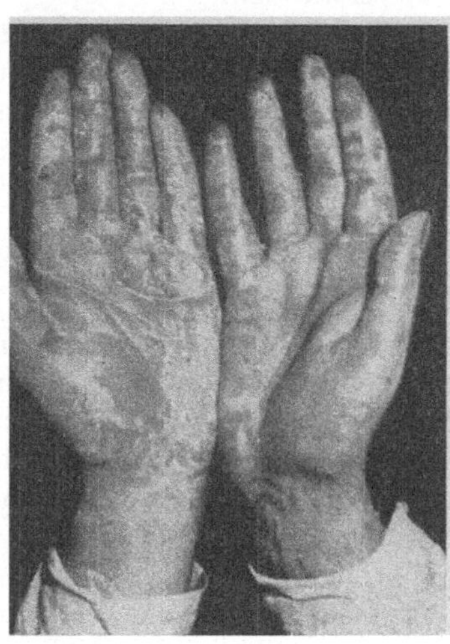

Abb. 20. Erythema exsudat. multiforme mit 5proz. Schwefelsalben behandelt; die linke Hand
mit Adeps synth.; die rechte mit Vaselin als Salbengrundlage.

Bei kleineren Kindern kann der resorbierte Schwefel zu schweren
Vergiftungen führen. BASCH[2] beschreibt sogar Todesfälle nach Krätze-
behandlung bei Säuglingen, so daß auch bei Schwefelsalben eine gewisse
Vorsicht am Platze ist, sofern nicht auch die Wärmestauung durch
Vaselin mit die Ursache für die Zwischenfälle war. Der intensive Geruch
nach Schwefelwasserstoff macht es in den Kliniken nötig, Kuren mit
Schwefelsalben in besonderen Abteilungen vorzunehmen (FÜRST).

Schwefel hat in Salben lokale und Fernwirkung, die erstere wird
durch kolloide und echte Lösungen erreicht, die letztere durch echte
Lösungen, also durch Verarbeitungen in Ölen und Fetten. Aus Emulsionen beider Typen, insbesondere aus Öl-in-Wasser-Emulsionen, ist
nur geringere Wirkung, insbesondere Fernwirkung, zu erwarten. Noch
ungünstigere Resorption des Schwefels ist aus der Pasta Zinci zu er-

[1] MÜLLER, R.: Heyden-Jahrbuch 1940.
[2] BASCH: Mschr. Kinderheilk. 1926, 32, sowie Arch. f. exper. Path. 1926,
111, 156.

warten. Soll damit optimale Fernwirkung erreicht werden, so wird der Trockensubstanzgehalt herabgesetzt und statt des Vaselins ein Fett verwendet. Bei ausschließlicher Beachtung der lokalen Wirkung verwischen sich die Unterschiede der Fett- und Vaselinsalben in den meisten Fällen.

Zucker- und Honigsalben, Harnstoffsalben.

Der Gebrauch des Honigs in Wundsalben war schon den alten Ägyptern bekannt. Seine Verwendung als äußerlich anzuwendendes Medikament bei chirurgischen und dermatologischen Salbenindikationen wurde von Zaiss[1] in Erinnerung gebracht. Er betont in dieser Arbeit, daß der gereinigte Honig der Arzneibücher ein nach allen Regeln der Kunst um seine biologischen Werte gebrachter Stoff sei und propagiert daher das Naturprodukt, das Invertzucker und nicht, wie Lange-Sundermann meint, Lactose als Hauptbestandteil enthält.

Auf dieser neuen Zaissschen Arbeit, die ihrerseits in den Publikationen Schoenmakers 1883, der Honig und Lärchenpech in Amerika verwandte, Vorgänger hatte, beruht wahrscheinlich das Interesse an den Zucker- bzw. Honigsalben, die, auf Verletzungen gestrichen, dort zunächst ein steiles osmotisches Gefälle von Gewebe zur Salbe verursachen. Dadurch wird ein lebhafter Flüssigkeitsstrom aus der Wunde und damit eine Ausschwemmung von Verunreinigungen erreicht. Nach Vogt[2] schließt sich an diesen Vorgang noch eine zweite Etappe an, in der z. B. die Dextrose der Dextromonsalbe in das Gewebe eindringt und den Zellen Aufbaustoffe zuführt, so daß Infektionen leichter überwunden werden. Bei geschädigter Haut ist dies möglich, nicht aber bei intakter Haut, deren Undurchdringlichkeit für Zuckerarten Winternitz und Naumann[3] bewiesen haben. Auch Milchzucker wird nicht resorbiert (Bauke[4]).

Jedenfalls ist die Gewebsernährung durch Zuckersalben noch vollkommen unbewiesen, und derartige Behauptungen führen nur zu Gegenreaktionen, zur Ablehnung und Skepsis. Schneider[5] und andere namhafte Chirurgen bezeichnen daher die Honigsalben als „mystisch“. Süssengut[6] hingegen äußert sich positiv. Er meint, daß außer dem Zucker die „aufgeschlossenen“ Pollen mit ihrem Eiweiß, organische Säuren und Xanthophyll, das seinerseits den Chlorophyllsalben die Wirksamkeit verleiht, wertvolle Bestandteile seien. Hierzu kommt vielleicht das Reduktionsvermögen, das sich im Sinne einer keratoplastischen Wirkung äußern könnte.

Uns interessieren die Fragen: Ist Zucker zweckmäßiger oder Honig? Ist die Wirkung rein osmotisch bedingt oder kommen noch andere

---

[1] Zaiss: Münch. med. Wschr. **1934**, Nr 49.
[2] Vogt: Med. Klin. **1938**, Nr 28, 936.
[3] Winternitz u. Naumann: Dtsch. med. Wschr. **1929**, 1828.
[4] Bauke: Dtsch. med. Wschr. **1930**, 44.
[5] Schneider: Med. Klin. **1941**, 17, 18.
[6] Süssengut: Südd. Apoth.-Ztg **81**, 547 (1941).

Komponenten in Frage, wie dies Zaiss beim Honig sicher annimmt ?
Welche Salbengrundlage ist die beste ? Exakte Versuche liegen nicht
vor. Es steht jedoch fest, daß Traubenzucker empfehlenswerter ist als
der unter Umständen reizende Rohrzucker, der osmotisch schwächer ist
und im Gewebe nicht verbrannt werden kann[1]. Man kann aber auch
Milchzucker verwenden, und zwar 10—15proz. in Vaselin, Wollfett und
etwas Wasser, wie Gellhaus[2] empfiehlt. Die Hauptwirkung der Zucker-
und Honigsalben kommt doch wohl dem osmotischen Gefälle zu, durch
das ja auch hypertonische NaCl-Lösungen wirksam sind. Dies zeigt
wohl auch die gute Wirkung der Zuckerbestreuung von ulcerösen Flächen, über die Astwazeturoff[3] berichtet.

Erwähnt sei in diesem Zusammenhang die *Dextromonsalbe* (Maizena-
Gesellschaft, Hamburg). Sie enthält 20% Traubenzucker in einem
Cholesterin-Paraffin-Gemisch das schmilzt und so den Zucker mit den
zu behandelnden Stellen in Kontakt bringt (Vogt[4]). Dieses Präparat
kann, um die schmerzstillende Wirkung zu steigern, auch mit 2%
Anästhesinzusatz versehen werden und empfiehlt sich dann besonders
zur Behandlung wunder Brustwarzen (Poerschke[5]).

Manchen Autoren genügt die Honig- und Zuckerwirkung allein nicht.
Sie suchen die Präparate noch durch Zusatz von Lebertran zu verstärken und zu verbessern. Es sei hier an die Desitinhonigsalbe erinnert,
die Büchner[6] sowie Buchheister[7] empfehlen.

Als Salbengrundlage, sofern eine solche überhaupt nötig ist und
nicht der Honig oder die Zuckerlösung schon selbst salbig sind, dürften
Schleime oder Kohlenwasserstoffe, in Öl-in-Wasser-Emulsionsform zugemischt, statt Fetten, die insbesondere von den im Honig vorhandenen
Fermenten beeinflußt werden könnten und die Lösungen absperren,
zweckmäßig sein.

Die wundheilende Wirkung des *Allantoins*, das durch Fliegenmaden
produziert wird und neben der mechanischen Reinigung durch die fres-
senden Maden Anlaß zur Behandlung mit diesen appetitlichen Tierchen
gegeben hat, leitet zu den nach Muldavin und Holtzmann[8] spezifisch,
teils auch osmotisch aktiven und, wie Jung[9] meint, vielleicht auch desinfizierenden, nach Holder[10] lytisch auf nekrotische Partien wirkenden
Carbamid-, Harnstoff- oder, wie Redenz[11] empfiehlt, Wöhlerstoff-Salben
über, da sich der Harnstoff aus Allantoin bildet, so daß er auch in
Allantoinsalben der Träger der Heilung ist.

Diese Salben sind als Wundsalben altbekannt, neu ist aber ihre zum
Patent angemeldete Verwendung als Gewerbeschutzsalbe gegen Schäden

---

[1] Luy: Münch. med. Wschr. **1937**, Nr 39, 1533.
[2] Gellhaus: Z. ärztl. Fortbildg **29**, 151 (1932).
[3] Astwazeturoff: Vestn. Venerol. i Dermatol. **8**, 65 (1939).
[4] Vogt: Med. Klin. **1938**, 28.
[5] Poerschke: Münch. med. Wschr. **1940**, 33.   [6] Büchner: Zbl. Chir. **1935**, 44.
[7] Buchheister: Münch. med. Wschr. **1935**, Nr 40, 1614.
[8] Muldavin u. Holtzmann: Lancet **1938** I, 549.
[9] Jung: Münch. med. Wschr. **1940**, 23.
[10] Holder: Chem. Abstr. **33**, 19, 7884 (1939).
[11] Redenz: Münch. med. Wschr. **1938**, 29.

durch Aldehyde. Als Grundlage kommt dafür ein Schleim oder eine Wasser-in-Öl-Emulsion auf Wollfettbasis in Frage. Der Gehalt an Harnstoff soll etwa 10% betragen.

Die 5- bzw. 10proz. Reoxylsalbe (Tosse), eine Carbamidsalbe, enthält zudem noch das bactericide Reoxyl, eine Rhodanverbindung, in Erdnußöl und Wollfett; sie wird von KRAWINKEL[1] empfohlen. Auch NOLDEN[2] lobt die Salbe. Nach ihm ist Reoxyl „eine Kupplung von Harnstoff an Rhodan".

Die Herstellung von höher konzentrierten Allantoinsalben machte bisher Schwierigkeiten, das Amer. P. 2124295 läßt eine konzentrierte Lösung in Wasser, Glycerin und Triäthanolamin zu geschmolzener Stearinsäure hinzufügen. So entsteht eine 2—5proz. Salbe, die den Wirkstoff in feinst verteilter Form enthält.

Vulnovasogen (Pearson) enthält laut Angabe 5% Harnstoff in Vasogen spissum.

Man kann natürlich auch eine Mischung von Harnstoff, Milchzucker und Harnstoffsuperoxyd anwenden und damit gute Erfahrungen machen. Ein derartiges Wundpulver ist dann Provocin (Degewop), das LANGE-SUNDERMANN empfiehlt.

Allanturan ist eine Thoraduransalbe mit 1% Allantoin[3].

Die Europäer stellen Harnstoffsalben meist in Form von Wasser-in-Öl-Emulsionen oder wäßrigen Lösungen, die Amerikaner als Öl-in-Wasser-Verarbeitungen her. Es wird zweckmäßig sein, den letzteren zu folgen und als Endprodukt eine Öl-in-Wasser- oder traganthaltige Salbe herzustellen, denn das wäßrige Milieu gewährleistet die volle Entfaltung der osmotischen Kräfte besser als das ölige.

Die *Kytta-Präparate*, Auszüge aus Symphytum officinale, dem Beinwell, enthalten vorwiegend Schleim und Allantoin, daneben Spuren von zwei Alkaloiden und Cholin. Die Wirkung dürfte wohl auf das Allantoin im Schleim zurückzuführen sein, sofern man damit Wunden behandelt.

Zucker-, Honig- und Harnstoffsalben wirken in der Wundbehandlung teilweise spezifisch, vorwiegend osmotisch. Das osmotische Gefälle von der Wunde zur Salbe verursacht einen ausschwemmenden Flüssigkeitsstrom.

Desinfizienzien in Salben.

Die desinfizierenden Salben haben vorwiegend den Zweck, Wunden, Epidermophytien zu entkeimen oder gefährdete Stellen zu schützen sowie desodorierend zu wirken. Man darf die Erwartungen allerdings nicht zu hoch schrauben (SCHNEIDER[4]). Substanzen, die neben anderen Wirkungen auch desinfizieren, aber sonst besser in ein anderes Kapitel passen, sollen hier nur erwähnt und andernorts bearbeitet werden.

---

[1] KRAWINKEL: Münch. med. Wschr. **1938**, 29.
[2] NOLDEN: Ther. Gegenw. **1939, 465.**
[3] Notiz in der Südd. Apoth.-Ztg **1936**, 68, 726.
[4] SCHNEIDER: *Med. Klin.* **1941,** 17.

Zunächst müssen wir die Frage, ob die Salbengrundlagen an und für sich bactericid sind, verneinend beantworten. Görtzen[1] hat so ziemlich alle Öle und Salbengrundlagen durchgeprüft und kam auch beim Lebertran zu dem Schluß, daß seine Wirkung nicht auf seine keimtötenden Eigenschaften zurückzuführen ist. Danach sind viele das Gegenteil behauptende Arbeiten umstritten, und auch der Lebertran ist, wie Öle und Fette und insbesondere Kohlenwasserstoffe, nicht selbst bactericid, sondern nur kein Nährboden und sozusagen ein mechanisches Desinfiziens. Er umhüllt die Bakterien und spült sie ab oder entzieht sie ihrem Substrat. Sabalitschka[2] weist ebenfalls nach, daß frische Glyceride kaum bactericid wirken. Erst durch Autoxydation oder künstliche Sauerstoffeinlagerung erhalten die Öle antimikrobe Eigenschaften. Zu diesen Ergebnissen kommt auch Conradin[3], der durch reine, synthetische Öl-Ricinol- und Leinölsäureester keine Desinfektionswirkung erzielen konnte. Desinfizienzien waren nur deren Oxydationsprodukte, die in den natürlichen Fetten als Begleitstoffe auftreten können.

Neben den Publikationen im ausländischen Schrifttum, z. B. den Arbeiten von Pround und Stirkland[4], die sich eingehend mit dem Thema beschäftigen und z. B. feststellen, daß Schwefel, Galmei, Phenol, Borsäure und Zinkoxyd keine Desinfektionswirkung aus Salben nach der Agarplattenmethode zeigen, ist grundlegende Arbeit, durch die der Wert desinfizierender Salben bestätigt wurde, von Sabalitschka und Dürrmann[5] geleistet worden. Sie prüften nach, inwieweit Fette und Öle die Wirksamkeit von Desinfizienzien beeinflussen. Zunächst verarbeiteten sie Phenol, m-Kresol, Chlorkresol, Resorcin, Salicyl-, Ameisen- und Trichloressigsäure in Erdnußöl und ließen diese Mischungen, die etwa 2% Wasser enthielten, auf Staphylococcus pyogenes aureus einwirken. Es stellte sich heraus, daß keines der angewandten Mittel seine Wirkung im Öl ganz verloren hatte; bei Phenol- und Salicylsäure war sie stark herabgesetzt; Ameisen- und Trichloressigsäure zeigten die gleiche bactericide Wirkung in Wasser und in Öl; Resorcin war in Öl sogar stärker abtötend als in Wasser. Pround, Harris und Eddelman[6] verglichen die bactericide Wirkung von ZnO, Phenol, Borsäure und Präcipitatsalbe auf Fettgrundlage mit der einer Basis von Silicagel und Glycerin und konnten auf Staphylokokkenagar die Überlegenheit der anorganischen Grundlage vor der organischen nachweisen.

Interessante Modellversuche beschrieb Bryan[7]. Er hat die verschiedensten desinfizierenden Salben auf Agarplatten geprüft und an Hand der Breite der bakterienfreien Höfe um die Salbe auf die Desinfektionswirkung geschlossen. Die Resultate sind zwar nur bedingt übertragbar, da sie nicht an der Haut gewonnen wurden, geben aber doch einen

[1] Görtzen: Zbl. Bakter. I Orig. **134**, 169.
[2] Sabalitschka: Südd. Apoth.-Ztg **79**, 672 (1939).
[3] Conradin: Diss. Berlin 1939.
[4] Pround u. Stirkland: J. amer. pharmaceut. Assoc. **26**, 730 (1937).
[5] Sabalitschka u. Dürrmann: Pharmaz. Ztg **81**, 335 (1936).
[6] Pround, Harris u. Eddelman: J. amer. pharmaceut. Assoc. **1940**, 372.
[7] Bryan: J. amer. pharmaceut. Assoc. **25**, 7 (1936).

interessanten Überblick. Am besten schnitt Mercurochrom 12% in Lanolin und Vaselin ab. Es folgten die 5proz. gelbe Hg-Salbe, Jodsalbe, eine Silbersalbe. Phenolsalben mit Petrolatum waren schwächer wirksam. Phenol in Vaselin, ZnO, Chrysarobin, Borsäure, Acriflavin, Resorcin, Schwefel, Gentianaviolett, Jodoform, Ichthyol zeigten unter den oben beschriebenen Versuchsbedingungen überhaupt keine Wirkung.

Andere Versuche mit Vaselin, das an und für sich schon einen für Mikroben unverwertbaren Nährboden darstellt, so daß hineinfallende Keime keine Entwicklungsmöglichkeiten finden, zeigten, daß dieses Medium die bactericide Wirkung des Phenols überhaupt nicht störend beeinflußt.

Unveröffentlichte Versuche einer anderen Untersuchungsstelle mit phenolischen Desinfizienzien hatten ähnliche Ergebnisse. Ein Benzolderivat in synthetischem Glyceridfett wirkt schlecht, in Vaselin dagegen gut. Osmaron (Bayer) war voll wirksam in Vaselin, synthetischem Vaselin und fettem Öl.

Weniger aufschlußreich ist die Publikation HODERS[1], der Chloraminsalbe (Salbengrundlage nicht angegeben) mit Wasser im Verhältnis 1 : 5 anrieb, diese „Standardverreibung" weiter mit Wasser bis 1 : 500 verdünnte und an diesen „Salbenverdünnungen" die Wirkung der Salbe zu studieren hoffte. Diese Verdünnungen sind aber nicht brauchbar, und er hat damit keine Prüfung der Salbe auf Bactericidie vorgenommen, sondern die des herausgelösten Chloramins getestet. An anderer Stelle dieser Arbeit zeigt der Verfasser in einem orientierenden Vorversuch die Bedeutung der desinfizierenden Salben. Drei mit Diphtherieerregern an der Bauchhaut gleich infizierte Kaninchen wurden a) mit Chloraminsalbe, b) mit Vaselin, c) nicht behandelt. Das Tier a) überlebte, die anderen dagegen starben.

GERSHENFELD[2] beobachtete, daß synthetische Wachse, Cholesterine, Schweinefett und als letztes Vaselin in der oben gezeigten Reihenfolge abnehmend als Grundlagen für antiseptische Salben geeignet seien.

GIBSON und Mitarbeiter[3] betonen, daß Öl-Wasser-Emulsionen (wahrscheinlich auf Grund ihrer Netzwirkung an Mikroorganismen) wirksamer seien. Sie empfehlen als haltbare Salbe 0,5% Na-Laurylsulfonat, 8% Cetylalkohol, 50% Wasser und 41,5% Vaselin, also ein Produkt, das einer fetten Lanettewachssalbe ähnlich ist. Zu ähnlichen Schlüssen kamen O. BRIEN und BONISTEEL[4] bei ihren Versuchen mit Trichophyton interdigitale, zu deren Bekämpfung die üblichen Phenol-, Schwefel-, Jod- und Hg-Salben nicht ausreichten.

Wie ist nun das verschiedenartige Verhalten der einzelnen Desinfizienzien in den Salbengrundlagen zu erklären? SABALITSCHKA zieht hierfür den verschiedenen Verteilungskoeffizienten Öl/Wasser heran. Je besser eine Substanz öllöslich ist, um so schlechter löst sie sich in Wasser, desto stärker ist aber ihre Anreicherung aus Wasser in dem Lipoidanteil

[1] HODER: Münch. med. Wschr. 1930, 40, 1724.
[2] GERSHENFELD: J. amer. pharmaceut. Assoc. Suppl. 112, 281 (1940).
[3] GIBSON, PARKER, ALNUS: J. amer. pharmac. Assoc. 30, 196 (1941).
[4] BRIEN, O., u. BONISTEEL: J. amer. pharmaceut. Assoc. 30, 191 (1941).

der Mikrobenzelle und damit ihre schädigende Wirkung auf die Bakterien. Wird umgekehrt ein leicht öllösliches Desinfiziens in öliger Lösung an Bakterien herangebracht, so zieht es zum Öl, und die Desinfektionskraft sinkt. Phenol ist leicht öllöslich, mit Wasser aber nur 1:15 mischbar. Daher fiel die Desinfektionskraft im öligen Medium ab. Resorcin dagegen ist gerade umgekehrt in Wasser leicht löslich, in Öl nur zu 7%. Die Desinfektionswirkung wird daher in der wasserfreien Salbe erhöht. Die Beobachtungen wurden an *Fetten* angestellt (an Fettsäureglycerinestern). Vaselin jedoch, ein Kohlenwasserstoff, hemmt die bactericide Wirkung überhaupt nicht, doch muß darauf geachtet werden, daß sich das Desinfiziens löst und verteilt und nicht in konzentrierter Form ausgeschwitzt oder von der Grundlage umschlossen wird.

Die Herabsetzung der Desinfektionswirkung einiger Substanzen, wie z.B. mancher Benzoesäureester, in echten Fetten kann man nach einer Patentanmeldung von SABALITSCHKA und BÖHM verhindern, wenn man das Desinfiziens in einem wasserlöslichen, aber mit dem Kohlenwasserstoff nicht mischbaren Lösungsmittel (z. B. Alkohol) aufnimmt und diese Lösung in die Grundlage hineinemulgiert. Man ändert so die Phasenlöslichkeit und gelangt zu ähnlichen Produkten wie die für manche Zwecke brauchbaren Alkoholsalben, die auf S. 64 beschrieben wurden.

Die desinfizierenden Zusätze zu Salben haben, wie erwähnt, in der Wundbehandlung und bei Epidermophytien Bedeutung. Hier sind Jodoformsalben (bei geschädigter Haut Resorptionsgefahr!), Xeroform-, Dermatol-, Eucupin-, Yatren- und Chinosolsalben zu nennen, ferner eine Paraoxybenzoesäuremethylester-Salbe in Ungt. Diachylon mit Paraffinöl verdünnt, die von BANG[1] bei Trichophytien verwendet wurde. Auch die Silbermanganitsalbe ist zu nennen. Das wirksame Prinzip ist $Ag_2O_2MnO_2$ „Simanit". Die 1proz. Salbe auf „indifferenter Grundlage" wird von LECHNIR[2] empfohlen. Im D.R.P. 692172 läßt sich die Katadyngesellschaft den Zusatz von oligodynamisch wirksamen Metallen oder Metallverbindungen schützen. Man schmilzt die Fette und bringt sie mit dem Wirkstoff in Berührung oder emulgiert „aktiviertes" Wasser mit Eucerin. Derartige Präparate seien zur Margarineherstellung, aber auch zu Salben infolge ihrer sterilisierenden Eigenschaften gut geeignet.

Phenol ist wasser- und noch besser öllöslich und nimmt eine gewisse Sonderstellung ein, da es in Salben nicht allein als Desinfiziens, sondern vorwiegend als Antipruriginosum, bei Rhagaden und insbesondere gegen Frostbeulen verordnet wird. Als Desinfiziens ist es in Fetten nur schwach wirksam, wohl aber in Wasser, von dem es infolge seines Verteilungskoeffizienten zum Lipoid der Bakterien zieht.

LASSAR empfiehlt:			ROTHE verschreibt:		
Rp.	Acid. carbol.	0,5	**Rp.**	Acid. carbolic.	1,0
	Vaselini			Tct. Jodi	
	Ungt. Plumbi $\overline{aa}$	10,0		Acid. tannic. $\overline{aa}$	2,0
	Ol. amygdalarum	5,0		Ungt. cerei	30,0

[1] BANG: Dermat. Wschr. **1937**, 34.
[2] LECHNIR: Münch. med. Wschr. **1934**, 29, 1102.

KNOOP[1] verordnet gegen Lippengletscherbrand

> **Rp.** Acid. carbolic. pur. 5,0
> Sulfur. praec. 7,5
> Pasta Zinci ad 60,0

Die 2 proz. Carbolsalbe wird mit Schweineschmalz durch Zusammenschmelzen der Bestandteile und Kaltrühren hergestellt. Die 10 proz. Salbe wird mit Ungt. paraffini bereitet. Lokale Schäden sind nach Phenolapplikation nicht selten, insbesondere bei Überempfindlichen. Da es resorbiert wird, kann die Anwendung zu großer Mengen zu Vergiftung führen, die sich in Nierenreizungen und Störungen des Zentralnervensystems äußern.

Für Phenolsalben als Desinfizienzien ist also ein Fett als Grundlage ungeeignet. Schleimige Produkte oder Seifen dürften sich, sofern sie den Phenolzusatz vertragen, günstiger verhalten. CLARK[2] schlägt daher eine Mischung von Petrolatum, Seife, Glycerin und Äthylalkohol als Phenolträger vor. BURNSIDE und KUEVER[3] verwerfen die USP-Grundlage aus 5% Wachs und 93% Vaselin ebenfalls, da sie auf Agarplatten keinen sterilen Hof erzeugt. Eine Salbe aus 0,25% Fettalkoholsulfonat (Gardinol), 6% Propylenglykol, 1,92% Wasser und 91,8% Vaselin wirke gut und werde durch Wachszusätze verschlechtert.

Nach HUSA und RADIN[4] ist die beste Desinfektionswirkung von

> **Rp.** Phenoli 2,0 g
> Adeps lan. 24,5 g
> Vaselini 3,5 g

zu erwarten. Wasserzusatz würde nach den Autoren die Wirkung nicht wesentlich herabsetzen, wohl aber jede Änderung der Wollfettmenge. CLARK[5] hat festgestellt, daß alle Phenolsalben nur beschränkt haltbar sind, durch den Zusatz von Glycerin oder Natriumlaurylsulfonat wird der Wirkungsverlust vermieden.

Carvaseptpaste (Heyden) enthält 0,1% Chlorcarvacrol in einer fettfreien Grundlage nach Art der Stearatcremes. Es handelt sich also um eine Salbe und nicht um eine Paste.

Entozonsalbe. (Bayer) enthält 1% der wirksamen Substanz (Entozon) in einer Salbe, die abwaschbar ist und aus

> Talcum, Zink. oxydat. $\overline{aa}$ 10,0
> Monostearinsäure-Glycerin-Ester 15,0
> Ad. Lanae anhydr. 6,0
> Glycerin 20,0
> Igepon A 5,0
> Wasser ad 100,0

besteht. Sie wird in der Tierheilkunde verwendet.

Formaldehyd solut. wird 8-, 20- und 40 proz. nach UNNA in Vaselin-Lanolin, nach anderen Autoren mit Seifenzusatz in derselben Grundlage suspendiert gegen Fußschweiß in Salben verwendet. Seine Wirkung

---

[1] KNOOP: Münch. med. Wschr. **1931**, 20.
[2] CLARK: Chem. Abstr. **33**, 7496 (1939).
[3] BURNSIDE u. KUEVER: J. amer. pharmaceut. Assoc. **1940**, 337.
[4] HUSA u. RADIN: J. amer. pharmaceut. Assoc. **1932**.
[5] CLARK: Amer. J. pharm. Sci. support publ. Health III, 228 (1939).

setzt sich aus der desinfizierenden und der gerbenden Komponente zusammen und kommt im alkalischen Medium zur Geltung.

Hidro-Milkuderm enthält Hexamethylentetramin. Dieses soll in saurem Schweiß Formaldehyd in „statu nascendi" abspalten und so depotartig wirken (BRUCK[1]).

Noviform-Salbe (Heyden) ist 5proz. und wird in der Augenheilkunde verwendet.

Rhodansalze sind manchen Salben als Desinfizienzien (Reoxyl Tosse) zugesetzt. Die Mucidannasensalbe (Kalichemie) enthält solche Stoffe als schleimlösendes und bakterientötendes Medikament. Sie wird auch von SCHEIDMANN[2] empfohlen und soll als Wirkstoff das Calciumsalz des Hexamethylentetraminrhodanids enthalten. Ein weiteres Rhodanpräparat, dessen Zusammensetzung allerdings nicht angegeben wird, ist das Weidnerit-Gel, das mit und ohne Zusätze in der Veterinär- und Humanmedizin verwendet wird.

Surfen wird 1proz. in Salben zur antiseptischen Oberflächenbehandlung von Wunden, Pyodermien und Mykosen gebraucht.

Terenol (Homburg) ist eine Formaldehyd-Seifensalbe und wird ebenfalls bei Hyperhydrosis empfohlen (SEGALL[3]).

Trypaflavin, Rivanol ferner die Quecksilber- und die anderen Metallsalze, die als Desinfizienzien in Verwendung stehen, werden oder wurden bereits unter besonderen Kapiteln besprochen.

Tymol und Aristol (Dithymoldijodid) sind fettlöslich und werden 10proz. in desinfizierenden Salben verwendet.

Xeroform und Dermatol werden 5—10proz. in Salben eingearbeitet.

Sauerstoffpräparate sind in der Kosmetik ziemlich verbreitet, um Sommersprossen und Ichtyosis zu behandeln, aber auch die Dermatologie kennt sie als Desinfizienzien. UNNA[4] empfiehlt, ohne auf die Haltbarkeit einzugehen, eine 20proz. Perhydrolsalbe auf Eucerinbasis, die als Zusatz Kaliumchloratlösung enthält. Auch Persalze stehen in Gebrauch. Sie sollen weder in wasserhaltige Salben, noch in Fette, sondern in Vaselin eingearbeitet werden. FONROBERT[5] betont, daß die Verwendung wäßriger Lösungen des Wasserstoffsuperoxyds nicht zu haltbaren Salben führt, auch nicht, wenn man bestes Vaselin als Grundlage nimmt. Man muß ein festes Superoxyd, wie Zink- oder Harnstoffsuperoxyd, verwenden, um eine zufriedenstellende, auf der Haut H_2O_2 abgebende Salbe herstellen zu können. Es scheint jedoch die Möglichkeit zu bestehen, das Superoxyd haltbar unterzubringen. KUNZMANN[6] hat eine solche 10proz. Salbe, Reteca-Paste, die vermutlich mit Nipagin konserviert ist, frisch und nach 3 Monaten untersucht und immer die gleiche Desinfektionswirkung gesehen. Da er die Zusammensetzung aber nicht angibt, möchten wir diese Eigenschaft der Paste nicht dem

---

[1] BRUCK: Münch. med. Wschr. **1932**, 28.
[2] SCHEIDMANN: Med. Welt **1938**, 49.
[3] SEGALL: Med. Welt **1928**, 31.
[4] UNNA: Dermat. Wschr. **59**, 895 (1914).
[5] FONROBERT: In TRUTTWIN: Handbuch der kosmetischen Chemie, Seite 322.
[6] KUNZMANN: Dermat. Wschr. **1934**, 31, 1009.

Superoxyd, sondern dem Nipagin zuschreiben. Produkte, die sich zersetzen und durch frei werdenden Sauerstoff den Deckel des Gefäßes abheben, befriedigen auch dann nicht, wenn man, wie dies bereits vorgeschlagen wurde, den Verschluß festbindet. In frischem Zustand ist die H_2O_2-Salbe als Desinfektionsmittel recht wirksam, und ist erst in letzter Zeit von LAZAR[1] empfohlen worden. Als Grundlage dient Kaliseife oder Eucerin.

Benzylbenzoat ist nach mehreren, insbesondere französischen Autoren ein hervorragendes Krätzemittel, das in England z. B. schon zu einer Spezialität verwertet wird, und auch bei uns vor der Einführung steht PETGES[2] empfiehlt es in einer Salbe, in der seine Wirkung durch Zusätze noch verstärkt wird.

Rp. Benzylbenzoati 25,0
Sulfur. subl. 100,0
Cresoli 30,0
Sapnis kalini 100,0
Adipis lan. 45,0
Vaselini 300,0.

Es seien noch Nipaginsalben angeführt, die das Desinfiziens als Terapeutikum in großen Dosen enthalten und von BANY[3] empfohlen werden. Das Rezept seiner Salbe gegen Trychopytien lautet:

Rp. Nipagini 5,0
Ol. Paraff. 20,0
Ungt. Diachylon. 75,0

In vielen Fällen ist es nötig, Desinfizienzien den Salben zuzufügen, um ihre Haltbarkeit zu gewährleisten. Denn z. B. Staphylokokkus aureus, Bacillus subtilis und Escherichia Coli gedeihen leicht in Cosmeticis und können Gelatine und Gummi verflüssigen, so daß die Emulsion zerfällt (RUEMELE)[4]. SALOMON[5] schlug nun vor, im Abfüllraum Ultraviolettlampen aufzustellen und so die Cremes und Salben während der Verarbeitung zu sterilisieren. Da die Überwachung einer solchen Anlage aber große Erfahrungen voraussetzt und die Resultate doch wohl zweifelhaft sind, wird man beim Zusatz von Desinfizienzien bleiben. Die älteste Methode besteht im Beifügen von Benzoeharz.

Fette, Lecithin und andere Stoffe, die sich bakteriell zersetzen, kann man ferner durch Fettabakterin oder einem Zusatz von Nipagin M, das schon in Konzentrationen von 0,1% in Salbengrundlagen jede Schimmelbildung verhindert, konservieren. Nipagin beruht auf den Arbeiten von SABALITSCHKA[6]. Bei Goldcremes und fettfreien Cremes ist ein Zusatz von 0,15% nötig. Salicylsäure wird ebenfalls empfohlen, ist aber zugunsten der Benzoeester auf Grund ihrer bekannten dermatologischen und internen Wirkungen abzulehnen, zumal sie als freie Säure auch verschiedene Emulsionen zerstört oder mit anderen Bestandteilen reagiert.

---

[1] LAZAR: zit. im Zbl. Hautkrkh. **1938**, 10/11, 500.

[2] PETGES: Bull. trav. soc. pharmaceut. Bordeaux **76**, 78 (1938). — J. amer. pharmaceut. Assoc. **27**, 526 (1938).

[3] BANY: Dermat. Wschr. **1937**, 34.   [4] RUEMELE: Kolloid-Z. **91**, 1 (1910).

[5] SALOMON: Amer. Parfumeur **38**, 2, 41, 81 (1930).

[6] *SABALITSCHKA*: Pharmac. Ind. **9**, 2 (1942).

Der dritte Verwendungszweck der Desinfizienzien in Salben hat nicht für den Dermatologen, wohl aber für den Tierarzt Bedeutung. Es handelt sich um die Herstellung der sog. Melkfette. Diese Präparate sind Lösungen bzw. Verreibungen von Desinfizienzien, wie Salicylsäure, Borsäure, oder besser der wirksameren Präparate Nipagin oder $0,6^0/_0$ Osmaron (Bayer) in Vaselin. Melkfette sollen die Hand des Melkers geschmeidig erhalten und die Übertragung infektiöser Eutererkrankungen, namentlich des gelben Galts, durch den Melker verhindern. Ihr Wert wurde von SEELEMANN[1] eindeutig bewiesen. Osmaron, ein Salz hochmolekularer Fettamine, ist der verbreitetste Zusatz, der von verschiedenen Firmen in Melkfett eingearbeitet wird.

Kein Desinfiziens im engeren Sinne sondern ein Bekämpfungsmittel von Läusen ist das Ungt. Sabadillae, eine 2—4proz. Sabadillsalbe in Benzoeschmalz oder Vaselin. Die Salbe wird oft mit Ol. Citri parfümiert, ein Vorgehen, das wir auf Grund der Untersuchungen MACHTS nicht mehr empfehlen können.

Zusammenfassung. Der Zusatz von Desinfektionsmitteln zu Salben dient:

1. Der Verhinderung von Infektionen in Wunden bzw. der Bekämpfung von Epidermophytien.
2. Der Konservierung von Salben, insbesondere von Wasser-in-Öl-Emulsionen.
3. Als Schutz gegen Infektionsübertragungen z. B. bei Melkfetten.

Der Effekt des zugefügten Arzneimittels richtet sich nach dem Verteilungskoeffizienten Öl/Wasser des Präparates. Ein wasserlösliches Desinfiziens ist im allgemeinen wirksamer als ein gut öllösliches Produkt, das von der Ölphase nur schwer an die Bakterienleiber herangebracht und abgegeben wird. Öl-in-Wasser-Emulsionen sind als Träger von wasserlöslichen Desinfizienzien recht wirksam und können insbesondere auch für Schleimhäute empfohlen werden (s. Abschnitt über wasserlösliche Medikamente).

Sulfonamidsalben.

Die Wichtigkeit der Sulfonamide rechtfertigt es, die damit bereiteten Salben etwas eingehender zu behandeln und in einem eigenen Abschnitt zu erfassen. BOSSE-BOSSE-JÄGER[2] haben die bisherigen Erfahrungen mit derartigen Produkten zusammengestellt. Sie selbst empfehlen 5—10proz. Sulfonamidsalben in wasserfreiem Eucerin, und außerdem Lösungen, die Prontosil in einem Alkohol-Aceton-Gemisch, sowie 5proz. Schüttelmixturen mit Talcum und Glycerin enthalten. Ferner bringen sie ein Rezept, das Sulfonamid bzw. dessen Triäthanolaminsalz in einer Paraffin-öl-Emulsion enthält. Außerdem liegen noch ziemlich umfangreiche andere Versuche vor, doch haben sich nur wenige Autoren mit der Frage nach der zweckmäßigsten Salbengrundlage beschäftigt. Nach EYER und

[1] SEELEMANN: Dtsch. Tierärztebl. **1936**, 4. — Z. Fleisch- u. Milchhyg. **1936**, 14.
[2] BOSSE-BOSSE-JÄGER: Die örtliche Sulfonamidtherapie. Stuttgart 1943.

Rohrmann[1] ist nach Bestreichen von Kaninchenohren mit öliger Prontosillösung eine therapeutische Wirkung festzustellen, so daß die Autoren diese öligen Präparate empfehlen zu können glauben. Nach einer Notiz im Landarzt kann man 5—10 proz. Protosil rubr.-Salben mit gutem Erfolg bei Lymphgefäßentzündungen verwenden. Darüber hinaus liegen Erfahrungen mit Ulironsalbe (Stada) und mit Albucidsalben vor. Letztere versagten nach Schmidt[2] in Form von 10 proz. Salben bei Meerschweinchentrichopytien, wo sie reizten, aber nicht heilten. Hrad[3] hingegen berichtet von besonders guten Erfolgen gleich starker Albucidsalben in wasserfreiem Eucerin bei Verbrennungen.*

Versuche mit bewußt ausgewählten verschiedenen Salbengrundlagen hat Hawking[4] angestellt. Er infizierte künstliche Wunden und behandelte sie mit Salben und Lösungen. Alginat-Schleimsalben besserten die Mortalität um 4%, Stearatcremes mit Sulfonamiden um 20%. War Lebertran zugegen, wurde die Besserung auf 50% erhöht, und Suspensionen in Kochsalzlösungen hatten 100 proz. Erfolge. Die Resultate sind interessant, leider verwendete der Autor immer verschiedene Sulfonamide, wodurch die Bewertung unmöglich wird. Außerdem sind solche Wundtaschen, die vernäht werden, kein Milieu, von dem auf die Wirkung auf der Haut schließen kann, denn in diesen geschlossenen Räumen kann ein Schleim die Sulfonamid-Partikelchen nicht aufschließen, so daß eine hypertonische Lösung da am besten wirken muß, denn sie ist osmotisch wirksam, verursacht einen Säftestrom, der einen Teil der Bakterien ausschwemmt, und bringt außerdem intensivsten Kontakt Bakterium-Sulfonamid zu Wege.

Lokatelli und Bowden[5] maßen die Wirksamkeit von Sulfonamidsalben an der Größe des sterilen Hofes, den sie auf Agarkulturen bildeten. Sie fanden bei ihrer Versuchsanordnung keine Wirkung.

Für uns waren also nach wie vor folgende Fragen zu klären:

1. Welche Salbengrundlage bringt die Sulfonamidwirkung am besten zur Geltung?
2. Sind lösliche oder unlösliche Sulfonamide in Salben einzuarbeiten?
3. Welche Konzentration ist vorzuziehen?

Um die erste Frage zu klären, haben wir 4 Salben hergestellt.

1. Eine Verreibung des Wirkstoffes in Vaselin,
2. eine Suspension in der Ölphase einer Lanolinsalbe,
3. eine Aufschwemmung in der Wasserphase einer Lanettewachssalbe,
4. eine Suspension bzw. Lösung des Wirkstoffes in einer mit Borsäure versetzten Glycerinsalbe.

Die Salben, die zur Prüfung der ersten Frage hergestellt wurden, waren alle 10 proz. und enthielten als Wirkstoff Prontosil rubr. bzw. Eleudron. Sie wurden bei Pyodermien und Ektymathas angewendet.

---

[1] Eyer u. Rohrmann: Med. Welt 1939, 13, 458.
[2] Schmidt: Dtsch. med. Wschr. 1940, 8.
[3] Hrad: Dtsch. med. Wschr. 1941, 42.   [4] Hawking: Lancet 243 (1942).
[5] Lokatelli u. Bowden: Brit. med. J. 1943 I.

* Ein neues besonders leicht lösliches Sulfonamid enthält die „Salhionsalbe" der *Knoll AG.*, das p-Aminobenzolsulfonamidomethansulfonsaure Triäthanolamin.

In den von uns beobachteten Fällen konnte kein Unterschied in der Wirkung festgestellt werden.

Nun war Punkt 2 zu klären.

Wir haben die 4 Salben, die bei Bearbeitung der ersten Frage besprochen wurden, mit gleich starken Präparaten verglichen, die das Ammon- bzw. Triäthanolaminsalz der beiden Sulfonamide in wäßrigen Lösungen bzw. Suspensionen enthielten. Nach dem DRP. 739448 der Firma Schering war anzunehmen, daß die löslichen Salze, insbesondere das Triäthanolaminsalz, wirksamer sind als die unlöslichen Substanzen. Im Gegensatz zu den Angaben des Patents sahen wir keinen Unterschied in der Wirkung von löslichen und unlöslichen Präparaten. Ja, bei der Klärung des Punktes 3, bei dem wir 3- und 30proz. Salben anwandten, konnten wir nicht einmal Unterschiede in der Wirkung dieser so stark verschiedenen Salben beobachten. Das Resultat, das zwar nicht an einem überragend großen, aber doch immerhin ausreichenden Material gewonnen wurde, zeigt, daß es anscheinend nicht so wichtig ist, in welcher Salbenform man Prontosil anwendet, als vielmehr nur, daß man es überhaupt verwendet. Man wird also die Wahl der Salbengrundlage nicht vom Sulfonamid abhängig machen müssen, sondern kann die Grundlage den übrigen Umweltbedingungen anpassen. In vielen Fällen wird man mit den Sulfonamidpudern mehr erreichen als mit Salben. In anderen wiederum wird man auf die alten Präcipitatsalben zurückgreifen.

Außerordentlich interessant sind die Penicillinsalben mit 100 Oxford-Einheiten Wirkstoff pro Gramm Lanettewachs-Paraffinölgrundlage, die BODENHAM[1] für wirksamer hält als Sulfonamidsalben (Verbrennungen und Wunden). Bei uns hat sich die Penicillintherapie nicht so eingebürgert wie in den englisch sprechenden Ländern, so daß wir über eigene Erfahrungen noch nicht berichten können und die Erfolge BODENHAMS nur anhangsweise referieren.

Lokalanaesthetica.

Unter der Anaesthicis sollen hier vorwiegend die Mittel besprochen werden, die ausschließlich der Schmerzherabsetzung dienen. Mittel wie Phenole, Schwefel, ferner juckstillende Substanzen, sollen nur kurz erwähnt werden.

Bei der Herstellung von schmerzstillenden Salben, deren wirksame Komponente Lokalanaesthetica sind, müssen je nach der Indikation der Salbe verschiedene Gesichtspunkte berücksichtigt werden. Eine Salbe, die krankes, der Epidermis beraubtes Gewebe schmerzlos machen soll, wird das inkorporierte Anaestheticum, also z. B. Novocain, in wasserlöslicher Form als Salz enthalten, und die wirksame Substanz daraus leicht an das Gewebe abgeben. Wir werden zuerst Wasser-in-Öl-Emulsionen versuchen, über deren Abgabefreudigkeit der im folgenden geschilderte Modellversuch Anhaltspunkte geben kann. Vier Salben wurden hergestellt:

---

[1] BODENHAM: Lancet **1943** II, 24.

1. Novocain chlorhydrat
   Aqua dest. āā 0,5
   Alkohol cetyl. 0,5
   Vaselin ad 10,0
2. Novocain chlorhydrat
   Aqua dest. āā 0,5
   Adeps Lanae
   Vaselin āā ad 10,0

3. Novocain chlorhydrat
   Aqua dest. āā 0,5
   Adeps synth. ad 10,0
4. Novocain chlorhydrat 0,5
   Alcohol cetyl. 1,0
   Adeps synth. 4,0
   Aqua dest. 4,5

Alle 4 Wasser-in-Öl-Emulsionen wechseln mit dem Emulgator oder der Grundlage. Je 0,1 g der 4 Salben wurden zunächst in einem Vorversuch mit Wasser geprüft. Zu diesem Zweck wurden gleichgroße Glastäfelchen mit den Salben 1 mm dick bestrichen, in Bechergläschen mit 10 ccm Wasser bedeckt und 1 Stunde lang im Brutschrank behandelt. Dann wurden die 4 Digerierungsflüssigkeiten mit Salpetersäure angesäuert und mit 2 Tropfen Silbernitrat versetzt. Bei Nr. 4 war ein leichter Niederschlag, bei Nr. 1 und 3 leichte Opaleszens festzustellen, die Salbe Nr. 2 hatte überhaupt kein Novocain an das Wasser abgegeben. Es zeigte sich also, daß zwar ein Emulgatorzusatz die Abgabefreudigkeit einer Mischung beeinflußt, daß aber doch die Salbengrundlage, die ihrerseits oft Emulgatoren enthält, ebenso wichtig ist. Das Fett ist hier besser imstande, das wasserlösliche Anaestheticum abzugeben als das Vaselin. Diese Tatsache wird durch den Zusatz des einen oder anderen Emulgators zwar gemildert, aber nicht aufgehoben. Wenn wir noch die Beobachtungen von Schubert (zitiert bei Lebertransalben) in Erwägung ziehen, daß Vaselin und Lanolin die Wundheilung hemmen oder zumindest nicht fördern, so könnten wir annehmen, daß die Fette als Bestandteile oder Grundlagen für anästhesierende Wundsalben geeigneter sind. Parallele klinische Versuche wurden allerdings nicht angestellt, da der Schmerz in geeigneten Fällen variabler ist als die zu erwartende Anästhesie, so daß die Fehler größer geworden wären als die Unterschiede zwischen den Salben.

Wie die angegebenen Rezepte zeigten, haben die 4 Salben Novocainchlorhydrat enthalten. Die im Handel befindlichen Salben mit Lokalanaestheticis enthalten die Wirkstoffe als Basen in alkalischen Grundlagen. Die Verwendung der wasserunlöslichen Basen an Stelle der löslichen Salze soll lokale Schäden durch zu hohe Konzentrationen verhindern, eine Art Depotwirkung erreichen und — da die Basen fettlöslich sind — Wirkung durch die gesunde Haut gewährleisten. Dies ist, wie man an sich selbst und aus der allerdings auch gegenteilige Ansichten vertretenden Literatur nachweisen kann, bis zu einem gewissen Grad gelungen. So wird erwähnt[1], daß ein lipoidlösliches englisches Anaestheticum in einer Salbe nach erfolgter Bestreichung der Haut die Haare schmerzlos entfernen lasse. Der *Panthesinbalsam* (Sandoz), der 5% der Base in einem pflanzlichen Fett enthält, ist gegen Schmerzen durch die gesunde Haut hindurch wirksam, und zwar nach Gigon[2] bei Rheuma und Entzündungen, nach Bergmann[3] bei Wespen- und Bienen-

3 Pharm. J. **135**, 497 (1935).
2 Gigon: Schweiz. med. Wschr. **1931** I, 206.
3 Bergmann: *Münch. med. Wschr.* **1936**, 29, 1172.

stichen, wo allerdings auch neutralisierende Stoffe und Cholesterinsalben (Selbstversuch) allein wirksam sind.

Curtacainsalbe (Curta), die 2% Pantocainbase enthält, wirkt nach WENDT[1] zufriedenstellend bei Juckreiz und Schmerzen verschiedener Genese. Ähnliches berichtet BRUCHHOLZ[2] von der *Percainsalbe* (Ciba).

Die wasserlöslichen Salze wirken also ohne Gleitschiene infolge ihrer Wasserlöslichkeit entweder gar nicht durch die gesunde Haut hindurch (FENYËS[3], BÜRGI[4]) oder nur zu einem geringen Prozentsatz. Im Gegensatz hierzu sind die Basen fettlöslich und kommen nach FREYSTADTL[5] u. a., wenn auch nicht quantitativ, zur Wirkung. Die Wirkung hängt also wesentlich davon ab, ob die Salze der Anaesthetica oder die freien Basen verwendet werden. Dies zu zeigen, war der Zweck weiterer Versuche. Wir haben darin einen mit Petroläther oberflächlich entfetteten und einen naturbelassenen Unterarm in mehrmaligen Versuchen mit den 4 Novocainchlorhydratsalben bestrichen und mit einer Haarpinzette alle 5 Minuten an den Lanugohaaren gezogen, um eine evtl. vorhandene Anästhesie oder Schmerzherabsetzung nachweisen zu können. Es zeigte sich jedoch bei mehrmaligen Versuchen im Laufe von 2 Stunden nach keiner der Salben irgendeine Verminderung der Schmerzen.

Derselbe Versuch wurde am anderen Arm öfters wiederholt, nachdem die mit den Salben einzureibenden Stellen vorher angeritzt worden waren.

Doch konnte auch hier keinerlei Schmerzherabsetzung beobachtet werden: Die durch die Scarifikation gerötete Haut brannte an allen Stellen gleich intensiv. Mithin kann gesagt werden, daß aus Novocainchlorhydratsalben unter den geschilderten Bedingungen durch die intakte und leicht scarifizierte entfettete und nicht entfettete Haut nicht genügend Anaestheticum diffundiert, um innerhalb von 2 Stunden schmerzstillend zu wirken.

Die Versuche decken sich mit den Resultaten BÜRGIS[6], nach denen es unter den verschiedenen Bedingungen nicht gelingt, mit auf die Haut applizierten Lokalanaestheticis Anästhesie zu erzeugen; sie gehen auch mit den Arbeiten von BRUCHHOLZ (l. c.), der mit Anästhesin Versager erlebt hat, parallel. Da die mit Novocainchlorhydrat hergestellten Salben nicht imstande waren, durch die intakte Haut hindurch Anästhesie zu erzeugen, interessierte die Frage, ob Präparate, die in üblicher Konzentration Basen enthalten, dazu in der Lage sind. Die obengeschilderten Versuche an den Lanugohaaren des Unterarmes wurden daher mit den alkalischen Salben der Industrie, die oben beschrieben wurden, in derselben Reihenfolge wiederholt. Das Ergebnis war in sämtlichen Fällen negativ.

---

[1] WENDT: Münch. med. Wschr. **1937**, 4, 141.

[2] BRUCHHOLZ: Münch. med. Wschr. **1931**, 22, 914.

[3] FENYËS: Wien. med. Wschr. **1934**, 18.

[4] BÜRGI: Vortrag auf dem Physiologentag Zürich 1938, sowie Wien. klin. Wschr. **1936**, 51. Die Durchlässigkeit der Haut für Arzneien und Gifte. Berlin: Springer 1942.

[5] FREYSTADTL: Börgyogy. Szemle 16. I. 1938 u. a. O.

[6] BÜRGI: Schweiz. med. Wschr. **1937**, 20, 433.

Andererseits wurden bei einem außerordentlich juckenden Arzneimittelexanthem die letzteren 3 Salben gleichzeitig nebeneinander aufgestrichen. Dort, wo die Haut nicht mehr voll intakt war, hatten alle 3 Präparate gleich gut juckstillende Wirkung. Es waren daher weniger die Salben als die Testmethode ungeeignet.

Ein weiterer Versuch sollte deshalb den Unterschied zwischen den 3 Salben und einer Kontrolle auf der gesunden Haut auf anderem Wege klären. Hierzu wurden an den Unterarmen je 10 qcm mit den 3 Salben und eine vierte Stelle mit Vaselin behandelt. Die Präparate wurden in einigen Fällen nur aufgestrichen, in den anderen auch eingerieben, allerdings nicht 10—15 Minuten einmassiert, wie HUTEMBECK[1] vorschreibt. Nun wurden alle 10 Minuten 1-g-Gewichte, die in siedendem Wasser auf 100° erwärmt worden waren, aufgelegt und auf der Haut erkalten lassen. Der Schmerz war immer gleich intensiv, ob die Salben eingerieben oder aufgestrichen wurden, ob dieses oder jenes Anaestheticum bzw. die Kontrolle geprüft wurde. Größere Gewichte, wie 2 g oder 5 g, die infolge ihrer Schwere stärker auf die Haut drückten und größere Wärmekapazitäten besaßen, haben bei den Anaetheticis, der Kontrolle und auf unbehandelten Stellen immer gleich unerträglich gewirkt. Alle Salben waren also auf der gesunden Haut wirkungslos gegenüber frischem Verbrennungsschmerz und dem Schmerz, der beim Ziehen an den Lanugohaaren auftritt. Allerdings sind die Versuche, wenn man FREYSTADTL[2] recht gibt, nicht genügend stichhaltig, da der Kältereiz am leichtesten, dann Schmerzzustände anderer Genese und zuletzt der Verbrennungsschmerz beeinflußt werden. FREYSTADTL, dessen Arbeit sehr lesenswert ist, bestätigt im übrigen die hier dargelegte Beobachtung, daß ölige Lösungen der Basen durch die gesunde Haut wirksamer diffundieren als Chlorhydrate in Wasser-in-Öl-Emulsionen. Pantocain- und Percainsalbe sind nach ihm sehr wohl imstande, schwere Schmerzzustände durch die unverletzte Haut hindurch zu lindern, allerdings erst 10 und mehr Stunden nach der Applikation. Auch Cocainsalben, die die Base enthalten, sind wirksam. Die Arzneibücher Frankreichs, Englands und Italiens hatten deshalb um die Jahrhundertwende die Base in ein Pharmakopoepräparat aufgenommen (HIRSCH[3]).

Die Prüfung der Kälteempfindlichkeit ist demnach die beste Testmethode, so daß wir die Versuche mit wasserlöslichen Anaestheticis wiederholten. Zu diesem Zweck wurden zuerst 2 Salben, die Wasserin-Öl- und Öl-in-Wasser-Emulsionen (mit Vaselin als Grundlage und Cholesterin bzw. Lecithin als Emulgator) mit 0,75% Pantocainchlorhydratgehalt geprüft. Je 0,2 g Salbe wurde auf 6 qcm Unterarmhaut verstrichen und leicht einmassiert. Nach jeder vollen Stunde wurde dann ein Eiswürfel von 2 cm Kantenlänge aufgelegt und gewartet, bis das Kältegefühl kräftig wahrnehmbar wurde. Bei den ersten Versuchen zeigte sich innerhalb von 5 Stunden weder bei der Öl-in-Wasser- noch bei der Wasser-in-Öl-Emulsion eine Wirkung. Nach 6 Stunden hat die

---

[1] HUTEMBECK: Dtsch. med. Wschr. **1933**, 31.
[2] FREYSTADTL: Dermat. Wschr. **1938**, 3.
[3] HIRSCH: Universal-Pharmakopöe I (1902).

Wasser-in-Öl-Emulsion geringe Anästhesie hervorgerufen. Bei weiteren Versuchen hatte die Öl-in-Wasser-Emulsion gegenüber der zur Kontrolle nur mit Vaselin bestrichenen Hautpartie keine Verzögerung des Kälteschmerzes, der nach 20 Sekunden eintrat, erzielt. Die Wasser-in-Öl-Emulsion verzögerte den Eintritt nach 2stündiger Einwirkung um 30 auf 50 Sekunden und verursachte eine leichte, aber oberflächliche Anästhesie, die viele Stunden anhielt.

Aus den Versuchen können wir zunächst lernen, daß die Öl-in-Wasser-Emulsion in diesem besonderen Falle nicht wirksam ist; anscheinend trocknet sie zu rasch ein, und das trockene Salz wirkt nicht mehr. Weiterhin sehen wir, daß auch mit wasserlöslichen Anaestheticis eine, wenn auch nicht schnell und leicht nachweisbare Anästhesie erreicht werden kann.

Da anästhesierende Salben auch in der Augenheilkunde Interesse besitzen, wurden die obenerwähnten 4 Novocainchlorhydrat-Salben auch am Kaninchenauge auf ihre Wirkung geprüft. Zu diesem Zweck wurden der Eintritt der Gefühllosigkeit und ihre Dauer mit der Reizborste festgestellt. Die Salbe Nr. 1 war einer 5proz. wäßrigen Lösung gleichwertig. Die Salbe Nr. 2 ergab um 50%, Salbe Nr. 4 um 150% längere Anästhesie. Die Salbe Nr. 3 hingegen wirkte ganz unregelmäßig, und zwar in allen 15 Parallelversuchen, die mit den 4 Salben angestellt wurden. Einmal ergab sie keine, das andere Mal gute, den Salben Nr. 2 und Nr. 4 entsprechende Resultate. Es scheint, daß hier die Konsistenz und der Schmelzpunkt nicht entsprochen haben. Wenn wir nun die durch die drei Arbeitsmethoden gewonnenen Resultate graphisch darstellen, erhalten wir folgende Bilder:

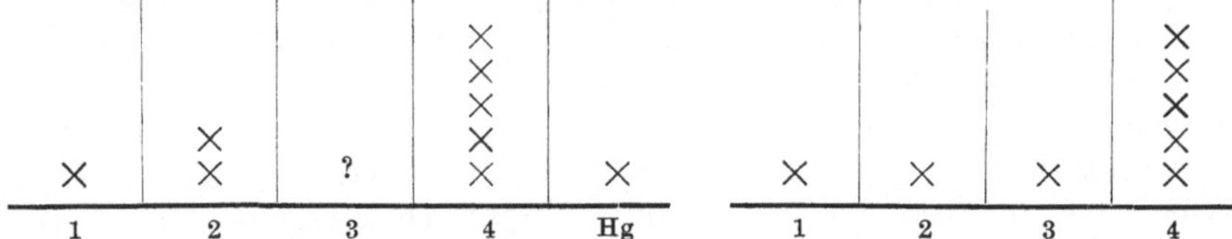

Abb. 21. Dauer der Anästhesie durch 4 Novocain hydrochl.-Salben und einer gleich starken Lösung am Kaninchenauge.

Abb. 22. Chloridabgabe derselben Salben an Wasser.

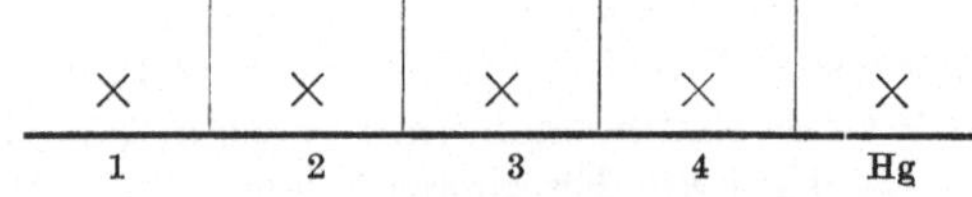

Abb. 23. Unterschwellige Wirkung der Salben auf der gesunden Haut.

Die Bilder zeigen, daß die Salbe Nr. 4 sich im Auge als am wirksamsten erwies, und stehen damit mit den Beobachtungen von GROSSMANN und SIMON[1], nach denen Vaselin und andere Medien mit 5% Anästhesin verrieben, praktisch gleich stark wirken, soweit die Beeinflussung eines wäßrigen Mediums in Frage kommt, in Widerspruch, der seine Ursache in der wenn auch geringen Öllöslichkeit des An-

---

[1] GROSSMANN u. SIMON: Med. Welt 1935, 32, 1150.

ästhesins haben dürfte. Sie decken sich aber mit der Antwort auf die Anfrage 58 in der Pharmaz. Z.halle Dtschld[1], in der Wasser-in-Öl-Emulsionen als Grundlagen für derartige Präparate empfohlen werden, und ergänzen diese, indem sie Hinweise auf die Art der Emulsion bzw. der Fettkomponente geben.

Öl-in-Wasser-Emulsionen haben wir im Vergleich zu Wasser-in-Öl-Emulsionen auch an der Mundschleimhaut geprüft. Wir verwendeten hierzu die bereits erwähnten 0,75proz. Pantocainsalben. Beide Emulsionen (0,1 g) wurden zwischen Unterlippe und Kiefer eingestrichen. Die Öl-in-Wasser-Salbe verteilte sich im Speichel und war zur Salbentherapie ungeeignet. Die Wasser-in-Öl-Emulsion begann schon nach 5 Minuten zu wirken, nach 10 Minuten war der Höhepunkt erreicht, nach 30 Minuten war keine Wirkung mehr vorhanden. Die Anästhesie hatte auch die Zunge ergriffen, so daß eine Diffusion des Anaestheticums aus der Salbe in den Speichel angenommen werden muß.

Als Untergruppe der Salbe mit Lokalanaestheticis können die mit juckstillenden Medikamenten, z.B. Chloralhydrat, geführt werden, wenn auch die Mittel den verschiedensten Gruppen, wie den ätherischen Ölen, den Phenolen und den Schwefelpräparaten, angehören. Als Beispiel sei das Calmitol angeführt, eine Lösung von jodiertem Campheraldehyd mit Scopolaminzusatz. JADASSOHN, DELBANCO u. a. haben es in Mengen von 5—10% Zinkpasten zugefügt und diese Paste bzw. Salbe zur Juckstillung empfohlen. Ferner ist die Cycloformsalbe (Curta) zu nennen, die Cycloform, die den in Lipoiden schwer, aber in Wasser löslichen Alkylester der n-Amidobenzoesäure und Hamamelisextrakt enthält.

FREYSTADTL (oben zitiert) prüfte Carbol, Campher und Resorcin in Salben auf ihre juckstillende Wirkung und beobachtete, daß diese Präparate die Kälteempfindlichkeit und den Juckreiz beträchtlich herabsetzen, ohne aber anästhesierend zu wirken.

Anästhesierende Salben der Industrie:

Curtacainsalbe, enthält 2% Butylaminobenzoyldimethylaminoäthanol (Pantocain), ein Desinfiziens, und Aluminiumhydroxyd im alkalischen Medium.

Panthesinbalsam ist 5proz., als Grundlage dient ein Pflanzenfett.

Percainsalbe besteht aus 1% Percain, 10 Teilen Aluminiumformiat, 6 Teilen Hamameliswasser, Wollfett und Paraffinöl ad 100.

Sedotyol (Dr. Debat, in Deutschland von Klinge, Berlin, hergestellt) enthält neben einem Lokalanaestheticum Hamamelisextrakt, Titansalze und Salicylsäure.

Zusammenfassend ist festzustellen, daß die Salben mit Lokalanaetheticis drei verschiedenen Zwecken dienen:

1. Sie sollen durch die gesunde Haut wirken. Hierfür sind vorwiegend die öllöslichen Basen geeignet. Die Salze wirken meist unterschwellig.

2. Wunden und Hautkrankheiten, bei denen das Corium frei liegt, können sowohl mit öllöslichen als auch mit wasserlöslichen Anaestheticis

---

[1] Pharmaz. Z.halle Dtschld **66,** 176 (1925).

behandelt werden. Wirksam sind im letzteren Falle die Emulsionen beider Typen.

3. Auf Schleimhäuten sind die Wasser-in-Öl-Emulsionen (das Medikament in Wasser gelöst) verwendbar. Über den Wert der Öl-in-Wasser-Emulsionen und deren richtige Darstellung soll noch im übernächsten Abschnitt berichtet werden.

Anästhesierende Salben, denen Chlorhydrate zugesetzt sind, wirken auf der intakten Haut nicht. Mit alkalischen Salben, die die Basen enthalten, z. B. den Industriepräparaten, können wir zufriedenstellende Effekte erreichen; die Wirkung tritt aber nicht gleich, sondern erst nach 6—12 Stunden ein, insbesondere, wenn die Salbe nicht einmassiert, sondern nur aufgestrichen wird.

Salben mit Alkaloiden und Glykosiden.

In früheren Zeiten hat man so ziemlich alle Alkaloide oder Auszüge aus Alkaloid- und Glykosiddrogen in Salbenform angewandt. In der modernen Medizin kam man auf Grund von Dosierungsschwierigkeiten mehr und mehr davon ab.

Im allgemeinen wird man, sofern man auf die Haut oder durch sie einwirken will, die fettlöslichen Basen als Wirkstoffe bevorzugen. Bei Wund-, Augen- und Nasensalben kommen aber auch die wasserlöslichen Salze gelöst und emulgiert zur Wirkung. Wir müssen daher auch hier scharf zwischen wasser- und öllöslichen Wirkstoffen trennen und erstere im wäßrigen Milieu, letztere auf intakter Haut anwenden.

Fettlösliche Alkaloidbasen und fettsaure Alkaloide werden verschiedentlich verwendet. ESCHBAUM[1] stellte fettsaure Salze von Chinin und Veratrin her und konnte aus Salben, die 2% davon enthielten, Resorption nachweisen. In Amerika sind derartige Salben sogar patentiert worden (Amer. P. 2139839).

Vorläufig ist eine Chininverbindung dieser Art als Sonnenschutzmittel geprüft, wogegen die anderen Alkaloide vorläufig mehr als Fraßgifte und Insektizide gedacht sind.

Die Basen von Atropin, Chinin, Pilocarpin werden nach MIGAZAKI[2] von der gesunden Haut resorbiert. Immer bleibt die Resorptionsgröße ungenau, die Resorption unökonomisch und unsteuerbar, muß aber z. B. bei der Verordnung der LASSARschen Haarpomade, die 2% Pilocarpin in Rindermark enthält, berücksichtigt werden.

Im folgenden sollen die wichtigsten Alkaloidsalben kurz besprochen werden.

Aconitsalben. Man verwendet 0,5 g Aconitin auf 20 g Salbe und bedient sich der freien Ölsäure als Lösungsvermittler. Sie bildet das fettsaure Salz des Alkaloides und dieses kommt teilweise zur Resorption. Da das Aconitin unstabil und hochtoxisch ist, kann von diesem Präparat, das ungenau wirkt, abgeraten werden.

---

[1] ESCHBAUM: Ber. dtsch. pharmaz. Ges. **32**, 274 (1922).
[2] MIGAZAKI: Jap. J. of Dermat. **1931**, 31, 5.

Extractum Belladonnae wird ziemlich oft in Hämorrhoidalsalben verwendet. Äußerlich appliziert ist es wohl wenig wirksam. Die Atropinsalbe, die nach Art der obengenannten Aconitsalbe bereitet wird, ist abzulehnen. Atropinaugensalben sind auf der Schleimhaut wirksam und stehen hier nicht zur Diskussion.

Colchicin-, Cicuta virosa- und Coniinsalben sind nicht empfehlenswert, werden aber bisweilen angeboten.

Pilocarpinchlorhydrat wird nach der japanischen Patentanmeldung 9317/38 in Wollfett und Kakaobutter als Heil- und Schutzmittel gegen Erfrierungen empfohlen. Wieweit die Hoffnungen in diese Salbe als Prophylakticum zu Recht bestehen, kann ohne Versuche nicht entschieden werden. Nach Lage der Dinge kann man aber vermuten, daß keine andere Wirkung als die der Fettstoffe erreicht werden kann.

Opiumsalben mögen, sofern man eine geringe, meist unterschwellige Resorption annehmen will, eine schwache Wirkung entfalten. Ökonomisch und steuerbar ist die Darreichung, die daher besser unterbleibt, auf keinen Fall.

Veratrin wird in 1 proz. Salben als Antirheumaticum hie und da verwendet. Die Reichsformeln geben ein derartiges Präparat an. Wenn sich solche Salben auch einer gewissen Beliebtheit erfreuen, so sind sie unserer Meinung nach doch immer bedenklich, zumal sie leicht eindringen und an die Nervenenden gelangen. Sie leisten trotzdem nicht mehr als perorale Gaben und könnten durch Verkettungen ungünstiger Umstände doch zu Intoxikationen führen. Außer diesen Präparaten gibt es noch Spezialsalben wie die öfters reizende Chininsalbe, die als Lichtschutzmittel angewendet werden kann. Zusammenfassend ist jedenfalls von Alkaloidsalben, die durch die gesunde Haut hindurch wirken sollen, abzuraten. Sie entsprechen nicht mehr unserer Zeit und sind entweder ungenau oder nicht wirksam.

Kombinationen von Alkaloiden und anderen Stoffen sind nur mit Vorsicht aufzunehmen.

HUURMAN[1] empfiehlt als Wundpaste für die Mundhöhle folgende Zusammensetzung:

Rp. Adeps lanae		8,0
Vasel. alb.		30,0
Acid. tannic.		30,0
Tinct. jodi		0,9
Tinct. aconiti		0,45
Chloroform		1,8
(Chlorophenolcamph.)		0,9
M. f. Paste s. Wundpaste		

Derartigen Rezepten, die so empfindliche Stoffe wie Aconitin und Jod gemeinsam und obendrein noch in Verbindung mit Gerbstoff enthalten, kann nur mit großem Mißtrauen begegnet werden. Außer der ungesteuerten Resorption sind bei der Therapie mit solchen Präparaten so viele Unbekannte einzukalkulieren, daß an eine ordnungsgemäße Wirkung nicht gedacht werden kann. Wir müssen solche Mischungen ablehnen.

Glykoside sind wasserlöslich, wir dürfen daher nur im wäßrigen Medium eine Resorption und Wirkung erwarten.

---

[1] HUURMAN: *Zahnärztl. Rdsch.* **1941,** 9, 328.

So war früher Digitalis ein häufiger Bestandteil von Wundsalben und Furunkulosemitteln. Auch jetzt werden solche Salben noch empfohlen. WINKLER[1] verarbeitet 10% Digitalysat in Eucerin anhydr. und berichtet von guter Juckreizstillung dieser Mischung bei Pruritus, senilen Neuralgien und Herpes Zoster. Das Ergänzungsbuch führt eine Digitalissalbe aus dem Extrakt an. Eine ähnliche Digitalissalbe kennt schon die Londoner Pharmakopöe von 1722, und BARON[2] empfahl eine Salbe aus 10 Teilen Digipurat und je 45 Teilen Vaselin-Lanolin als Wundbehandlungsmittel.

Rheum- und **Aloeextrakte** sind öfters Bestandteile von Entfettungssalben. Sie kommen in dieser Form nicht zur Wirkung, die Herstellung dieser Produkte ist eine Verschwendung wertvoller Rohstoffe.

Wasserlösliche Medikamente mit lokaler Wirkung.

Hierzu gehören manche Desinfizienzien, Lokalanaesthetica und Farbstoffe sowie Medikamente aus anderen Kapiteln. Da aber die Wasserlöslichkeit doch einer der wesentlichsten Faktoren zur Beurteilung der Wirkung ist, sollen hier noch einige Zeilen die gemeinsamen Eigenschaften klären, die Salben mit solchen Medikamenten besitzen. In der Literatur finden sich über die Resorption von Farbstoffen verschiedene Arbeiten, die BÜRGI[3], ergänzt durch eigene Versuche, kritisch wertet. Darnach werden saure Anilinfarben, wie Eosin, resorbiert und sind, wie JAMADO und JODLBAUER[4] zeigen, in der Galle und im Blut nachweisbar. Die Werte am Menschen bleiben, auch unter Zuhilfenahme des elektrischen Stromes, sehr klein. Ja, AOKI[5], der mit wäßrigen und alkalischen Lösungen und Emulsionen arbeitete, stellt sogar fest, daß bei unverletzter Haut keine Farbstoffresorption stattfindet. Trypanblau und Carmin gehen nach dort zitierten Arbeiten zwar in die Haut hinein, aber nicht durch sie hindurch. In den meisten Fällen wollen wir nun aber nicht das Innere des Menschen färben, keine Resorption erzielen, sondern nur lokal einwirken: Hierfür können Salben verschiedener Art herangezogen werden.

Die Arzneibücher schreiben vor, daß wasserlösliche Medikamente, in wenig Wasser gelöst, in Form einer Wasser-in-Öl-Emulsion zur Anwendung kommen sollen. Fast immer ist Wollfett der Emulgator. Es handelt sich demnach um echte Emulsionen mit sehr fein verteilten Wassertröpfchen. Der Verwendungszweck, d. h. ob die Salbe auf die gesunde, die geschädigte, die Schleimhaut, auf die Haare oder im Auge einwirken soll, hatte bisher keinen Einfluß auf die Zusammensetzung der Präparate, bei denen zwar feine Verteilung angestrebt wurde, die sonstigen Eigenschaften einer Salbe, die Resorptionsunterschiede verursachen, aber nicht berücksichtigt wurden.

[1] WINKLER: Wien. med. Wschr. **1930**, 38.
[2] BARON: Chirurg **12**, 160 (1940).
[3] BÜRGI: Die Durchlässigkeit der Haut für Arzneimittel und Gifte. Berlin, Springer 1942.
[4] JAMADO u. JODLBAUER: Arch. intern. Pharmakodynamie **19**, 215.
[5] AOKI: Ber. Physiol. **101**, 322; **102**, 620.

Wenn wir nun derartige Wasser-in-Öl-Emulsionen im Mikroskop betrachten, so stellen wir fest, daß die Wassertröpfchen von Fett umgeben und eingesperrt sind, sie werden festgehalten, und nur kleine Mengen haben beim Aufstreichen die Möglichkeit, mit der Haut, Schleimhaut und den sonstigen Stellen, die durch die Salbe beeinflußt werden sollten, in Kontakt zu treten.

Aus diesem Grund ist die Leitfähigkeit der Lanolinsalben, wie MOLDENHAUER[1] feststellt, sehr klein und der eines reinen Vaselinpräparates nicht sehr überlegen. Dieses Phänomen ist selbstverständlich und darf nicht zu irgendwelchen Schlüssen verwertet werden. Es ist unsinnig, zu behaupten, daß die Leitfähigkeit irgendein Maßstab für den therapeutischen Wert sei. Wenn dies zuträfe, wären Lebertran und andere Nichtleiter wertlos und Elektrolytlösungen, ja auch verdünnte Mineralsäuren therapeutisch hochwichtige Substanzen. Versuche, die klären sollten, ob mit den Wasser-in-Öl-Emulsionen die optimalen, für alle Verwendungszwecke besten Darreichungsformen gefunden sind, waren daher angezeigt.

MIESCHER[2] stellte fluorescenzmikroskopische Untersuchungen an über die Penetration von fluorescierenden Stoffen in die Haut (Tierversuche) und konnte zeigen, daß ein Eindringen in die lebende Epidermis in den durch Fluorescenz noch erfaßten Konzentrationen (zirka 1 : 100000) nicht stattfindet, gleichgültig, welche Salbe oder sonstigen Lösungsmittel man verwendet. Die Imprägnation bleibt auf die oberen Hornschichten beschränkt und dringt nur in Spalten und Risse tiefer. Die beste Durchtränkung erhält man durch Pyridin und Natronlauge. Die Schweißdrüsen und Kanäle sind für das Eindringen ohne Bedeutung, die Talgdrüsen bilden im beschränkten Maße eine Eindringpforte für fettlösliche Stoffe. In unseren Versuchen wurden als Test Salben mit wasserlöslichen Farbstoffen gewählt, da die Penetration dieser Farbstoffe als ein Kriterium für das Eindringen ungefärbter wasserlöslicher Medikamente dienen kann. Es wurden deshalb je fünf verschiedene 0,1 proz. Trypaflavin- und Methylenblausalben hergestellt.

Salbe Nr. 1 hatte Vaselin,
Salbe Nr. 2 hatte synthetisches Fett,
Salbe Nr. 3 hatte Vaselin + 20 % Wollfett als Emulgator (ohne Wasserzusatz) als Grundlage.
Salbe Nr. 4 stellte eine Öl-in-Wasser-Emulsion dar, die 60 % Tyloselösung und 40% Fett enthielt.
Bei Salbe Nr. 5 handelte es sich um eine Salbe mit 20 % Wasser, 20 % Wollfett und 60 % Vaselin.

In den ersten 3 Salben waren die Farbstoffe in Form einer feinsten Verreibung suspendiert, in den Salben Nr. 4 und 5 waren sie zuerst in Wasser gelöst und dann der wäßrigen Phase zugesetzt worden. Die ersten 3 Salben waren nur wenig gefärbt, die Salben Nr. 4 und 5 wiesen, wie zu erwarten war, intensivere Tönung auf. Nun wurden mit jeder Salbe etwa 5 qcm große Flächen gesunder Haut (Unterarm) bestrichen. Die Salbenmenge, die in allen Versuchsfällen gleich war (0,5 g), konnte

---

[1] MOLDENHAUER: Vertrauensapotheker 1932, 2.
[2] MIESCHER: Dermatologica 83, 1/3 (1941).

eine Stunde lang einwirken. Die normale gesunde Haut wurde durch die Salben Nr. 1 und 3 überhaupt nicht gefärbt. Vaselin mit und ohne Zusatz eines Emulgators hatte keine Wirkung. Ein Emulgator ohne Wasser hat hier praktisch keinen Einfluß auf die Penetration aufgeschlämmter wasserlöslicher Medikamente, das Wasser der Haut wird nicht zur Emulgierung herangezogen. Die Salbe Nr. 2 hinterließ geringe Färbung, die Salbe Nr. 4 färbte außerordentlich intensiv die Haut, wogegen die Salbe Nr. 5 zwar selbst intensiv gelb bzw. blau war, die Haut aber weniger färben konnte (Abb. 24). Dies zeigte sich insbesondere nach Abwischen der Salben sowie Abwaschen mit Seifenwasser. Nur die Salbe Nr. 4 hatte einen Fleck hinterlassen, der dem Waschen widerstand. Alle anderen Salben hatten nur oberflächlich gewirkt, ihre Färbung war nicht so tiefgreifend, daß sie dem Abwaschen widerstanden hätte. Alle Salben reichten an die Färbewirkung einer wäßrigen Lösung nicht heran und färbten nur die oberste Hautschicht, so daß von Resorption wäßriger Substanzen, die nach MIGAZAKI[1] aus Salben durch die Haut hindurchgehen sollen, keine Rede sein kann. Derselbe Versuch an entfetteter Haut ergab gleichartige Resultate, nur waren die Farbtönungen etwas intensiver und insbesondere bei der Salbe Nr. 4 dem Waschen gegenüber resistenter. Sowohl Trypaflavin als auch Methylenblau hatte gleichgerichtete Ergebnisse gezeigt. Es ergab sich also, daß auf der gesunden Haut, ob sie nun entfettet oder nicht entfettet war, die Öl-in-Wasser-Emulsionen am intensivsten gewirkt hatten. An der Schleimhaut (Lippe) zeigten sich gleichsinnige Resultate, die durch folgenden Modellversuch bestätigt wurden:

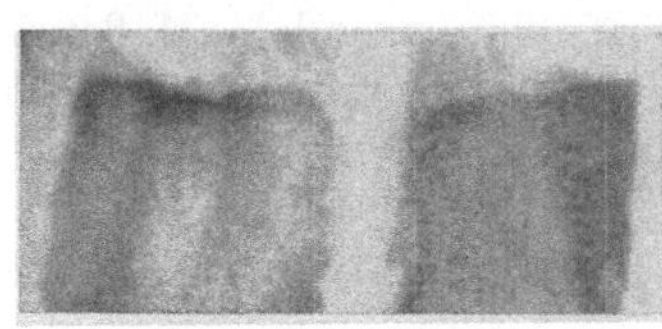
Abb. 24. Färbung der Haut mit den Salben Nr. 4 und 5.

Je 0,1 g der 5 Salben wurden möglichst gleichmäßig auf Papier aufgestrichen und 48 Stunden lang in 40 ccm Wasser liegengelassen. Die Salbe Nr. 3 hatte eine intensivere Färbung des Wassers ergeben, die Salbe Nr. 2 eine geringere Tönung. Die Salben, die auf dem Papier verblieben waren, zeigten gegenüber den nicht mit Wasser behandelten keinen Unterschied, nur Salbe Nr. 4 war vollkommen entfärbt. Aus dieser einen Salbe war aller Farbstoff, also das gesamte wirksame Medikament, herausgezogen worden, wogegen die Salbe Nr. 5, die uns naturgemäß am meisten interessierte, zwar weiterhin intensiv gefärbt war, aber nicht eine Spur Farbstoff an die Umgebung abgegeben hatte.

Ein weiterer Versuch an der lebenden Kaninchenhaut zeigte die Unterschiede zwischen Wasser-in-Öl- und Öl-in-Wasser-Emulsionen als Farbstoffträger noch eindeutiger. Zwei Hautpartien wurden mit gleich großen und gleich konzentrierten 1proz. Pyoctaninsalben der beiden Emulsionstypen 20 Minuten lang behandelt. Im Gefrierschnitt erhielten wir dann folgende schematisch gezeichnete Bilder:

---

[1] MIGAZAKI: Jap. J. of Dermat. 1931, 31, 5.

Abb. 25 gibt also die Wirkung einer 1 proz. Pyoctanin-Öl-in-Wasser-Emulsion wieder, wobei sich eine diffuse Färbung fast der ganzen Epidermisschicht der Kaninchenhaut zeigt. Fast die gleiche Farbenintensität hat das Follikelepithel, das dem der Oberflächenepidermis entspricht, bis zur Gegend der Papillen angenommen. Demgegenüber fällt das völlige Freibleiben der Haare von dem Farbstoff aus der Öl-in-Wasser-Emulsion auf. Das Corium und die interpapillären Räume sind ebenfalls ungefärbt geblieben.

Im Hinblick auf therapeutische Maßnahmen wäre also die Öl-in-Wasser-Emulsion als Träger für wasserlösliche Farbstoffe dann zu wählen, wenn Krankheitsherde in der Epidermis oder den Follikeln mit dem Farbstoff in Kontakt gebracht werden sollen. Es kommen also

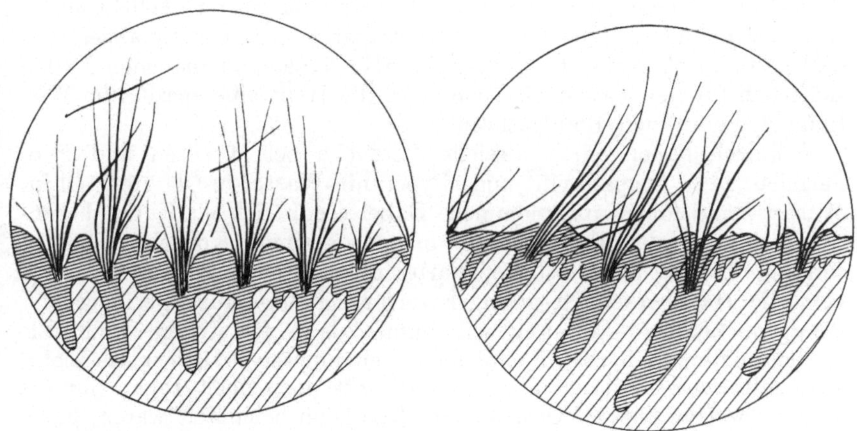

Abb. 25 und 26. Färbung der Haut durch Farbstoffe in verschiedenen Emulsionstypen.
[1 proz. Pyoctaninsalben vom Öl-in-Wasser-Typ (25) und Wasser-in-Öl-Typ (26).]

Mykosen, Pyodermien und acneiforme Zustandsbilder, wie Impetigo Bockhart und Ostiofolliculitiden, in Frage. Auf den Schleimhäuten können wir durch Zusatz von Schleimen die Öl-in-Wasser-Emulsionen gut haftend und schwer löslich machen, so daß die Wirkung trotz des hier ungünstigen, da mit Wasser verdünnbaren, Typs lange anhält. Resorption durch die Haut findet bei wasserlöslichen Substanzen, wenn überhaupt, nur in Spuren statt. Immer bleiben die resorbierten Mengen aber minimal, unterschwellig. Gerade hier dürfen wir Resorption und Penetration nicht identifizieren.

Die Abb. 26 zeigt die Einwirkung der 1 proz. Pyoctanin-Wasser-in-Öl-Emulsion, die ein völlig gegensätzliches Bild zeigt. Darin sind von dem Farbstoff alle Hautschichten sowie auch das Follikelepithel völlig frei geblieben, und nur die Haare selbst zeigen eine deutliche Verfärbung, soweit sie die beim Kaninchen typischen verhornten Zellen, das hornige Netz der HENLEschen Schicht, also die eigentlichen Haare betreffen. Die Erklärung dafür dürfte in der Netzwirkung dieses besonderen Gemisches auf den verhornten Haarzellen liegen, wobei die

Färbung im ganzen schwächer als bei der Farbdiffusion aus der wäßrigen Phase zu beobachten war.

In einem weiteren Versuch an lebender menschlicher Haut haben wir die Wirkung zweier bestimmter Emulgatorentypen bezüglich des Farbstofftransportes in die menschliche Haut untersucht (*fettlösliche Farbe*).

Zu diesem Zweck wurde eine 1 proz. Sudan III-Fett-Lösung, welcher einmal 10 proz. Lecithin- und einmal 10 proz. Cholesterinzusatz beigegeben war, 3 Stunden auf menschliche Haut einwirken lassen und anschließend nach Excision histologisch im Gefrierschnitt untersucht. Dabei zeigte sich, daß gleichsinnig mit den obigen Trypaflavin- und Pyoctaninversuchen am Kaninchen auch der fettaffine Farbstoff mit Lecithinzusatz als Öl-in-Wasser-Emulgator den Farbstoff bis fast in die Basalzellenschicht der Epidermis eindringen ließ. Aus dem gleichen cholesterinhaltigen Sudanfett war jedoch nur die oberste Zell-Lage des Stratum disjunctum, die sich in dem Präparat lamellenartig abgehoben hatte, sudanrot verfärbt. Es besteht also danach in manchen Fällen sicherlich für den Farbstofftransport in die Haut eine spezifische Wirkung der einzelnen Emulgatoren.

Klinisch haben wir zahlreiche Versuche bei Mykosen und Pyodermien mit Trypaflavin und Pyoctanin-Wasser-in-Öl- und Öl-in-Wasser-Emulsionen unternommen. Dabei ergab sich eindeutig, besonders wenn wir den Farbstoff nur in ganz geringer Konzentration zusetzten, daß die wasserlöslichen Farbstoffe aus der Wasser-in-Öl-Emulsion die Haut erheblich geringer verfärbten und auch geringer eindrangen. Letzteres konnten wir immer dann feststellen, wenn die Patienten die mit Farbstoffemulsionen behandelten Stellen später mehrfach mit Seife abwuschen, wobei dann oft noch nach Tagen nur die Stellen, welche mit der Öl-in-Wasser-Emulsion behandelt waren, Farbstoffreste zeigten. Eine stärkere Diffusion aus der Wasser-in-Öl-Emulsion haben wir ganz ähnlich wie bei der Kaninchenhaut auf der behaarten Kopfhaut.

Im Sinne der Heilung ließen sich trotz der Ergebnisse bei unseren Versuchen keine eindeutigen Resultate zugunsten eines der Emulsionstypen feststellen. Dies ist wohl durch die zu therapeutischen Zwecken hoch konzentrierten (meist 1 proz.) Trypaflavinemulsionen zu erklären. Bei solchem Überschuß diffundiert bei dem längeren Kontakt mit der Haut schließlich auch auf der Wasser-in-Öl-Emulsions-Seite Farbstoff in die Haut.

Eine gewisse Mittelstellung zwischen Öl-in-Wasser- und Wasser-in-Öl-Emulsionen weist das Ungt. leniens auf, das als zerfallende Kühlsalbe das darin enthaltene Wasser und gegebenenfalls verarbeitete wasserlösliche Medikamente freigibt. Wenn wir den oben geschilderten Modellversuch, der auf die Wirkung der wasserlöslichen Medikamente, auf die Schleimhaut und die epidermisgeschädigte Haut Schlüsse zuläßt, mit gefärbten Kühlsalben anstellen, so erhalten wir eine Wasserfärbung, die weitaus intensiver ist als die bei der Wasser-in-Öl-Emulsion, wenn sie auch nicht an die Wirkung der Öl-in-Wasser-Emulsion heranreicht. Auf der gesunden Haut trennen sich die beiden Phasen, die wäßrige dringt jedoch nicht in die Haut ein, da ihr das Fett — da es hautaffiner ist als das Wasser — zuvorkommt.

Kann man die Emulgatoren, insbesondere diejenigen, die den Wasser-in-Öl-Typ ergeben, untereinander austauschen, ohne die Wirkung zu ändern? Ist die verschieden starke Penetration lediglich eine Funktion des Emulgators, oder hat auch die Grundlage einen Einfluß? Wir können zur Beantwortung dieser Fragen die bisherigen Resultate heranziehen. Es ergeben sich dann folgende Punkte:

1. Der Emulgator spielt bei der Herstellung von Salbenemulsionen zwar eine wichtige Rolle im Hinblick auf die Resorption und Penetration, doch ist die Salbengrundlage nach wie vor ebenso wichtig, zumal wenn es sich um Vergleiche zwischen Vaselin und echten Fetten, die meist schon emulgierende Substanzen enthalten, handelt. Dies zeigten u. a. auch die Versuche, die unter dem Abschnitt „Zinkpasten" beschrieben sind und klären sollten, inwieweit ein Emulgator die Wasseraufnahme der Zinkpasten durch die Haut verbessert. Wenn wir eine Salbe in ihrer optimalen Form herstellen wollen, so müssen wir im Modellversuch sowie an der gesunden und kranken Haut die besten Bedingungen feststellen. Aus der Emulsionskraft des gewählten Emulgators und dem Verteilungskoeffizienten Öl/Wasser des zugesetzten Arzneistoffes können wir theoretisch Schlüsse ziehen, praktisch ist das nicht möglich, da noch Unbekannte auftreten, die das in unseren Theorien angenommene Verhalten ändern können. Bei der Herstellung der Wasser-in-Öl-Emulsionen ist daher ein Versuch zweckmäßig. Er verursacht zwar Arbeit, aber er gibt dann die Gewähr, daß man wirklich eine optimale Salbe besitzt (z. B. Silbernitratsalben).

2. Die Öl-in-Wasser-Emulsionen sind in vielen Fällen, z. B. bei Pyodermien, die geeigneteren Träger für wasserlösliche Medikamente und nicht die Wasser-in-Öl-Emulsionen, die bisher wegen ihrer leichten Herstellung, ihrer guten Haltbarkeit und ihres günstigen Aussehens hierfür ausersehen waren. Insbesondere dort, wo ein Medikament in der wäßrigen Phase gelöst wirken soll, ferner auf Schleimhäuten und verletzter Haut, ist ein Versuch mit einer reizlosen Öl-in-Wasser-Salbe als Träger anzuraten. Allerdings ist die Haltbarkeit ohne Desinfiziens beschränkt, ein Umstand, der wohl auch zur geringen Verbreitung dieses Typs beigetragen hat. Die Wirkung der Öl-in-Wasser-Emulsionen ist hier, sofern sie mit wasserlöslichen Substanzen beladen sind, der der wäßrigen Lösungen ähnlich, aber milder, depotartiger und tiefgreifender.

Auf der gesunden Haut können wir, je nachdem eine Öl-in-Wasser- oder eine Wasser-in-Öl-Emulsion angewendet wird, ganz verschiedene, in den Bildern gut erkennbare Effekte erzielen. Auf sehr wasserreichen Stellen, auf Schleimhäuten und stark sezernierenden Wunden, werden gewöhnliche Wasser-in-Öl-Emulsionen rasch verdünnt und abgeschwemmt. Hier sind schleimhaltige Mischungen desselben Typs, die der Verdünnung einen gewissen Widerstand entgegensetzen, indiziert. Auf trockenen Stellen, die der Luft ausgesetzt sind, trocknen Wasser-in-Öl-Emulsionen rasch ein und werden dann praktisch unwirksam. Hier *muß der impermeable* Verband als Gegenmittel herangezogen werden.

All dies sind Punkte, die nur bei der Öl-in-Wasser-Emulsion als Medikamentengrundlage berücksichtigt werden müssen. Diese Salben sind also in den geeigneten Fällen wirksamer, aber. individueller zu behandeln. Das Schema F versagt hier vollkommen.

3. Aufschlämmungen wasserlöslicher Medikamente in Fett oder Vaselin sind in manchen Fällen vollkommen wirkungslos, in anderen wider Erwarten stark wirksam. Wann der eine und wann der andere Fall eintritt, entscheidet nur der Versuch.

Farbstoffe.

Die wasserlöslichen Farbstoffe sind eine Untergruppe der im vorigen Kapitel beschriebenen Präparate. Da es aber auch öllösliche Farben gibt, müssen wir, bevor wir uns ein Bild über ihre Wirkung und die Resorptionsbedingungen machen, alle therapeutisch verwendeten Farben in die beiden Gruppen einteilen.

Die öllöslichen Produkte, vor allem das Aminoazotoluol und seine Abkömmlinge, wie das Scharlachrot (Aminoazotoluol-β-Naphthol), werden aus allen Fetten und Kohlenwasserstoffen in die gesunde Haut eindringen. Auf der epithelfreien Haut und auf Wunden wirkt die 8proz. mit Vaselin bereitete Scharlachrotsalbe zuerst lokal, Resorption wird ohne Schaden für den Organismus zu erwarten sein. Die Tiefenwirkung können wir durch Zusätze von Lecithin oder andere Öl-in-Wasser-Emulgatoren verstärken. Dies zeigt auch NORIKAMI[1], er stellt in einer umfangreicheren Arbeit fest, daß Scharlachrot (Biebrich) von verschiedenen Azoverbindungen die beste Wundheilung verursachte. Als Salbengrundlage brachte eine Mischung von Lanolin, Vaselin und Reiskleienöl die Wirkung am besten zur Geltung.

Pellidol (Bayer), Diacetylaminoazotoluol, ist wirksamer als Scharlachrot, daher sind die Salben nur 2proz. Pellidol und Scharlachrotsalben stellt man durch Lösen des Wirkstoffes in geschmolzenem Vaselin auf dem Wasserbade her. Höhere Temperaturen anzuwenden ist ein Fehler. Allenfalls kann man die Toluolderivate in Chloroform lösen und diese Lösung bei Zimmertemperatur in die Grundlage einarbeiten. Man muß dann allerdings so lange rühren, bis das Lösungsmittel verdunstet ist. Nach STÖHR[2] kann man bei gleichem Effekt die Pellidolkonzentration um $^2/_3$ verkleinern, wenn man statt Vaselin eine 4proz. Adulsion- (Tylose-) Salbe anwendet. Es scheint in diesem Falle das Gefälle von der wäßrigen Phase zur Wunde hin günstige Bindungen zu schaffen. Menschen, die berufsmäßig mit Azofarben zu tun haben, sind gegen diese Farbstoffgruppe bisweilen überempfindlich und vertragen diese Salben nicht (SCHÖNFELD[3]).

Die wasserlöslichen Substanzen folgen den im vorstehenden Kapitel geschilderten Gesetzen. Als wichtigste wasserlösliche Farbstoffe sind zu nennen:

---

[1] NORIKAMI: Nisshin Igaku Zasshi. 1942. I.
[2] STÖHR: Chirurg **12**, 15 (1940).
[3] SCHÖNFELD: Münch. med. Wschr. **1942**, 24.

Pyoctanin (Merck) blau, ist wasserlöslich, besteht aus den Chloriden des Penta- und Hexamethylpararosanilins. Es wird in 1—2proz. Salben angewendet.

Pyoctanin (gelb) wird 2—10proz. in Salben verwendet und ist in warmem Wasser leicht löslich.

Rivanol (Bayer), Äthoxy-6, 9-Diaminoacridinlactat, ist wasserlöslich, wird in Vaselin 1proz. verwendet. Emulsionen sind als Grundlage vorzuziehen. In Zinkpaste wird es 1proz. von OxENIUS[1] bei Pemphigus neonatorum empfohlen.

Trypaflavin (Bayer), 3, 6-Diaminoacridin-Hydrochlorid, wird 5- bis 10proz. in Salben bei Pyodermien verwendet. Es diffundiert im sauren Milieu erheblich schneller in Gallerten ein als im neutralen oder alkalischen (ABELMANN und LIESEGANG[2]). Trypaflavinflecke entfernt man mit Aflavol.

Septacrol (Ciba) ist eine Verbindung eines Acridinfarbstoffes mit Silbernitrat. Es wird in Salben 1 : 200 verarbeitet, ist etwas wasserlöslich und lichtempfindlich und muß dunkel aufbewahrt werden.

Methylenblau wird in Wasser gelöst 1 : 50, in Wollfett und Vaselin bei manchen Krankheiten der Kopfhaut empfohlen. Es ist lichtempfindlich.

Brillant- und Malachitgrün werden in $\frac{1}{2}$—2proz. Salben bei Furunkulose, Pyodermien, Trichophytia profunda sowie bei Ulcus molle von BRUND-MAKEELOKA[3] empfohlen. $\frac{1}{2}$proz. Salben sind bei infizierten Brandwunden am Platze.

Neutralrotsalben hat ALDAWE[4] bei beginnendem Trachom mit Erfolg gegeben.

Gentianaviolett haben englische und amerikanische Autoren bei Brandwunden in 1proz. wäßrigen Lösungen oder Tragantgallerten (30 : 1000) angewendet. Die letztere Darreichungsform ist nach ihnen wirksamer, eine Bestätigung unserer Ausführungen auf S. 265. Die bisherigen Farbstoffe sollten therapeutisch wirksam sein. Die Mischung aus TiO_2 40 Teile, ZnO 17 Teile, Eisenoxyd 5 Teile, Terra silicea 0,5 Teile, Bleiweiß 1,0, Paraffin liqu. 0,5, Glycerin 16,3, Wasser 19,7, Nipagin 0,1 stellt ein Präparat dar, das, gegebenenfalls unter Zusatz von Ocker, Hautschäden überdecken soll. Es trocknet nicht aus und fettet nicht (KLAUDER[5]).

Zusammenfassung. Öllösliche Farbstoffe können mit Fetten und Kohlenwasserstoffen zu wirksamen Salben verarbeitet werden. Auf Grund der sonstigen Vorteile der Fette möchten wir zu diesen raten.

Für wasserlösliche Farben gilt die Zusammenfassung des letzten Kapitels. Nach BURKE und GRIEVE[6] sind Anilinfarben im alkalischen

[1] OXENIUS: Münch. med. Wschr. **1935**, 15.
[2] ABELMANN u. LIESEGANG: Dermat. Wschr. **67** (1918).
[3] BRUND-MAKEELOKA: Dermat. Wschr. **1934**, 2, 69.
[4] ALDAWE: Zbl. Ophthalm. **1934**, 31, 414.
[5] KLAUDER: Arch. f. Dermat. **42**, 224 (1940).
[6] BURKE u. GRIEVE: Amer. J. med. Sci. **168**, 98 (1924).

Milieu bactericider als bei anderem p_H. Es ist daher ein Versuch mit schwach alkalischen Salben angezeigt.

Salben mit abgetöteten Bakterien, Filtraten und Antiviren.

Diese Produkte werden sowohl zur Therapie als auch zur Diagnose verwendet. In beiden Fällen ist die Wirkung bis zu einem gewissen Grad von der Wahl der Salbengrundlage abhängig. So konnte STEYSKAL[1] zeigen, daß man bei der Wahl einer schmiegsamen und in die Haut eindringenden Salbe als Grundlage mit der Dosis wesentlich herabgehen kann. Er konnte die für Desensibilisierungsversuche nötigen Mengen auf ein Fünfzigstel bis zu einem Hundertstel herabsetzen und erhielt noch dieselben Resultate. Die Untersuchungen haben in der Dermatologie noch nicht den verdienten Widerhall gefunden. Die Salben sind fast immer Wasser-in-Öl-Emulsionen auf Cholesterin- oder Cholesterinesterbasis. Sie sollen nach RUEMELE[2] ein p_H von 7 haben, müssen Desinfizienzien als Zusatz erhalten und dürfen keine Bestandteile aufweisen, die den Wirkstoff beeinflussen oder ausfällen können. Die Präparate genügen den Anforderungen. Den Nachteil der wenig wirksamen, aber dafür haltbaren Adeps-lanae-Verarbeitungen gleicht man durch höhere Dosierung aus.

Als Typen der Bakteriensalben seien nur einige besprochen:

Inoseptasalbe (Dr. Debat, in Deutschland von Klinge, Berlin, hergestellt) wird gegen eitrige Hautschäden empfohlen und enthält ein in den Kulturen von Staphylo-, Streptokokken und Pyocyaneus auftretendes Antivirus in einem cholesterinhaltigen Fettkörper, der Tiefenwirkung gewährleisten soll.

Antiflammin (Serotherapeut. Inst. Wien, Alleinvertrieb Behringwerke) ist eine Antivirussalbe zur lokalen Behandlung der Haut und der Schleimhaut und enthält Streptokokken-, Staphylokokken- und Pyocyaneus-Antivira, Staphylokokken-Formoltoxoid, Surfen und Zinkoxyd in einer „Salbengrundlage".

Diffusylsalbe (Schwabe) besteht aus Arsentrioxyd, Schwefel, Arnica, Echinacea und Staphylokokkenvaccine in Vaselin-Lanolin.

Die **Staphyrilsalbe** (Woelm) wird bei Phlegmonen, Abscessen u. dgl. empfohlen und enthält eine konzentrierte Staphylokokkenvaccine.

Ateban ist eine von NEUMANN[3] angegebene Tuberkulinsalbe, die, ohne Herdreaktionen auf den Stellen der Applikation auszuüben, nach erfolgter Resorption die Tuberkulose günstig beeinflussen soll.

Ektebin (Merck) wird nach MORO durch Emulgierung des bis zur Gewichtskonstanz eingedickten Tuberkulins in Adeps lanae hergestellt. Es wird zur Therapie der Hauttuberkulose u. a. von DÖRFEL und PASSARGE[4] sowie von RICHTER[5] in Kombination mit Strahlenbehand-

[1] STEYSKAL, zit. durch NEMETZ: Wien. med. Wschr. **1930**, 3.
[2] RUEMELE: Pharmaz. Z.halle Dtschld **81**, 42 (1940).
[3] NEUMANN: Wien. med. Wschr. **1940**, 26.
[4] DÖRFEL u. PASSARGE: Dermat. Wschr. **1934**, 36.
[5] RICHTER: Münch. med. Wschr. **1934**, 17.

lung empfohlen (2—20 proz. Verdünnungen) und dient auch zur Diagnose. Nach LUSEBRINK[1] ist die Salbe zur Hauttuberkulosebehandlung nur beschränkt brauchbar, sie wirkt nur im Rahmen der üblichen Therapie als Nachbehandlungsmittel, um Rezidive zu verhindern, und bei kindlichen Patienten.

Dermotubin Löwenstein wird vom Staatlichen Serotherapeutischen Institut, Wien, hergestellt. Es ist eine auf ein Viertel ihres Volumens eingeengte Glycerinbouillonkultur von Tuberkelbacillen mit einem 25 proz. Gewichtszusatz von auf besondere Weise gezüchteten und abgetöteten Tuberkeln. Es enthält mehr Bacillen als jede andere Tuberkulinsalbe, doch scheinen dadurch nach HITI[2] oft auch Fälle positiv zu reagieren, die sicher negativ sind, so daß der Autor bacillenfreie oder -arme Salben vorzieht.

Diphtherie-Schutzsalbe Löwenstein. Nach HASSMANN[3] gelingt es mit einem modifizierten Präparat, dessen Vorläufer keine allgemeine Anerkennung gefunden hatte, gefährdete Kinder einige Monate lang zu immunisieren. Die Einreibung (3—5 ccm) soll alle 3 Monate wiederholt werden und ist durch neuere wirksamere Methoden wohl überholt.

OTTO MAYER[4] berichtet von einer Antivirussalbe, die bei infektiösen Furunkeln und ähnlichem auf Läppchen aufgestrichen und aufgelegt wird. Ein Phenolzusatz fördert die Wirkung, darübergelegte Antivirusgallerte und ein impermeabler Verband unterstützen die Therapie.

Abhängigkeit der Wirkung und der Verträglichkeit der Salben von der Applikationsart, Konsistenz und vom Schmelzpunkt.

In einer schon ausführlich referierten Arbeit über die Salicylsäureresorption aus verschiedenen Salbengrundlagen hat MONCORPS den Einfluß der Verbandtechnik auf die Wirkung der Salben erwähnt. Er vertrat mit Recht die Ansicht, daß, allerdings ohne Berücksichtigung des Verteilungskoeffizienten Öl/Wasser eines Körpers, die geringe Resorption aus einer mit Schweinefett hergestellten Salicylsäuresalbe auf den zu niederen Schmelzpunkt der Grundlage zurückzuführen ist, daß also eine an sich wirksame Salbe fast unwirksam wird, wenn man bei ihrer Anwendung ihre Eigenschaften nicht voll berücksichtigt. Wir konnten in unseren Versuchen mit Cantharidinsalben gleichsinnige Beobachtungen anstellen. Es zeigte sich, daß unter zwei vollständig gleichartigen 1 proz. Salben mit Fettsäureglycerinestern als Basis die eine Salbe, die einen Schmelzpunkt von 45° hatte, intensiver wirkte, wogegen bei dem anderen Produkt, das bei 35° schmolz, fast keine Reaktion zu beobachten war, weil die Salbe nicht auf der Haut blieb, sondern durch den Verband, der lediglich aus Mull bestand, weggesaugt worden war. Ähnlich war das Ergebnis mit 2 Cantharidinsalben auf Vaselingrundlage. Das

[1] LUSEBRINK: Dermat. Wschr. **1940**, 36.
[2] HITI: Med. Klin. **1939**, 1.
[3] HASSMANN: Münch. med. Wschr. **1932**, 22.
[4] MAYER, OTTO: Med. Welt **1939**, 634.

eine Präparat mit 62° Schmelzpunkt wirkte intensiv, das andere mit 35° war aufgesaugt worden.

Wenn der Schmelzpunkt einer Salbe der Hautwärme angeglichen werden soll, so müssen wir sie kennen. Die Rumpftemperatur schwankt nach BIERMANN[1] zwischen 33,5 und 36,9, die des entblößten Oberkörpers nach KISCH[2] zwischen 30 und 34°, im Zimmer zwischen 33 und 34°. Die Wärme der Extremitäten zeigt größere Unterschiede. So wurden an der großen Zehe je nach der umgebenden Temperatur sowohl 15° als auch 45° gemessen. Zirkulationsstörungen erniedrigen; akute Arthritis erhöht die Temperatur. Bei Urticaria findet sich nach J. IPSEN[3] eine bis zu 2° erhöhte Temperatur. Beim akuten Ekzem betrug die Steigerung 1,4°. Bei Psoriasis und Erythema induratum war eine Erniedrigung gegenüber der Umgebung von 0,9° festzustellen. Über entzündeten Organen ist die Temperatur übernormal (SCHEURER und MÜLLER[4]). Therapeutisch kann man die Hauttemperatur nach PFLEIDERER[5] aus Formeln, in denen die Wärmeproduktion, Einstrahlung, Lufttemperatur, Perspiration, Atmungswärmeabgabe, Ableitung, als Bekannte vorausgesetzt sind, genau berechnen, praktisch ist das aber nicht durchführbar, da man schließlich nicht verschiedene Dinge voneinander abziehen kann, selbst wenn sie alle mit Calorien theoretisch gemessen werden können.

Die Hautwärme schwankt also zwischen 33 und 37°, wobei Über- und Unterschreitungen in beiden Richtungen vorkommen, und wir müssen den Schmelzpunkt der Salben, wollen wir nicht Öl-, sondern echte Salbenwirkung, die schon der Pflasterwirkung nahesteht, etwas über Bluttemperatur halten. Salben sollen nach TRENDELENBURG[6] bei Zimmertemperatur halbfest sein, bei Körpertemperatur erweichen und erst bei höherer Temperatur schmelzen.

Abgesehen von der Temperatur der Haut und der Verbandtechnik sind auch sonst Unterschiede, die bei Salben durch den Schmelzpunkt hervorgerufen werden, bedeutend. Eine Salbe, die unter der Temperatur der Hautoberfläche schmilzt, wirkt auf der Haut als Öl und wird am leichtesten eindringen, aber in dicker Schicht abfließen. Eine Salbe mit dem Schmelzpunkt um 40° bleibt auf der Haut eine Salbe. Präparate, die wesentlich höher schmelzen, führen zu den Pflastern über, nahezu festen Körpern, denen insbesondere, wenn sie lipoidlösliche Stoffe enthalten, auch Tiefenwirkung zukommt. Wasserhaltige Salben, die wesentlich unter 38° schmelzen, sind temperaturempfindlich und entmischen sich leicht. Zu hoch schmelzende Salben sind im Gegensatz zum eben Gesagten zu zäh, sie bleiben oberflächlich auf der Haut liegen und dringen nur schwer ein. Für kosmetische Cremes sind daher nach

---

[1] BIERMANN: J. amer. med. Assoc. **1936,** 14, 106, 1158.
[2] KISCH: Wien. klin. Wschr. **1934,** 38.
[3] IPSEN, J.: Hauttemperaturen. Leipzig: Georg Thieme 1936.
[4] SCHEURER u. MÜLLER: Dtsch. Arch. klin. Med. **181,** 566 (1938).
[5] PFLEIDERER: Arch. f. Dermat. **180** (1940).
[6] TRENDELENBURG: Grundlagen der allgemeinen und speziellen Arzneiverordnung. Berlin: F. C. W. Vogel 1938.

JANISTYN[1] Präparate mit einem Tropfpunkt von 41° als optimal zu bezeichnen.

Unsere meistverwendeten Salbengrundlagen, wie Schweinefett und Vaselin, haben einen Schmelzpunkt zwischen 36 und 42° bzw. 35 und 45°. Das gehärtete Erdnußöl schmilzt zwischen 38 und 41°. Salben mit diesen Grundlagen bleiben demnach auf der Haut in den meisten Fällen noch fest, es sei denn, daß der Schmelzpunkt durch das zugesetzte Medikament herabgesetzt wird. Der Festigkeitsgrad kann durch Mischung verschiedener Komponenten oder durch Beifügung eines Emulgators und von Wasser beliebig geändert werden. Je höher der Schmelzpunkt ist, bei gleicher, die oben geschilderte Fehlerquelle der Fettaufsaugung durch den Verband ausschaltender Technik, desto geringer ist die Penetration. Wollen wir daher tiefer eindringen, so müssen wir nach UNNA[2] eine höher schmelzende Grundlage mit einer nieder schmelzenden oder mit einem Öl zusammen verwenden. Wir erhalten ein Produkt mit einem Mischschmelzpunkt, das leichter eindringt. Wir sehen also, daß der Schmelzpunkt die Wirkung in zwei Richtungen beeinflußt. Wir müssen ihn, um die zu erwartende Wirkung zu erzielen, richtig wählen und die Verbandart dem Schmelzpunkt der Salbe anpassen, so daß die capillare Ansaugung der geschmolzenen Salbe durch den Verband verhindert wird. Ein gut geglückter Versuch, die Dochtwirkung auszuschalten, sind die von UNNA angegebenen und von BEIERSDORF hergestellten Salbenmulle, die aus engmaschigen, von der Salbe durchdrungenen Mullflecken bestehen. Davon wird nach Bedarf die nötige Menge abgeschnitten und auf die zu behandelnden Stellen aufgelegt. Es sind verschiedene solcher Mulle, die man auch selbst herstellen kann, im Handel; so mit Borsäure, Phenol, Hg und dessen Salzen, Salicylsäure, Bleipflaster, Zinkoxyd, Ichthyol, Chloralhydrat.

Für die heiße Jahreszeit oder für die Tropen müssen Salben etwas härter sein und höher schmelzen. So erlaubt das Deutsche Arzneibuch für die Ausrüstung der Schiffsapotheken, daß in den Salben das Schweineschmalz oder Vaselin bis zu einem Drittel des Gewichtes durch Wachs oder Ceresin ersetzt wird.

Das englische Arzneibuch gestattet Wachse und Talg als Zusatz, das Schweizer Arzneibuch sieht für die heiße Jahreszeit einen Zusatz von 10% Wachs oder festem Paraffin vor.

Weitere tropenfeste Salbenkörper empfiehlt CALDWELL[3], der ein hydriertes Palmkernöl mit einem Schmelzpunkt von 40—42° und dessen Mischung mit 12,5% Weichparaffin als geeignet befunden hat.

Das neue synthetische Vaselin hat einen Schmelzpunkt von etwa 60°. Es ist daher allen auf der Erde praktisch vorhandenen klimatischen Temperaturen gewachsen und muß mit keinem Wachs oder Paraffin verschnitten werden. Bei Zimmertemperatur ist es dem amerikanischen Vaselin vollkommen gleichartig, ersetzt mithin Vaselin-Paraffin- oder Wachsmischungen völlig, ohne daß die Gefahr besteht, daß Teile der

---

[1] JANISTYN: Fette u. Seifen **1940**, 3.
[2] UNNA: Dtsch. med. Wschr. **1926**, 5, 198.
[3] CALDWELL: Quart. J. pharm. **1939**, 12, 689.

Mischung sich absetzen oder auskristallisieren. Die Salben sind im Sommer und im Winter gleich geschmeidig, ein wesentlicher Vorteil gegenüber den mit Wachs oder Paraffin verschnittenen Grundlagen.

Fettsäureglycerinester wird man zweckmäßigerweise mit höher schmelzenden talgartigen Produkten oder Wachsen versetzen, nur in Ausnahmefällen zum Paraffinzusatz greifen, da dieser die Resorptionsverhältnisse ändern kann. Man kann aber auch, zumal wenn es im Rahmen der Therapie liegt, Öl-in-Wasser-Emulsionen, die bedeutend wärmebeständiger sind, verwenden. Die Verbandtechnik hat noch aus einem anderen Grunde Einfluß auf den Endeffekt. So erwähnt KROMAYER[1], dem sich TOUTON und WINTERNITZ an derselben Stelle anschließen, daß die Verwendungsart der Salbe ebenso wichtig wie die gute Beschaffenheit für die Verträglichkeit sei. Liegt das Präparat messerrückendick auf, so wird der Gasaustausch behindert, Schweiß und Fett werden unter der Schicht gestaut und reizen, insbesondere bei gut sitzenden Verbänden. Der Autor meint, daß annähernd 95% aller Unverträglichkeitserscheinungen auf unzweckmäßige Anwendung, 5% auf schlecht zubereitete Salben und Pasten und nur der Bruchteil eines Prozents auf wirkliche Überempfindlichkeit zurückzuführen seien. Der abdichtende, macerierende Verband wird seine besonderen Indikationen, in denen man seine Wirkung anstrebt, bewahren, er kann aber auch schaden und z. B. bei Essigsäure-Tonerde-Verbänden geradezu Verätzungen hervorrufen (STALF[2]).

Zusammenfassend ist zu sagen, daß die richtige Wahl des Schmelzpunktes einer Salbe und die richtige Applikation nicht nur die erwartete Wirkung erst gewährleisten, sondern diese auch ohne Reizungen zur Geltung kommen lassen. Unter richtigem Schmelzpunkt ist, sofern man *Salben*wirkung erreichen will, eine Temperatur von über 37° zu verstehen. Die Technik richtet sich nach den in der Therapie vorhandenen Gesetzen. Sie soll aber die Beobachtungen KROMAYERS und die Capillarität des Verbandes berücksichtigen.

Direkte Reizwirkung üben luftabschließende Salben aus. Daher kommt unter allen das Ungt. Paraffini bezüglich der Beurteilung seiner Verträglichkeit am schlechtesten weg. Fette und Emulsionen schließen nicht so dicht ab wie die meisten Kohlenwasserstoffe, sie werden daher als Salben und Cremes besser vertragen.

Chemische Reaktionen in Salben.

In Salben können, insbesondere bei Gegenwart von Wasser, zugesetzte Medikamente miteinander reagieren und sowohl erwünschte als auch unerwünschte Reaktionsprodukte ergeben. Zu den ersteren gehören das fettsaure Hg in der Quecksilbersalbe und die Jodadditionsprodukte mit Schweinefett in der Jodkalisalbe, ferner das Zinksalicylat in der Pasta Zinci salicylata, die Bildung von kolloidem Jodsilber in wäßrigen, mit

[1] KROMAYER: Dermat. Wschr. **1933**, Nr 14.
[2] STALF: Dtsch. med. Wschr. **64**, 898 (1938).

Silbersalzen versetzten Jodkalisalben, das Entstehen freien Silbers im Ungt. nigrum.

Die wichtigsten unerwünschten Reaktionen seien im folgenden nach ihrer Häufigkeit angeführt:

Borsäure und Zinkoxyd bilden in Gegenwart von Wasser, also in Emulsionen, sandartige Körner aus einem Borat. Die Dtsch. Apoth.-Ztg 1938, 93, schlägt vor, derartig sandig gewordene Salben durch die Dreiwalzenmühle zu schicken; dann werden sie wieder streichbar. Dagegen ist aber einzuwenden, daß ein vermahlenes Zinkborat ein Zinkborat bleibt. Über die Wirkung dieses Salzes, das in der Therapie nicht verwendet wird, finden sich keine Hinweise in der Literatur, jedenfalls kommt ihm nicht die Wirkung zu, die der verordnende Arzt erwartet. Er muß daher vom Apotheker auf die eintretende Reaktion hingewiesen werden, damit die Herstellung der Salbe unterbleibt, das Wasser weggelassen oder das hier reaktionsfähige Zinkoxyd durch das indifferente Titansalz ersetzt wird. In wasserfreien Salben wird die Reaktion langsam oder gar nicht eintreten. Der Vorschlag für die Pharmakopoea Austriaca IX enthielt daher eine Zinkborsalbe aus Zirkpaste und Borvaselin a̅a̅. Ob ihr Wert bedeutend gewesen wäre, müßten erst klinische Versuche feststellen; sie ist der Pasta aseptica FMB, deren desinfizierende Wirkung nicht überragend sein dürfte, außerordentlich ähnlich.

Wasserhaltige Gemische von **Zinkoxyd mit Metallsalzen** (Bi, Hg) müssen bei Gegenwart von Glycerin oder anderen mehrwertigen Alkoholen vor Licht geschützt aufbewahrt werden. Bei Nichtbefolgung dieser Regel schwärzt sich das Gemisch (CASPARIS, KÄMPF und MITREA[1]).

Alkaloidsalze einerseits und Tannin, Alkalien, Carbonate, Borax, Metallsalze, Jod andererseits geben in wäßrigem Milieu Umsetzungen, deren Entstehen bekannt sein muß.

Novocainchlorhydrat bildet mit Chloriden zusammen Doppelsalze, mit manchen Perubalsamsorten einen roten Farbstoff[2]. Derartige Kombinationen sind daher zu vermeiden.

Resorcin und Anästhesin reagieren auch in Salben miteinander. Es empfiehlt sich daher, derartige Mischungen zu unterlassen.

Jodsalze und Quecksilber oder dessen Salze dürfen nicht gleichzeitig gegeben werden, da das Reaktionsprodukt nach EICHHOLTZ[3] zu verheerenden Vergiftungen führt. Jodsalze reagieren auch mit Natriumbicarbonat und Bismut. subnitric.

Mit Ammonsalzen und Ammoniak sowie weißem Präcipitat können Jodsalze explosiven Jodstickstoff bilden (TRENDELENBURG[4]). Jod reagiert mit Gummi, ätherischen Ölen; Jothion mit Alkalien.

Silber- und Quecksilbersalben können mit Wollfett frisch zubereitet, nicht aber gelagert werden, da derartige Salben bei längerer Aufbewahrung fest werden. Auch Jod reagiert mit den ungesättigten Anteilen des Adeps lanae.

---

[1] CASPARIS, KÄMPF u. MITREA: Pharm. acta helvetica 10, 143 (1935).
[2] Dtsch. Apoth.-Ztg 1937, 78, 1244.   [3] EICHHOLTZ: Dei mat. Wschr. 1937, 4.
[4] TRENDELENBURG: Grundlagen der allgemeinen und speziellen Arzneiverornungslehre. Berlin: F. C. W. Vogel 1938.

Argentum nitricum darf nicht mit Halogensalben, Tannin, Alkalien, Kohlehydraten und Eiweiß sowie Phenolen zusammengebracht werden. *Kolloidsilber* explodiert mit H_2O_2 verarbeitet.

Hexamethylentetramin, ein Bestandteil mancher Salben, die Formaldehyd abspalten sollen, wirkt nur in saurem Medium; ein Zusatz von alkalischen Bestandteilen, die die ohnehin schwachen Säuren der Haut neutralisieren, vernichtet die Wirkung und ist daher zu vermeiden.

Perubalsam gibt mit Vaselin beim unmittelbaren Verreiben körnige Ausscheidungen. Man verreibt ihn daher zuerst mit etwa 1 g Ricinusöl und gibt diese Mischung der Verreibung der anderen Bestandteile zu.

Salicylsäure reagiert mit Eisensalzen und Alkaloiden sowie mit manchen Emulgatoren (Seifen).

Schwefel und Schwefelverbindungen dürfen mit verschiedenen Substanzen nicht zusammengebracht werden. So geben sie mit Schwermetallverbindungen wie Bleisalzen oder Wismutpräparaten auch in Salben schwarze Sulfide. Mitigalsalbe auf Diachylonbasis ist daher nicht empfehlenswert, es sei denn, man wünscht gerade ein allerdings stark reizendes Sulfid. Die Reaktion kann auch im Körper bei gleichzeitiger Anwendung der Komponenten an verschiedenen Stellen eintreten und so die Fernwirkung beider Medikamente aufheben. Auch mit Halogensalben kann Schwefel Reaktionsprodukte eingehen.

Tannin verfärbt sich mit Alkalien und gibt mit Eiweiß und Metallsalzen Niederschläge.

Wasserstoffsuperoxydsalben werden nicht selten in der Kosmetik zur Sommersprossenbehandlung verwendet. STEIN[1] empfiehlt

Perhydrol   1,0
Eucerin   6,0
Vaselin ad 15,0

zur Aufhellung der Keloide. Er gibt an, daß die Salbe in dicht und fest schließenden Gefäßen aufbewahrt werden soll, da der frei werdende Sauerstoff sonst den Deckel abhebt. Also zersetzen sich die Präparate und wirken, wenn überhaupt, nur in ganz frischem Zustand. Sie sind zweckmäßigerweise durch wasserfreie Verarbeitungen von Persalzen zu ersetzen. In Schälpasten wird bisweilen versucht, Quecksilberpräcipitat mit Perborat oder H_2O_2 zu verstärken. Derartige Salben zersetzen sich, auch wasserfrei, unter Bildung von Quecksilberoxyaminoverbindungen.

Triäthanolaminsalben dürfen nach MAYNARD[2] nicht mit Schwefel und Schwermetallsalzen verarbeitet werden, da die Base mit den Zusätzen reagiert.

Stearatcremes sind meist alkalisch, wir müssen dies bei der Bereitung zahlreicher Salben, die alkaliempfindliche Medikamente enthalten, in Rechnung stellen.

Teginsalben vertragen sich mit wasserlöslichen Salzen und Säuren nicht. Auch Zinkoxyd bewirkt allmähliche Zerstörung der Emulsion. Andere Emulsionen werden durch konzentrierte Elektrolytlösungen oft zerstört. Eine Vorprobe mit kleinen Mengen ist daher zweckmäßig.

---

[1] STEIN: Wien. klin. Wschr. **1932**, 32.
[2] MAYNARD: Arch. of Dermat. **1936**, 2, 34.

Öl-in-Wasser- und Wasser-in-Öl-Emulgatoren sind nicht gleichzeitig in einer Salbe zu verwenden. So entmischt sich z.B. eine Verarbeitung von Liquor carb. deterg. (Öl-in-Wasser-Emulgator Saponin) und Wollfett (Wasser-in-Öl-Emulgator). Es gelingt zwar durch Zusatz von Tylose oder Pektin, ferner durch Herauslösen des Saponins mit Wasser eine haltbare Emulsion herzustellen, doch ist dies Energieverschwendung. Man vernichtet die Wirksamkeit des einen Emulgators, um den anderen seine Kraft entfalten zu lassen, oder man übersteigert durch Zusatz anderer gleichgerichteter Emulgatoren die Wirkung des einen Typs, um den anderen umzubringen. In solchen Fällen ist die jedenfalls elegantere Methode die, nur einen Emulgatorentyp anzuwenden. Soll der Öl-in-Wasser-Typ des Liquor carb. deterg. gewahrt bleiben, so bleibt das Wollfett weg und man emulgiert das Vaselin, wenn nötig, unter weiterem Zusatz von Öl-in-Wasser-Emulgatoren. Soll der Typ der Wasser-in-Öl-Emulsion gewahrt bleiben oder eine wasserfreie Salbe hergestellt werden, so empfiehlt sich statt des Liquors ein mit Fett mischbares Teerpräparat.

Ein weiteres Beispiel einer Salbe, die gegenteilig wirkende Emulgatoren enthält, ist die bisweilen verordnete Mischung von Brandliniment und Wollfett. Das Rezept löst die an eine Brandsalbe gestellte Aufgabe nicht gerade elegant, denn es resultiert nicht das erwartete Liniment in festerer Form, sondern ein alkalisches Lanolin. Die Herstellung gelingt nur dann, wenn das fertige Liniment in das Wollfett eingearbeitet wird. Bei dieser Prozedur wird der schwache Emulgator, Kalkseife, mit dem Leinöl im Wollfett gelöst, die wäßrige Lösung tritt in das Gemisch als Wasser-in-Öl-Emulsion ein. Es bildet sich keine Doppelemulsion. Die elegantere Lösung ist auch hier das Brandliniment in einer Öl-Wasser-Emulsion, z. B. eine Lanettewachssalbe einzuarbeiten.

Hier muß auch noch die Tatsache besprochen werden, daß verschiedene Medikamente, insbesondere Elektrolyte und ätherische Öle, in wäßrigen Lösungen, aus stark wasserhaltigen Salben, z. B. aus dem Ungt. Cetylicum das dort bereits eingearbeitete Wasser wieder austreten lassen. Rosenwasser z. B. vermindert die Wasserzahl des Ungt. Cetylicum um die Hälfte. Jodkali hat ähnliche Eigenschaften, so daß die offizinelle Salbe der Helvetica, die ursprünglich 30% Wasser enthält, nun nurmehr 10% aufweist. MÜHLEMANN[1] hat darüber eingehende Untersuchungen angestellt und betont, daß man in jedem einzelnen dieser Fälle das Verhalten experimentell feststellen müsse.

Zusammenfassend ist festzustellen, daß all die Reaktionen der Chemie, die zwischen reagierfähigen Körpern überhaupt auftreten können, auch in Salben zu erwarten sind. In wasserhaltigen Grundlagen ist mit schneller Umsetzung zu rechnen, in wasserfreien Präparaten, falls es sich um wasserlösliche Reagenzien handelt, mit gegebenenfalls außerordentlich verzögerter. Wenn eine Reaktion zu erwarten ist, so muß nicht nur die Wirkung der ursprünglich zugesetzten Medikamente, sondern auch die des Reaktionsproduktes in Rechnung gestellt werden.

---

[1] MÜHLEMANN: Pharm. acta helvetiva **1940**, 2.

Umsetzungen in Salben sind nach MAYRHOFER[1] und nach KNOTT[2] möglich:

1. zwischen oxydierbaren Substanzen und Oxydationsmitteln;
2. zwischen Metallsalzlösungen und Lauge, Ammoniak, Alkaloidsalzen, Eiweiß, Borax, Gerbstoff, Gummi;
3. zwischen Gummi einerseits, Borax, Eiweiß, Metallsalzen andererseits;
4. zwischen Alkaloidsalzen und Borax, Tannin, Metallsalzen;
5. zwischen Gerbstoffen und alkaloid- und anderen stickstoffhaltigen Salzen, Eiweiß, Gelatine, Metallsalzlösungen;
6. zwischen Säuren und Hydroxyden, Carbonaten, Ammoniak;
7. zwischen Jod und Stärke, NH_3 oder Tannin;
8. zwischen der Salicylsäure sowie ihren Salzen und Ammonverbindungen, Eisensalzen und manchen Emulgatoren.

Überholte Salben, Grenzfälle, Kuriositäten.

In älteren Arzneibüchern finden wir schmerzstillende, schlafmachende und beruhigende Salben, die Alkaloide wie Atropin, Opiate, Lupulin u. dgl. enthielten. Wir haben jetzt exakter dosierbare Präparate, so daß man davon immer mehr abkommt. Im Mittelalter gab es Hexensalben, mit denen man heute noch dunkle Geschäfte machen kann, denn der Glaube an solche Mittel lebt fort. Da wird z.B. in der Schweiz. Apoth.-Ztg **1936**, 257, als Kuriosum eine medialmagische Salbe beschrieben, die, unter der Achselhöhle und in der Genitalgegend aufgestrichen, stundenlange Träume verursachen soll. Bei der Analyse der Salbe konnten nur Spuren von Alkaloiden nachgewiesen werden. Sie war ursprünglich sicher sehr viel wirksamer und gefährlicher, dafür spricht die Anwendungsvorschrift. Sie ist ja auf die alkalischen Hautpartien aufzustreichen, da dort die Alkaloidbasen in fettlöslicher Form am besten zur Resorption gelangen; dann hat der Hersteller es wahrscheinlich mit der Angst zu tun bekommen und ließ das Alkaloid weg.

Von derartigen magischen Salben zu trennen sind die „Salböle nach Zarathustrischen Grundsätzen", die, aus Paraffinöl bestehend, nicht in ihrer Wirkung, sondern durch ihre Anwendung einen gewissen Wert haben, da sie zu Massage und leichtathletischen Übungen veranlassen.

Die Schlankheitscremes sind schwerer zu verstehen. Ein solches Präparat stellt z. B. eine Salbe dar, die 0,2% organisches Jod und Aloeextrakt in Glycerinsalbe enthält. Der Beweis der Jodresorption aus diesem Medium mag gelingen. Die Aloeoxyanthrachinone sind in diesem Mittel wohl ebenso unwirksam wie die aus Rhabarber, die eine andere derartige Creme in Vaselin suspendiert enthält. Ebenso unwirksam wie harmlos und bestenfalls als Massagecreme verwertbar ist ein anderes Produkt, das aus Stearat, Pflanzenschleim, Glycerin, Wasser und Aromastoffen besteht.

Ein leicht ranziges Mandelöl kommt unter phantasievollem Namen in den Handel und soll, „ein Duft- und Dungstoff der Haut, zur wahren Schönheitspflege dienen und nicht, wie die bisherigen Mittel, nur eine Hautschmiere sein".

---

[1] MAYRHOFER: Wien. med. Wschr. **1931**, 14.
[2] KNOTT: Pharm. J. a. Pharmacist **1932**, 519.

Diabetessalben aus Vaselin und Spuren von Pflanzenextrakten, Pflanzengeschwulstsalben ähnlicher Zusammensetzung sowie eine Quellsalzsalbe, die Spuren von Pflanzenauszügen, aber kein Quellsalz enthalten, sind eine rein kriminelle Angelegenheit, insbesondere wenn eine Pappdose jeder einzelnen dieser Zubereitungen RM. 5,— kostet. Es ist bedauerlich, daß solche Zaubereien nicht ausgeschaltet werden können. Da ist ja die Seeschlick-Hautpaste „zur Hautverjüngung durch Meeresschlick", von dem 4×20 g *nur* RM. 1,— kosten, noch außerordentlich billig. Die Reichhaltigkeit der Inhaltstoffe Al, Ca, Mg, Na, Ti, N, P entschädigt den Käufer, der sich übervorteilt hält.

Besonders raffiniert geht der Hersteller der Gothania-Präparate vor. Er verkauft nach PEYER[1] 20 g parfümiertes Vaselin als Erektionsgelee um RM. 5,— und eine Mischung aus Wasser, Vaselin und Wachs als Muskelcreme zur Herstellung einer kräftigen Brust. Wenn auch vernünftige Käufer derartige Produkte ablehnen werden, so ist doch allein schon der Versuch eines derartigen Betruges auf das schärfste zu verurteilen und mittlerweile glücklicherweise auch geschehen.

Wimpernwuchssalben sind in Amerika in Mode. Nach NAVARRE[2] bestehen sie aus gelbem Vaselin! Man parfümiert sie mit ätherischem Öl und gibt das so beliebte Schildkrötenöl hinzu. Anscheinend enthält es Hormone, die die Wimpern der Schildkröten zum Wachsen brachten. Das Ganze wird gekauft und ist unwirksam wie die Büstenmittel in Salbenform, die bestenfalls als Massagecreme wirken. Es gibt auch ein Präparat, das zellbelebende, hautstraffende und verschönende Nordseeenergien enthält. GRIEBELS Analyse ergab als Bestandteile Wollfett, festes und flüssiges Paraffin, verdünntes Seewasser sowie Olivenöl[3].

Eine Mischung von Senföl und Casein „emaniert 100% des optimalen Maximums radioaktiver Strahlen" und wird bei Leber- und Gallenleiden sowie Entzündungen empfohlen.

Cremes, die ohne Sonne bräunen, Alloxan oder Pyrogallol enthalten, sind Verirrungen, die nicht nützen, wohl aber schaden können.

Weißes Vaselin, das homöopathische Milchzuckerverreibungen von Na. bic., Lithium Sil., Fe, Spongia usta enthält, dürfte keine Überdosierungsgefahr in sich bergen, auch Lecithin in gelbem Vaselin, eine Salbe, die zur Kräftigung der weiblichen Brust empfohlen wird, kann nicht schaden.

Die Zahl derartiger Produkte ist groß, über ihren Wert oder Unwert müssen Arzt und Apotheker in jedem einzelnen Fall entscheiden. Anerkannt unwirksame Produkte sind abzulehnen, die Käufer zu belehren, da nur dadurch eine Aufklärung möglich ist und die Arbeit im Dienste der Volksgesundheit die erhofften Früchte bringt. Sehr wertvoll und bisweilen eine Quelle der Erheiterung ist das Studium der von C. GRIEBEL und PAYER in der pharmazeutischen Fachpresse laufend veröffentlichten Analysen, die oft mit phantastischen Angaben empfohlene Mittel als sehr einfache Mischungen aufklären.

---

[1] PEYER: Südd. Apoth.-Ztg **1941**, 2, 3.
[2] NAVARRE: Manuf. Chem. **1933**, 12, 377.
[3] GRIEBEL: *Parfumeur* **1931**, 35, 586.

In einer Kritik der ersten Auflage dieses Buches wurde angeregt, noch viele an anderen Orten genannte Präparate hier an dieser Stelle zu bringen. Leider können wir diesem Wunsche nicht folgen, denn eine solche Klassifizierung ist immer subjektiv und würde uns außer dem Hersteller noch alle diejenigen auf den Hals hetzen, die mit einem eventuell zweifelhaften Produkt doch „etwas gesehen haben". Wir hoffen daher, daß es genügt, hier nur die tollsten Dinge zu bringen, über die anderen Produkte muß und kann sich jeder selbst ein Urteil bilden.

Die reelle kosmetische und pharmazeutische Industrie behauptet nur das, was vertreten werden kann. Propagandaergüsse wie der folgende: „Mit V. haben Sie mehr als eine duftende Schönheitscreme, Sie haben die Garantie für tatsächliche Wirkung auf neuer Basis. Die Methode ist einfach, der Erfolg sicher dank der direkten Nährung und Aktivierung der Zellen", werden wohl nicht ernster genommen werden, als sie gemeint sind. Niemand wird sich hungrige Zellen mit offenen Mündern, die nach Aktivierung und Nahrung schreien, plastisch vorstellen und ebensowenig kann er dann an eine Beeinflussung des Hungers und Durstes von außen glauben.

Kuriosa sind letzten Endes auch Angaben, die wissenschaftlich sein sollen, für den Verbraucher der Salben aber keinerlei Wert besitzen. Wenn ein Prospekt z. B. angibt, daß die NN-Salbe bei 37° einige Leitfähigkeit $K = 0,98 \times 10^{-7}$ besitzt, und daß diese mithin 20mal bedeutender als die des Lanolins sei, so ist dies eine Spiegelfechterei. *Damit kann man überhaupt nichts anfangen.* Ebensowenig interessiert uns die Viscosität bei 50, 60 oder gar 80°. Diese Zahlen, die nur für Schmieröle Bedeutung besitzen, interessieren im Rahmen der Salbentherapie nicht. Jodzahl, Verseifungszahl u. dgl. der Fettgrundlagen wären interessant, fehlen aber.

Salben in der Tierheilkunde.

Eine Zusammenstellung aller Salben ist nicht vollständig, wenn nicht auch die in der Tierheilkunde verwendeten Präparate erwähnt sind. Die Grundlagen und wirksamen Medikamente sind dieselben, wenn auch teilweise in anderen Konzentrationen. Wir finden die gleichen Desinfizienzien, Antipruriginosa, Jod und Hg, die Cantharidensalbe, Ichthyolpräparate und ätherische Öle wieder. Dazu kommen noch Produkte, die zur Ungeziefervertilgung dienen, wie z. B. das Rotenon aus der Derriswurzel.

Als Grundlage wird von vielen Veterinären Fett bevorzugt, doch auch Vaselin und selbst Ungt. Paraffini besitzen dieselbe Bedeutung wie in der Humanmedizin.

Die Salben werden in gleicher Art hergestellt und sollen qualitativ den Humansalben ebenbürtig sein. Es wäre ein grober Kunstfehler für den Tierarzt, minderwertige Produkte zu verwenden; auch die Tierhaut reagiert auf schlechte Grundlagen und unreine Medikamente. Bezüglich der optimalen Penetration und Resorption gelten ähnliche Gesetze wie in der Humanmedizin. Es wäre daher zweckmäßig, wenn der Tierarzt in enger Fühlung mit dem Apotheker auch für seine Fälle eine Klärung herbeiführen würde. Bei der Wund- und Schleimhautbehandlung können die in der Humanmedizin gemachten Erfahrungen ohne weiteres übernommen werden. Bei Behandlung der gesunden Haut ist zu berücksichtigen, daß sie behaart und bei Großtieren kräftiger und dicker ist, so daß die unter Umständen erwünschte Resorption verzögert wird.

Salben in der Pflanzenzucht.

Auch in der Pflanzenbehandlung werden, dies sei nur des Interesses halber erwähnt, Salben angewandt. Die sog. Wuchsstoffe, wie Indolylessigsäure, also Substanzen, die das Wurzelschlagen von Stecklingen erleichtern und beschleunigen, werden im In- und Ausland vielfach mit Lanolin zu Pasten, die man auf Schnittstellen aufstreicht, verarbeitet. WINKLEYLECK und McCLINLOCK[1] beschreiben ein solches Präparat, das durch Erhitzen von 38 g Lanolin, 7,5 g Stearinsäure, 2,7 g Triäthanolamin und 100 g Wasser bereitet wird. In diese Mischung, die eine Öl-in-Wasser-Emulsion darstellt (also die Gefäße nicht so verschmiert wie Lanolin allein), wird der in 95proz. Alkohol gelöste Wuchsstoff eingearbeitet. Derartige Salben sind mit der gleichen Vorsicht zu bereiten wie humanmedizinische Salben, denn schädigende Stoffe können ganze Stecklingskulturen vernichten. Ja, sogar ungeeignete Substanzen, wie Wollfett, Wachse und Vaselin, stören die Wasseraufnahme so, daß die Stecklinge absterben. Es ist also auch auf diesem Gebiet Erfahrung nötig. Man wird Öl-in-Wasser-Emulsionen nehmen oder noch besser Schleime, da das Öl in diesen Fällen überflüssig ist.

Homöopathische Salben.

Einen Überblick über die Salben der homöopathischen Schule verdanken wir MÜNCH[2]. Er führt in seiner Arbeit aus, daß der jüngeren homöopathischen Ärztegeneration die Anwendung äußerlicher Mittel nur mehr wenig bekannt sei. Er geht dann alphabetisch auf die wichtigsten, noch verwendeten Präparate ein und nennt:

Aconit = Sturmhut, wird in Form von Salben in 1—2proz. Verarbeitungen zur Schmerzstillung verwendet.

Camphora = Campher als 20proz. Salbe zusammen mit Terpentin- und Rosmarinöl bei Bronchitiden und Pneumonien. Das Präparat wird 1—2mal täglich teelöffelweise auf Brust und Rücken eingerieben.

Canthariden werden in 1proz. Salbe bei Frostbeulen besprochen.

Cicuta virosa = gefleckter Schierling, soll bei carcinomatösen Affektionen zur Schmerzlinderung teilweise mit überraschender Wirkung als 10proz. Salbe verwendet werden.

---

[1] WINKLEYLECK u. McCLINLOCK: Proc. amer. Soc. hortic. Sci. **38**, 94 (1941).
[2] MÜNCH: Dtsch. Z. Homöopathie **18**, 42 (1939).

Cuprum = Kupfer. 2—3proz. Kupfersalben verwendet MÜNCH bei Drüsenschwellungen.

Graphit wird als 1proz. Salbe bei Hautleiden, insbesondere bei rhagadiformen Ekzemen empfohlen.

Hamamelis- und **Linaria-**(RUCKLA[1])Salben werden zur örtlichen Behandlung von Ulcerationen und Hämorrhoiden gebraucht.

Petroleum. Eine 10proz. Salbe ist in der Homöopathie zur Behandlung von Hautausschlägen mit Schrunden und Frostbeulen bekannt.

Phytolacca decandra = Kermesbeere. 20proz. Salben werden nach einem von MÜNCH zitierten Autor mit Vaselin bereitet und dienen zur Behandlung carcinomatöser Geschwüre.

Die Homöopathie geht also in den meisten Fällen bezüglich der Salben mit der Allopathie konform, so daß wir uns, obwohl einige neue Mittel auftauchen, mit dem kurzen Hinweis auf MÜNCHS Arbeit begnügen können.

Schleimhaut- und Nasensalben, Augensalben.

Auch unter den Schleimhautsalben verfolgen wir je nach der Indikation verschiedene Zwecke und müssen dementsprechend die Salbengrundlagen wählen.

In vielen Fällen wird lediglich eine *Deckwirkung* angestrebt. Hier müssen wir eine auf dem wäßrigen Medium gut haftende weiche und indifferente Salbe nehmen vom Typ der zahlreichen Nasensalben, die alle Vaselin, Paraffinöl und Wollfett, letzteres um die Klebrigkeit zu erhöhen, enthalten.

Öl und geschmolzene Fette gelangen aus der Nase unter ungünstigen Umständen in die Lunge, wo sie Pneumonien verursachen können. Sie sollen daher nur unter strenger Indikationsstellung und unter den üblichen Vorsichtsmaßregeln verwendet werden[2]. Meist wird diesen Decksalben, die das Schleimhautepithel schützen sollen, ein Medikament zugesetzt, das lokal oder nach erfolgter Resorption die sonstigen therapeutischen Maßnahmen unterstützen soll. An der wäßrigen Schleimhaut finden wir dann ähnliche Verhältnisse wie im Modellversuch. Wir verwenden dort meist wasserlösliche Medikamente, die allerdings aus den oben skizzierten Decksalben nicht optimal zur Wirkung kommen. Man muß daher nach Grundlagen Ausschau halten, die bessere Resorptionsbedingungen gewährleisten; wir werden nach dem Vorschlag von WOLF[3] an ein modifiziertes Ungt. leniens denken, da wir wissen, daß sich dieser Typ leicht trennt, oder wir gehen zu Öl-in-Wasser-Emulsionen über oder bei manchen Medikamenten zu echten Fetten wie Schweinefett oder dessen modernen Nachfolgern. Die wichtigsten Arzneimittelträger sind wohl die Öl-in-Wasser-Emulsionen, etwa Tragantschleime, die, wenn sie sehr weich sind, zu den viel verwendeten flüssigen Emulsionen überleiten. FUNK, Stuttgart, hat vorgeschlagen, Pflanzenschleime,

---

[1] RUCKLA: Dtsch, Z. Homöop. **1941**, 8.

[2] MARUM u. KLEISSNER: Schweiz. med. Wschr. **1938**, 20. — ROBINSON u. GOLDNER: J. amer. pharmaceut. Assoc. **1940**, 1, 410.

[3] WOLF: Hals- usw. Arzt **27**, 4 (1936).

insbesondere Psyllium- oder Leinsamenschleim zu verwenden. Er gewinnt daraus eine fettfreie, wasserhaltige, salbenartige Mischung, die gerade für die Schleimhäute geeignet erscheint. Die Salbe ist zäh, setzt dem Eintrocknen wie auch dem Verdünnen mit Wasser Widerstand entgegen, so daß man, da sie nicht rasch resorbiert wird, die Schleimhäute mit einer lange Zeit wirksam bleibenden Schicht Salbe bedeckt. Auf die Außenhaut verrieben, bildet die Salbe eine dünne zähe Schutzschicht. Ähnliche Erfolge könnte man vielleicht auch mit Tyloseschleimen erzielen, doch stehen die dazu nötigen Versuche noch aus.

Auch im Amer. P. 2176592 scheint an eine solche Schutzsalbe gedacht zu werden. Die Erfinder lassen Gelatinelösung mit Calciumhydroxyd versetzen und überziehen die Nasenschleimhaut, um die „Tannine" (!), die ihrer Ansicht nach den Heuschnupfen verursachen sollen, abzuhalten. Eine verworrene Angelegenheit, in der aber ein guter Kern stecken kann.

Zur endgültigen Klärung des Problems der Schleimhautsalben wäre dieselbe Arbeit nötig, die für die dermatologischen Salben aufzuwenden war. Hier sollen daher nur zwei orientierende Vorversuche zeigen, wie stark die Unterschiede zwischen den einzelnen Salben sind. Bei einer Heuschnupfenkranken brachten 2 Ephedrinsalben Linderung. Von den beiden Präparaten

1. Ephedrini hydrochlor. 0,5	2. Ephedrini hydrochlor. 0,5
Vaselin synth. ad 10,0	Adeps synth. ad 10,0

haftete die Salbe 2 besser auf der Schleimhaut und war angenehmer im Gebrauch. Zeitlich beobachtete die Versuchsperson im Hinblick auf Wirkungsdauer keinen Unterschied, sie gab aber an, daß 3 proz. *Ephetoninsalbe* (Merck), die aus einer Wasser-in-Öl-Emulsion auf Kohlenwasserstoffen und Cholesterin beruht, 1½ Stunden wirke, ebenso die *Ephedrasalbe* (Henning), die 1½% Ephedrin. hydrochloricum in Ungt. Glycerini enthält. Die einfache Suspension eines wasserlöslichen Medikaments in Fetten ergibt also ein Produkt, das den Wirkstoff nur zum geringen Teil abgibt. Wasser-in-Öl-Emulsionen sind empfehlenswerter, ebenso Öl-in-Wasser- oder Schleimsalben. Man erhält hier also klinisch ähnliche Resultate wie im Modellversuch.

Unlösliche Körper hingegen scheinen in Vaselin suspendiert angenehmer zu sein als in Glyceridfett. Rupp[1] hat festgestellt, daß er in letzterem Falle leichter zu mechanischen Reizungen kommt. Anscheinend wirken sich der niedrigere Schmelzpunkt und die Möglichkeit einer Fettresorption, die beim Vaselin nicht gegeben ist, ungünstig aus, denn ein Augenarzt konnte uns bei Parallelversuchen die Erfahrungen Rupps voll bestätigen.

Im zweiten Fall, in dem allerdings nicht die Schleimhaut behandelt wurde, wurde zur Behandlung eines Ekzems der Nase auf der einen Seite eine 1 proz. Trypaflavinsalbe als Öl-in-Wasser-Emulsion, auf der anderen eine Wasser-in-Öl-Emulsion verwendet. Die erstere Salbe wurde angenehmer empfunden und brachte schnellere Abheilung als die

---

[1] Rupp: Dtsch. Apoth.-Ztg **1933**, 1408.

letztere. Die Beobachtung deckt sich also mit den Erfahrungen mit Farbstoffsalben auf der normalen Haut.

Auch bei der Verwendung von Augensalben haben wir ein wäßriges Medium zu behandeln. Die Resorptionsbedingungen nähern sich auch hier denen der Modellversuche in Wasser oder auf Gelatineplatten. Richtungsweisend sind ferner die Tierversuche mit Novocainsalben.

Bei den Augensalben müssen wir weitgehendst variieren. In vielen Fällen sind das schlecht abgebende, aber gut schmierende Vaselin und dessen Verarbeitungen empfehlenswerter als resorbierbare Fette, die das unlösliche Medikament im Bindehautsack, wo es Reizungen verursachen kann, zurücklassen. Bei wasserlöslichen Mitteln ist diese Nebenwirkung nicht zu befürchten. Daher empfiehlt hier Toulant[1], zu tierischen oder pflanzlichen Fetten zu greifen.

Als Augenvaselin ist ein speziell gereinigtes Produkt, das besonders zügig ist, im Handel. Es schmilzt etwas höher als das gewöhnliche Präparat, besitzt aber sonst, abgesehen von dem höheren Preis und den schon erwähnten Eigenschaften, keine besonders hervorzuhebenden Konstanten.

Aus den Augensalben gelangen wasserlösliche Substanzen, wie die salz- und schwefelsauren Alkaloidsalze, ungleich leichter zur Resorption als wasserunlösliche Arzneiformen. Desinficientia folgen den Gesetzen, die unter dem diesbezüglichen Kapitel angeführt wurden, sofern sie in emulgierfähigen Grundlagen verarbeitet sind.

Golaz und Freudweiler[2] raten, als Grundlage für Augensalben zu nehmen:

Alcohol cetylicus   4,0
Adeps lanae   10,0
Vaselin alb.   86,0

Brandrup empfiehlt als offizielle Augensalbengrundlage[3]:

Adeps lanae
Aqua dest.
Vaselin $\overline{aa}$ 10,0.

Denhard[4] schlägt vor, die Augensalben für den Winter mit 10% Paraffin. liquid. geschmeidiger zu machen. Als Grundlage dient ihm Chesebrough-Vaselin mit einem Zusatz von 10% Aqua dest. – Adeps lanae $\overline{aa}$, also eine wasserarme Wasser-in-Öl-Emulsion.

Steiger[5] hat mit der Mischung von Paraffinum subliquidum (Paraffin. liqu. DAB 6), 40 Teilen, und Unguentum cetylicum besonders gute Erfolge erzielt. Die Salbe verteilt sich leicht und ist völlig reizlos.

Hummer berichtet (l. c.), daß die Pharmakopöekommission für das im Jahr 1933 bearbeitete neue österreichische Arzneibuch Butter in Erwägung gezogen habe.

Sofern wir wasserlösliche Medikamente in Augensalben verwenden wollen, werden also Wasser-in-Öl-Emulsionen vorgezogen, bei unlös-

---

[1] Toulant: Pharmaz. Mh. 4, 206 (1923).

[2] Golaz u. Freudweiler: Schweiz. Apoth.-Ztg 1932, 39, 493.

[3] Brandrup: Pharmaz. Ztg 1934, 973.

[4] Denhard: Dtsch. Apotheke 1933, 19, 249.

[5] Steiger: Schweiz. Apoth.-Ztg 1940, 18.

lichen Körpern Vaselin. Den Öl-in-Wasser-Emulsionen ist der zugänglichen Literatur zufolge noch kaum nähergetreten worden, anscheinend weil sie am Auge gegenüber den wäßrigen Lösungen keine besonderen Vorteile zeigen. Zähe Salben sind auf alle Fälle zu meiden, da sie zur Nesterbildung führen (LEHMANN[1]).

Bei der Herstellung von Augensalben ist so steril wie möglich zu arbeiten, Ausbrennen der Reibschalen mit Alkohol, Reinigung der Pistille und des Spatels. Selbstverständlich ist feinste Verteilung kleinster Pulverteile für Augensalben Voraussetzung. LEPKE[2] schlägt daher Pulver von Salicylsäure, Borsäure u. dgl. als pulv. subtilis pro Ungt. als Handelsartikel vor.

ROTHENKIRCHEN[3] empfiehlt das Dispergens B, eine haltbare Emulsion aus Wasser und Olivenöl āā. Wasserlösliche Substanzen, unlösliche verreibbare Produkte werden mit dem Dispergens verarbeitet und dieses Konzentrat der Grundlage zugefügt. Die Substanzen sind dann in der wäßrigen Phase fein verteilt. STEIGER[4] läßt körnige Pulver auf einer mattgeschliffenen Glasplatte mit einem ebenfalls mattgeschliffenen Reiber mit etwas Paraffinöl verreiben und dann diese Mischung in die Salbengrundlage eintragen.

Es braucht nicht eigens betont zu werden, daß die Forderung nach Frischbereitung gerade bei den meisten Augensalben erhoben werden muß. Bei den Atropinsalben z. B. ist die Base schlecht haltbar, aber auch deren Salze verlieren bei unrichtiger Lagerung ihre Wirksamkeit (ALLPORT[5]).

Bei Schleimhautsalben müssen wir also je nach der Indikation zwischen Decksalben und Medikamenten abgebenden Präparaten unterscheiden. Erstere werden nach wie vor vorwiegend aus Vaselin und dessen Mischungen bestehen, bei letzteren sind salbenartige oder flüssige Emulsionen empfehlenswert.

Bei den Augensalben bestehen ähnliche Verhältnisse, doch haben hier die Öl-in-Wasser-Emulsionen noch geringe Verbreitung. Ihre Prüfung könnte aber empfohlen werden.

Wichtig ist bei diesen Präparaten jedenfalls, daß die verwendeten Wirkstoffe, etwa Lokalanaesthetica wasserlöslich sind. Nur in diesem Fall kommen sie überhaupt an die Lipoidhüllen der Nerven heran. Diese Hüllen durchwandern sie dann als Basen[6].

Salbenherstellung, Prüfung und Verpackung.

Zur Herstellung der einzelnen Salbentypen stehen dem Apotheker hierfür verschiedene Hilfsmittel zur Verfügung. Je nach den zu ver-

---

[1] LEHMANN: Schweiz. Apoth.-Ztg **79**, 4 (1941).
[2] LEPKE: Dtsch. Apoth.-Ztg **1933**, 73.
[3] ROTHENKIRCHEN: Pharmaz. Ztg **1934**, 80, 1016.
[4] STEIGER: Schweiz. Apoth.-Ztg **1940**, 18
[5] ALLPORT: Zit. Pharmaz. Ztg **1936**, 22, 303.
[6] LIESEGANG: In „Die örtliche Betäubung in der Zahnheilkunde". GUIDO FISCHER. 5. Aufl.

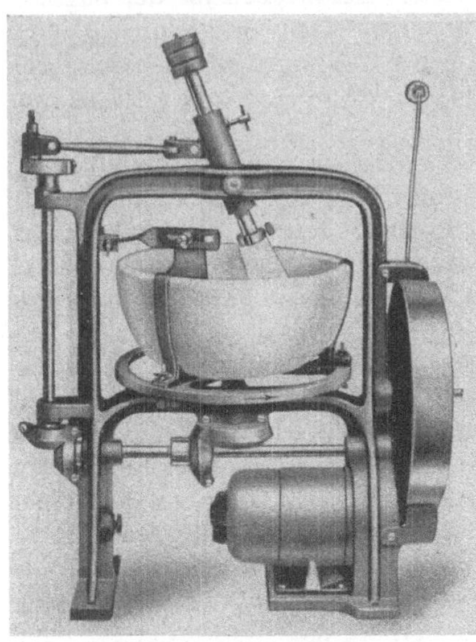

Abb. 27. Motorgetriebene Porzellanreibschale
(Liebau, Chemnitz).

arbeitenden Mengen und der Art des Endproduktes nehmen wir zur Salbenbereitung:

Matte bzw. glatte Glas- oder Metallplatten, die gegebenenfalls beheizt werden können, Stahlspateln oder mattgeschliffene Glaspistille mit ebener Oberfläche als Reiber.

Porzellanreibschalen, glatt oder rauh, mit Porzellanpistillen mit Hand- oder maschinellem Antrieb (Abb. 27), Salbenreibschalen aus Reinnickel, aus Kunststoffen, wie Pollopas, oder emailliertem Blech mit Holzpistillen;

Einwalzenmühlen wie die Kosmeta von Spangenberg, Mannheim, in denen eine Porzellanwalze das Gut an einem Querbalken zerreibt (nur größere Modelle);

Dreiwalzenmühlen. Sie arbeiten nach dem Prinzip der Glasplatten mit geschliffenem ebenem Pistill. Sie verreiben die festen Bestandteile besser als Reibschalen und gewährleisten am ehesten nesterfreie Salben, so daß sie auch den Kugelmühlen vorzuziehen sind (Abb. 28);

Zylindermühlen. Diese Apparatur besteht aus einem Zylinder, in dem das Mahlgut, in unserm Fall eine Salbe, durch einen Kolben zwangsläufig oder mit Handbetrieb zwischen einer ruhenden und einer rotierenden Mahlscheibe vorbeigedrückt wird (Abb. 29);

Apparate, die sich besonders zur Herstellung der beiden Emulsionstypen eignen, sind der Unguentor, der Handkneter, der Almator, Rührwerke, alles Maschinen, die ursprünglich vorwiegend zur Herstellung von Cosmeticis erdacht waren.

Die zweckmäßigste Herstellungsart richtet sich nach der Menge der

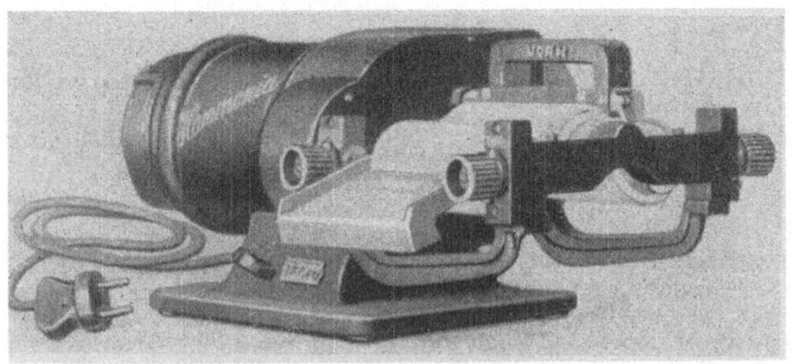

Abb. 28. Dreiwalzenwerk Hammonia (Deckelmann, Altona).

zu verarbeitenden Substanzen, dem Schmelzpunkt und der Art der Grundlage sowie nach den Eigenschaften der Inhaltsstoffe.

Die einfachsten Methoden können beim Verarbeiten öllöslicher Körper angewendet werden. Hier werden die Substanzen, wenn sie in der Kälte mischbar oder, bei großer Zähigkeit, in der Wärme zusammenschmelzbar sind, unmittelbar in der Reibschale, oder wenn es sich um kleine Mengen handelt, auf einer Glasplatte verrieben. Als Grundlage wird man eine der Substanz gegenüber indifferente, gut penetrierende und haftende Salbe wählen. Bei manchen Substanzen wird ein Lösungsmittel die Einarbeitung erleichtern; so wird Pellidol in Chloroform gelöst, die Lösung in Fett eingetragen und dann das $CHCl_3$ vertrieben.

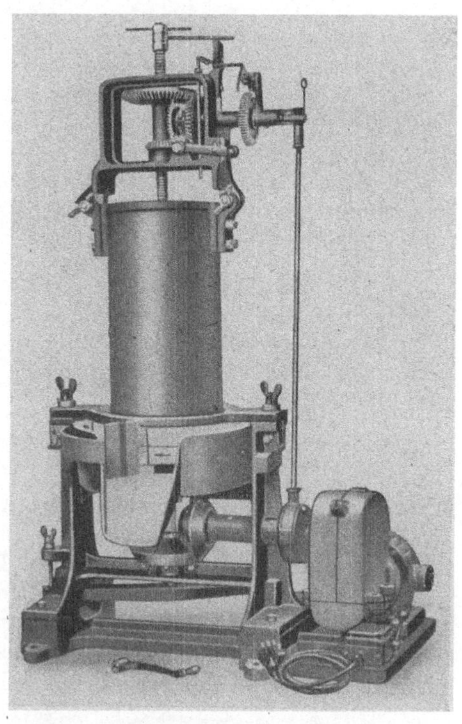

Abb. 29. Zylindermühle (Liebau, Chemnitz).

Wasserunlösliche Substanzen werden feinstens zerkleinert und in die Salbengrundmasse in Portionen einverleibt. Mit dieser Methode hat sich vorwiegend LEPKE[1] beschäftigt. Er zitiert auch MONCORPS[2]. Dessen Arbeit zufolge ist bei gleichbleibender Salbengrundlage die therapeutische Wirkungsintensität des einverleibten Arzneistoffes direkt proportional der Oberfläche, die dem Wirkstoff durch die Zerkleinerung gegeben ist. So ist z. B. die weiße Quecksilberpräcipitatsalbe des DAB 6 durch die wesentlich feinere Verteilung des Präcipitats sehr viel stärker als die des fünften Arzneibuches. Es genügt daher, um den Wirkungswert einer Salbe zu beurteilen, nicht, eine Gehaltsbestimmung vorzunehmen, sondern es muß auch eine Teilchengrößenbestimmung vorliegen. Das unlösliche Pulver muß also fein sein und vor der Verarbeitung durch Sieb 6 des DAB 6 geschlagen werden[3]. Doch auch dann erzielt man mit den Sal-

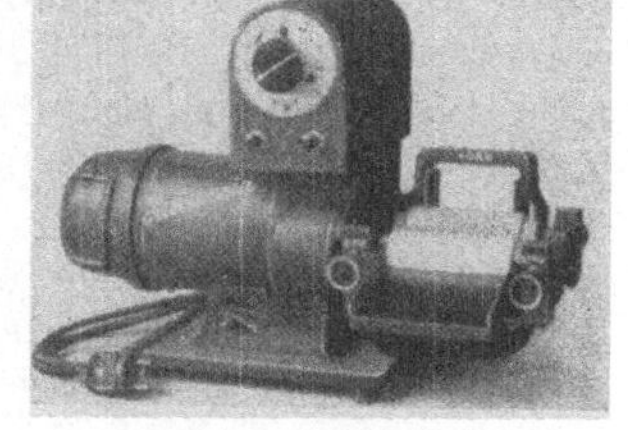

Abb. 30. Rezeptur-Salbenmaschine „Hammonia" mit eingebautem Widerstand (Deckelmann, Altona).

---

[1] LEPKE: Dtsch. Apoth.-Ztg 1933, Nr 73, 1060.

[2] MONCORPS: Arch. f. exper. Path. 141, H. 1/2.

[3] BECHER: Dtsch. Apoth.-Ztg 1936, 49/50.

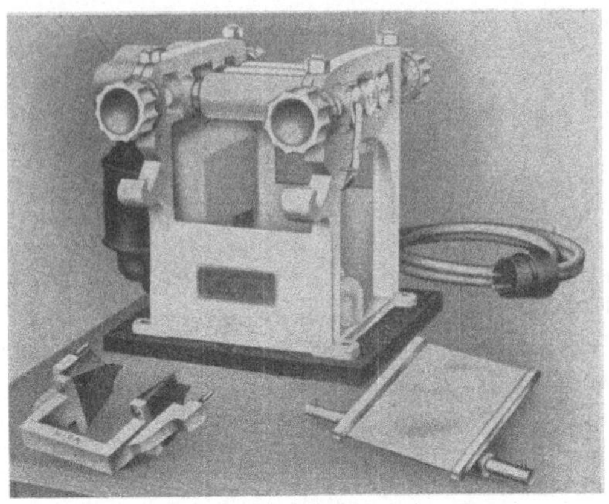

Abb. 31. Rezeptur-Salbendreiwalzwerk „Schnellrezept"
(Liebau, Chemnitz).

benreibschalen und Holzpistillen nur sehr schwer eine gleichmäßige Salbe ohne Substanznester, leichter mit den Porzellanreibschalen mit rauher Oberfläche. Die beste Verteilung erhält man bei kleinen Mengen unter 10 ccm beim Arbeiten auf der Glasplatte und der gegebenenfalls vorgewärmten Salbenmischplatte mit Spatel und plan geschliffenem Pistill, bei größeren Mengen mit den Dreiwalzenmühlen,

Apparaten, die in den verschiedensten Ausführungen und Größen zur Verfügung stehen. Wir bringen im Bild solche Mühlen, die vom Hersteller bezogen werden können (Abb. 28, 30—32).

Die Hammonia wird mit einem Motor von $^1/_6$ PS angetrieben und besitzt gegeneinander verstellbare Hartporzellanwalzen. Sie verarbeitet 50—100 g in der Minute und wird auch ohne elektrischen Widerstand geliefert. Besser ist das Modell mit Widerstand (Awe[1]), durch den die Umlaufgeschwindigkeit der Walzen der Eigenart der gerade in Arbeit befindlichen Salbe angepaßt wird (Preis ohne elektrischen Widerstand RM. 198,—).

Die elektrische „Schnellrezept"-Maschine (Abb. 31) besitzt gleichfalls verstellbare Porzellanwalzen, verarbeitet auch kleine Mengen von 5 bis 25 g in der Minute. Sie ist für die Rezeptur daher geeigneter als die Hammonia, die in der Defektur überlegen ist (Preis RM. 215,—).

Weitere Mühlen, wie die von Hauff, Berlin, oder Hochleistungsmaschinen von Liebau (Abb. 32) leiten zu den in der Großdefektur nötigen Apparaten über. Es han-

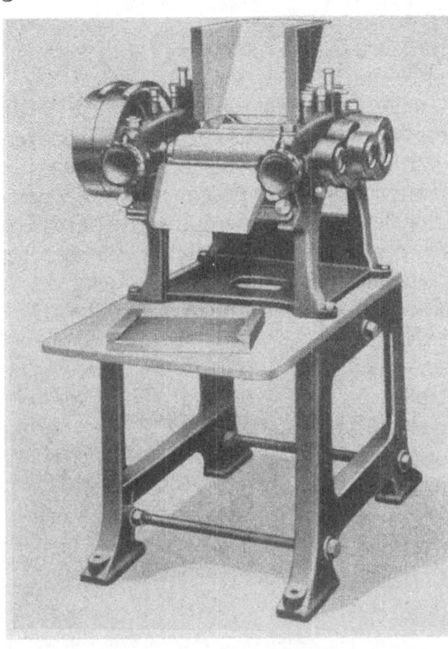

Abb. 32. Dreiwalzenwerk (Liebau, Chemnitz)
(größeres Modell).

[1] Awe: Dtsch. Apoth.-Ztg 1938, 81, 1200.

delt sich dann schon um Aggregate, die ¾- bis 2-PS-Motoren eingebaut haben, eine Leistung von 25—100—150 kg pro Stunde aufweisen und in den größeren Formen RM. 2000,— und darüber kosten. Die Walzen bestehen dann meist aus Porphyr, Granit oder Metall.

Über die Dreiwalzenmühle, die wohl *für jede Apotheke notwendig ist*, da sie im Gegensatz zu den maschinell angetriebenen Reibschalen feste Bestandteile einwandfrei verreibt, besteht bereits umfassende Literatur. Es sei auf die Prüfungsberichte von MAEDER[1], KERN[2], KERN und DÜERKOP[3] verwiesen, ferner auf AUMÜLLER[4] und CLAUS[5]. Die Autoren besprechen dort ihre Erfahrungen mit den Mühlen, die sich besonders gut für alle Arten von festen Salben und Pasten eignen, so daß ohne ihre Hilfe z. B. wirklich gute Zinkpasten oder Dermatolsalben nicht herstellbar sind. Alle konzentrierten Salben verreibt CLAUS, obwohl dies eigentlich nicht nötig ist, bevor er sie in die Dreiwalzenmühle gibt, in der MÜRLEschen Quecksilbermühle, um sicher zu gehen, daß keine Pulvernester in die Salbenmühle geraten. Die Salbe wird dann 2—3 mal durch die Walzenmühle laufen gelassen, wobei die Spaltöffnungen zwischen den einzelnen Walzen bei jedem Beschicken enger gestellt werden.

Wasserlösliche Substanzen hat man bisher immer in Lösung und meist in Form einer Wasser-in-Öl-Emulsion abgegeben. KANNEGIESSER und V. D. WIELEN[6] empfehlen hierfür Adeps lanae, wenn eine besonders feine Verteilung des Wassers gewünscht wird, und zeigen, daß große Mengen eines wasserlöslichen Medikamentes in wenig Wasser, kleine hingegen zweckmäßig in viel Wasser gelöst eingearbeitet werden. Kleinere Mengen dieses Typs können wir im Mörser und in der Reibschale herstellen. Die Öl-in-Wasser-Emulsionen aber, ferner größere Mengen werden mit maschinellen Hilfsmitteln wie dem Handkneter, den SCHRADER[7] für den Öl-in-Wasser-Typ besonders empfiehlt, besser. Sowohl bei der maschinellen als auch bei der Kleinherstellung mit der Hand muß die richtige Temperatur eingehalten und auch auf die Beschaffenheit der Reibschale geachtet werden. In Porzellangefäßen mit rauher Oberfläche kann man mit dem Fett nicht so viel Wasser einverleiben wie in glatten emaillierten.

Nun zu den einzelnen Maschinen, die besonders zur Herstellung von Emulsionen gedacht sind. Da ist zunächst der Handkneter der Goldschmidt A.G., der zur Herstellung der Tegincremes in 2 Größen mit 200 und 1000 g Fassungsvermögen entwickelt worden ist, zu nennen. Er emulgiert im Vakuum, so daß keine Luft in die Salbe gebracht wird und sie nach längerer Aufbewahrung nicht zusammensackt. Man emulgiert Tegincremes bei 70°, proteginhaltige Verarbeitungen bei 40—45°

---

[1] MAEDER: Schweiz. Apoth.-Ztg **1937**, 26.
[2] KERN: Dtsch. Apotheke **2**, Nr 22, sowie ebendort **1934**, Nr 26, 49.
[3] KERN u. DÜERKOP: Dtsch. Apoth-Ztg **1938**, 53.
[4] AUMÜLLER: Dtsch. Apoth.-Ztg **1936**, 1649.
[5] CLAUS: Dtsch. Apoth.-Ztg **1934**, Nr 8, 417.
[6] KANNEGIESSER u. V. D. WIELEN: Pharmaceut. Weekblad **68**, 1165 (1931).
[7] SCHRADER: Vortrag auf der Hauptversammlung der Dtsch. Ges. f. Fettforschung Hamburg 1938.

und knetet langsam kalt. Der Kneter verarbeitet auch andere Salben
und wurde von Kern und Leopold[1] geprüft (Abb. 34a und b).

Man füllt den Zylinder *1* mit allen zur Emulsion bestimmten Be-

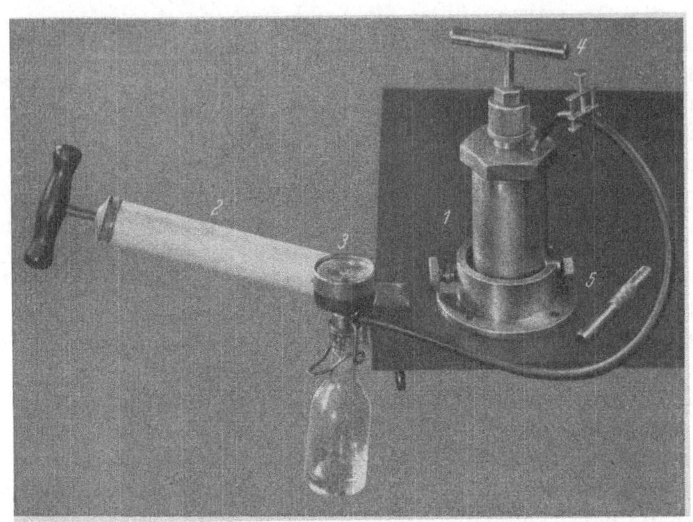

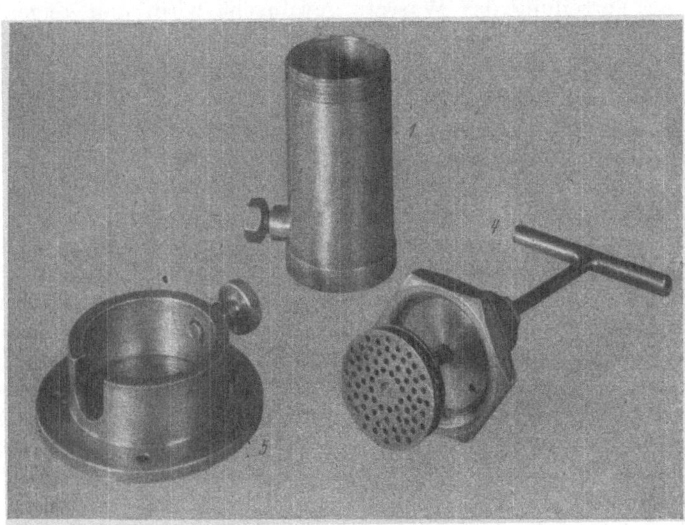

Abb. 34a und b. Handkneter der Goldschmidt A.G., Essen. *1* Emulgierzylinder, *2* Luftpumpe,
3 Manometer mit Abscheider, *4* Stempel, *5* Fuß.

standteilen, entfernt dann die Luft durch die Pumpe 2. Dann erwärmt
man den Zylinder *1* auf dem Wasserbad bis zur Schmelze aller Teile

____

[1] Kern u. Leopold: Dtsch. Apoth.-Ztg **1933**, Beiheft 7 zu „Die Deutsche
Apotheke".

und emulgiert bei der vorgeschriebenen Temperatur durch Stoßen des Stempels. Nach etwa 100 Stößen wird gekühlt und im Erkalten weitergestoßen. Die Salbe ist dann gebrauchsfertig.

Der Almator der Chemischen Fabrik Tempelhof, ein Rührwerk, ist zur Verarbeitung von Almecerin und Cefatin konstruiert, er kann aber auch zur Herstellung anderer Salben verwendet werden.

Die „Rührliesel" der Alexanderwerke, ein ähnlicher Apparat, der eigentlich für die Küche konstruiert wurde, wird besonders zur Emulgierung von Börocerin und Hydrocerin empfohlen. Aus eigener Erfahrung wissen wir, daß man damit auch Stearatcremes herstellen kann. Eine ähnliche, mit einem Motor angetriebene Maschine ist das Planetenrührwerk Elektro-Rapid, das SCHNEIDER[1] besonders empfiehlt.

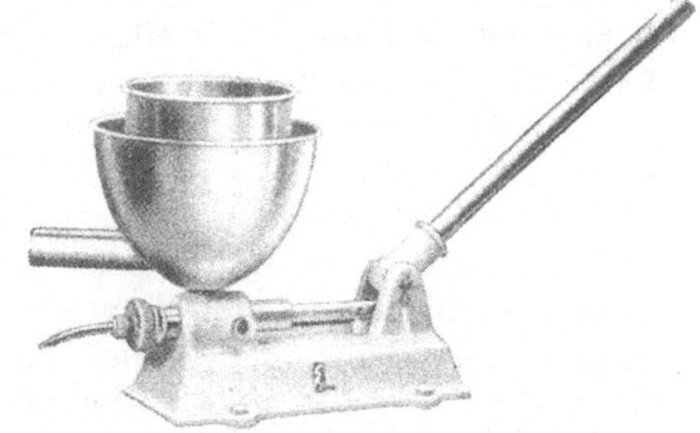

Abb. 35. Unguentor. R. Gann, Stuttgart, Fuldaer Str. 34.

Die Emulgiermaschine „Zenith" der Firma Steinhorst, Leipzig, wird in 3 Typen geliefert und verkörpert das Prinzip der Turbomischer. Der Typ 1 arbeitet diskontinuierlich, die Typen 2 und 3 kontinuierlich. Wir bringen Bilder der kleinsten und der größten Ausführung.

Beim kleinen Modell wird in dem bierkrugartigen Gefäß emulgiert. Bei den größeren laufen die Emulsionsbestandteile bei E und Z zu und die fertige Emulsion bei A ab. Die Modelle beschreibt W. MEYER[2] eingehend.

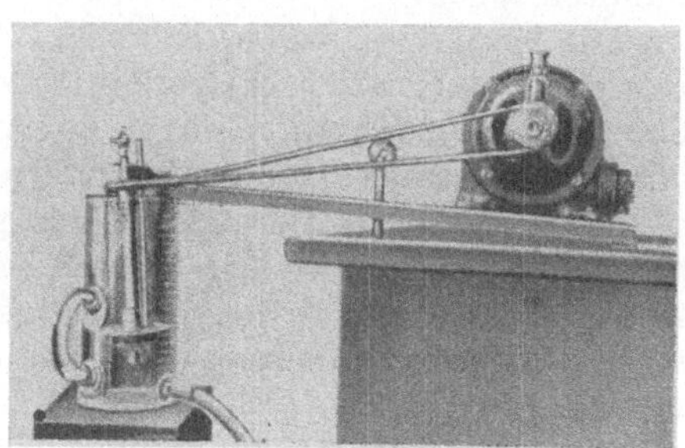

Abb. 36. Emulgiermaschine „Zenith" (kleines Modell).

Der von KOCH[3] geprüfte Unguentor, der für Handbetrieb und mit einem Elektromotor gekuppelt geliefert wird, ist zur Herstellung von

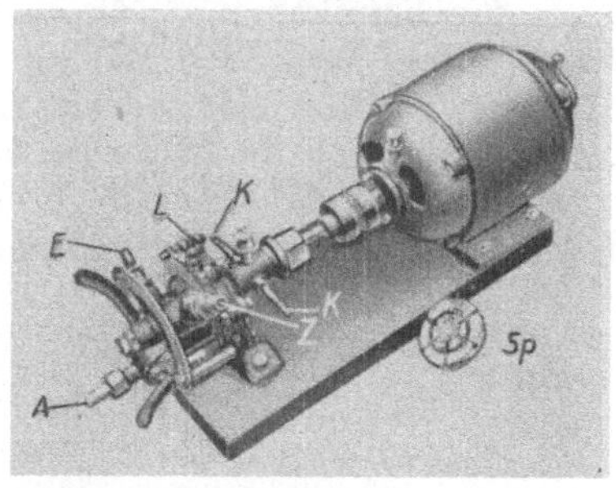

Abb. 37. Emulgiermaschine „Zenith" (großes Modell).

Emulsionen nicht geeignet. Er homogenisiert aber vorzüglich und ist der Typ der Homogenisatoren. In ihm werden die in den Einfüllstutzen,

---

[1] SCHNEIDER: Dtsch. Apoth.-Ztg **1942**, 101/102.
[2] MEYER, W.: Fette u. Seifen **96**, 359 (1939).
[3] KOCH: Dtsch. Apoth.-Ztg **1937**, 11.

der, wie auf der Abbildung ersichtlich, auch mit einem heizbaren Doppelmantel versehen sein kann, durch ein Düsensystem gepreßt und so fein verrieben. Er eignet sich besonders für weichere Salben (Preis RM. 119,— ohne Motor).

Welchen Typ der besprochenen Maschinen man nun verwendet, richtet sich nach den zur Verfügung stehenden Mitteln und den einzelnen Fällen. In der Apothekenpraxis zeigt jede bei richtigem Einsatz außerordentliche Vorteile, die KERN[1] für den Unguentor und die Dreiwalzenmühle hervorhebt. Ohne diese Hilfsmittel dürfte eine genau arbeitende Apotheke heutzutage kaum mehr denkbar sein, weil bei ihrer Verwendung auf Concentrata, die zur Zersetzung neigen, verzichtet werden kann und die Frischherstellung der Salben in den allermeisten Fällen möglich ist; denn nur frische, fein verarbeitete Salben befriedigen Apotheker, Kliniker und Patienten.

Über die sonstigen Apparaturen, die vorwiegend den Großhersteller kosmetischer Produkte interessieren, sei auf die Arbeiten von WAGNER[2] verwiesen, ferner auf die Angaben von KERN in seinem bereits genannten Buch.

Für besondere Stoffe, wie z. B. Emanation, sind spezielle Arbeitsmethoden ausgearbeitet worden. So hat sich RAJEWSKY im D.R.P. 660 246 ein Verfahren schützen lassen, demzufolge das zu lösende gas- oder staubförmige Produkt in erwärmte Kammern gebracht und durch sie mittels einer rotierenden Düse geschmolzenes Fett oder Vaselin hindurchgeblasen wird. Die hohe Adsorptionsaktivität frisch hergestellter Teilchen werde so maximal ausgenützt. Die Salbengrundlage kann eine elektrische Aufladung erhalten, um mit Hilfe der sich anziehenden positiv bzw. negativ geladenen Teilchen eine intensivere Mischung zu erzielen. Der Apparat ist von RAJEWSKY und BURKHARDT[3] ausführlich beschrieben worden. Obwohl er zweifellos hervorragende Produkte liefert, kommt er infolge seiner Kompliziertheit für Apotheken gar nicht, für Kliniken und für die Industrie nur in Ausnahmefällen in Frage. Dieses Verfahren, das zur Herstellung von Radiumemanationssalbe entwickelt wurde, besitzt für die Herstellung anderer Salben im Apothekenbetrieb derzeit wohl keine Bedeutung.

Wie wichtig die Wahl der besten Technik bzw. der vorteilhaftesten Maschinen ist, zeigt eine Serie von Bildern, die alle eine Hautmilch aus

Emulgade F	2,0
Cetiol extra	8,0
Nipagin	0,15
Paraffin	0,5
Wasser	89,55

darstellen. Abb. 38 zeigt die Milch im Becherglas mit einem Rührer bei 210 Touren zusammengerührt. Abb. 39 zeigt dasselbe Präparat, das durch Schütteln in einer Flasche gewonnen wurde und bereits eine wesent-

---

[1] KERN: Dtsch. Apoth.-Ztg 1928 Nr 76, 77.
[2] WAGNER: Parfumeur 1934.
[3] RAJEWSKY u. BURKHARDT: Kolloid-Z. 89, 2 (1939).

lich feinere Verteilung aufweist. Abb. 40 und 41 sind Emulsionen, die durch die SCHRÖDERsche Emulgiermaschine bzw. durch den Emultor angefertigt wurden und feintropfiger und haltbarer sind.

Die Wahl der Herstellungsart muß dem Apotheker, die der Salbengrundlage dem behandelnden Arzt vorbehalten bleiben; beide müssen

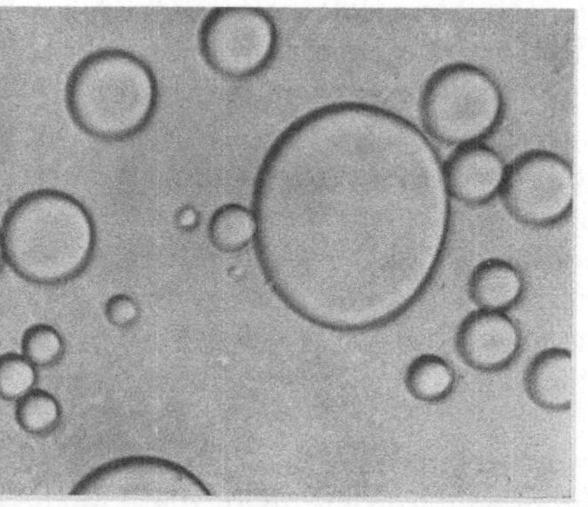

Abb. 38. Rühren.

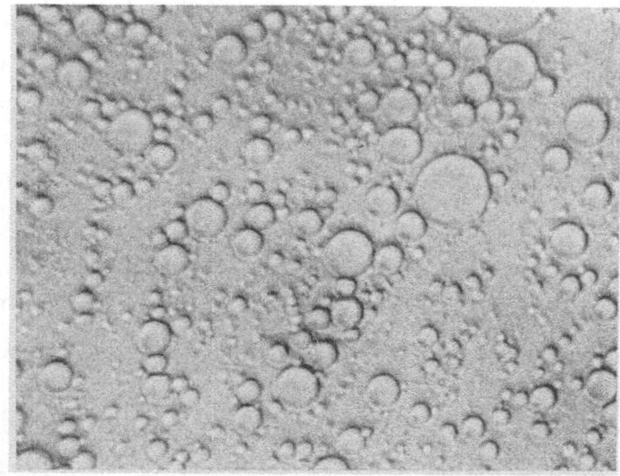

Abb. 39. Schütteln.

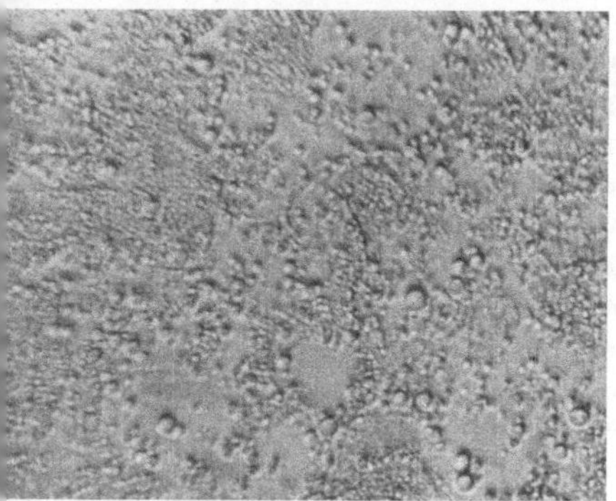

Abb. 40. Emulgieren mit der SCHRÖDERschen Maschine.

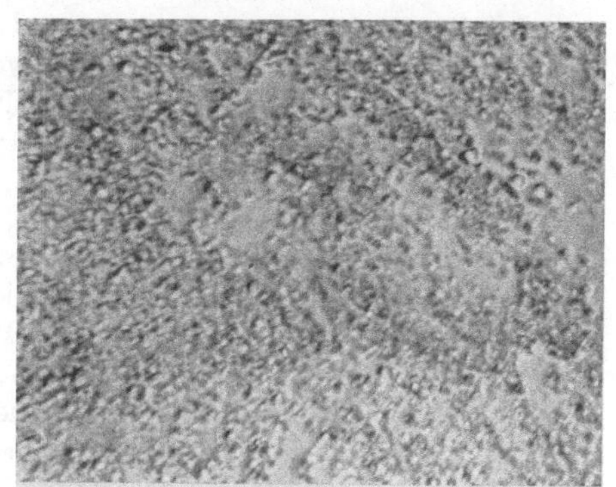

Abb. 41. Emulgieren mit dem Emulgor.

Abb. 38—41. Emulgiereffekt verschiedener Methoden bzw. Maschinen[1].

sich über die Wichtigkeit der Technik, der richtigen Kombination klar sein. Denn man ist bei Mißerfolgen mit den Salben oft geneigt, die Schuld auf ungeeignete Arzneistoffe zu schieben, während hierfür das unzweckmäßig gewählte Medium oder die falsche Herstellung verantwortlich gemacht werden muß.

---

[1] Die Abbildungen sind Originalaufnahme des Mikro- und Kinolabors der Deutschen Hydrierwerke und wurden uns vom Hautschutzlabor der Dehydag für das Buch liebenswürdigerweise überlassen.

Zur unrichtigen Verarbeitung gehört unseres Erachtens auch der Gebrauch der Concentrata. Die Nachteile des Quecksilberkonzentrates wurden schon unter dem diesbezüglichen Kapitel besprochen, aber auch die anderen sind abzulehnen, da sie zwar der Bequemlichkeit, nicht aber der Therapie dienen. Sie werden ja alle mit Vaselin 1:2, 1:1, 1:3 oder 1:10 zubereitet. Die Wirkstoffe sind demnach von Vaselin umschlossen und wirken auch in der optimalen Salbe vorwiegend so, wie wenn das ganze Präparat mit Vaselin verarbeitet worden wäre. Dazu kommt noch, daß sich die Concentrata zersetzen und dann die Salbe mit verändertem Material verarbeitet wird.

Die Prüfung fertiger Salben wird vor allem der Apotheker vornehmen. Der Dermatologe hingegen wird sich bei einwandfreier makroskopischer Beschaffenheit auf die Apotheke verlassen. Über die Untersuchungsmethoden hat KERN in seinem Buch wichtige Ausführungen gemacht; es erübrigt sich, sie hier zu wiederholen. Weitere Methoden über dieses Thema haben PEYER einerseits, SCHLUMPF[1] andererseits ausgearbeitet.

Das Abfüllen der fertigen Salben wird in der Apotheke in den meisten Fällen mit der Hand vorgenommen werden. Nur die Tuben sind mit Tubenfüllmaschinen, die in einfacher und kompliziertester Ausführung von verschiedenen Firmen geliefert werden, zu beschicken und dann mit einer Spezialzange oder einer Maschine luftdicht abzuschließen.

Zusammenfassung. Jede Art von Salben, mag es sich um Emulsionen, um die Verarbeitung fester Bestandteile oder die einfache Lösung und Mischung von Fetten und fettlöslichen Substanzen handeln, verlangt die ihr zukommende Technik, deren Anwendung die Salbe optimal werden läßt. Viele Wasser-in-Öl-Emulsionen und Schmelzen verschiedener Fette und öllöslicher Präparate bedürfen bei der Herstellung kleinerer Mengen keiner maschinellen Hilfsmittel. Die Herstellung aller anderen Typen von Salben und Pasten sollte nicht ohne Maschinen vorgenommen werden. Zur Verarbeitung der Emulsionen beider Arten stehen der Unguentor, der Handkneter, der Almator zur Verfügung. Zur Erzeugung von Verreibungen fester Bestandteile ist die Dreiwalzenmühle zu empfehlen.

Die Salbenherstellung kann und soll vom Apotheker mehr denn je gepflegt werden, da dadurch die Verwendung frischer Arzneien gefördert wird. Die Beschäftigung mit diesen Produkten ist aussichtsreicher als die Herstellung von rein chemischen Präparaten, wie Argentum proteinicum, Albuminum tannicum, Silberkolloid und ähnliche Zubereitungen, zu deren Erzeugung im Apothekenlaboratorium weder die Apparatur noch die Zeit vorhanden ist. Die Apotheke muß heute die ihr zukommenden Galenica optimal herstellen; ein Versuch, Chemikalien *im kleinen herzustellen*, wäre ein Rückschritt, der ebensowenig gebilligt werden kann wie die industrielle Herstellung nichthaltbarer Salben.

---

[1] SCHLUMPF: Diss. Zürich 1942.

Aufbewahrung von Salben.

Dieses Kapitel kann möglichst kurz werden, da ja die meisten Salben der Rezeptur frisch bereitet werden sollten. „Ein solches frisches Präparat unterscheidet sich von den alten abgelagerten Zubereitungen ganz außerordentlich. Von diesem Unterschied kann man sich sofort überzeugen, wenn man alte Salbenvorräte durchmustert und nur mit dem Geruchsinn eine Prüfung vornimmt[1]." Der Gesichtssinn zeigt uns schwarz gewordene Pyrogallolsalben, die grau aussehenden Salben, die gelbes Präcipitat, und die oxydierten gelben Salben, die metallisches Hg enthalten sollen. Die Analyse zeigt uns, daß alte Salben die vorgeschriebene Zusammensetzung nicht mehr haben, daß sich die Kennzahlen geändert haben, und daß schon einmal gelöste Körper wieder auskristallisierten und so unwirksam wurden. Verdorbene Salben sind schädlich und zudem verlorene wertvolle Rohstoffe, das Verderben muß daher verhindert werden. Sehr eindrucksvoll zeigen KERN[2] und SCHLUMPF[3] die Nachteile der Lagerung von Salben, die Körper enthalten, die kristallisieren können. Die feine Verteilung z. B. eines Salzes, das in Wasser gelöst emulgiert wird, ist nur bei frischen Präparaten gewährleistet. In gelagerten kann es zur Kristallbildung kommen. Die Erscheinung ist bei der alkalischen Augensalbe besonders deutlich zu beobachten, tritt aber auch bei Salben, die kein Wasser enthalten, z. B. bei Schwefelsalben, sowie bei manchen Konzentraten auf (MÜLLER[4]).

Die Salbentherapie hat an Bedeutung verloren, die sie aber wiedergewinnen wird, wenn richtig verarbeitete frische Präparate mit optimalen Grundlagen nicht mehr enttäuschen. Allerdings ist es nötig, daß Arzt und Apotheker vom Wesen der Salben mehr wissen als bisher. Die Fertighaltung von Salben, die dermatologisch verwendet werden, soll nur dann empfohlen werden, wenn der Hersteller die Haltbarkeit in jeder Hinsicht garantieren kann. Solange diese Forderung noch nicht Allgemeingut ist, müssen wir uns mit der Lagerhaltung von Salben in großen Gefäßen und abgepackt beschäftigen. Wir müssen die zahlreichen Vorschriften der Arzneibücher berücksichtigen. So hat die Helvet. V. z. B. für kolloidale Silbersalbe und gelbe Quecksilbersalbe schwarze Töpfe vorgeschrieben. Bei anderen Salben genügen zur Aufbewahrung wohl die in den Apotheken vorrätigen Gefäße, denn schließlich wird nicht vollständiger Lichtabschluß, sondern nur Lichtschutz verlangt[5].

Das DAB6 schreibt für eine Reihe von Medikamenten, die in Salben verwendet werden, Lichtschutz vor[6], so für gelbes Quecksilberoxyd, Airol, Protargol, Bismut. oxyjodogallic., Chloramin, Hydrargyrum praecipitatum, H_2O_2, Jodoform, Methylenblau, β-Naphthol, ätherische Öle, Pellidol, Pyrogallol, Resorcin, Tuberkulin. Die daraus bereiteten

---

[1] RAPP: In „Wissenschaftliche Pharmazie in Rezeptur und Defektur".
[2] KERN: Südd. Apoth.-Ztg **1939**, 70.   [3] SCHLUMPF: Diss. Zürich 1942.
[4] MÜLLER: Heyden-Berichte **1941**.   [5] Schweiz. Apoth.-Ztg **1933**, Nr 44, 577.
[6] HUGEL: Dtsch. Apoth.-Ztg **1937**, 87.

Salben müssen streng genommen (da jeder diesbezügliche Hinweis im Arzneibuch fehlt) nicht lichtgeschützt verwahrt werden[1]. Es versteht sich jedoch von selbst, daß die Vorschrift auch hier gelten muß, denn in Salben sind die empfindlichen Substanzen durch ihre feine Verteilung dem zersetzenden Einfluß des Lichtes noch viel mehr ausgesetzt als bei der Lagerung in Form von Pulver. Genau so wichtig wie der Schutz vor Licht- ist der vor Luftzutritt, alle Salben sollen in dichten Gefäßen — wenn möglich, durch eine Folie abgedeckt — aufbewahrt werden.

Zur Dispensation bewähren sich seit alters her die möglichst breiten niederen Porzellangefäße, doch muß darauf geachtet werden, daß auch der Deckel bis zu einem gewissen Grad lichtundurchlässig ist. Den Porzellantöpfen sind Milchglaskruken, Bakelittöpfe und die aus sonstigen Kunstharzprodukten wie Pollopas, Igelit, Igamid gleichwertig oder überlegen. Die innen lackierten Papptöpfe lassen das Fett einige Monate lang nicht durch, sind aber nicht sehr gefällig. Die an manchen Orten noch gebräuchlichen Holzspanschachteln sind vollkommen abzulehnen, da sie schon in wenigen Stunden das Fett durchdringen lassen und obendrein auch lichtdurchlässig sind. Ihre Verwendung ist Sparsamkeit am falschen Platze. Die Verpackung ist billig, die Salbe wird aber wertlos.

Die Forderung nach Lichtundurchlässigkeit der Salbentöpfe ist wichtig, doch darf man keinen so strengen Maßstab wie KAELIN[2] anwenden. Er nahm ähnlich wie SCHWENKE[3] photographische Filme, die er in dem gut verschlossenen Salbentopf 2½ Stunden lang exponierte. Papp-, Bakelit- sowie außen und innen schwarz glasierte Porzellantöpfe waren vollständig undurchlässig, weiße Porzellankruken nur teilweise, sie genügen aber nach der Dtsch. Apoth.-Ztg 1939, 7, für die meisten Zwecke, besonders wenn der Kranke angewiesen wird, die Salbe dunkel zu verwahren.

Verschiedene Kunststoffkruken wurden von ROJAHN und FILSS[4] geprüft. Sie erwiesen sich als allen Anforderungen gewachsen; doch muß erwähnt werden, daß es sich hier um erstklassiges Material handeln muß, denn BÜCHI und SCHENKER[5] haben beobachtet, daß sich in manchen Kunststofftöpfen Salben mit Phenolabkömmlingen verfärben können. Es wird deshalb empfehlenswert sein, für derartige reaktionsfähige Salben auch weiter noch Porzellan- oder Milchglaskruken zu verwenden und empfindliche Kunstharztöpfe indifferenten Salben zu reservieren.

Viele dieser Kruken, insbesondere die kleineren, befriedigen zwar in den oben geschilderten Eigenschaften, sind aber oft eine Qual des Verbrauchers. Diese langen dünnen Röhren, die oft geliefert werden, sind unpraktisch, sie werden schwer gefüllt, noch schwerer aber entleert, sie sollten flacher und breiter sein. Weißblechdosen haben in der

---

[1] BECHER: Dtsch. Apoth.-Ztg **1937**, 93.
[2] KAELIN: Schweiz. Apoth.-Ztg **1936**, 113.
[3] SCHWENKE: Dtsch. Apoth.-Ztg **1937**, 28.
[4] ROJAHN u. FILSS: Pharmaz. Ztg **1932**, 8, 111.
[5] BÜCHI u. SCHENKER: Schweiz. Apoth.-Ztg **1935**, Nr 20, 239.

Kosmetik größere Verbreitung gefunden als in der Pharmazie. Sie können überall dort verwendet werden, wo keine Reaktion des Medikamentes mit dem Metall zu befürchten ist, also bei den meisten wasserfreien Salben und Wasser-in-Öl-Emulsionen. Öl-in-Wasser-Emulsionen hingegen lassen das Metall rosten und werden unansehnlich und verfärbt.

Wir kommen nun zu den Tuben aus Metall, Kunststoff und Glas, die insbesondere für die Cosmetica Bedeutung haben. Zinntuben mit einem Bleigehalt von über 1 % sind in mehreren Staaten verboten und auch dort abzulehnen, wo dieses Verbot noch nicht besteht, da das Blei infolge der langen Einwirkung der darin aufbewahrten Präparate allmählich in Form von fettsauren Salzen in die Grundmasse einwandern kann. Verzinnte Bleituben und Zinntuben werden von Glycerinsalben und Wollfett stark angegriffen, von Vaselin hingegen nicht[1]. Bei einer Untersuchung von Cosmeticis in Bleituben erwiesen sich 22 % als bleihaltig[2]. Die Gefahr ist nach SCHWARZ[3] allerdings nicht groß, da die Bleimengen unterschwellig bleiben. Da aber andere Möglichkeiten vorhanden sind, sollte man diese Tuben auch für Cosmetica nicht verwenden.

Die Aluminiumtuben, die bei Gegenwart einer alkalisch reagierenden Füllung immer mit einem elastischen Lack überzogen sein müssen, dürften neben den Zinntuben nach wie vor das Optimum darstellen. Sie sind in Deutschland durch eine im Reichsanzeiger Nr 199 vom 27. 8. 1938 veröffentlichte Verordnung als einzige Metalltuben zugelassen. Aluminiumtuben eignen sich für die meisten Zwecke, nicht aber für quecksilberhaltige Verarbeitungen (KAISER[4]). Es empfehlen sich daher doch wohl Haltbarkeitsversuche vor dem Anfüllen großer Mengen; man vermeidet dadurch Verluste und kann rechtzeitig zu anderem übergehen, denn auch Glas- und Zellglastuben haben sich jetzt den Markt erobert. Letztere entsprechen nun allen Anforderungen und wurden zum erstenmal auf der Leipziger Frühjahrsmesse 1938 gezeigt. Die Lacküberzüge sind jetzt so haltbar (DULTZ[5]), daß zu Bedenken kein Anlaß vorhanden ist. Außerdem kann man nach dem D.R.P. 707 256 den Salben unlösliche Silicate, z. B. Silicagel, zufügen und durch diesen Zusatz, der unter 1 % der Gesamtmasse beträgt, die Korrosion weitgehend verhindern. Man muß sich aber klar sein, daß dadurch das Gefüge der Salben grundlegend geändert wird. Im Kriege muß der Fabrikant vielfach all das nehmen, was er bekommen kann, da Aluminiumtuben oft fehlen, ging man zu Zinktuben über. Sie sind spröder und empfindlicher, man wird sie daher sorgsam behandeln und gefüllt nicht länger als 3 Monate lagern.

Einer Zeitungsnotiz[6] zufolge haben sich Tuben aus 0,03 mm dickem Stahl sehr bewährt. Die Tuben sind biegsam, haltbar und können rostfrei hergestellt werden.

---

[1] Metallwirtschaft 20, 44, 1074 (1941).
[2] JUNKER: Pharmaz. Z.halle Dtschld 62, 271 (1921).
[3] SCHWARZ: Parfumeur 1932, 32, 513.   [4] KAISER: Krk.hausapotheke 1938, 11.
[5] DULTZ: Südd. Apoth.-Ztg 1940, 527.   [6] Dtsch. Apoth.-Ztg 1943, 3/4, 17.

Das D.R.P. 532628 schützt Tuben, die aus einem metallischen Tubenkopf, einer Tubenhülse aus einer Metallfolie, an die ein- oder beiderseitig Cellulosefolien aufgeklebt sind, bestehen. Derartige Tuben sollen die Vorteile der Metall- und der Cellulosefolien aufweisen.

Bei den Glastuben drückt ein Pappkolben den Inhalt, der durch das Glas ständig kontrolliert werden kann, durch ein Kunststoffmundstück heraus. Empfehlenswert sind derartige Tuben z. B. für Quecksilbersalben, die Metall angreifen würden.

Zahlreiche Salben müssen, um vor bakterieller Zersetzung oder vor dem Schimmel geschützt zu werden, konserviert werden. Über den Wert des Benzoeharzes wurde bereits ausführlich unter dem Kapitel „Fette" gesprochen. In der Kosmetik sind Benzoesäure, Borax, Formalin (bei Schleimen) und viele andere Mittel gebräuchlich.

Am bekanntesten ist der p-Oxybenzoesäuremethylester (Nipagin-Solbrol), der nach WINTER für Schleime in einer Menge von 0,12 bis 0,15% zugesetzt werden muß. Emulsionen benötigen mit steigendem Fettgehalt größere Mengen bis 0,3%.

Die Salbengrundlagen, insbesondere Fette, sollten unbedingt unter Licht- und Luftabschluß gelagert werden, eine Selbstverständlichkeit, auf die wir schon unter dem Kapitel Fette hinwiesen. Wie vorteilhaft sich der Abschluß auswirkt, zeigt eine Pressenotiz[1], derzufolge 25 Jahre alte licht- und luftgeschützte Butter sich von einem frischen Präparat kaum unterschied.

Über das „Abfüllen pastenförmiger und flüssiger Stoffe, Verschließen und Etikettieren" ist von STRÖER im Verlag Teubner, Leipzig, eine ausführliche Monographie erschienen. Das Buch beschreibt alle nötigen Maschinen und hat für den Fabrikanten Interesse.

Zusammenfassung. Alle Salben und Salbengrundlagen sollen, alle Verarbeitungen lichtempfindlicher Medikamente müssen unter Licht- und Luftabschluß aufbewahrt werden. Da auch Fette am Licht schneller verderben, empfiehlt sich die Lagerhaltung aller Salben in einem dunklen kühlen Raum. Für die Rezeptur sind die üblichen Salbenkruken aus Porzellan, Glas oder Kunststoff zweckmäßig, sie sollen breit und nieder, nicht dünn und eng sein. Tuben sind insbesondere bei Cosmeticis am Platze. Um den Luftabschluß möglichst gut durchzuführen, empfiehlt es sich, volle Gefäße zu verwahren und die Salben mit Folien aus Papier oder Metall zuzudecken. Pappdosen sind zur Verwahrung von Emulsionen ungeeignet.

Salbengrundlagen der Apotheke und der Industrie.

Eingangs wurde schon erwähnt, daß RAPP der Industrie den Vorwurf gemacht hat, sie hätte das Vaselin infolge seiner Haltbarkeit in die Therapie so eingeführt, daß es nunmehr auch dort verwendet werde, wo es nicht am Platze sei und durch andere Grundlagen ersetzt werden sollte. Es wurden deshalb zunächst einmal die von der Industrie hergestellten Salben auf ihre Grundlage geprüft, und es konnte festgestellt

---

[1] Chem. Ind. **1939**, 1, 27.

werden, daß tatsächlich in den weitaus meisten Fällen Vaselin verwendet wird. Sehr beliebt ist auf Grund seiner Billigkeit das Ungt. molle, das oft als Grundmasse für die bei der Ulcus-cruris-Behandlung gedachten Salben auftaucht. So soll es z. B. in einer Salbe homöopathische Mengen von Ca, Fe, Li sowie Kräuterextrakt zur Wirkung gelangen lassen. Man bemerkt jedoch einen gewissen Zug zur individuellen Verwendung anderer Rohstoffe. Denn abgesehen von dem Lanolin, Wollfett und den Paraffinsalben begegnen wir doch auch den Ölen, den Glycerinsalben, dem Schweinefett und den Pflanzenschleimen. Manche Firmen nehmen auch Emulsionen mit Eucerin sowie Fettsäureglycerinester bei Ekzemsalben. Auch Olivenöl, Lebertran oder Gemische beider mit Vaselin stehen in Verwendung. In neuerer Zeit hat sich das Lanettewachs so durchgesetzt, daß heute nahezu die Hälfte der Gewerbeschutzsalben diese Grundlagen enthält. Oft begegnet man gar keiner Angabe. Nur den Inhaltsstoff zu nennen und statt die Salbengrundlage zu definieren, einfach „Massa Unguent.", „Basis", „Salbenkorpus" oder „Grundlage auf neutraler Basis" zu schreiben, ist zwar einfach, kann den Arzt aber nicht befriedigen. Ebensowenig kann die Definition „fast fettfreie Salbe" oder „hautaffine Grundlage" zufriedenstellen.

Wir haben diese Forderung schon in der ersten Auflage — leider mit geringem Erfolg — aufgestellt. Wir müssen daher heute wohl schärfer werden und derartig „definierte" Salben zu den Geheimmitteln rechnen.

Die Hersteller von Arzneimitteln sollten die Salbengrundlage definieren, eine Forderung, die auch SCHNEIDER[1] und eine Anzahl Chirurgen, die in einer Aussprache das Wort ergriffen, vertreten. Sie verlangen mit Recht die Angabe der Art der Salbengrundlage, des Wirkstoffes, der Menge des Emulgators, der Leazahl und der Wasserzahl. An Stelle der letzteren beiden würden wir die Jodzahl und die Menge des eingearbeiteten Wassers vorschlagen, denn die Leazahl ist eine Konstante der Glyceridfette und variabel, sie ändert sich mit dem Alter des Fettes und kann so nicht exakt angegeben werden. Die Wasserzahl ist für den Pharmazeuten zur Beurteilung der Grundmasse von Wert, den Kliniker interessiert aber nicht, wieviel sie aufnehmen kann, sondern wie hoch sie belastet ist. Dem Erzeuger von Cosmeticis muß vorläufig zugebilligt werden, daß er die Zusammensetzung geheimhält, denn sie gewährleistet ihm oft den einzigen Schutz seiner Präparate. Doch werden auch schon hier Forderungen nach der Deklaration erhoben[2], so von FINKENRATH, der Dermatitiden nach einer Schönheitscreme, deren Zusammensetzung nicht bekanntgegeben wird, beschreibt. Auch SCHWARZ setzt sich für eine Reform der Pharmazie und Kosmetik ein[3]. Gerade bei der Salbenbehandlung, bei der wir mit mehr Unbekanntem rechnen müssen als bei der oralen oder parenteralen Darreichung, müssen uns klare und knappe Angaben die Wahl des optimalen Medikamentes und seiner Trägermasse erleichtern. Umschreibungen, wie

---

[1] SCHNEIDER: Med. Klin. **1941**, 17, 18.
[2] FINKENRATH: Ärztl. Sachverst.ztg **1934**, Nr 5.
[3] SCHWARZ: Parfumeur **1931**, 41, 685.

„. . . Salbe stellt eine neuartige Komposition alter Heilmittel dar, in der längst bekannte Produkte auf das glücklichste mit den Erzeugnissen der modernen pharmazeutischen Wissenschaft verbunden sind", gehören nicht in wissenschaftliche Zeitschriften, zumal dann nicht, wenn man weiß, daß die Salbe Kamillen, Lebertran, Perubalsam und Anästhesin in einer undefinierten Salbengrundlage enthält. Hier könnte vielleicht eine staatliche Stelle, die das Erzeugnis prüft und es dann, falls es für gut befunden wird, nach Art des Patentamtes eine gewisse Zeit vor Nachahmungen in Schutz nimmt, dem Erzeuger die Angabe der Grundlage ohne Furcht vor Nachahmungen ermöglichen. Bei den Gewerbeschutzsalben sind wir schon so weit, ein solches Präparat wird nur zugelassen, wenn es auf Zusammensetzung und Wirkung vom Ausschuß zur Verhütung gewerblicher Erkrankungen geprüft wurde.

Wie steht es nun mit den Salbengrundlagen der Apotheke? Wenn der Arzt nichts anderes verordnet, muß der Apotheker Ungt. molle als Grundlage nehmen. Meistens wird diese Emulsion oder das bei den Ärzten besonders beliebte Vaselin angewendet. Wir haben uns in etwa 20 Apotheken Südwestdeutschlands, vor allem auch in Anstaltsapotheken, erkundigt und fanden überall fast ausschließlich das Vaselin in Gebrauch. Fast immer wird Vaselin mit oder ohne Lanolin für die in der Praxis gebrauchten Salben verwendet, so daß die Variationsbreite bei den in den Apotheken hergestellten Salben eher noch geringer ist als bei den von der Industrie herausgebrachten.

Es müssen also Arzt, Apotheker und Industrie zusammen in der Salbenlehre zu individualisieren suchen. Nicht einer von den dreien ist ausschließlich schuld am Verlust der früher bekannten Kunst, Salben zu verschreiben, sondern die Zeit an sich; sie stellt eine derartige Überfülle an Material zur Verfügung, daß sich nur ein Spezialist auskennt. Nicht eine Salbengrundlage ist für alle Medikamente gleich geeignet, sondern in dem einen Falle diese, in dem anderen Falle jene. Die Unterschiede können allerdings so klein sein, daß sie zu vernachlässigen sind, ein weiterer Grund für das Aufgeben der individuellen Rezeptur.

In der Rezeptur der Zukunft werden wohl am besten folgende 5 Grundlagen ständig vorrätig sein und fallsweise mit dem vorgeschriebenen Medikament verarbeitet werden:

1. *Vaselin* zur Herstellung von Decksalben;

2. *Fett* zur Bereitung von Schwefelsalben, Salben mit öllöslichen Bestandteilen;

3. *Wasser-in-Öl-Emulsionen* aus Fett oder Vaselin mit Cholesterin oder dessen Abkömmlingen als Emulgator, zur Erzeugung konservierender Fettcremes, zur Rezeptur mancher wasserlöslicher Medikamente;

4. *Öl-in-Wasser-Emulsionen*. Der Typ dient zur Bereitung von „fettfreien" Konservierungs- und Hautpflegemitteln, ferner als Vehikel mancher wasserlöslicher Substanzen, die in Lösung leicht eingearbeitet werden können (chemische Unverträglichkeit beachten);

5. *Schleimsalben* mit oder ohne Fettzusatz als Vehikel wasserlös-

licher Präparate zur Schleimhaut- und Wundtherapie sowie in der Gewerbehygiene.

Mit diesen 5 Grundlagen kann man dann in Zukunft individualisieren und so ziemlich alle Salben bereiten. Welche Salbe als Typ aufgeführt wird, interessiert hier nur in zweiter Linie. Die Auswahl ist Sache der offiziellen Stellen. Spezialsalben behalten dabei natürlich nach wie vor ihre Existenzberechtigung. Öle, Paraffine, Wachse und Alkohole werden weiter nötig sein, um die Konsistenz der Salbe variieren zu können und es dem Arzt zu ermöglichen, die Vorteile spezieller Komponenten in seinen Salben auszunützen.

Wenn wir also zusammenfassen, so sehen wir, daß Apotheker und Industrie in gleicher Weise das Vaselin vorziehen. Grund hierfür ist die gute Haltbarkeit dieser Kohlenwasserstoffe, ihre Geschmeidigkeit und nicht zuletzt das Angebot, das über das der Fette weit hinausgeht. Wir glaubten früher, Vaselin zugunsten der Fette zurückdrängen zu müssen, da es, nicht „hautverwandt", der Haut keine Pflege angedeihen lassen kann. Durch das Großexperiment des Krieges mußte man an dieser strengen Auffassung etwas irre werden. Was wird doch alles auf die Haut geschmiert und schadet nicht. Dazu kommt noch, daß all die Kohlenwasserstoffe, Wachse, Alkohole, Glyceride und sonstigen Ester chemisch ja auch dem Hautfett ziemlich unähnlich sind und es chemisch nicht ersetzen können.

Wir müssen daher wohl umlernen und das Problem der Fettung nicht mehr chemisch, sondern physikalisch sehen. Ein Stoff vom Fettcharakter ist, sofern er gut vertragen wird, zur Therapie geeignet. Durch Emulgatoren können wir seine Eigenschaften weitgehend ändern, seine Eigenschaften denen des Hautfettes in bedeutendem Grade annähern. Das Problem wird zum physikalisch-kolloidchemischen.

Über das Entfernen von Salbenresten.

Der Apotheker hat viele Salbenreste, die nicht mehr verwertet werden können. Da es sich meist um Vaselin-Wollfett-Präparate handeln wird, so empfiehlt es sich, sie zusammenzuschmelzen und zunächst von festen Teilen zu trennen. Dann wird mehrmals wechselnd mit Säure und Lauge und anschließend mit Wasser und aktiver Kohle gereinigt und das Endprodukt als Rohvaselin zum Einfetten von Metallen u. dgl. verwendet. Glyceridfette werden zuerst filtriert, dann gespalten und mehrmals mit Wasser ausgezogen. Die freien Fettsäuren können dann, evtl. nach nochmaliger Reinigung, zu Seifen verarbeitet werden.

Hier soll aber in erster Linie vom Entfernen von Salbenresten von Haut und Haaren die Rede sein. Fettbetonte Salben wird man mit Öl oder Cetiol, billiger, aber allergiegefährdeter mit Lösungsmitteln, wie Benzin, entfernen. Die Gefahr der Reizung ist damit in vielen Fällen gegeben, ein Hinweis, der die kaum verwendeten abwaschbaren Salben auf Schleimbasis und die Öl-in-Wasser-Emulsionen in den Vordergrund stellt.

Benzin kann in Ausnahmefällen auch nützlich sein. So berichtet MENZE[1], daß es sich bei Erysipeloiden, bei denen es sich zuerst infolge eines Irrtums bewährte, in 18 Fällen als voll wirksam erwies.

Zusammenfassung.

Wir haben uns bemüht, in den vorstehenden Abschnitten die wichtigsten Salben nach ihrer Zusammensetzung, ihrer Wirkungsart und den Eigenschaften der zugesetzten Medikamente, insbesondere der Löslichkeit, in Gruppen geteilt, aufzuzählen. Salben, die Präparate ähnlicher Eigenschaften enthielten, sind in den gemeinsamen Kapiteln behandelt und, soweit sie als Vertreter eines bestimmten Typs in Frage kommen, ausführlich, sonst nur kurz besprochen worden. Es kristallisierte sich eine Art Salbenlehre heraus, durch die es möglich ist, in vielen, wenn auch nicht in allen Fällen für ein bestimmtes Medium das die optimale Wirksamkeit gewährleistende Medikament zu finden oder wenigstens den Weg zu zeigen, auf dem die betreffende Salbengrundlage gefunden werden kann. Es wird dadurch möglich sein, therapeutisch oft sehr unerwünschte Versager oder Nebenwirkungen auszuschließen. Fertige optimale Rezepte sollten nicht ausgearbeitet werden, denn dies ist Sache des Praktikers; es sollte zwar das Verständnis für die Salben und deren Unterschiede nähergebracht werden, die optimalen Verordnungen soll und muß sich jeder Leser selbst ableiten.

Immer wieder werden neue Salbengrundlagen angeboten. Ihre Art läßt nun schon auf Grund ihrer Zusammensetzung Schlüsse auf die beste Verwendungsmöglichkeit zu. Keine Grundlage wirkt überall optimal, aber auch jede einzelne hat spezielle Indikationen, bei denen gerade sie das Optimum der Wirkung gewährleistet. Vaselin und Paraffinkohlenwasserstoffe werden als Bestandteile von Decksalben, als Gleitsalben zu Massagezwecken und zur Abdichtung undurchlässiger Verbände indiziert bleiben. Sie werden in einzelnen Fällen auch noch als Träger für lipoidlösliche Substanzen, wie ätherische Öle, in Frage kommen und als Schutzmittel gegen manche gewerbliche Schädigungen verwendet werden. Die Fette eignen sich besonders zur Herstellung von wasserfreien Salben mit unlöslichen oder nur fettlöslichen Substanzen. Sie sind zur Pflege der gesunden Haut wichtig und werden bei vielen Emulsionen beider Typen unentbehrliche Bestandteile der öligen Phase bleiben.

Die Wasser-in-Öl-Emulsionen können zur Herstellung von protrahiert wirkenden Salben mit lipoidlöslichen Medikamenten brauchbar sein. Sie sind die gegebene Form für viele Hautpflegemittel, dürften aber als Träger wasserlöslicher Medikamente oft durch die Öl-in-Wasser-Emulsionen überholt sein. Die wasserlöslichen Salben sind in ihren Indikationen den Öl-in-Wasser-Emulsionen gleichzusetzen. Sie sind wie diese abwaschbar und deshalb z. B. besonders für den behaarten Kopf geeignet. Wachse und Alkohole sind als Zusätze zur Konsistenzverbesserung und vielfach als Emulgatoren des Wasser-in-Öl-Typs wichtig.

---

[1] MENZE: Dermat. Wschr. 1940, 30.

Die daraus bereiteten Salben sind als Decksalben und als Hautpflegemittel wie als dermatologische Grundlagen wertvoll. Seifenhaltige,
wäßrige Salben kommen insbesondere als Träger der Salicylsäure, die
durch die Haut hindurch zur Resorption gelangen soll, in Frage.

Wenn wir diese hier kurz dargestellte Salbenlehre auf die einzelnen
Indikationen anwenden, so ist zu sagen, daß Salben, die zur Behand-
lung der gesunden Haut dienen, entweder Wasser-in-Öl- oder Öl-in-
Wasser-Emulsionen sein sollen. Ein Mindestgehalt von freien Cholesterin-
und Glyceridfetten ist, sofern verlorenes Hautfett ersetzt oder die
Unterfunktion der zu wenig arbeitenden Talgdrüsen ergänzt werden soll,
empfehlenswert, denn nur dadurch wird es möglich, die Haut mit der
Salbe zu emulgieren.·

Soll durch die gesunde Haut hindurch ein Medikament einverleibt
werden, so richtet sich die Wahl der Salbengrundlage nach dem ein-
zuführenden Präparat. Man muß ein Löslichkeitsgefälle Salbe-Haut
herstellen. Zur Darreichung von Schwefel bedient man sich eines Fett-
säureglycerinesters. Salicylsäure wird aus Öl-in-Wasser-Emulsionen am
besten resorbiert. Lipoidlösliche Stoffe oder ätzende bzw. in milderer
Form die Haut macerierende Medikamente gehen durch die gesunde
Haut hindurch. Ihre Resorption erfolgt aber weder quantitativ noch
steuerbar. Will man die Resorption erhöhen, so kann man sie durch
Zugabe von Emulgatoren, Seifen, Salicylsäure, durch Vorbehandlung
mit Pepsinumschlägen oder durch ätherische Öle, durch mechanisches Einreiben steigern. Man kann lipoidunlösliche Substanzen, z. B.
Alkaloidsalze, fettlöslich machen, so daß sie durch die Haut hindurch
zur Resorption gelangen können.

Zur Behandlung der kranken epithellosen Haut eignen sich nur die
besten Fette und evtl. Paraffinkohlenwasserstoffe für sich allein, wenn
es sich um die Zufuhr unlöslicher Stoffe handelt, als Ölphase von Wasser-
in-Öl- oder Öl-in-Wasser-Emulsionen bei wasserlöslichen Wirkstoffen.

Als Salbengrundlage für Schleimhautsalben sind gallertige Öl-in-
Wasser-Emulsionen niedrig schmelzender Fettsäureglycerinester wirksamer als der umgekehrte Typ. Ähnliches gilt für Suppositorien.

Für die Verträglichkeit der Salben ist zunächst die Güte der Grundstoffe Bedingung. Es ist wichtig, zu wissen, daß Paraffinkohlenwasserstoffe die Hautatmung bedeutend mehr behindern als Fette oder Emulsionen. Es ist ferner wesentlich, daß Salben, sofern sie nicht auf der
Haut schmelzen und dann als Öle wirken, nur in der unmittelbaren
Berührungsschicht mit der Haut wirksam sind. Das dicke Aufschmieren
von Salben ist daher in vielen Fällen, abgesehen bei Decksalben, un-
angebracht, da es sekretstauend und teuer ist.

Akute Dermatitiden vertragen die Salbenapplikation oft nicht, hier
sind Schüttelmixturen u. dgl., fett- und paraffinkohlenwasserstofffreie
Medikamententräger empfehlenswerter.

Seborrhoiker sind empfindlicher gegen Fette und Paraffinkohlenwasserstoffe als Sebostatiker, Personen mit verminderter Talgsekretion,
so daß eine Vorprüfung auf die Hautkonstitution empfehlenswert erscheint.

In keinem ärztlichen Fach ist der Arzt auf das Verständnis des Apothekers so angewiesen wie in der Dermatologie. Gerade hier kommt es auf die enge Zusammenarbeit an. Ohne grobe Fehler können Pulver und Dekokte nicht unwirksam werden. Wohl aber kann die unrichtige Wahl der Salbengrundlage die beabsichtigte Wirkung verhindern oder in das Gegenteil umschlagen lassen. Aus Linderung wird Reizung. Die Salbenherstellung und -verordnung bedingt individuellstes Verständnis der Salbenlehre und der darin waltenden Gesetze. Die Salben sind eine der wichtigsten Grundlagen der Rezeptur und werden es bleiben, wenn Apotheker und Arzt nicht nur ihre Herstellung beherrschen, sondern auch ihre therapeutische Wirksamkeit zu lenken verstehen. Die Kunde von der Salbenbereitung war bisher das Stiefkind des Apothekers, so daß es kein Zufall ist, daß von 10 über Salben handelnden Publikationen 8 in der kosmetischen Literatur zu finden sind. Das Studium der Salben wird sie wieder wirksamer machen, sie werden den verlorenen Boden zurückgewinnen.

Die vorliegende Studie hat nicht alle Salben berücksichtigt, wohl aber alle Typen. Die nicht besprochenen Medikamente verhalten sich wie eines der angeführten, so daß ein Eingehen auf weitere Präparate nur ermüdet hätte. Außerdem würde die eine Hälfte der Kritiker sich über zu große Weitschweifigkeit, die andere noch immer über zu geringe Ausführlichkeit beschweren. In der vorliegenden Form ist die zweite Gruppe ausgeschaltet.

Namenverzeichnis.

(Die römische Zahl II bezieht sich auf Band II.)

Sachverzeichnis.

(Die römische Zahl II bezieht sich auf Band II.)